ジェネラリストのための

犬と猫の歯科診療

スケーリング・抜歯の確かな技術を身につける

編著 藤田桂一

緑書房

刊行にあたって

動物病院で口腔歯科治療を行っているジェネラリスト向けに，犬と猫のスケーリング（歯垢・歯石除去）と抜歯に関する専門書を刊行したいというお話を緑書房からいただいたのは2年前でした。昨今，非常に多くの小動物臨床獣医師向けの専門書や雑誌が出版される時代になり，これらの出版物であふれています。しかし，こと獣医歯科学に関する専門書に限ってはまだまだ十分ではなく，日本語に翻訳された専門書も非常に少ないのが現状です。

すでに30年以上前から言われていることですが，3歳以上の犬・猫の約80％は歯周病という現状から，おそらく犬・猫の診療に携わっている獣医師にとって，様々な疾患の中で最も多く遭遇するのが歯周病と思われます。このような現状であるにもかかわらず，獣医学部／学科の学生のときに口腔歯科分野を適切に学ぶ機会がほとんどなかったために，口腔歯科分野の中でも最も実施することの多いスケーリングと抜歯に関しても，基本にのっとって実施されている獣医師は未だに多くないように感じます。

そこで本書では，ジェネラリスト向けの入門書として6つのCHAPTERに分け，スケーリングや抜歯を初めて行う獣医師にとっても可能な限り分かりやすくするために鮮明な写真やイラストを用いながら解説しました。スケーリングと抜歯を行うにあたり，その適応や禁忌，術前・術後にすべきこと，術中のトラブルへの対応など知っておくべき多くの付随事項もできる限り記述しました。しかし，スケーリングと抜歯は外科治療であるので紙面上で学ぶだけでなく，ぜひ歯科の講習会などでしっかり実習されることもお勧めします。

日常診療で犬や猫のスケーリングと抜歯の治療を行う際に，本書が役立ってくれれば大変光栄です。本書を作成するにあたり，忙しい病院の仕事を行いながら執筆に協力してくれた当院勤務の馬場亮先生と市橋弘章先生に心から感謝いたします。

末筆となりますが，本書を企画された緑書房の石井秀昌氏，編集・校正を担当してくださった花崎麻衣子氏には詳細に原稿をみていただき，何度も校正していただき，時には文献までご用意していただき，いたれり尽くせりの対応をしていただきました。この場をお借りして厚く感謝の意を表します。

2019年　初秋

フジタ動物病院 院長
藤田桂一

執 筆 者

●藤田桂一 Fujita Keiichi …… CHAPTER 1～3，6

フジタ動物病院 院長

●市橋弘章 Ichihashi Hiroaki …… CHAPTER 4（1，3，6）

フジタ動物病院

●馬場亮 Baba Ryo …… CHAPTER 4（2～5），5

フジタ動物病院

（所属は2019年9月現在）

CONTENTS

CHAPTER 5 スケーリング・ルートプレーニングの方法と術後管理 163

CHAPTER 6 抜歯法とトラブルへの対応 181

CHAPTER 1

歯周病を知る

1 歯周病の発生とその進行

2 歯周病のリスク因子の存在

3 犬で考えられているリスク因子

4 歯周病に起因した根尖周囲病巣から引き起こされる疾患

5 全身性疾患との関連

CHAPTER 1 歯周病を知る

飼い主によるデンタルケアは昔にくらべて関心をもたれるようになったものの，未だわが国で歯周病に罹患している犬・猫は多い。30年以上前のアメリカでのデータでは，3歳齢以上の犬・猫の約8割は歯周病といわれ，今や日本においても約1歳齢の小型犬の約9割は歯周病であるといわれている。実際に日常診療でみる口腔内疾患の多くが歯周病であり，その治療のほとんどが歯垢・歯石除去（スケーリング）や抜歯といえる。抜歯に関しては，意識下での肉眼的な口腔内検査において抜歯がさほど必要ないと思われる症例であっても，麻酔下での口腔内検査により実際にはさらに抜歯が適応となることも少なくない。ちなみに抜歯にあたっては，口腔内をより衛生的にしておく必要があるため，すべての症例で実施前に必ずスケーリングを行う。

このように，歯周病の治療にはスケーリングや抜歯が必要となるわけだが，これは歯周病の進行を抑える，あるいは予防する目的においても必要な処置である。本章では，歯周病発生のリスク因子ならびに歯周病がもたらす弊害を紹介し，歯周病を悪化させないことと予防の重要性について解説する。

Point
- □歯周病のリスク因子
- □歯周病の進行を抑える
- □歯周病を予防する
- □歯周病による弊害

1 ● 歯周病の発生とその進行

1-1 歯周病とは

歯周病とは，歯垢中の細菌が原因となって歯と歯肉溝周囲の歯肉から炎症がはじまる疾患である。歯肉の腫れや出血などは**歯肉炎**を起こしている状態であり，さらに悪化して歯肉の他にセメント質，歯根膜，歯槽骨などの歯周組織にまで炎症が及んだ状態は**歯周炎**である。

歯肉炎の段階であれば，歯肉のみが腫脹・発赤して歯と歯肉の間には**歯肉（仮性）ポケット**ができる。歯肉炎が歯周炎に進行すると，歯面に対する歯肉付着部の喪失，すなわちアタッチメントロスが生じることが多くなり，歯と歯肉の間の歯肉溝は深くなり**歯周（真性）ポケット**となる（**図1**）。歯周病は，歯肉の炎症程度，歯石の付着程度，歯の動揺度，根分岐部の病変の程度，歯周ポケットの深さで評価される。

1-2 歯垢と歯石

歯周病の発生には，**歯垢（プラーク）**の形成と細菌が大きく関与する。唾液に含まれる糖タンパクは歯の表面（エナメル質）に吸着し，薄い膜（**ペリクル**）を形成する。これは非細菌性の薄膜として，酸による歯質の**脱灰**を抑制する役割をもつ一方，口腔内細菌の付着を誘導することで歯垢形成の足場にもなる。ペリクルに多数の口腔内細菌，脂質，細胞の残骸，食物残渣が付着し成熟する。次第に歯周ポケットが形成される

■歯肉炎
歯肉に炎症が生じて歯肉が腫れたり出血したりしている状態。

■歯周炎
歯肉の他に，さらに別の歯周組織（セメント質，歯根膜，歯槽骨など）にまで炎症が及んだ状態。

■歯肉ポケットと歯周ポケット
歯肉ポケットは歯肉炎の状態でみられ仮性ポケットともよばれる。歯周炎になると歯肉付着部が喪失すること（アタッチメントロス）で歯周（真性）ポケットができる。

■歯垢（プラーク）
歯面に形成された細菌由来の多糖類，白血球，マクロファージ，細胞の死骸，脂質，唾液由来のタンパク質，細菌，食物残渣などを含んだ細菌性の付着物。

⇨歯周病の評価
CHAPTER-2「2-1-1 歯周病のステージ（Periodontal desease：PD）」を参照

と，ポケット内の歯垢中の細菌自身がグリコカリックス（多糖類，糖タンパク）を産生して**バイオフィルム**を形成することとなる（**図 2**）。その深部は歯周病原性細菌の増殖に好適な環境となり，歯面に固着したバイオフィルム内の細菌は生体防御因子や抗生剤などに強い抵抗性を示す[1-5]。そのため通常の抗生剤や歯肉溝滲出液中の特異抗体および補体，唾液中の抗菌物質，消毒薬，洗浄剤などの作用によって細菌を制御することは困難となる[1,2]。

また，この環境は毒素産生の有効な足場となり，毒素は炎症歯肉から容易に侵入し，血管を介して全身性に循環することになる。したがって，口腔内の環境を改善しなければ歯周病は進行し，毒素は増え続ける。

一方，**歯石**は歯垢が唾液中のカルシウムとリンを取り込んで硬くなったものであり，歯の表面に強固に付着するため通常のブラッシングでは除去できない。歯石中の細菌はすでに死滅しているため歯周病の直接の原因にはならないが，歯石自体の歯周組織に対する物理的刺激により炎症を引き起こすことがある。また，歯石があると歯石の表面は凹凸であるため歯垢は付着しやすくなる。そのため，さらに歯周病を助長する要因となる。

■ペリクル
歯面に形成される唾液由来の糖タンパクの非細菌性の薄膜。酸による歯質の脱灰を抑制する一方，バイオフィルム形成に関与して細菌性の歯垢形成を誘導する。

■脱灰
酸により，歯の表面のエナメル質からカルシウムやリンが溶かし出されること。

■バイオフィルム
歯垢中の細菌が自己防御を目的にグリコカリックス（多糖類，糖タンパク）を産生してフィルム状の膜をつくる。この膜のことをバイオフィルムという。

■歯石
歯面の歯垢が唾液中のカルシウムイオンやリンイオンと結合して石灰化したもの。

図 1　歯周病の進行イメージ

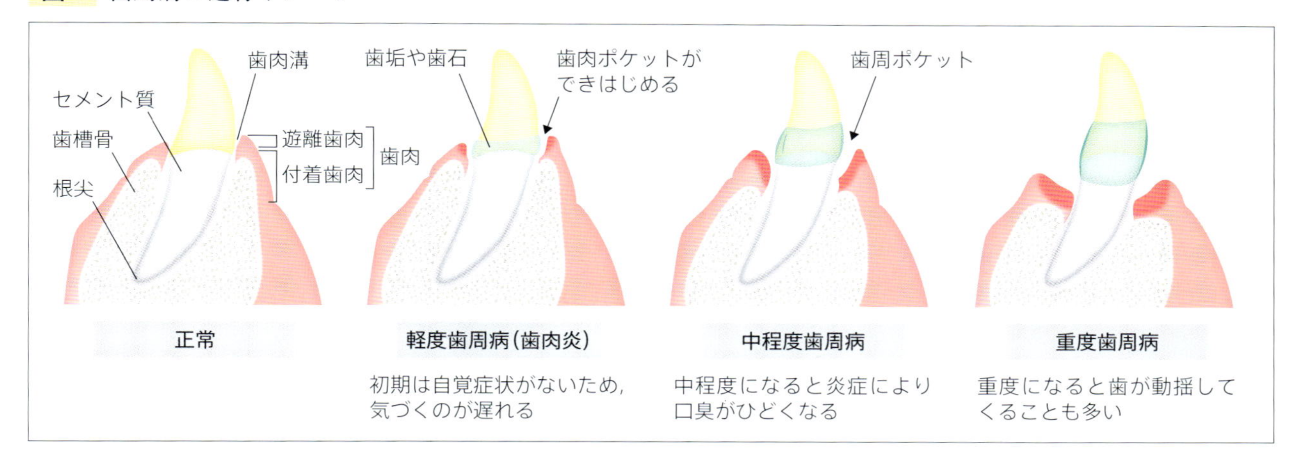

図 2　バイオフィルムの形成と歯周病原性細菌の増殖

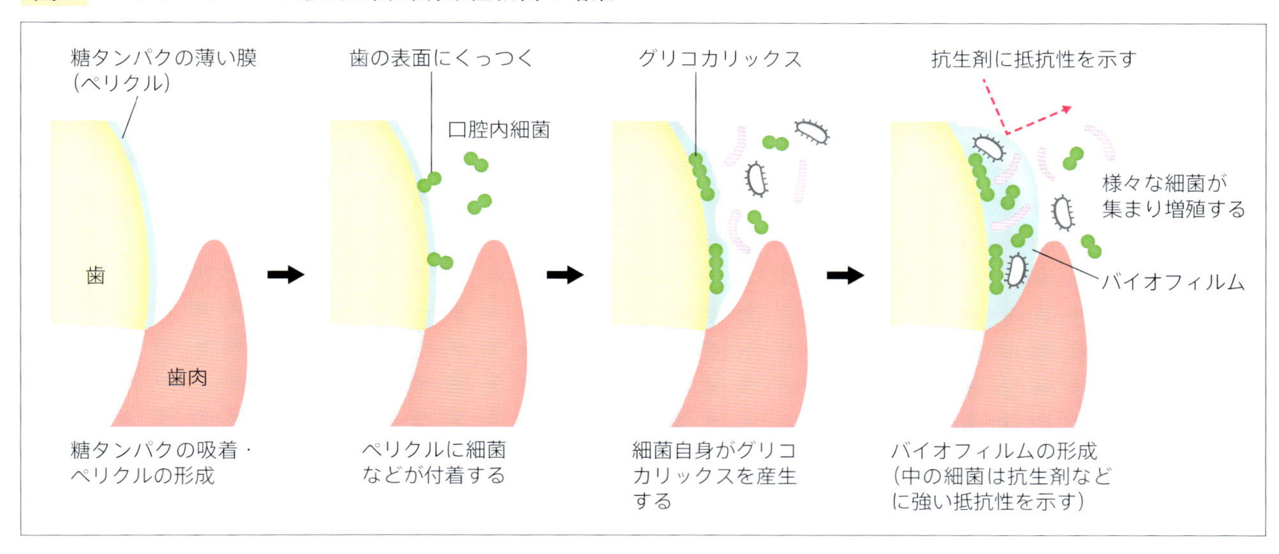

2 ● 歯周病のリスク因子の存在

リスク因子とは,「それが存在することにより疾患が発症する可能性が高まるものであるとされ, 縦断的な研究により立証され, 直接的にその疾患が発症する確率を増加させ, 当該因子を排除すれば発症の確率は減少する(ただし, いったん発症した場合には, 当該因子を排除しても治癒しない場合もある)」と定義されている[6,7]。

2-1 人の歯周病とそのリスク因子

人の歯周病発症には多くのリスク因子が関与している(**図 3**)。1つは歯肉の炎症を惹起させる直接的な病原／細菌因子で, 歯周病原性細菌, バイオフィルムが挙げられる。2つめに歯周病の発症と進行過程に影響を及ぼす要因として環境因子があり, 食習慣や喫煙, 食生活・栄養状態, 口腔衛生への関心度, ストレスなどが知られている。3つめは宿主因子で, 中でも全身性の因子として年齢や性別, 免疫応答・炎症反応, 全身性疾患(糖尿病や肥満, 骨粗鬆症), 遺伝など, 局所性の因子として歯石, 口腔内の清浄状態が挙げられる。なお歯石は歯垢の付着を促進させる環境因子でもあり, 歯の形態異常や口呼吸なども同様で口腔内の炎症性修飾因子として歯周病発症に大きく関与しているとされる[7,8]。

図 3 人の歯周病のリスク因子

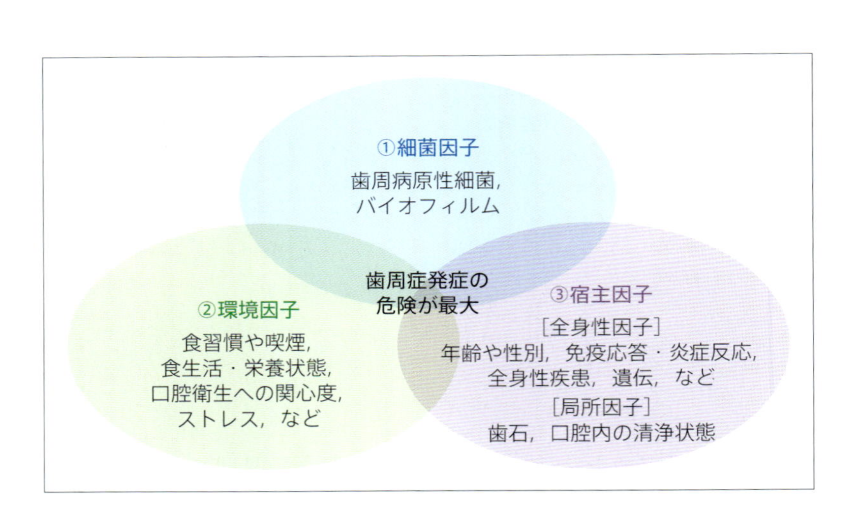

2-1-1 糖尿病

現在, 歯周病に罹患している人の糖尿病患者(特に2型糖尿病)では, 血糖コントロールが困難になることが知られている。糖尿病患者は, 口腔内が乾燥して唾液のはたらき(口腔内自浄作用, 抗菌作用など)が低下すること, 歯肉溝滲出液の糖分濃度が高くなり, 歯周ポケット内の歯周病原性細菌が繁殖しやすくなる(ポケット内でバイオフィルムが形成されやすくなる)こと, 白血球の機能が低下すること, などにより歯周病が進行しやすくなる, ならびに歯周組織のコラーゲン線維や血管基底膜の代謝が低下して歯周組織の修復力が低下することが報告されている[7]。

2-1-2 肥満

肥満になると歯周組織に影響が及び, 歯周病を悪化させるともいわれている。脂肪細胞から産生された炎症性サイトカイン(TNF-α や IL-6 など)が直接, 歯周組織の炎症を増悪させている可能性がある[7]。

2-1-3 喫煙

喫煙も歯周病のリスク因子に挙げられている。喫煙により末梢血管が収縮して血流が低下した結果，歯肉は低酸素状態となり，歯周ポケット内の酸素分圧も低下することが確認されている[7]。そのため歯周ポケット内での歯周病原性細菌の定着・増殖を促進させる可能性があることが示唆されている[7]。さらに喫煙をする人では，ニコチンにより歯根膜の細胞成分の1つである**線維芽細胞**の**コラーゲン**合成・分解能が低下し，歯周組織の再生・修復(リモデリング)に影響を及ぼすと考えられている[7,9]。

■線維芽細胞とコラーゲン
線維芽細胞は歯肉の他，皮膚細胞にも存在するが，特に歯根膜における線維芽細胞のコラーゲン合成・分解能は高い。これは歯根膜が歯周病の病原因子に絶えずさらされていることに起因していると考えられ，歯周組織のリモデリングに重要な役割を果たしている。

2-1-4 ストレス

近年，ストレスと歯周病に関する疫学・臨床学的研究が行われているが，明確な相関は得られていない[7]。しかし，ストレスにより副腎皮質から糖質コルチコイドの分泌が亢進すると，血中のリンパ球，単球や好塩基球数の減少，炎症部位ではマクロファージ・好塩基球・好中球の集積が阻害されて免疫応答が減弱し，サイトカイン産生能，IgA および IgG 抗体の分泌量を減少させる。その結果，細菌感染に対する感受性が増加して歯周炎が発症・進行しやすくなると考えられている[7]。ただし，ストレスと歯周病の関係には様々な要因が複合しているために，どの程度関係しているかについては今後の研究が待たれる。

3 犬で考えられているリスク因子

犬の歯周病においても，人と同様に様々なリスク因子が指摘されている。加齢をはじめ，糖尿病，免疫機能障害，血管系の障害，栄養不良といった全身性の宿主因子，そして不正咬合，乳歯遺残，二次的な軟部組織への障害など主に口腔内に起因する局所性の宿主因子が考えられる。その他にも環境因子にあたる生活状況として，行動やしぐさ(遊び，噛み癖や皮膚病時のグルーミングといった習癖)，食事内容，口腔衛生状態などが考えられている[10]。

3-1 加齢

通常，加齢とともに歯垢・歯石が蓄積してくる。その理由の1つとして，加齢に伴い口腔内の自浄作用を担う唾液の分泌量が少なくなることも影響していると考えられる。高齢になるほど歯周病の発症率は増加するが，同じ環境や同じ食事内容で生活する同年齢ほどであっても，歯周病が進行している個体とそうでない個体がいる。その背景には以下に挙げる様々なリスク因子が関係していると考えられる。

3-2 犬の口腔内に起因する宿主因子[10]

犬における歯周病の局所性のリスク因子には次のようなものが挙げられる。通常，これらの疾患がみられた場合，歯周病は進行しやすくなるため，それぞれ治療できる場合は治療を行い，可能な限りリスク因子をなくすことで歯周病の進行を抑制できると考えられる。

3-2-1 過剰歯

⇨過剰歯における抜歯
CHAPTER-2
「2-13 顎の発達や咬合に影響を及ぼす歯」もあわせて参照

スペースがない部位に過剰歯を認めた場合，歯と歯の隙間（歯隙）がほとんどなくなる状態となり，唾液による自浄作用がはたらきにくくなり歯垢が付着しやすくなる（**図 4**）。

3-2-2 乳歯遺残

⇨乳歯遺残における抜歯
CHAPTER-2
「2-9 後継歯が存在する乳歯遺残」もあわせて参照

歯の交換期を過ぎても乳歯が残存していると，永久歯と併存することになる（**図 4**）。永久歯と乳歯が接触するために，歯垢がその部位に付着して歯周病が進行しやすくなる。

3-2-3 エナメル質形成不全

⇨エナメル質形成不全における抜歯
CHAPTER-2
「2-7 エナメル質形成不全の歯」もあわせて参照

生後 1～4 カ月齢は永久歯歯冠形成期であり，このときに熱性疾患，ジステンパーやパルボウイルス感染症，栄養不良，外傷などが原因となって石灰化に異常を来すことがある。この場合，歯冠のエナメル質が欠損するためにその部位には容易に歯垢・歯石が付着する（**図 5**）。

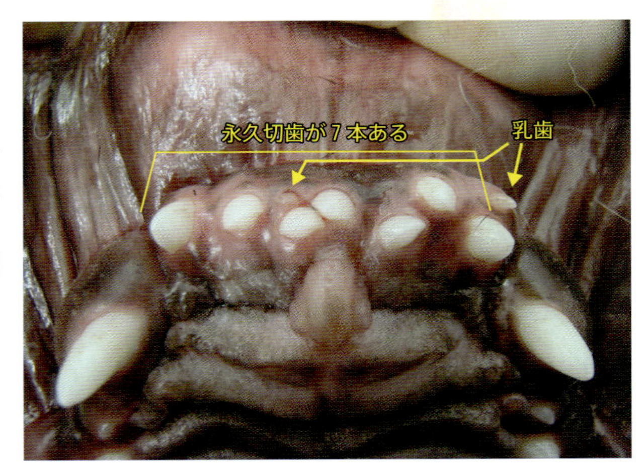

図 4 過剰歯，乳歯遺残，叢生

フレンチ・ブルドッグ，1 歳齢，雌
上顎切歯が 9 本存在し，そのうち左上顎第 3 切歯吻側に小さくみえる切歯と右上顎第 1 切歯吻側にある切歯は乳歯（←）であり，その他の 7 本の切歯は永久歯であった。本来，切歯は 6 本であるため，このうち 1 本は過剰歯である。
また，歯が本来存在すべき本数より多いために上顎切歯の叢生がみられる（図 11 も参照）。

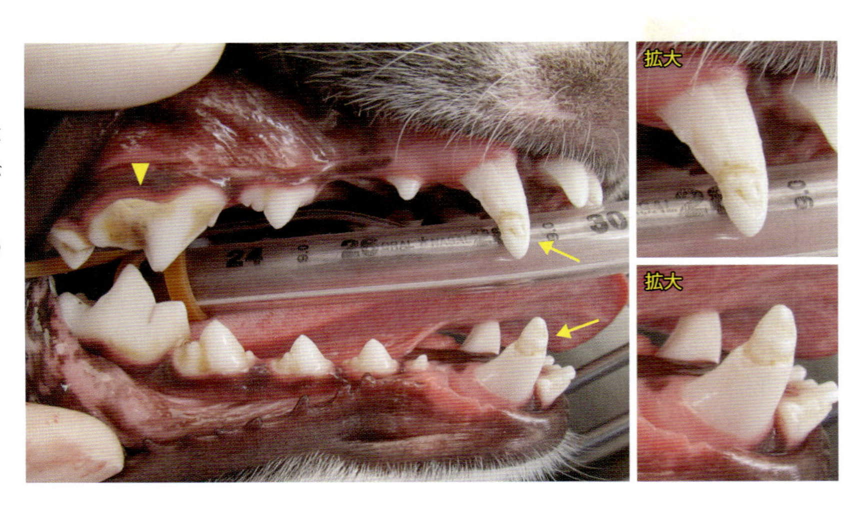

図 5 エナメル質形成不全

ボーダー・コリー，7 カ月齢，去勢雄
上顎犬歯先端を中心にエナメル質形成不全（←）を認め，その部位に歯垢・歯石が付着している。
ちなみに上顎第 4 前臼歯の歯垢・歯石の付着（◀）も軽度～中程度にみられる。

3-2-4 変形歯

変形歯は根尖の収束を特徴とし，特に小型犬の下顎第１後臼歯で好発しやすい。口腔内Ｘ線検査にて根尖の収束を確認することで診断でき，両側性にみられることが多い（**図６**）。変形歯は発育の過程で歯の形成が正常になされず，根分岐部の変形や低形成の形態異常を来し，その部位に副根管（歯髄腔への側路）を認める疾患である。副根管は歯根膜腔と歯随腔に連絡する経路であるため，口腔内細菌が侵入すると歯随炎や根尖周囲病巣，外歯瘻を引き起こす。このように歯周から歯内へ，あるいは歯内から歯周へ感染が拡大する歯内歯周疾患はタイプⅠ～Ⅲに分類されている（**図７**）。

➡**変形歯における抜歯**
CHAPTER-2
「2-14 変形歯」もあわせて参照

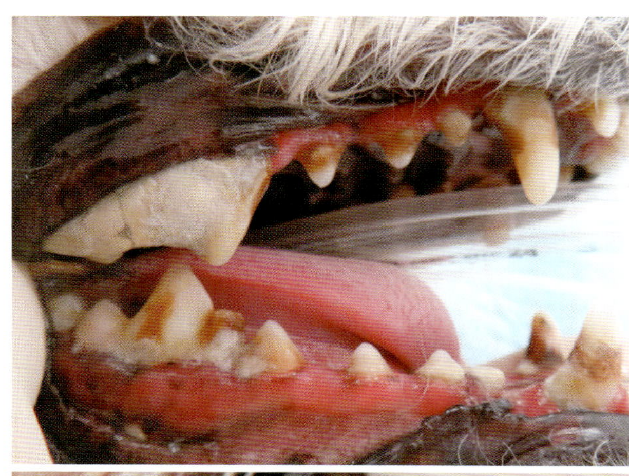

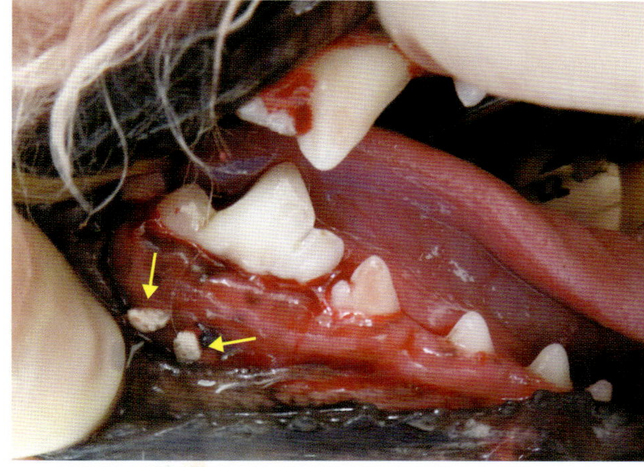

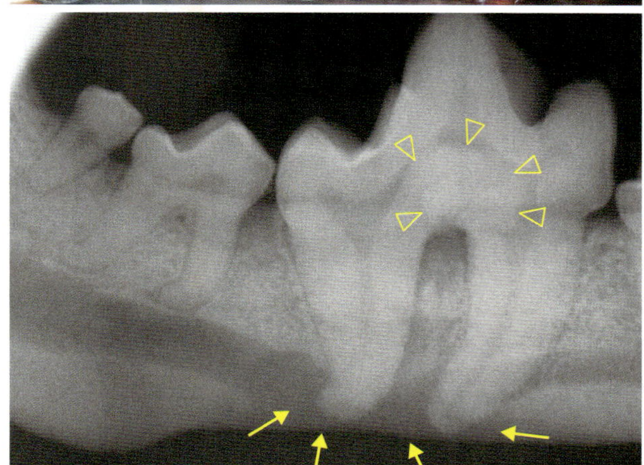

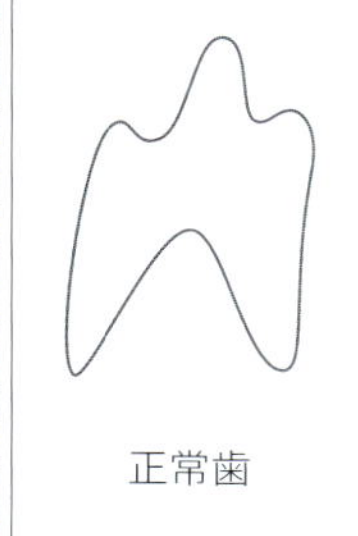

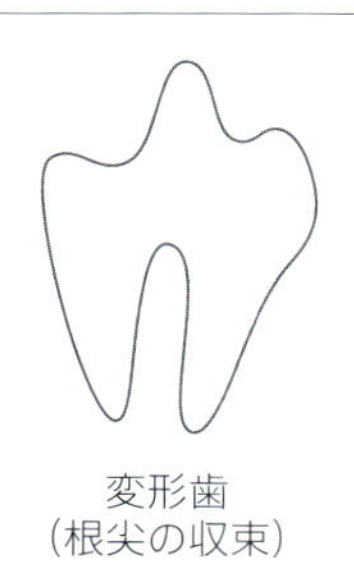

図６ 変形歯
トイ・プードル，10歳齢，雄

a．全体的に重度の歯垢・歯石付着と，歯肉の発赤・腫脹を認める。

b．歯垢・歯石除去後の口腔内所見。右下顎第１後臼歯の根尖領域に膿汁（←）を認める。

c．右下顎第１後臼歯の根尖は収束しており，根尖周囲のＸ線透過性亢進と下顎皮質骨の吸収（←）を認める。また，根分岐部にＸ線不透過性領域を認める（◁）。この領域は歯髄における二次象牙質の形成（髄石）による石灰化病変と判断される。

（次ページへつづく）

d．右下顎第１後臼歯を分割抜歯したところ，根分岐部における二次象牙質の形成（髄石，←）と判断された。

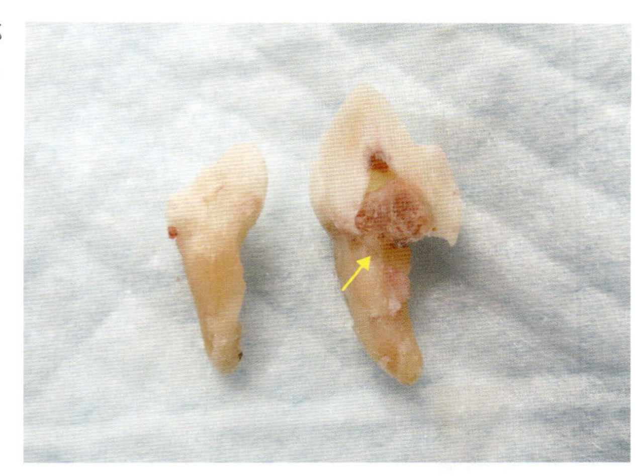

図７ 歯内歯周疾患の分類

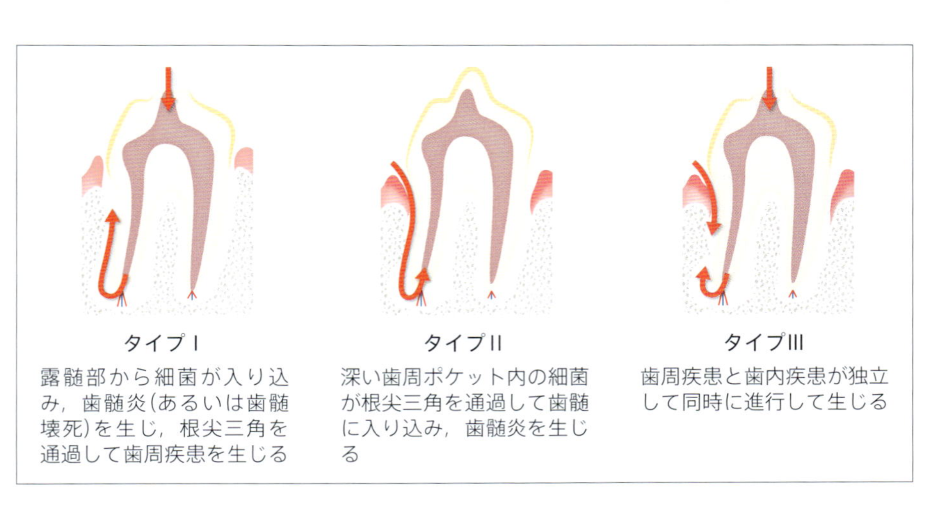

3-2-5 歯肉増殖症

歯面に歯垢が存在することによる慢性炎症性反応としてみられることがある。コリー，シェットランド・シープドッグ，ボクサーなどの犬種に好発する他，抗てんかん薬のフェニトイン，カルシウムチャネルブロッカー，免疫抑制剤のシクロスポリンAの投与によっても生じる。増殖歯肉により仮性ポケットがつくられ，歯垢・歯石が付着しやすくなる（**図８**）。

図８ 歯肉増殖症

ゴールデン・レトリーバー，４歳齢，避妊雌

a．全体的に歯垢・歯石が中程度に付着し，歯肉の増殖を認める。特に左上顎犬歯部歯肉において増殖が著しい。増殖歯肉内の歯面は唾液による自浄作用が行き届かなくなる傾向があり，歯周炎に進行しやすくなる。

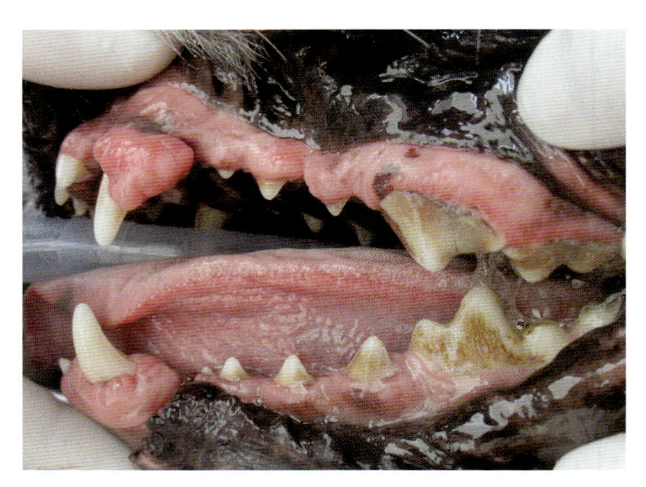

（次ページへつづく）

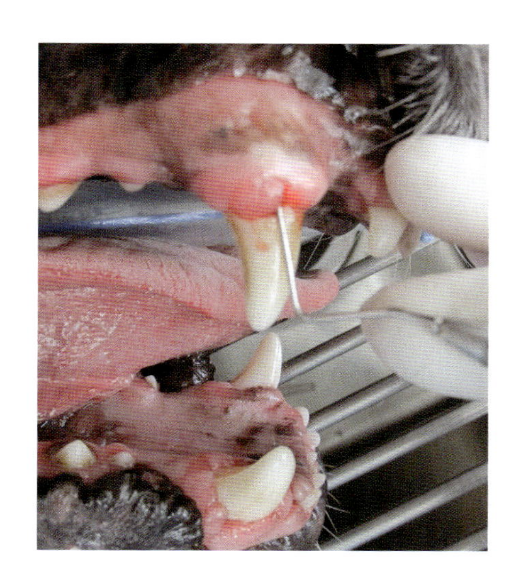

b．右上顎犬歯部では深い仮性ポケットを認めた。歯垢・歯石が付着しやすい状態である。

3-2-6 対合歯の喪失

犬の裂肉歯(上顎第 4 前臼歯と下顎第 1 後臼歯)と上顎第 1 後臼歯は，鋏状咬合している(シザーバイト)。これらのうち，いずれかの歯が喪失した場合，その部位に対合歯が近接しなくなり，すなわち歯が噛み合うことで歯の表面を清掃するはたらきが行われない結果，歯垢・歯石が付着するようになる(**図 9**)。

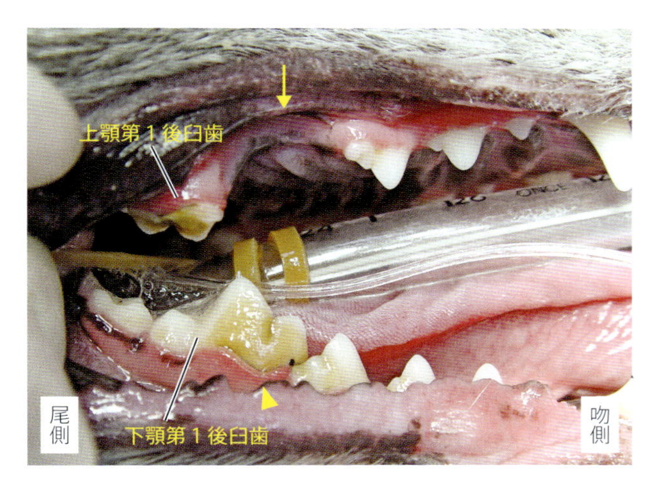

図 9 対合歯の喪失

ウェルシュ・コーギー，7 歳 6 カ月，雌
右上顎第 1 後臼歯と咬合している下顎第 1 後臼歯頬側面尾側には歯垢・歯石がほとんど付着していない。
一方，右下顎第 1 後臼歯と鋏状咬合すべき上顎第 4 前臼歯が存在しない(←)ため，下顎第 1 後臼歯頬側面吻側には歯垢・歯石が付着しており，歯肉の発赤(◀)が際立ってみえる。

3-2-7 潰瘍性歯周口内炎

歯垢・歯石の付着した歯面に接触する口腔粘膜に，炎症・潰瘍が生じる疾患である(**図 10**)。原因は不明であるが免疫介在性疾患を背景に，歯面に付着する歯垢に接している口腔粘膜の炎症が特徴である。特に頬側歯面に接する頬粘膜や，下顎臼歯部舌側歯面に接する舌の側面に炎症・潰瘍病変が認められることが多い。

3-2-8 回転歯，叢生(そうせい)歯などの歯性不正咬合

歯の回転や叢生を認めた場合，狭いスペースに歯が存在し，歯と歯が接触することも少なくない(**図 11**)。このため，その部位に歯垢・歯石が付着しやすくなる。

■回転歯
歯の軸が回転して萌出していること。短頭種では前臼歯に，小型犬では切歯に多くみられる。

■叢生歯
歯が一列でなく，乱れて萌出していること。小型犬の切歯および前臼歯によくみられる。

3-2-9 唾液腺の開口部付近における歯垢の石灰化

犬の上顎第４前臼歯と第１後臼歯の直上の口腔粘膜には，耳下腺の開口部と頬骨腺の開口部が存在し，この開口部からそれぞれ耳下腺と頬骨腺からの唾液が排出される（**図 12**）。そのため，特にこの付近の唾液中カルシウムイオンとリンイオンは飽和状態で存在しており，歯垢が石灰化しやすい環境にある。したがって，上顎第４前臼歯と第１後臼歯に付着する歯垢は歯石に変化しやすい。また歯石の表面は凸凹しているため，その上にはさらに歯垢が付着することになり，この付近の歯周組織は最も炎症を生じやすくなる。

図 10 潰瘍性歯周口内炎

ミニチュア・シュナウザー，８歳齢，雌

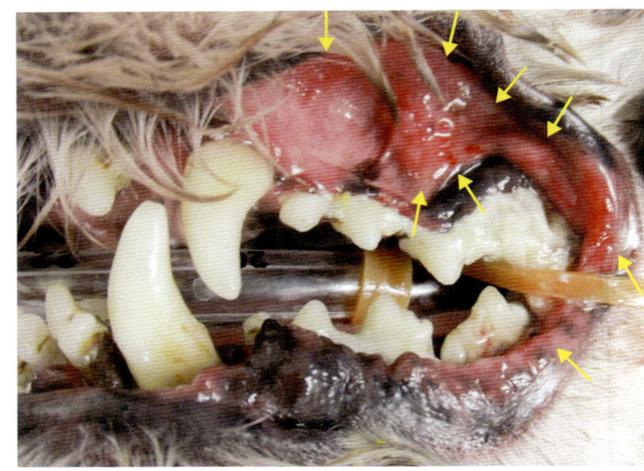

a．臼歯を中心に重度の歯垢・歯石が付着し，これらの接触する頬粘膜と口唇粘膜に発赤・潰瘍（←）を認める。

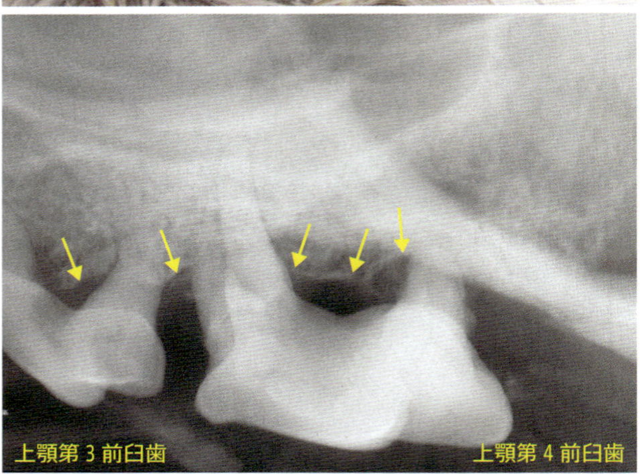

b．口腔内Ｘ線検査では，左上顎第４前臼歯および第３前臼歯に重度の水平骨吸収（←）を認める。

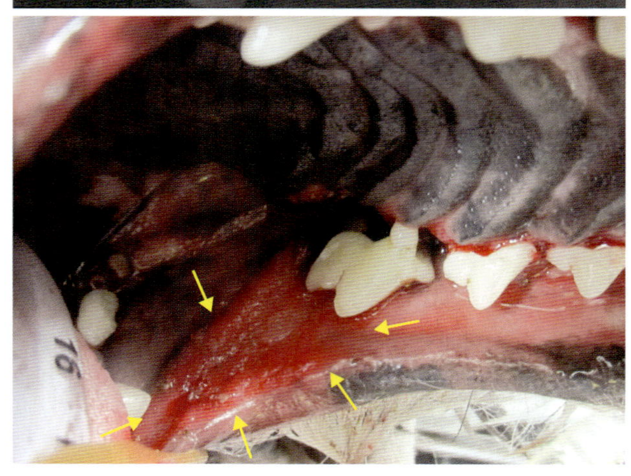

c．歯垢・歯石除去後。左頬粘膜には重度の潰瘍・発赤（←）を認める。

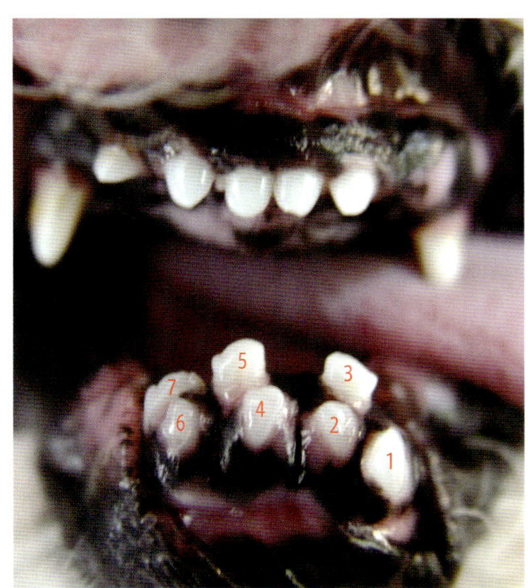

図 11　叢生歯

トイ・プードル，4歳齢，避妊雌

a．下顎切歯において歯が重なって萌出している状態で，歯と歯の隙間がない。6の歯は乳歯の可能性がある。

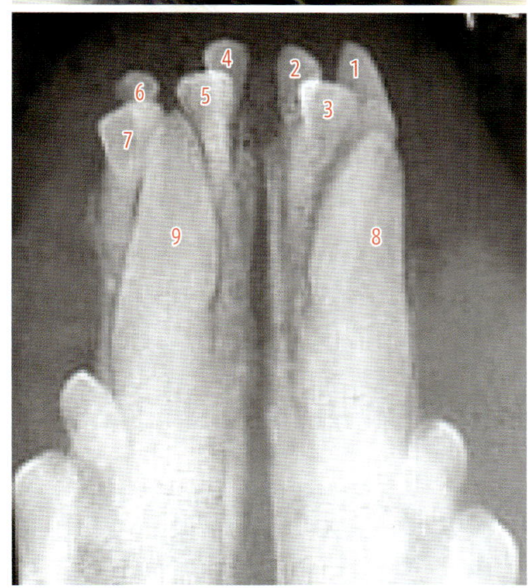

b．口腔内X線検査において下顎切歯の歯列が乱れていることが分かる。
本症例では下顎永久犬歯(8，9)は確認できるが萌出しておらず，いわゆる埋伏歯であり，吻側転位している。

⇨**埋伏歯**
CHAPTER-2
「2-15 埋伏歯」もあわせて参照

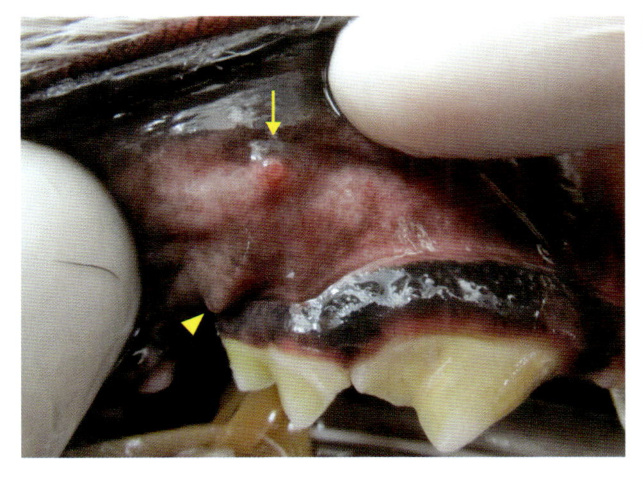

図 12　唾液腺の開口部(左上顎臼歯部)

柴，9歳齢，雌

上顎第4前臼歯と第1後臼歯の背側の口腔粘膜(歯槽粘膜)には，耳下腺の開口部(←)と頬骨腺の開口部(◄)が存在する。そのため，この付近の歯(第1後臼歯や第4前臼歯)には歯垢・歯石が付着しやすい。

3-2-10 深い口蓋襞

犬の硬口蓋の口蓋襞が深い場合，歯と接触する部位がポケット状となる（歯の口蓋襞との接触による自浄作用がなくなる）ために，その歯には歯垢・歯石が付着しやすくなる。短頭種の中でも特にフレンチ・ブルドッグ，ボクサーあるいはブルドッグは口蓋襞が深いことが多く，その中に被毛が入り込んでいることがあり（**図13**），その状態もまた歯周病の誘因になる。

3-2-11 口腔内異物

口腔内異物として，被毛やおもちゃ，木，食べ物，魚の骨など，様々なものが歯に挟まっていることがあり（**図14**），両側上顎歯の間に存在することが比較的よくある。異物が挟まった部位には歯垢が付着しやすくなり，歯周組織に炎症を生じることがある。

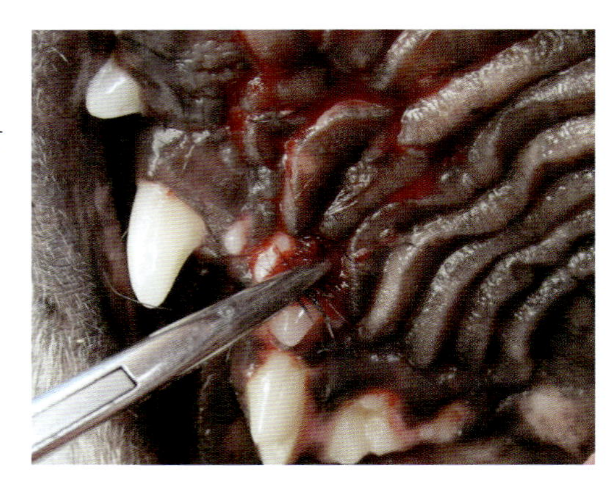

図13 深い口蓋襞

フレンチ・ブルドッグ，9歳齢，雌

口蓋襞が深く，その中には多くの被毛が存在しており，鉗子で除去している。

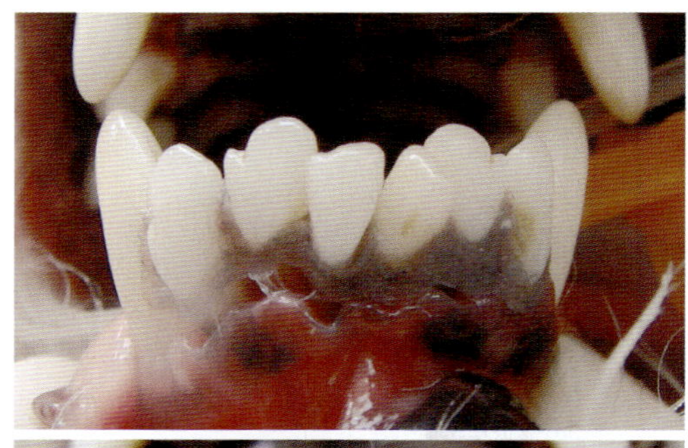

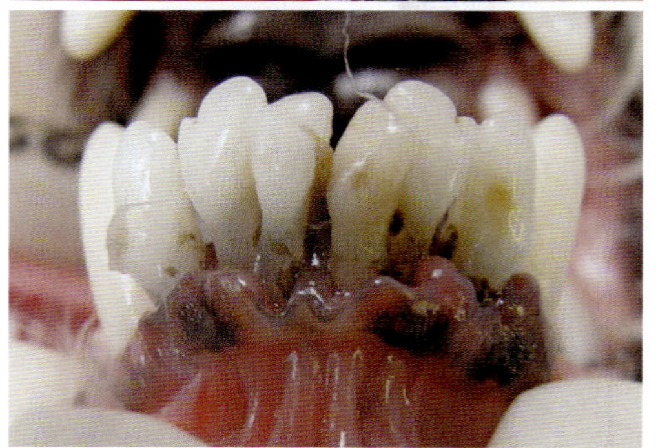

図14 口腔内異物

トイ・プードル，6歳齢，雌

a．下顎切歯歯頚部に多量の被毛が絡まって付着している。また下顎切歯の叢生もみられることから，これも多量の被毛が絡まった要因と考えられる。

b．被毛を除去すると歯肉退縮と歯根露出を認めた。歯周ポケットが広く認められ，多量の歯垢・歯石が付着していたことが分かる。

3-2-12 口腔内腫瘍

高齢犬の口腔には非歯原性腫瘍として悪性メラノーマ，線維肉腫，扁平上皮癌など，歯原性腫瘍としてエナメル上皮腫，棘細胞性エナメル上皮腫，周辺性歯原性線維腫などを認めることが多い。これらの場合，口腔衛生管理ができなくなることが多く，また，腫瘍表面に炎症や潰瘍を生じることも少なくない。そのため歯周組織も炎症を生じやすい環境となる(**図 15**)。

■露髄
歯の破折やう蝕，あるいは咬耗などにより歯髄が外界にみえている状態。

3-2-13 歯の破折・露髄

歯が破折して露髄すると口腔内細菌が根管に入り込み，さらに進行して根尖周囲にまで炎症(根尖周囲病巣)を引き起こすようになる(**図 16**)。

⇨**歯の破折と露髄における抜歯**
CHAPTER-2
「2-16 破折歯」もあわせて参照

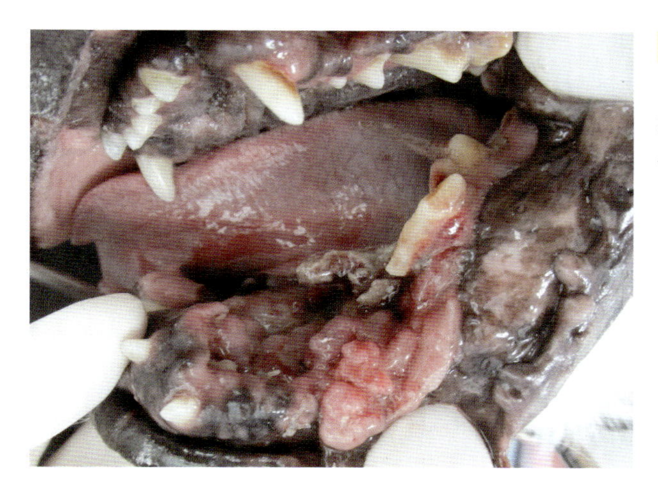

図 15 口腔内悪性腫瘍
フレンチ・ブルドッグ，12 歳齢，雄
表面が自壊した悪性腫瘍が認められ，舌下の左下顎吻側から切歯および前臼歯の変位もみられる。

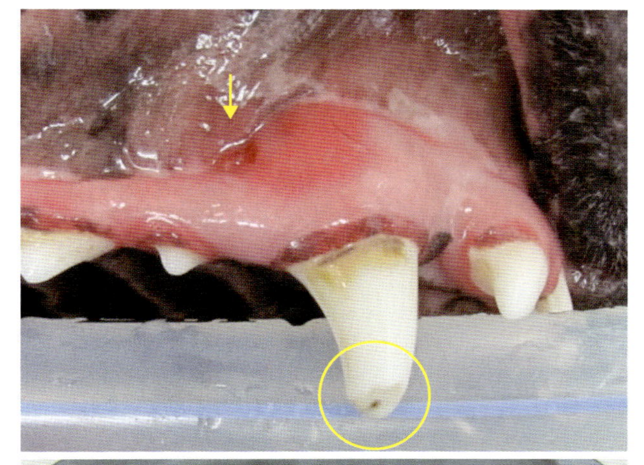

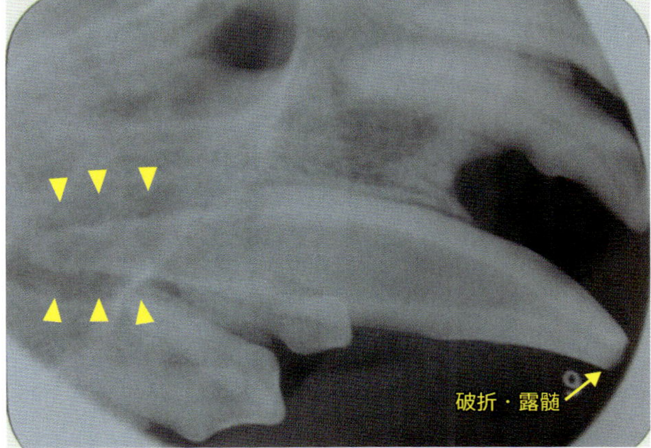

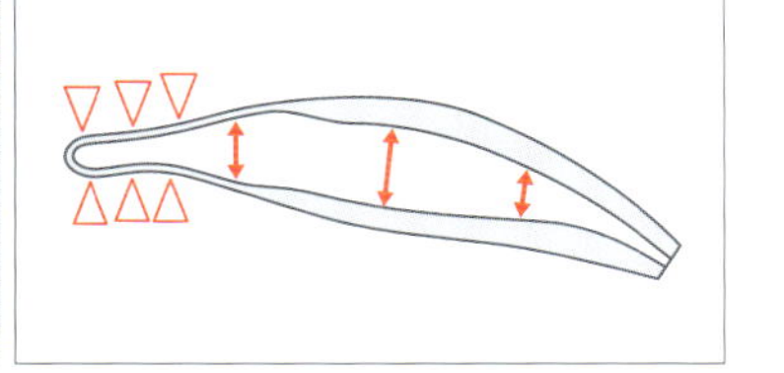

図 16 歯の破折・露髄に起因した根尖周囲病巣および内歯瘻
レオンベルガー，8 歳齢，雄
本症例は歯周プローブを潰瘍病変部から挿入すると，その先端が犬歯に到達したため上顎犬歯の破折・露髄部からの感染により根尖周囲病巣および内歯瘻を引き起こしたものと考えられる。

a．右上顎犬歯と第 1 前臼歯部粘膜歯肉境に潰瘍病変(←)を認めた。犬歯先端には破折および露髄(○)がみられる。

b．口腔内 X 線検査では根管の拡張(↔)，根尖周囲の X 線透過性亢進(根尖周囲病巣，◀)，および歯根吸収(◁)を認めた。根管の拡張状態から若齢時に破折を生じたと考えられる。

3-3 犬の生活状況における環境因子

歯周病の発症には環境因子による影響も大きく，各々の犬の生活状況によって異なってくる。その食事内容，行動やしぐさ，習癖，口腔衛生状態などが例に挙げられる。

3-3-1 粘稠性のある軟らかい食事

ドライフードはそれ自体が歯面をある程度擦過し，咀嚼することで歯垢が付着しにくくなる。また，咀嚼が多い食事をとる習慣があると歯肉の炎症および骨吸収の程度も軽度とされている。しかし，缶詰などのウェットタイプの軟らかい粘稠性の食事は歯に付着しやすく，さらに咀嚼も少なくて済むため歯垢が付着しやすくなる。

3-3-2 開口呼吸

開口呼吸をよくしている動物では口腔内が乾燥し，唾液が少ない状態となり歯周病原性細菌が繁殖しやすくなる。

3-3-3 噛み癖

➡破折歯の分類
CHAPTER-2
「2-16 破折歯」を参照

いろいろなものを噛む癖があると，歯の破折や咬耗，摩耗，外傷が引き起こされる可能性が高い。ただし，歯に損傷を与えないような適切な咀嚼であれば，唾液の分泌亢進により自浄作用がはたらき歯周病になりにくくなる。

3-3-4 デンタルケアの欠如

歯周病予防にはデンタルケアが欠かせなく，歯ブラシを用いた歯磨きがゴールドスタンダードであるが，最初から歯ブラシを用いることができる動物は少ない。したがって，大きく次のような流れで練習していく必要がある。

ケア 1：最初は飼い主が動物を褒めながら，何かご褒美を与えながら口周りをやさしく触れることからはじめる（**図 17a**）。

ケア 2：慣れてきたら歯磨きシートなどで歯面を擦るようにする（**図 17b**）。

ケア 3：さらに慣れてきたら，ポリッシングペーストやデンタルジェル（**図 17c**）に慣らす。

ケア 4：この段階ではじめてポリッシングペーストやデンタルジェルを付けた歯ブラシを用い，歯面に当てるところから行っていく。必ずご褒美を与えながら，そして褒めながら行う（指にオヤツをしのばせる，**図 17d**）。

ケア 5：歯ブラシを歯と歯肉の間に挿入するように動かしていく。なお歯ブラシは，歯と歯肉の間にわずかに挿入できるタイプの毛先が比較的柔らかいものが適切である。様々なタイプの歯ブラシが販売されているので，ポケットの深さによって選ぶとよい。当院ではラウンド毛，ダブル毛，超極細毛の 3 タイプの歯ブラシを歯周の状態により使い分けして飼い主に勧めている（**図 17e**）。

ケア 6：歯を磨く際は，歯ブラシを歯と歯肉の間の歯頸部に約 45 度の角度で当てて，小刻みに横に振動させながら，やさしく磨くことが理想である（**図 17f**）。

その他，適切なサイズの安全なデンタルガムや，食事のタイプに配慮することなどもデンタルケアといえる。ただし，硬すぎるケア用品は歯の破折や重度の咬耗の原因になるため使用は控える。

図 17 デンタルケアの方法とケア用品

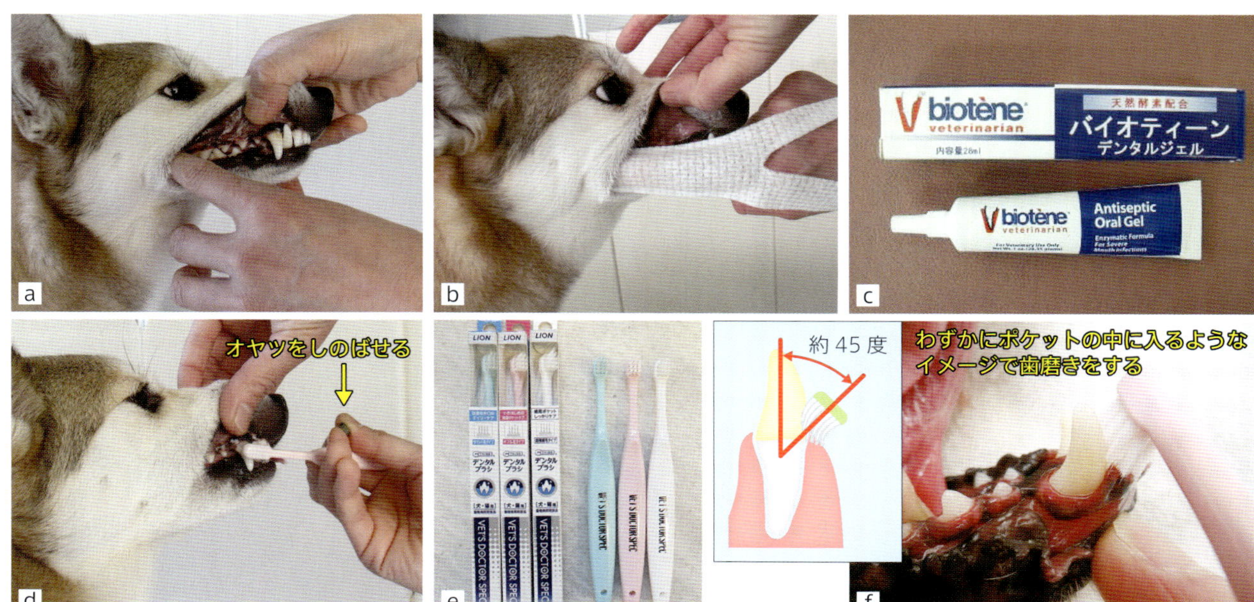

e．歯ブラシの毛先の種類と使用例

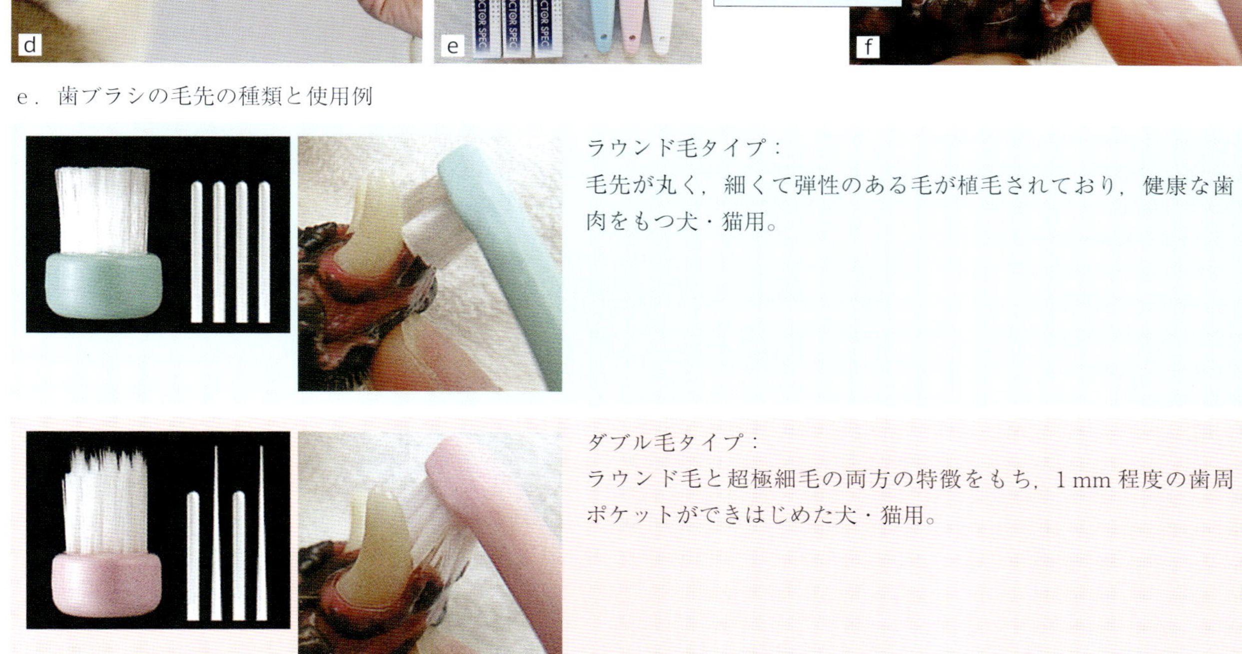

ラウンド毛タイプ：
毛先が丸く，細くて弾性のある毛が植毛されており，健康な歯肉をもつ犬・猫用。

ダブル毛タイプ：
ラウンド毛と超極細毛の両方の特徴をもち，1 mm 程度の歯周ポケットができはじめた犬・猫用。

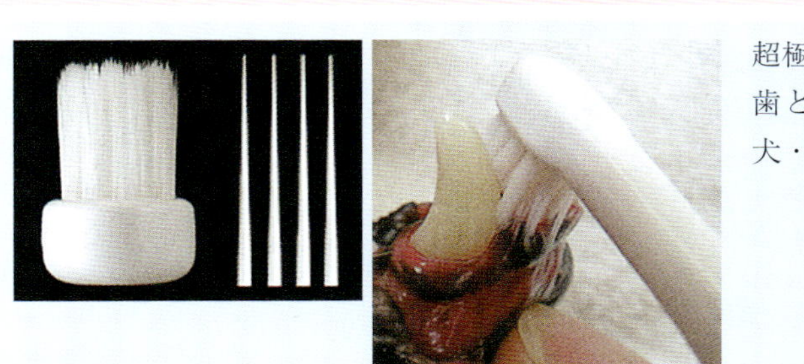

超極細毛タイプ：
歯と歯の狭い隙間や，2～3 mm の歯周ポケットが形成された犬・猫用。

3-3-5 皮膚病に伴う過剰なグルーミング

何らかの皮膚病があると，その部位をしきりにグルーミングすることで歯間や歯肉溝(**図 18**)，口蓋皺などに被毛が入り，炎症の誘因となる。

⇨**口蓋皺に挟まった被毛**
CHAPTER-1
「3-2-10 深い口蓋皺」を参照

図 18 掻痒感の強い皮膚病

雑種犬，7 歳齢，避妊雌

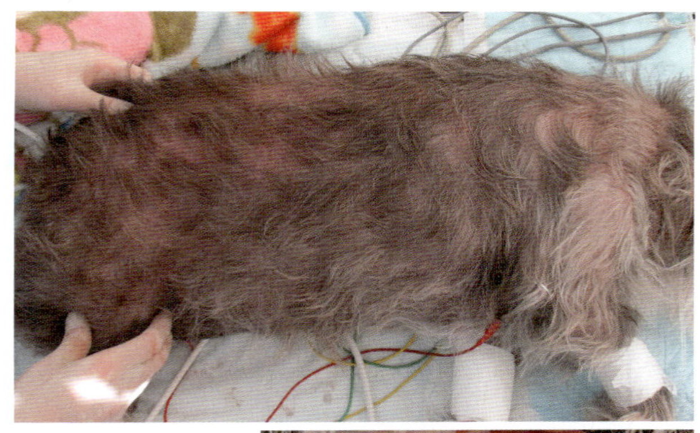

a．以前から犬アトピー性皮膚炎と診断されており，全身に脱毛がみられ，発赤がある。

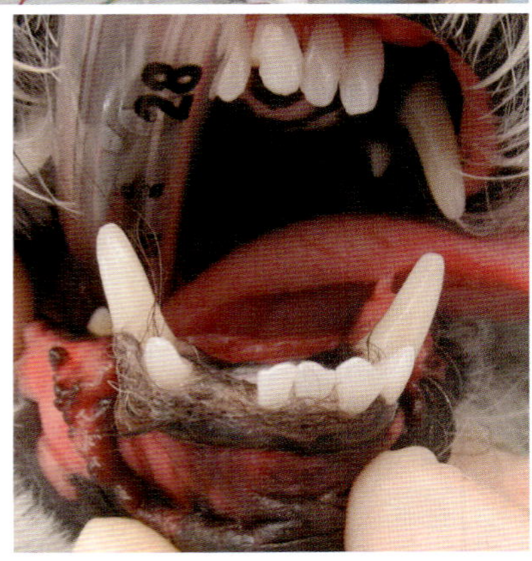

b．掻痒が激しく，皮膚を絶えず舐めているとのことであった。そのため下顎切歯と犬歯に多くの被毛が絡まって付着している。

4 歯周病に起因した根尖周囲病巣から引き起こされる疾患

歯周病は最終的に歯が脱落すると炎症は消退するが，脱落に至らない場合，辺縁性歯周炎から根尖周囲に炎症が波及し，根尖周囲病巣を引き起こすことが多い[10]（**図 19a**）。根尖周囲病巣の病態は，根尖周囲嚢胞，根尖周囲肉芽腫および根尖周囲膿瘍などに分類される。最初は根尖周囲嚢胞となり，次いで根尖周囲肉芽腫そして根尖周囲膿瘍の順で病態は移行するが，根尖周囲嚢胞から根尖周囲膿瘍に直接至る場合もある。根尖周囲病巣は，辺縁性に波及した歯周炎から引き起こされたもの（**図 19a**），すなわち歯周病に起因したものばかりでなく，歯の破折・露髄部から口腔内細菌が根管を経て根尖周囲に移行，感染して生じる場合も少なくない（**図 19b**）。根尖周囲病巣を放置すると，顎顔面領域の疾患として口腔鼻腔瘻，顎骨骨折，歯瘻などを引き起こすことがある[10]。

図 19 根尖周囲病巣のイメージ

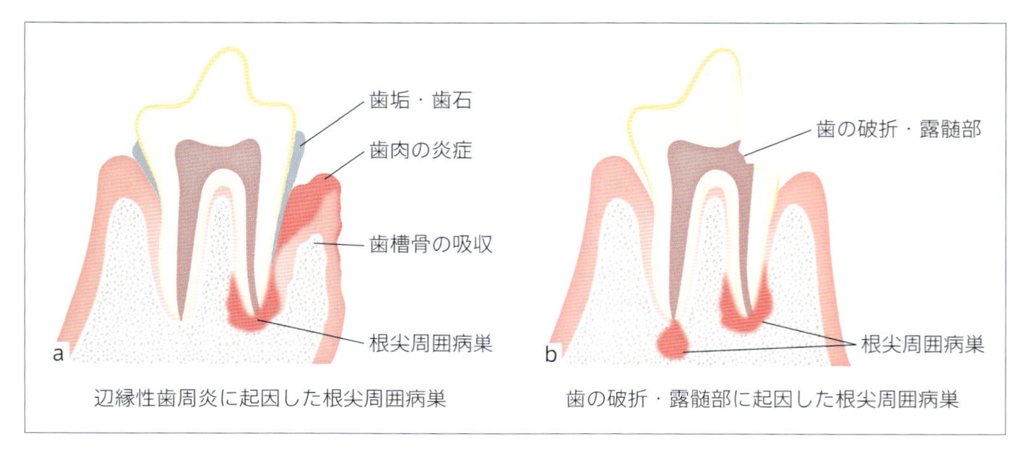

4-1 口腔鼻腔瘻

4-1-1 原因

鼻腔と口腔を隔てている上顎骨は小型犬の場合，わずか約 1 mm，大型犬でも約 2 mm の厚さしかなく，特に上顎第 2，3 前臼歯の上顎骨が最も薄い。歯周病の進行により根尖周囲の歯槽骨が吸収されこの部分の上顎骨が破壊されると，鼻腔と口腔が貫通して口腔鼻腔瘻を生じる(**図 20，21**)。

根尖周囲病巣の存在により，上顎歯であればいずれの歯においても口腔鼻腔瘻を容易に生じる可能性がある。中でも，上顎犬歯(特にデンタルケアが行き届きにくい口蓋側)に起因して生じる口腔鼻腔瘻が最も多く，次いで第 3 切歯，第 2 前臼歯遠心根，第 3 前臼歯近心根，ならびに第 4 前臼歯近心口蓋根の順で発生が多い。上顎第 4 前臼歯においては，その近心口蓋根直上に鼻腔が近接している[10](**図 20**)。

⇨口腔鼻腔瘻における抜歯
CHAPTER-2
「2-3 口腔鼻腔瘻の原因歯」もあわせて参照

⇨医原性口腔鼻腔瘻
CHAPTER-6
「6-2-5 猫の上顎犬歯の抜歯法(図 50)」，「7-4 眼球の損傷，医原性口腔鼻腔瘻」を参照

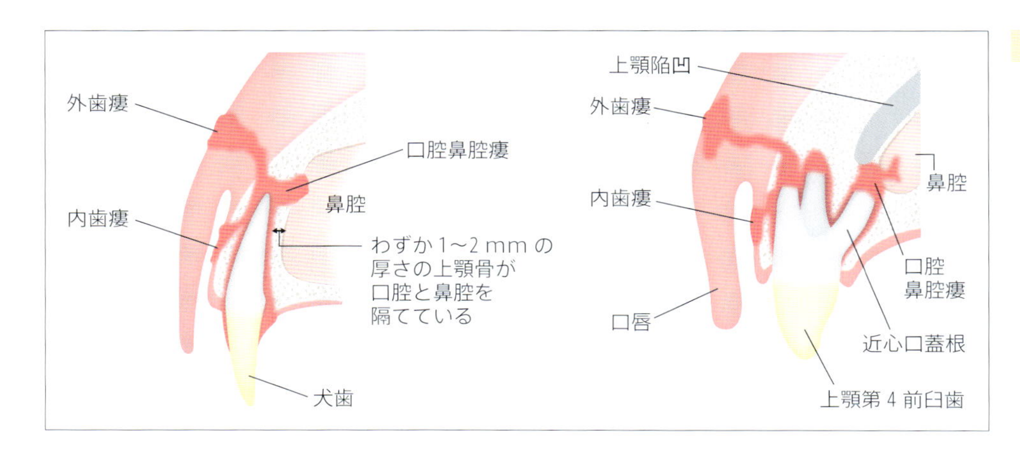

図 20 歯根周囲の解剖

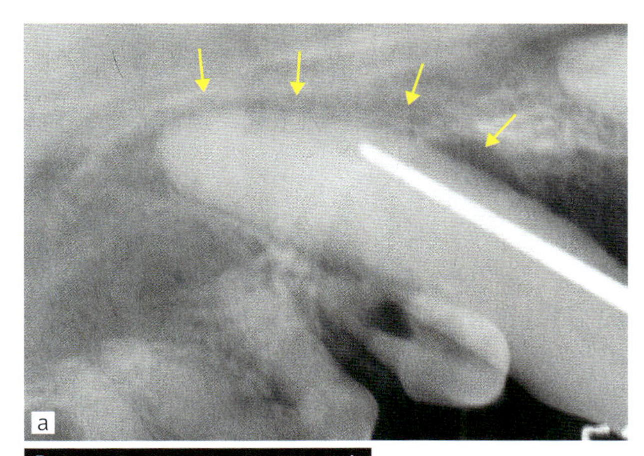

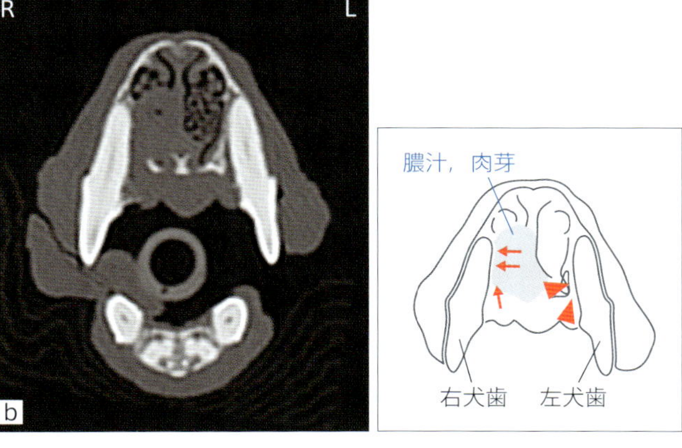

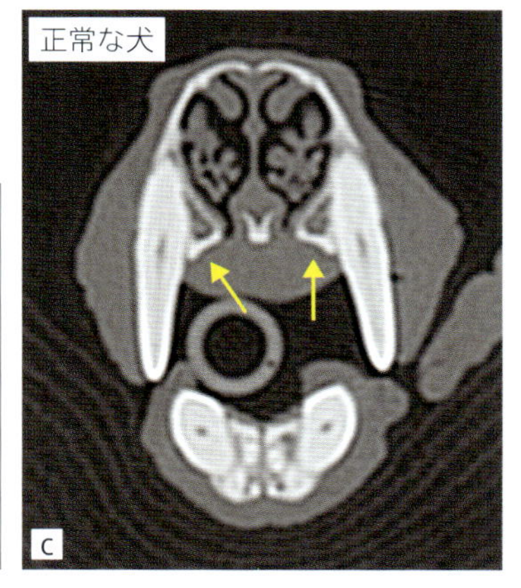

図 21 歯周病に起因した口腔鼻腔瘻

ミニチュア・ダックスフンド，年齢不詳，避妊雌

a．口腔内 X 線検査。右上顎犬歯歯根周囲の X 線透過性亢進(←)と，歯周プローブを犬歯口蓋側より挿入すると鼻腔まで貫通していることが分かる。

b．CT 検査：横断像(犬歯レベル)。右上顎犬歯口蓋側の上顎骨は存在していない(赤←)。右鼻腔内の軟部組織 CT 値の領域は膿汁，不良肉芽組織であった。左上顎犬歯部においても口蓋側に深い歯周ポケットが認められる(赤◄)。

c．CT 検査：正常な犬の横断像(犬歯レベル)。犬歯の口蓋側に密着するように上顎骨(黄←)が存在する。

(64 列マルチスライス CT 装置，頭部単純撮影，スライス厚 0.625 mm)

ちなみに医原性に引き起こされる口腔鼻腔瘻もある。エレベータや抜歯鉗子を用いて上顎歯を抜歯する際，特に上顎犬歯ではエレベータで歯根膜線維を十分に断裂せずに抜歯鉗子で強引に抜歯したり，あるいはエレベータの作業刃を過度に口蓋側に挿入して傾けたりすると，歯根周囲の上顎骨が破壊されて医原性に口腔鼻腔瘻を作成してしまうことがあるので注意する。

4-1-2 症状および診断

口腔鼻腔瘻の症状は，くしゃみや鼻汁(程度により透明～膿性)，あるいは鼻出血を認めることもある。また，舌で鼻の上をよく舐めるしぐさもみられる。上顎臼歯や犬歯に起因した口腔鼻腔瘻の場合，眼脂や結膜の充血を認めることもある。

診断は，上顎歯の口蓋側や吻側，あるいは尾側(**瘻管**の部位によって異なる)の歯周ポケットに沿って歯周プローブを挿入し，鼻腔への貫通や鼻孔からの出血を認めるかを確認する。また，留置針の外套を歯周ポケットに挿入して，生理食塩水を注入し鼻腔から排出されるか否かを確認する[通水(加圧)試験]。口腔内X線検査において罹患歯周囲の歯槽骨の吸収がみられることもある(**図21a，22**)。さらにCT検査の横断像で上顎骨の吸収を確認できることが多い(**図21b**)。すでに罹患歯が脱落していれば，口腔側から鼻腔が観察できることもある。

■瘻管
病巣から皮膚や粘膜の表面の開口部までを瘻管といい，その開口部は瘻孔とよぶ。

---

column　口腔内の方向と歯列表示

トライアダンの変法を用いた歯列表示では，犬と猫用に各々の歯を3桁の数字で表示することができる。右上顎は100番台，左上顎は200番台，左下顎は300番台，右下顎は400番台で表し，例えば左上顎犬歯は204，左上顎第4前臼歯は208と表示する。乳歯では，右上顎は500番台，左上顎は600番台，左下顎は700番台，右下顎は800番台で示す。詳しくはCHAPTER-4［1-9-2 トライアダンの変法による歯列］を参照。

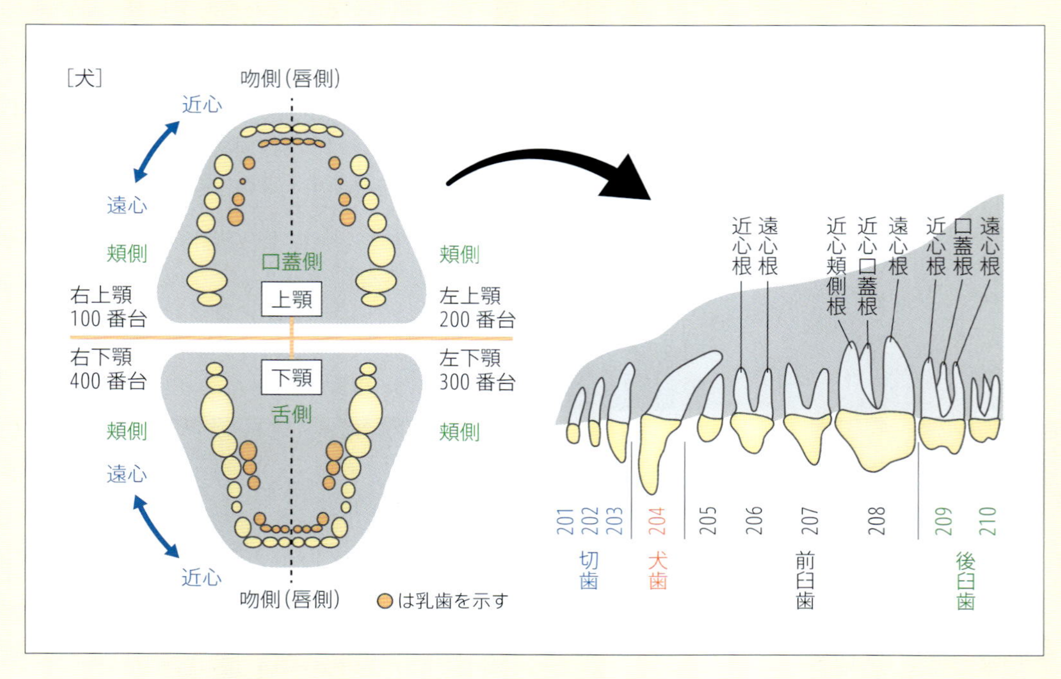

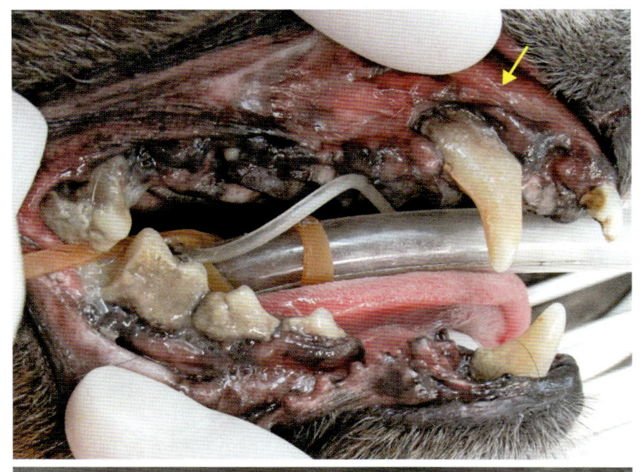

図 22 歯周病に起因した根尖周囲病巣から生じた口腔鼻腔瘻

ミニチュア・ダックスフンド，12 歳齢，避妊雌

a．全体的に重度の歯垢・歯石が付着している。右上顎犬歯部の歯肉退縮が著しい(←)。

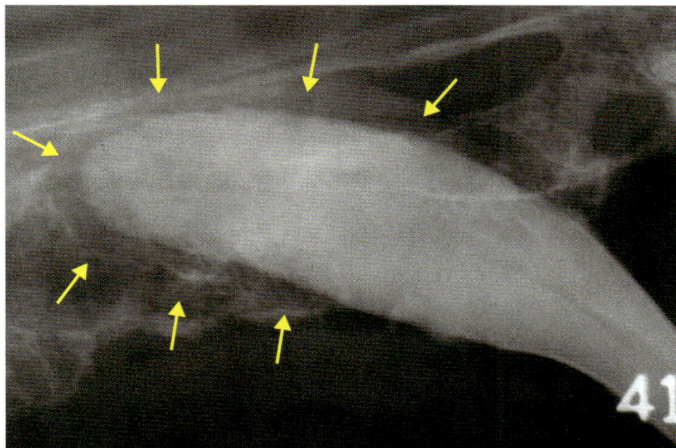

b．口腔内 X 線検査。右上顎犬歯歯根周囲の X 線透過性亢進と歯槽硬線の消失が認められ(←)，歯槽骨の吸収が考えられる。

■歯槽硬線
CHAPTER-2，p48 を参照

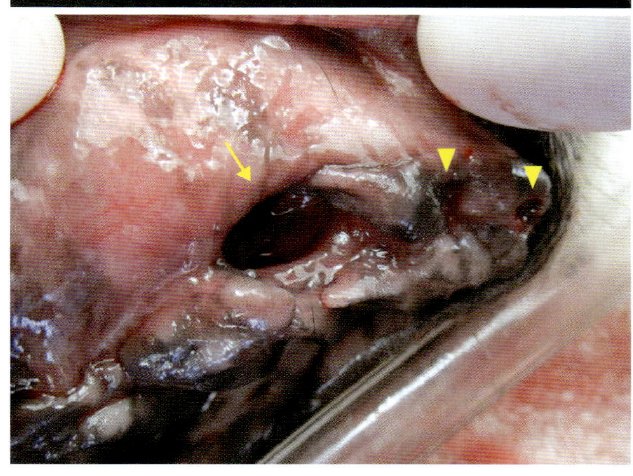

c．多くの歯で動揺が激しく，残存していた上顎犬歯や切歯が治療中に容易に脱落した。上顎犬歯の脱落部(←)からは鼻腔内が確認できる状態である。切歯の脱落部(◀)。

4-2 歯瘻(外歯瘻，内歯瘻)

根尖周囲病巣により周囲組織が破壊されて瘻管をつくり，その交通路(瘻管)が“皮膚に”形成された状態を外歯瘻といい(**図 23**)，“口腔粘膜に”形成された状態を内歯瘻という[10](**図 24**)。内歯瘻は，歯の疾患に由来する化膿性炎症が骨膜下膿瘍および粘膜下膿瘍を形成して口腔内の粘膜や口蓋に瘻孔がみられたものをいう。通常，歯肉と歯槽粘膜の境界である歯肉歯槽粘膜境(粘膜歯肉境)の部位に認められることが多い。外歯瘻は，歯に由来する化膿性炎症が皮下組織に波及して皮下膿瘍を形成し，眼窩下や下顎などの口腔外の皮膚に瘻孔がみられたものである。

⇨**歯瘻における抜歯**
CHAPTER-2
「2-2 歯瘻(外歯瘻，内歯瘻)の原因歯」
もあわせて参照

犬や猫における歯瘻は，歯周病をはじめ，露髄した破折歯，歯の吸収病巣，犬ではう蝕や変形歯，咬耗，抜歯における残根などにも起因して生じる。外歯瘻の原因歯は，上顎第4前臼歯であることがほとんどであり，次いで下顎第1後臼歯，上顎犬歯の順である。瘻孔からは膿汁，血液および滲出液などを認める。外歯瘻および内歯瘻が疑われたら，口腔内X線検査や歯周プローブを用いて原因歯を確認し，炎症に対する治療を行う(通常，歯周病に起因した場合は抜歯が適応されることが多い)。

図23 外歯瘻

マルチーズ，12歳齢，雄

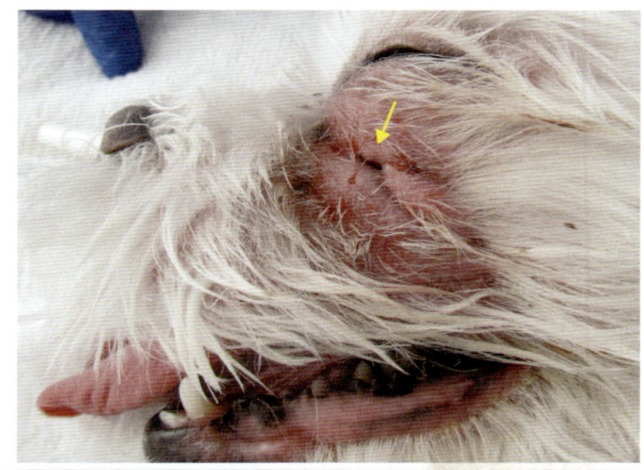

a．1年前より左の眼窩下から排膿がみられている様子。左の眼窩は重度に肥厚し，眼窩下皮膚が開口している(←)。

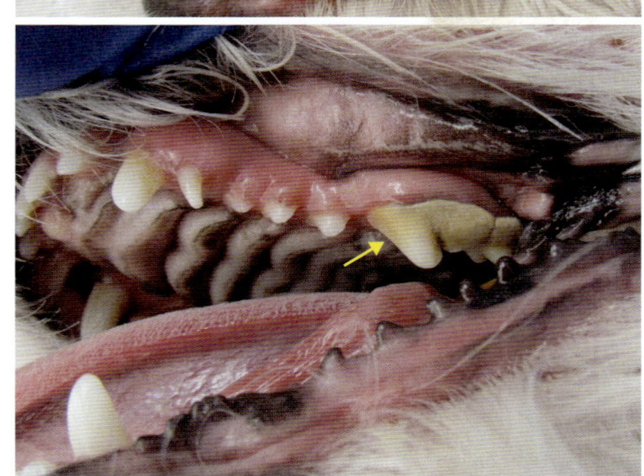

b．口腔内所見。左上顎第4前臼歯に歯垢・歯石が重度に付着している(←)。

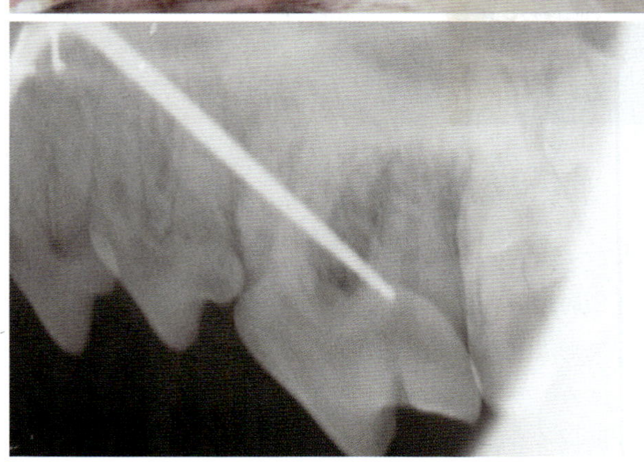

c．口腔内X線検査。眼窩下の開口部(瘻孔)から歯周プローブを挿入した状態で撮影。プローブの先端が左上顎第4前臼歯に到達していたため，この歯が外歯瘻の原因歯であることが判明した。

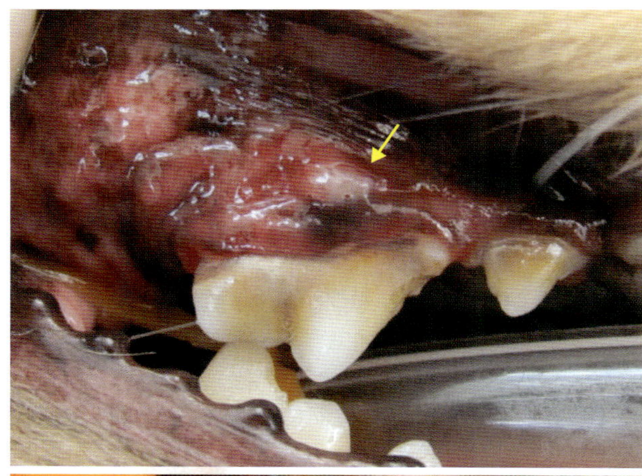

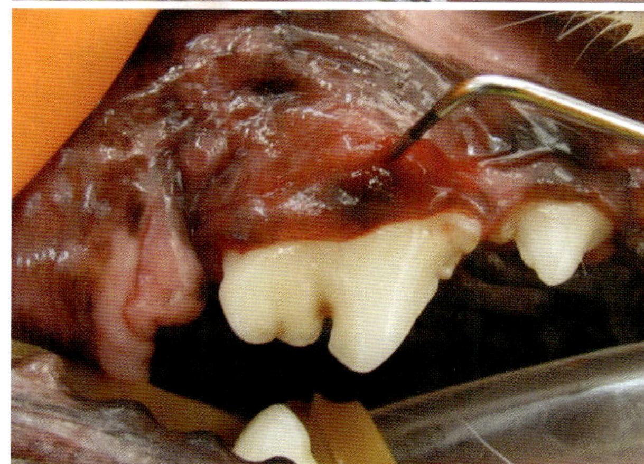

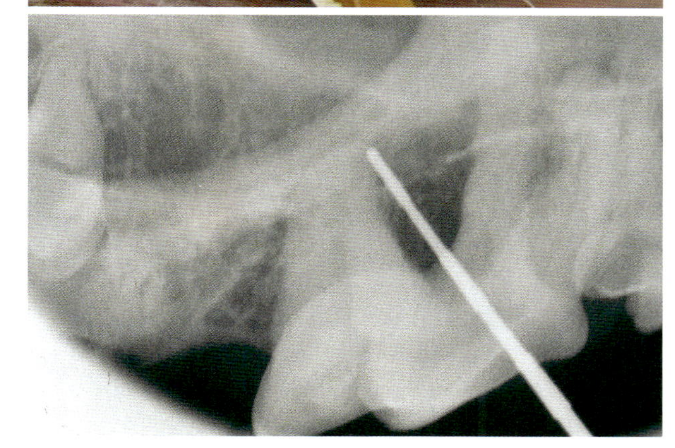

図 24 内歯瘻

カニーンヘン・ダックスフンド，7 歳齢，去勢雄

a．右上顎第 4 前臼歯の粘膜歯肉境より排膿（←）がみられる。

b．粘膜歯肉境の排膿部から歯周プローブを挿入すると，第 4 前臼歯遠心根に到達した。

c．口腔内 X 線検査。第 4 前臼歯が内歯瘻の原因歯であることが分かる。

4-3 顎骨骨折

重度の歯周病，すなわち歯槽骨の重度の吸収が根尖部にまで及んで顎骨が非常に薄くなり骨の強度が著しく低下した状態になると，顎骨の骨折を生じやすくなる。また，小型犬では顎のサイズに対する歯の大きさが大型犬のそれと比較して相対的に大きい。特に，下顎第 1 後臼歯の歯根が下顎皮質骨まで入り込んでいる場合もある。そのため，重度の歯周病により下顎第 1 後臼歯部の歯槽骨の**垂直骨吸収**を認めた場合，硬いものを噛んだり，ぶつけたり，物に当たったときにその部位で下顎骨の骨折を生じることがある（**図 25**）。短頭種では，下顎犬歯尾側で歯間が狭まり前臼歯も密に萌出しているため，歯の構造上この部位の下顎骨に負担がかかる。その結果，重度の歯周病に起因して下顎骨の骨折を生じる可能性がある。下顎骨骨折は片側ばかりでなく，両側に生じることもある[11]。さらに，歯周病により上顎犬歯部周囲の歯槽骨が吸

■垂直骨吸収と水平骨吸収

垂直骨吸収とは，歯槽骨の吸収が単一の歯根に沿って進行している所見。

一方，水平骨吸収とは，病変部の歯槽骨頂が根尖に向かって均一に吸収され，欠損する所見。

➡**歯周病性の顎骨骨折における抜歯**
CHAPTER-2
「2-10 骨折線上にある歯周病罹患歯」もあわせて参照

➡**医原性顎骨骨折**
CHAPTER-6
「7-5 医原性顎骨骨折」を参照

収されると，上顎骨や切歯骨までもが吸収されて骨の強度が低下し骨折を生じることもある。

以上のように，これら上下顎骨の骨折は歯周病により引き起こされることが多い（歯周病性の顎骨骨折）。しかしながら，重度の吸収を受けている歯周病罹患歯を抜歯する際に，エレベータを歯根膜腔にむやみに挿入して強い力を加えることで医原性の骨折を引き起こしてしまうこともある。

図 25 下顎骨骨折

ヨークシャー・テリア，9 歳齢，雄
同居犬とケンカをしてから，固形の食事をとろうとしなくなったという主訴で来院。

a．左下顎第 4 前臼歯および第 1 後臼歯のみが残存しており，その部位に重度の歯垢・歯石が付着している。下顎下縁に触れると第 1 後臼歯の歯槽骨のギャップ（b，←の骨折部）が分かる。

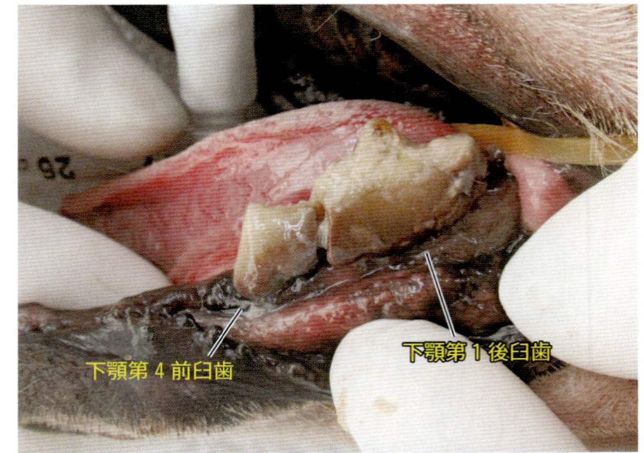

b．口腔内 X 線検査。左下顎第 1 後臼歯歯根周囲の X 線透過性亢進（◄）を認め，根尖（＊）は下顎皮質骨まで入り込んでいる。近心根腹側に下顎骨骨折（←）を認める。

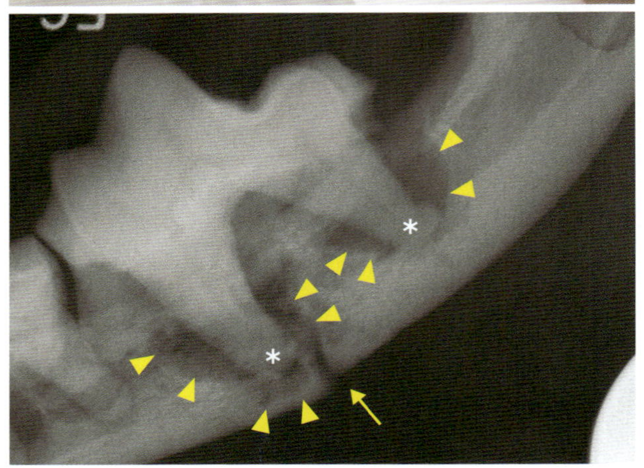

4-4 歯のロッキングによる開口

➡**歯周病による不正咬合と抜歯**
CHAPTER-2
「2-13 顎の発達や咬合に影響を及ぼす歯」もあわせて参照

歯周病が進行すると歯周組織が破壊され，歯の動揺を認めることがある。動揺した歯が転位すると噛み合わせの歯同士がロックされ，正常咬合できずに反対咬合となり，開口したままの状態になることがある（**図 26**）。通常，動揺歯を抜歯して治療する。

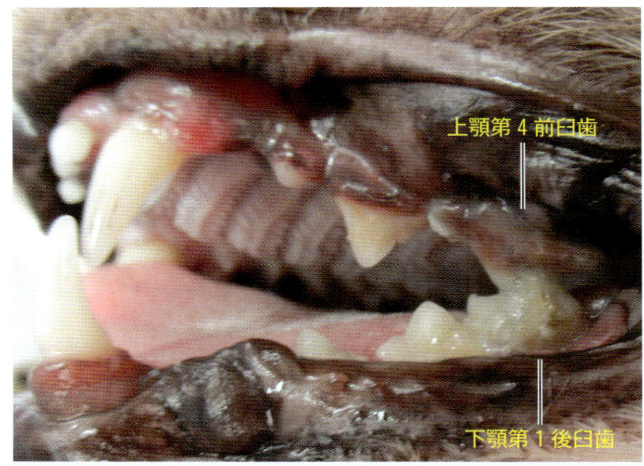

図 26　歯のロッキングによる開口状態

日本猫，3 歳 6 カ月，去勢雄
1 週間前から開口状態であるという主訴で来院。

a．歯石が重度に付着した左上顎第 4 前臼歯と左下顎第 1 後臼歯のロッキングにより反対咬合しており，これが原因で開口状態となっている。

b．歯垢・歯石除去後。左の上顎第 4 前臼歯は舌側に，下顎第 1 後臼歯は頬側に転位していることが分かる。

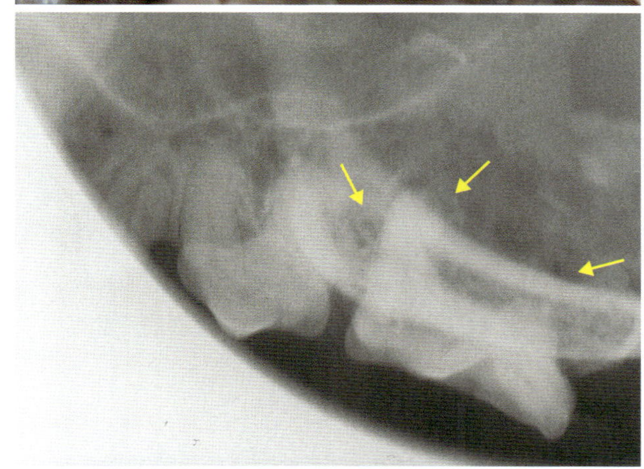

c．口腔内 X 線検査。上顎第 4 前臼歯の根尖周囲において，X 線透過性亢進（←）を認める。

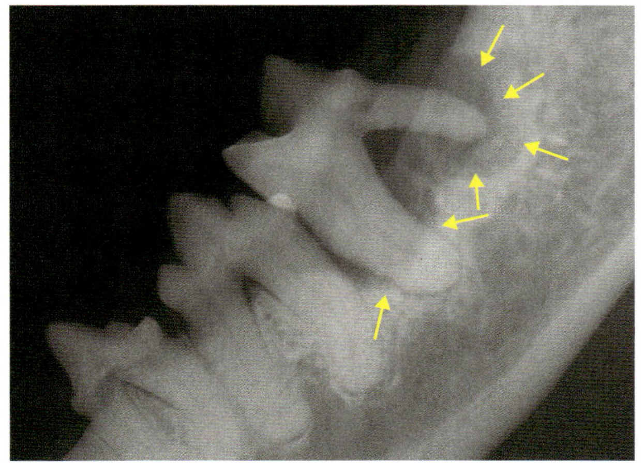

d．口腔内 X 線検査。下顎第 1 後臼歯の根尖周囲において，X 線透過性亢進（←）を認める。

5 全身性疾患との関連

5-1 人医学における歯周病と全身性疾患

1990年代からアメリカでは，“Floss or Die”というキャッチコピーが知られている。これはアメリカの歯周病学会が歯周病予防キャンペーンで使用した言葉で，“デンタルフロスを用いて口腔衛生に努めるか，それとも衛生管理を行わないで歯周病に罹患し，その結果，全身性疾患を患って死を選ぶのか？”という意味である。

5-1-1 糖尿病や肥満との関係

⇨歯周病と糖尿病
CHAPTER-1
「2-1-1 糖尿病」を参照

人の歯周病のリスク因子に糖尿病や肥満が挙げれられることを前述したが，一方でこれら疾患の発症に歯周病が深く関わっているとの見方もある。例えば，歯周病による慢性炎症(炎症性サイトカイン)がインスリン抵抗性を生じさせ，肥満や糖尿病を引き起こす可能性がいわれており，実際に歯周病治療によって糖尿病の血糖コントロールが改善するという報告もある[7,12]。つまり糖尿病や肥満であると歯周病になりやすい一方で，歯周病になると血糖コントロールが悪くなり糖尿病になりやすい，あるいは肥満になりやすいということである。

5-1-2 骨代謝および骨粗鬆症との関係

糖尿病や肥満以外にも，人における歯周病は骨粗鬆症のリスク因子になるといわれている。歯周病になった歯肉で産生されるサイトカインには骨代謝に影響を及ぼすものがあり，歯周病は歯槽骨の吸収のみならず骨密度の減少にも関連し，顎骨では骨密度と骨質の低下がさらに生じると報告されている[7]。

5-1-3 早産・低体重児出産との関係

歯周病と低体重児出産とでは明らかな関連性も示唆されている[13]。歯周病に罹患している妊婦の早産・低体重児出産に対する危険率は2.83倍，早産に対する危険率は2.27倍，低体重児出産に対する危険率は4.03倍であり，羊水から**歯周病原性細菌**である*Porphyromonas gingivalis*が検出されたという報告[14]もある。

人における主な歯周病原性細菌[15]
歯周病は特定の単一の菌によって発症するのではなく，以下に挙げるような複数の嫌気性菌の混合感染が原因となる。
Porphyromonas gingivalis：
グラム陰性桿菌。歯周病の発生に深く関与し，慢性歯周炎において非常に高頻度に検出され，歯肉の炎症や歯槽骨の吸収に関与する。
Aggregatibacter actinomycetemcomitans：
グラム陰性桿菌。侵襲性歯周炎への密接な関連があるといわれている。
Prevotella intermedia：
グラム陰性桿菌。女性ホルモンにより発育が促進されると考えられており，妊娠性歯肉炎などへの関与が指摘されている。
Tannerella forsythensis：
グラム陰性桿菌。難治性歯周炎の病巣から，しばしば*P. gingivalis*やスピロヘータとともに検出されることが多い。

5-1-4 動脈硬化症との関係

人での動脈硬化の部位において歯周病原性細菌である*Aggregatibacter actinomycetemcomitans*の遺伝子が検出され，歯周病原性細菌に対する血清IgG抗体価が上昇したとの報告がある[16]。また，歯周病原性細菌の*P. gingivalis*はその線毛によって血管内皮細胞に侵入可能であり[17]，*P. gingivalis*の産生するジンジパイン(gingipains：トリプシン様のタンパク分解酵素)が血小板の凝集を引き起こす[18]ことで，動脈硬化に関与すると考えられている。

5-1-5 誤嚥性肺炎との関係

人ではさらに，誤嚥により口腔内細菌が口腔から肺・気管支に到達すると誤嚥性肺炎を生じることが知られている。誤嚥性肺炎の起炎菌は口腔内の常在菌であり，肺炎の33～35%は嫌気性菌が関与している[19]と報告されている。

5-2 獣医学における歯周病と全身性疾患

最近は獣医学領域においても歯周病の全身性疾患への影響が議論されている。歯周病に関与するグラム陰性嫌気性菌，内毒素として作用するリポ多糖類(LPS)，サイトカインなどの炎症性介在物質が歯肉溝から血管を介して全身循環に入り，全身性に影響を与えることが示唆されている。

5-2-1 歯周病と全身性疾患の関連を示唆する報告

歯周病に罹患した犬で心臓，肝臓および腎臓において炎症性細胞浸潤を認めた複数の報告がある[20, 21]。インスリン療法で糖尿病のコントロールが困難であった犬で，歯周病を治療したところコントロール可能となった報告もある[22]。犬の歯周ポケットおよび末梢静脈血管から *Porphyromonas gulae* などのグラム陰性嫌気性菌が分離された報告[23]や，僧帽弁閉鎖不全症を認めた犬の心臓検体と口腔内スワブから同じ歯周病原性細菌(*P. gulae, Tannerella forsynthis, Fusobacterium nucleatum*)のDNA増幅がみられたことから，歯周病原性細菌が僧帽弁閉鎖不全症の発症に関与している可能性がある[24]。さらに，僧帽弁閉鎖不全症の犬36頭から4種類の歯周病原性細菌のDNA断片が検出され，その中でも *P. gulae* が最も多く，それは心不全の重篤度に応じて高率に僧帽弁から検出された[25]。また，僧帽弁閉鎖不全症の犬すべてにおいて *P. gulae* の血清抗体も増加した[25]。

さらに歯周病の治療後に腎不全が認められた犬の報告[26]や，腎細胞癌に併発した腎膿瘍と口腔内細菌の関連を疑った犬の報告[27]，さらに歯周病に起因したと考えられる副鼻腔炎を伴う犬が歯周病治療後に敗血症に陥った可能性があるとする報告[28]などがある。

5-2-2 歯周病と各臓器の関連性についての議論

以下に示すように，歯周病に罹患した犬の血液検査結果において，歯周病との関連性が示唆されている。

100頭の犬を対象に歯周病の程度別に区分して血液検査の各項目値との関連性を調査した報告では，重度歯周病の群でPCV・Hbの低下，Glob・Glu・ALTの増加がみられた[29]。別の報告では，犬の眼窩下膿瘍60頭，歯瘻73頭，口腔鼻腔瘻69頭において，すべての群でPCVの低下，WBC・Glob・CRP(C反応性蛋白)，BUN，AST・ALP・GGTの増加がみられ，眼窩下膿瘍群と口腔鼻腔瘻群でTPの増加，Albの低下を認めた[30]。CRPに関しては歯周病の重症化に伴いその値の増加を認め，さらに歯周病に起因した顎骨折では有意な上昇となった[31]。また，軽度の歯周病罹患猫と比較して，重度の歯周病罹患猫の群でSDMA(腎機能マーカー；対称性ジメチルアルギニン)・BUN・Creが増加したという報告[32]などがある。

その一方で，71頭の歯周病の成犬を対象にした調査におけるCRP，PCV，Alb，総白血球数，好中球数は，ほとんどの犬でいずれの項目とも歯周病との相関はみられなかったという報告がある[33]。また，歯周病の犬73頭と歯周病でない犬71頭を用いた比較対照研究では，好中球／リンパ球比，血小板数／リンパ球比，平均血小板容積／血小板比，および大型血小板比率を，CBCに関する全身性炎症性反応のバイオマーカーとして評価した結果，有意な相関関係を示さなかったという報告もある[34]。

以上のように歯周病と全身性疾患の関連性については，今後さらなる研究が進んでいくものと思われる。

参考文献

1. 宮田 隆，辰巳順一．2 編 歯槽骨吸収のメカニズムと再生のための足がかり．*In*: 歯周病と骨の科学 ―骨代謝からインプラントまで，pp28-71，医歯薬出版，2002.
2. 和泉雄一，沼部幸博，山本松男ほか．第 1 章 歯周疾患を正しく理解するための基礎知識，第 2 章 歯周疾患の特徴と関連因子，第 3 章 検査・診断と治療，第 4 章 歯肉炎および慢性歯周炎における治療法，第 5 章 歯周病の疫学．*In*: ザ・ペリオドントロジー，pp22-65，66-89，90-111，112-227，228-235，永末書店，2009.
3. Harvey CE. Management of periodontal disease: Understanding the options. *Vet Clin Small Anim* 31, 819-836, 2005.
4. Kato Y, Shirai M, Murakami M, et al. Molecular detection of human periodontal pathogens in oral swab specimens from dogs in japan. *J Vet Dent* 28, 84-89, 2011.
5. Fournier D, Mouton C, Lapierre P. *Porphyromonas gulae* sp. nov., an anaerobic, Gram-negative coccobacillus from the gingival sulcus of various animal hosts. *Int J Syst Evol Microbiol* 51, 1179-1189, 2001.
6. No autors. Consensus report. Periodontal diseases: epidemiology and diagnosis. *Ann Periodontal* 1, 216-222, 1996.
7. 和泉雄一，沼部幸博，山本松男ほか．第 4 章 歯肉炎および慢性歯周炎における治療法，第 7 章 ペリオドンタルメディシン：1. 歯周病のリスクファクター，2. 歯周病と糖尿病，3. 歯周病と肥満，4. 歯周病と動脈疾患（動脈硬化疾患），5. 歯周病と骨粗鬆症，6. 歯周病と早産・低体重児出産，7. 歯周病と肺炎．*In*: ザ・ペリオドントロジー，pp112-227，256-273，永末書店，2009.
8. 沼部幸博．歯周病を再考する．日歯周誌 52(2): 201-206，2010.
9. 山本俊郎，金村成智．総説，歯周病と歯根膜．京府医大誌 119(7)，457-465，2010.
10. Lobprise HB. 第 24 章 口臭，第 25 章 歯周病：歯肉炎，第 26 章 歯周病：歯周炎，第 28 章 口腔鼻腔瘻（口鼻瘻管），第 35 章 歯根膿瘍（根尖膿瘍）．*In*: 小動物臨床のための 5 分間コンサルト 診断治療ガイド 歯科学，第 2 版，藤田桂一 監訳，pp171-183，190-194，234-239，インターズー，2014.
11. Holmstrom SE. 11 顎顔面骨折の整復．*In*: サンダース ベテリナリー クリニクス シリーズ Vol.1-4，犬と猫の歯科学，藤田桂一 監訳，pp197-216，インターズー，2006.
12. 山本俊郎，金村成智．歯周病と糖尿病および糖尿病性合併症の関連性に関する基礎的・臨床的研究．日歯周誌 48(2): 101-105，2006.
13. Vergnes JN, Sixou M. Preterm low birth weight and maternal periodontal status: a meta-analysis. *Am J Obstet Gynecol* 196, 131-137, 2007.
14. Leon R, Silva N, Ovalle A, et al. Detection of *Porphyromonas gingivalis* in the amniotic fluid in pregnant women with a diagnosis of threatened premature labor. *J Periodontol* 78, 1249-1255, 2007.
15. 廣畑直子，相澤聡一，相澤（小峰）志保子．日大医誌 歯周病と全身疾患 73(5): 211-218，2014.
16. Sakurai K, Wang DQ, Suzuki J, et al. High incidence of Actinobacillus *actinomycetemcomitans* infection in acute coronary syndrome. *Int Heat J* 48, 663-675, 2007.
17. Deshpande RG, Khan MB, Genco CA. Invasion of aortic and heart endothelial cells by *Porphyromonas gingivalis*. *Infect Immun* 66, 5337-5343, 1998.
18. Lourbakos A, Yuan Y, Jenkins AL, et al. Activation of protease-activated receptors by gingipains from *Porphyromonas gingivalis* leads to platelet aggregation: a new trait in microbial pathogenicity. *Blood* 97, 3790-3797, 2001.
19. Pollock HM, Hawkins EL, Bonner JR, et al. Diagnosis of bacterial pulmonary infection with quantitative protected catheter cultures obtained during bronchoscopy. *J Clin Microbial* 17, 255-259, 1983.
20. DeBowes LJ. 歯科疾患の全身疾患への影響. The veterinary clinics of north America. 犬の歯科学 獣医臨床シリーズ，2000 年度版，奥田綾子 訳，Vol. 28, pp7-10，学窓社，2000.
21. Pavlica Z, Petelin M, Juntes P, et al. Periodontal disease burden and pathological changes in organs of dogs. *J Vet Dent* 25, 97-105, 2008.
22. Van NE. Management of multiple dental infections in a dog with diabetes mellitus. *J Vet Dent* 23, 18-25, 2006.
23. 湯本哲夫，小和田友美，角矢布優ほか．高齢犬の重度歯周病に対する治療ならびに歯周病関連細菌の分離．日獣会誌 57，41-45，2004.
24. 山代久美子，渡辺清子，倉松俊亘ほか．僧帽弁閉鎖不全症の心臓における口腔内細菌の検出．第 96 回日本獣医麻酔外科学会プロシーディング，pp248，2012.
25. 船山麻理菜，渡辺清子，上地正美ほか．僧帽弁閉鎖不全症の犬 72 例における歯周病原細菌の検出と心不全重症度の関連．第 11 回日本獣医内科学アカデミープロシーディング，pp222，2015.
26. 中田朋孝，吉田 豊．重度歯周病の治療後に腎不全が認められた犬の一例．第 24 回日本小動物歯科研究会症例検討会プロシーディング，pp8，2016.
27. 守 寛子，守 康広，守 祐子．腎細胞癌に併発した腎膿瘍と口腔内細菌の関連を疑った一例．第 25 回日本小動物歯科研究会症例検討会プロシーディング，pp17，2017.
28. 松田篤典．副鼻腔炎を伴う歯周病治療後に敗血症に陥った犬の 1 例．第 25 回日本小動物歯科研究会症例検討会プロシーディング，pp18，2017.
29. 三浦貴裕，白畑 壮，草場宏之ほか．犬の歯周病と全身性疾患の関連についての回顧的検討．第 24 回日本小動物歯科研究会症例検討会プロシーディング，pp9，2016.
30. 小川祐生，八村寿恵，大成衷子ほか．眼窩下膿瘍，歯瘻，口腔鼻腔瘻の術前検査からみた全身への影響．第 25 回日本小動物歯科研究会症例検討会プロシーディング，pp16，2017.
31. 池田正悟，江口徳洋，鈴木理沙ほか．犬の口腔内疾患における C 反応性蛋白に関する回顧的研究．第 27 回中部小動物臨床研究発表会プロシーディング，pp248-249，2018.
32. 三浦貴裕，白畑 壮，草場宏之ほか．歯周病と SDMA の相関関係についての回顧的検討．第 25 回日本小動物歯科研究会症例検討会プロシーディング，pp19，2017.
33. Kouki MK, Papadimitriou SA. Kazakos GM, et al. Periodontal Disease as a Potential Factor For Systemic Inflammatory Response in the Dog. *J Vet Dent* 30, 26-29, 2013.
34. Rejec A, Butinar J, Gawor J, et al. Evaluation of Complete Blood Count Indices (NLR, PLR, MPV/PLT, and PLCRi) in Healthy Dogs, Dogs With Periodontitis, and Dogs With Oropharyngeal Tumors as Potential Biomarkers of Systemic Inflammatory Response. *J Vet Dent* 34, 231-240, 2017.

CHAPTER 2

スケーリングおよび抜歯の禁忌と適応症

CHAPTER 2 スケーリングおよび抜歯の禁忌と適応症

人の歯科医療と異なり，動物のスケーリング（歯垢・歯石除去）は通常，全身麻酔下で行う。したがって全身麻酔をかけられない状態にある場合は，抜歯が禁忌であるのと同様に当然，治療はできない。

また抜歯では出血を伴うために，出血傾向のある疾患を抱える場合は治療を見合わせなければならない。抜歯が禁忌となるものには種々の全身性疾患や他の疾患，妊娠などの生理的状態が挙げられ（絶対的禁忌症），一方，状態によって抜歯が可能である相対的禁忌症がある。

本章では，抜歯の禁忌症と抜歯適応と考えられる疾患を紹介する。

Point

- □全身麻酔の判断
- □抜歯による出血のリスク
- □抜歯の絶対的禁忌症
- □抜歯適応の歯および口腔内疾患

1 ● 抜歯の禁忌もしくは要注意点

1-1　妊娠動物

妊娠動物では，麻酔下で治療ができないために抜歯は禁忌となる。

1-2　悪性腫瘍

悪性腫瘍に巻き込まれている歯を抜歯することで腫瘍の増大や転移の危険性を増大させるため，原則として抜歯は不適応である（**図 1**）。ただし，歯そのものが腫瘍の原因となっている場合は例外である。

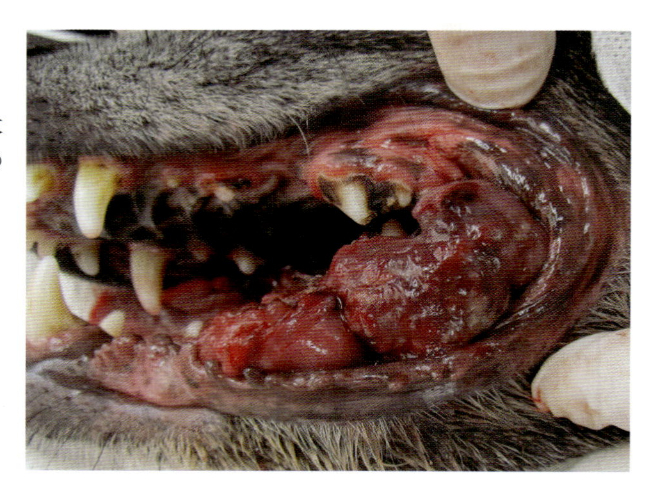

図 1　口腔内悪性腫瘍

雑種犬，13 歳齢，雌

左下顎臼歯部歯肉に，表面が自壊して出血を伴った非常に大きな腫瘍がみられる。この腫瘍内に歯が存在している。この腫瘍は悪性メラノーマであった。

1-3 後継歯が存在しない乳歯

X線検査上，本来存在すべき永久歯がみられないことがある。しかし，乳歯の歯根が吸収を受けておらず，歯周組織が健全であれば乳歯を抜歯せずに残存させて，永久歯の代わりとして機能させることがある(**図 2**)。ただし，この場合は乳歯であるので将来，歯根が吸収され脱落する可能性があることを飼い主に伝えておく必要がある。

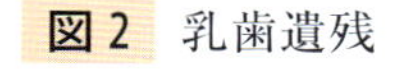

図 2 乳歯遺残

チワワ，6カ月齢，雌

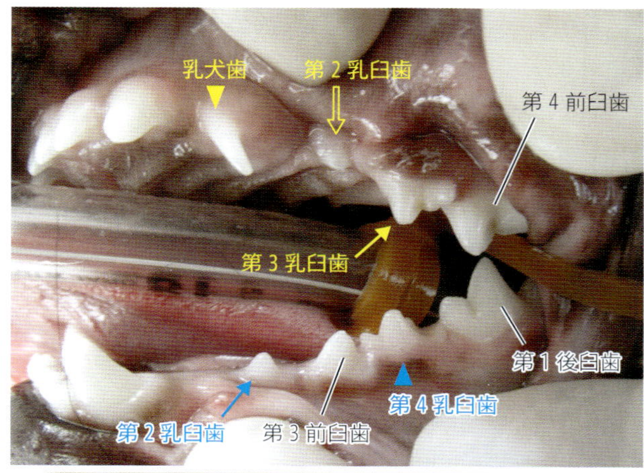

a．乳歯と永久歯が併存している。肉眼的に左の上顎犬歯，上顎第1前臼歯，上顎第3前臼歯，下顎第1前臼歯，下顎第4前臼歯がみられない。
上顎では乳犬歯(黄◀)，第2(黄⇦)および第3乳臼歯(黄←)，下顎では第2(青←)および第4乳臼歯(青◀)が確認できる。

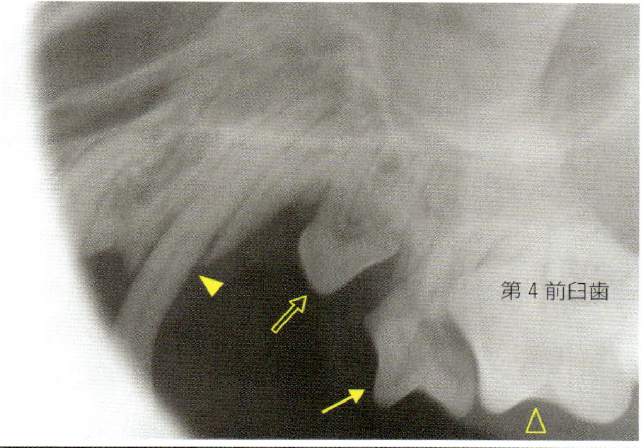

b．上顎の口腔内X線検査。左の上顎犬歯，第1前臼歯および第3前臼歯が存在しておらず，第2前臼歯(⇦)は乳歯と思われるため，第2乳臼歯となる。上顎乳犬歯(◀)，第3乳臼歯(←)および第4前臼歯(◁)は存在している。

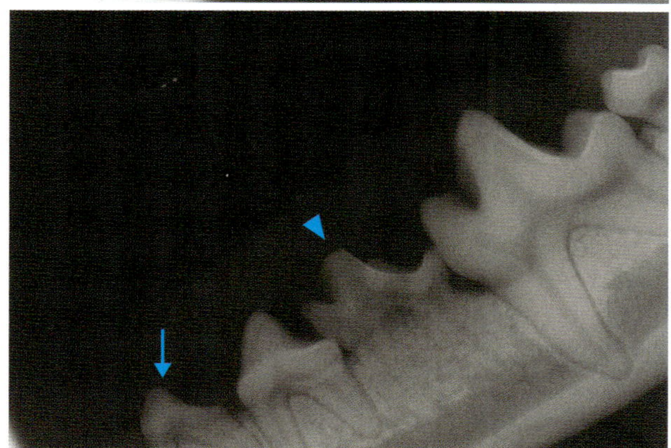

c．下顎の口腔内X線検査。左の第4前臼歯が存在しておらず，この部位にある臼歯は第4乳臼歯(◀)であることが分かる。同様に第2前臼歯が存在しておらず，これは第2乳臼歯(←)であった。
一般的に，乳歯は永久歯と比較すると歯根が細く，X線透過性がある。また，この症例の第4乳臼歯(◀)のように歯根が吸収されてきていることもある。

1-4 血液の異常がある場合

血小板，凝固系，線溶系に異常があると，通常では出血しない程度の刺激で，あるいは何もしなくても容易に出血することがある。出血しても止血しにくい状態の場合は出血傾向を伴うため抜歯は危険であり，通常，原則として抜歯禁忌となる。

血液の異常による出血には様々な原因がある。血小板に起因するものには血小板減少症や血小板増加症，あるいは血小板機能異常症がある。血小板減少症の原因は，再生不良性貧血，骨髄癆，骨髄異形成症候群などによる血小板の産生異常，免疫介在性や微小血管障害性などによる血小板の破壊亢進，播種性血管内凝固(DIC)，出血，脾腫などである。血小板増加症の原因には骨髄増殖性疾患，慢性感染症，鉄欠乏性貧血などがある。血小板機能異常症の原因には，血小板無力症などの先天性疾患と尿毒症などの後天性疾患がある。

凝固系，線溶系に起因するものには，血友病やフォン・ビルブランド病などの先天的異常と，ビタミンK欠乏症，DIC，肝不全，ネフローゼ症候群，ワルファリン中毒などの後天的異常がある。

1-5 全身麻酔のリスクがあると判断される基礎疾患の存在

スケーリングをはじめとした歯科治療を行う際に考慮すべき基礎疾患を認めた場合，その疾患が重篤であれば全身麻酔下での治療は禁忌である。しかし，内科治療などでこれらの基礎疾患が治療され軽度に転帰，もしくは完治し，全身麻酔下での治療が可能と判断された場合は実施する。

2 抜歯の適応症

通常，抜歯が適応されるのは乳歯遺残や重度歯周病のある場合が多いと思われるが，獣医歯科領域では原則として**表1**に示す疾患で抜歯が適応となる。

抜歯は歯の保存が不可能と判断された場合の最終手段となるが，抜歯をすることでその疾患が治癒もしくは軽快する場合も，抜歯が選択される(**表1**)。

表1 抜歯の適応症

1. 歯周病	12. 残存歯根
2. 歯瘻(外歯瘻，内歯瘻)の原因歯	13. 顎の発達や咬合に影響を及ぼす歯
3. 口腔鼻腔瘻の原因歯	14. 変形歯
4. 重度のう蝕歯(虫歯)	15. 埋伏歯
5. 猫の歯肉口内炎	16. 破折歯
6. 歯の吸収病巣	17. 露髄を伴った破折乳歯
7. エナメル質形成不全の歯	18. 挺出
8. 歯根吸収が生じている場合	19. 口腔内化膿性肉芽腫
9. 後継歯が存在する乳歯遺残	20. 若年性歯周病
10. 骨折線上にある歯周病罹患歯	21. 潰瘍性歯周口内炎
11. 嚢胞内に歯が存在する場合	

2-1 歯周病

重度の歯周病で，原則として歯周組織の約2/3以上が破壊されている，あるいは歯周病の程度がステージ4の場合，抜歯適応である。**アメリカ獣医歯科学会**[1,2]では，同じ口腔内でも歯周病の重症度はそれぞれの歯で様々であり，ステージが異なると解説している。正常な歯とは，臨床的に歯肉炎や歯周炎がない状態である。

2-1-1 歯周病のステージ(Periodontal desease：PD)[1,2]

歯周病のステージ判定は，ポケットの深さとあわせて**アタッチメントレベル**を評価して行う。詳細はCHAPTER-4［6-1-7 歯周病のステージ］を参照。

- **正常(PD0)**：臨床的に正常で，歯肉炎や歯周炎がみられない。
- **ステージ1(PD1)**：**アタッチメントロス**がない歯肉炎のみ。
- **ステージ2(PD2)**：軽度の歯周病(初期の歯周炎)。
- **ステージ3(PD3)**：中程度の歯周病。
- **ステージ4(PD4)**：重度の歯周病(進行した歯周炎)。

■アメリカ獣医歯科学会
American Veterinary Dental College(AVDC)。

■アタッチメントレベル
歯に付着していた歯肉の位置。

■アタッチメントロス
セメント－エナメル境から歯槽骨縁までの距離。歯周組織と歯の付着の喪失部分。

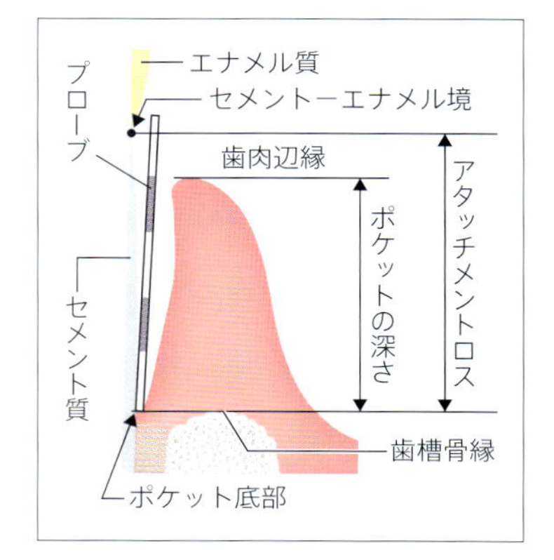

➡アタッチメントレベルとアタッチメントロス
CHAPTER-4
「6-1-1 歯周ポケットの評価」を参照

➡歯瘻の症例
CHAPTER-1
「4-2 歯瘻(外歯瘻，内歯瘻)」を参照

2-2 歯瘻(外歯瘻，内歯瘻)の原因歯

歯周病や歯の破折・露髄などに起因した根尖周囲病巣から外歯瘻や内歯瘻を引き起こした場合，通常その原因歯を抜歯する。ただし歯の破折が原因である外歯瘻や内歯瘻においては，症例により歯根吸収がなく，根尖周囲病巣が比較的軽度であれば歯内治療を行うことで治癒することもある。しかし，歯周病に起因した場合は通常，抜歯が適応となる。

診断には，口腔内X線検査や歯周プローブあるいはCT検査を用いる。瘻孔(開口部)から歯周プローブを挿入して，その先が当たる歯を外歯瘻や内歯瘻の原因歯と判断する。

2-3 口腔鼻腔瘻の原因歯

通常，重度の歯周病に罹患した歯に起因して根尖周囲の歯槽骨が吸収され上顎骨が破壊されると，口腔と鼻腔が貫通する(口腔鼻腔瘻，**図3**)。本症の臨床症状として，くしゃみ，鼻汁，鼻出血がみられる。診断は，歯周プローブを歯根に沿って挿入し鼻腔に到達するか否かをみる，または留置針の外套を用いた通水(加圧)試験で鼻腔に貫通しているか否かをみる，あるいは口腔内X線検査，CT検査で確認するなどの方法がある(CHAPTER-1［4-1 口腔鼻腔瘻］図21を参照)。

治療は口腔鼻腔瘻の原因歯が存在していれば抜歯し，瘻孔の周囲組織をデブライドメントしてから歯槽粘膜や歯肉粘膜，口蓋粘膜で**フラップ**を作成する。通常，口腔と鼻腔を隔てれば症状はなくなる。フラップはテンションをかけずに吸収性縫合糸で縫合して瘻孔を閉鎖する。原因歯がすでに脱落している場合も同様に，周囲をデブライドメントしてからフラップを作成してテンションをかけずに縫合する。

■フラップの作成法
シングルフラップ法：
瘻孔の頬側の歯肉と歯槽粘膜を用いて，瘻孔を十分に覆うくらい(約1.5倍)かつ十分な厚さのある歯肉粘膜フラップを作成して縫合する。ほとんどの症例が本法で修復可能である。
ダブルフラップ法：
瘻孔が大きい場合や付着歯肉が残っていない場合に選択することがある。最初に口蓋粘膜フラップを作成して瘻孔を覆って縫合し，さらにそれを覆うように頬側からの歯槽粘膜フラップで縫合する。

図 3 口腔鼻腔瘻

イタリアン・グレーハウンド，5 歳齢，雌

a．歯周プローブを右上顎犬歯口蓋側より挿入すると鼻出血を認めたため，口腔鼻腔瘻と診断した。

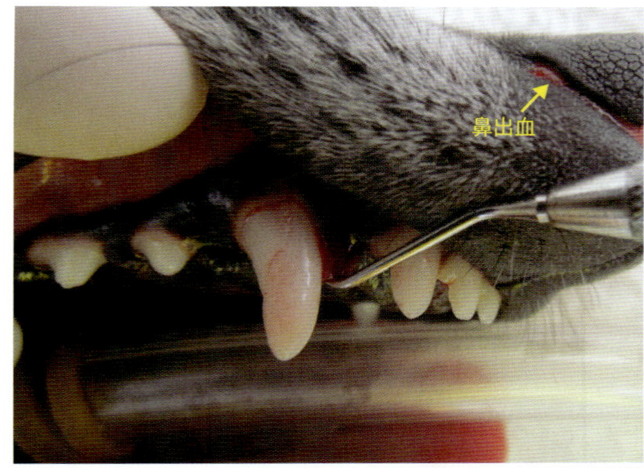

b. 口腔内 X 線検査。挿入した歯周プローブが鼻腔に到達しているのが確認できる。

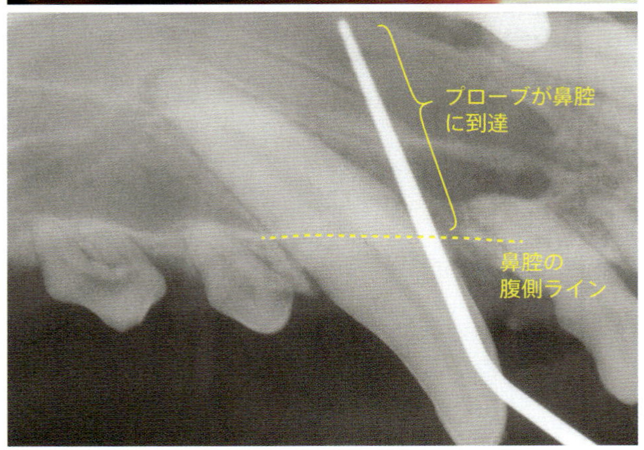

⇨**口腔鼻腔瘻の症例**
CHAPTER-1
「4-1 口腔鼻腔瘻」もあわせて参照

2-4 重度のう蝕歯（虫歯）

■**抜髄**
歯髄組織を除去すること。

■**根管充填**
根管内の感染物質を取り除いて消毒を行った後，再感染しないように根管内を充填材で塞ぐこと。

犬におけるう蝕は，上顎第 1，2 後臼歯咬合面に認められることが多い（**図 4**）。しかし，これらの歯に接触している歯が罹患することもあり，隣接面にみられることもある。歯髄腔にう蝕病巣が進行して根尖周囲病巣などを生じた場合は通常，抜歯する。

根尖周囲病巣に至っていない場合は，状態によりう蝕病巣をラウンドバーなどで除去することと，露髄があれば**抜髄根管充填**などで処置し，保存修復の治療を行う。

2-5 猫の歯肉口内炎

猫の歯肉口内炎（**図 5**）では様々な内科治療が報告されているが，治癒することは少ない。通常，本症の抜歯による治療効果は，60％の猫で臨床的に完全寛解が得られ，20％で治療が必要ない軽度の再燃がみられる程度であり，13％が何らかの内科治療を必要とし，7％で効果がみられないと報告されている[3]。また，別の報告にある全臼歯抜歯 3 週間後の治療効果は，57.1％の猫で完全治癒し，23.8％で改善傾向を示し，19.1％で改善されていない[4]。全臼歯抜歯で治癒が得られなかった症例においては，残存する犬歯と切歯すべての抜歯（全顎抜歯）を行うことで，さらに高い確率で治癒に向かう。

このように本症の多くで，全臼歯抜歯あるいは全顎抜歯を行うことによって完治もしくは口腔内の炎症は減少する。しかし，炎症が治まる速度は症例により異なり，抜歯後 2 週間で完治する症例もいれば数年かかる症例も存在する。その原因は不明である。

本症における抜歯では，多根歯は分割抜歯すること，残根させないこと，歯槽骨縁を平滑にすること，吸収性縫合糸で歯肉を縫合すること，最近では歯根膜も除去した方がよいとの意見もある。全臼歯もしくは全顎抜歯を行っても口腔粘膜の炎症が持続する場合は，他の内科治療やレーザー治療を検討する。

➡**歯肉口内炎と残根**
CHAPTER-6
「7-2-1 歯肉口内炎の猫における残根による治癒困難」もあわせて参照

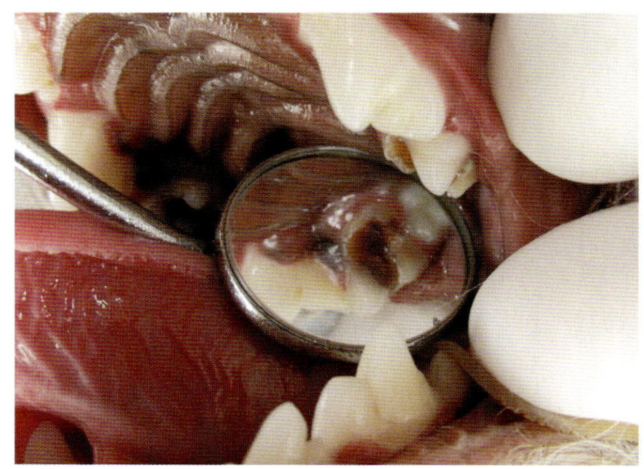

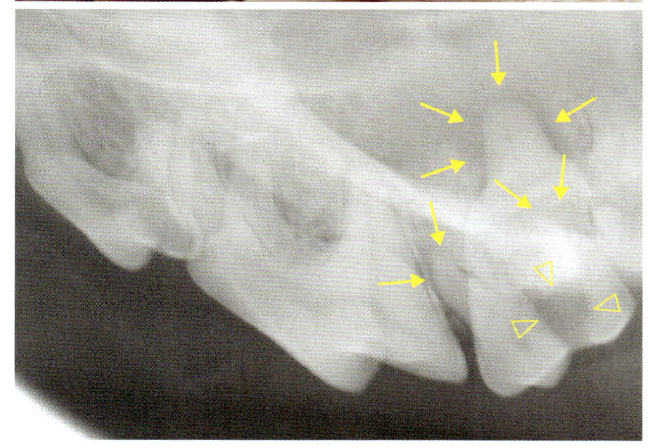

図 4　う蝕

トイ・プードル，7 歳齢，避妊雌

a．左上顎第 1 後臼歯咬合面にう蝕病巣を認める。

b．口腔内 X 線検査。左上顎第 1 後臼歯の根尖周囲に X 線透過性亢進(←)を認めたため，抜歯を適応した。また，この歯の咬合面に X 線透過性亢進(◁)を認めた。

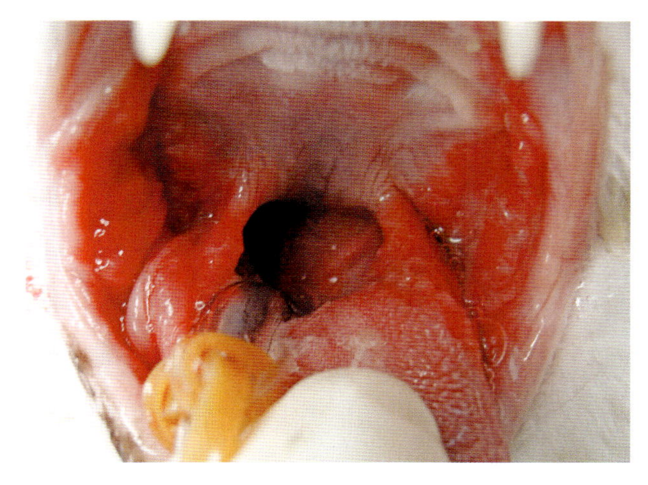

図 5　歯肉口内炎

日本猫，6 歳齢，雌

本症例はすでに全臼歯が抜歯されているが，尾側粘膜，口蓋舌弓，歯肉粘膜，頬粘膜，舌根部粘膜，口唇粘膜に発赤がみられ，粘膜は腫脹している。

2-6　歯の吸収病巣

歯の吸収病巣のステージはその進行の程度によって５つに分類され(**図 6**)[2,5]，診断はエキスプローラー(探針)や口腔内 X 線検査で病巣を確認して行う。また，吸収の部位によるタイプ分類もアメリカ獣医歯科学会より提唱されている[2,5](**図 7〜10**)。ここではまず吸収病巣のステージやタイプ分類を解説し，抜歯の適応基準について述べていく。

図 6　歯の吸収病巣のステージ分類[2,5]

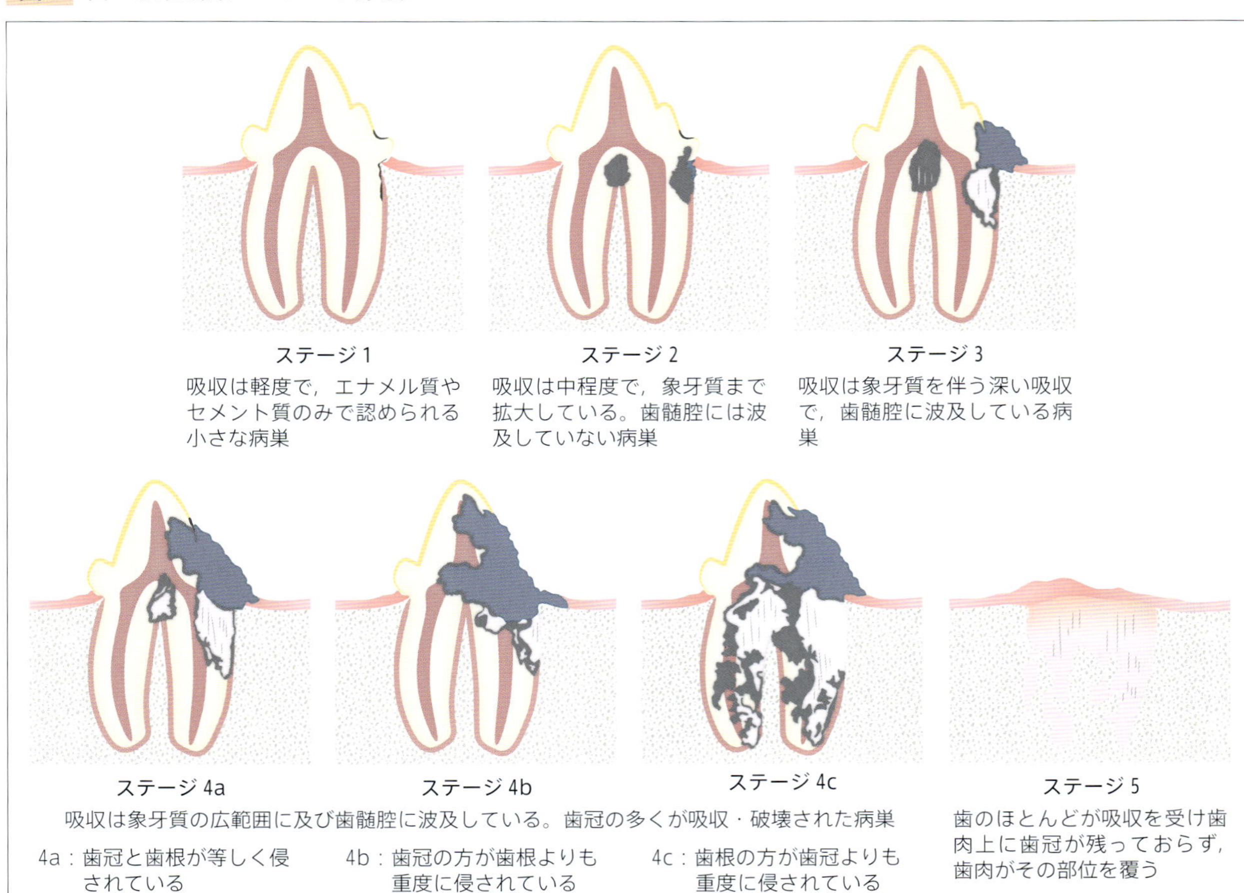

図 7　歯の吸収病巣のタイプ分類[2,5]

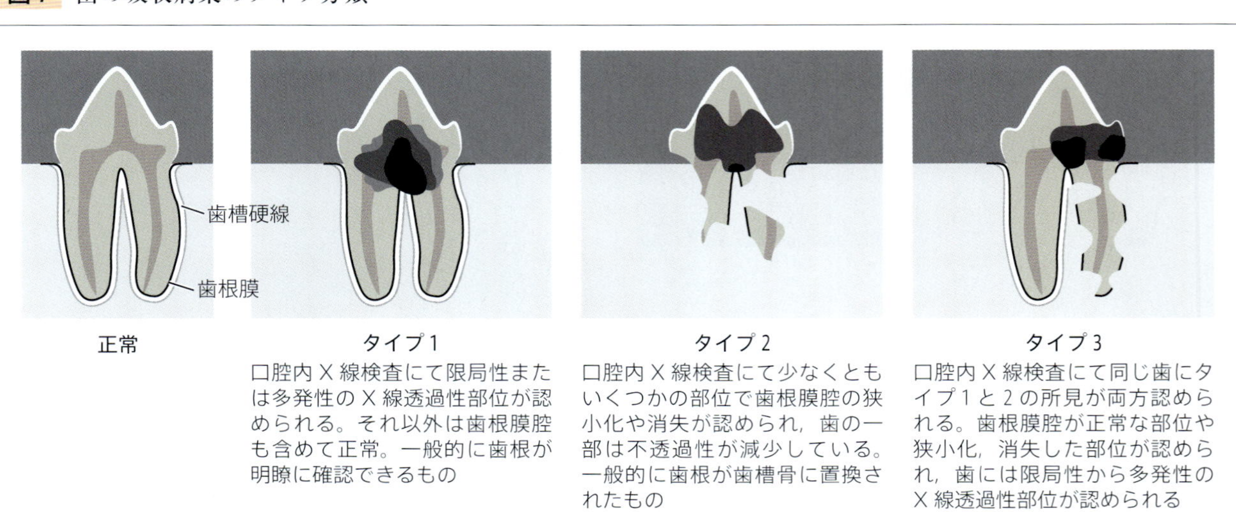

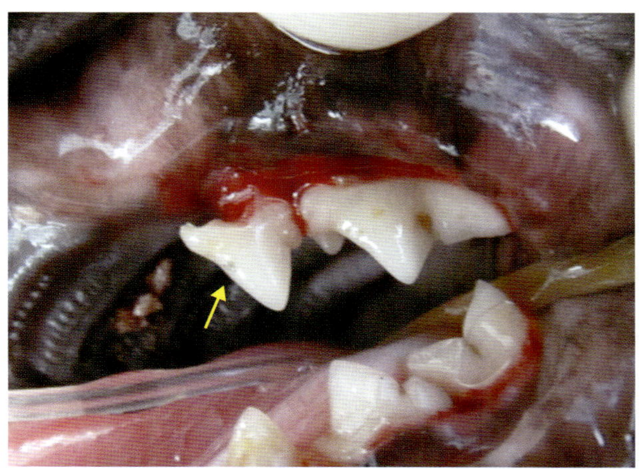

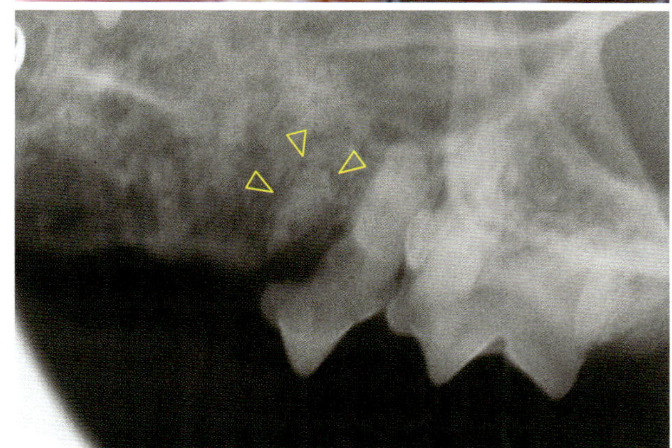

図 8 歯の吸収病巣(タイプ 1)

日本猫，10 歳齢，去勢雄

a．上顎第 3 前臼歯近心根の破折を認める(←)。X 線検査で吸収病巣が確認されたため，この破折は吸収病巣により歯冠部の吸収が進んだ結果生じたものと考えられる。

b．口腔内 X 線検査。上顎第 3 前臼歯の近心根と歯根膜が明瞭に確認できる(◁)ため，タイプ 1 の吸収病巣と診断できる。また，吸収病巣に起因して近心根は破折している。

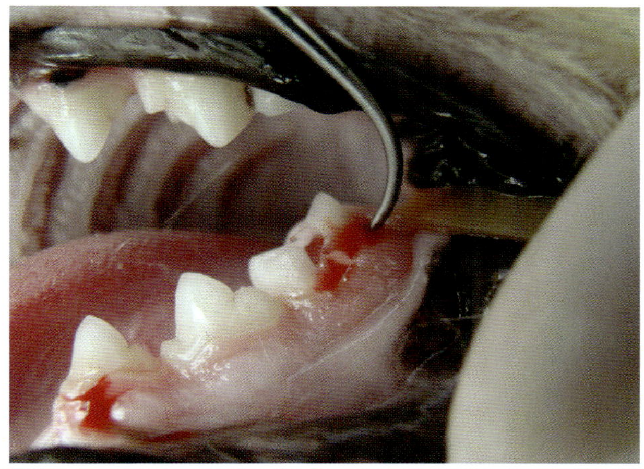

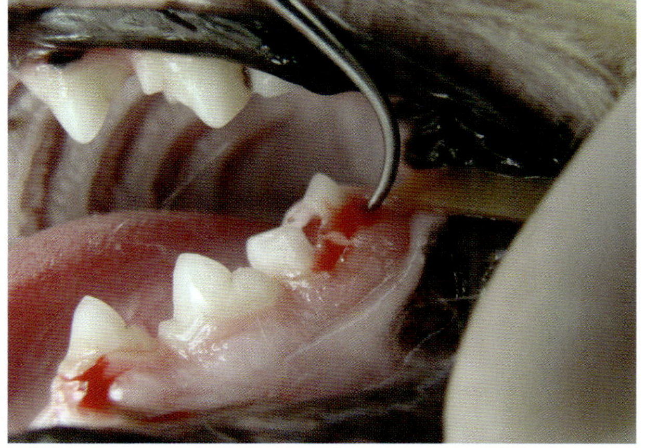

図 9 歯の吸収病巣(タイプ 1，3)

日本猫，6 歳齢，避妊雌

a．左下顎の第 3 前臼歯，第 1 後臼歯では歯頚部からの出血を認める。エキスプローラー(探針)で引っかかる感触が得られる。

b．口腔内 X 線検査。左下顎第 3 前臼歯では歯根が隣接する歯と類似して確認できる(⇦)ため，タイプ 1 の吸収病巣と診断される。
左下顎第 1 後臼歯では遠心根が隣接する歯槽骨と類似し歯槽骨に置換され(◁)，近心根が確認できる(←)ためにタイプ 3 の吸収病巣と診断される。

図 10　歯の吸収病巣(タイプ 2)

日本猫，5 歳齢，避妊雌

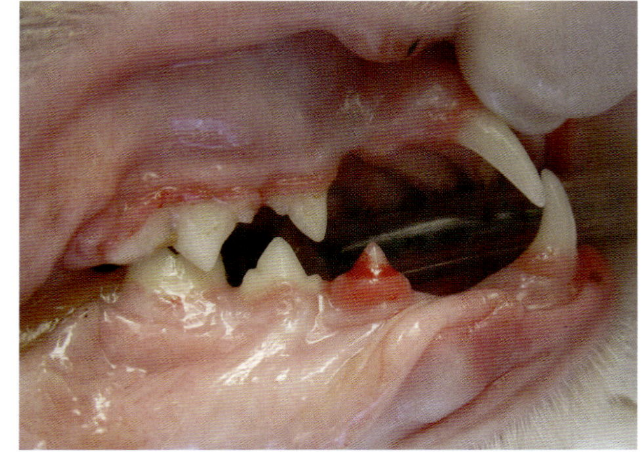

a．右下顎第 3 前臼歯歯頚部の発赤を認める。

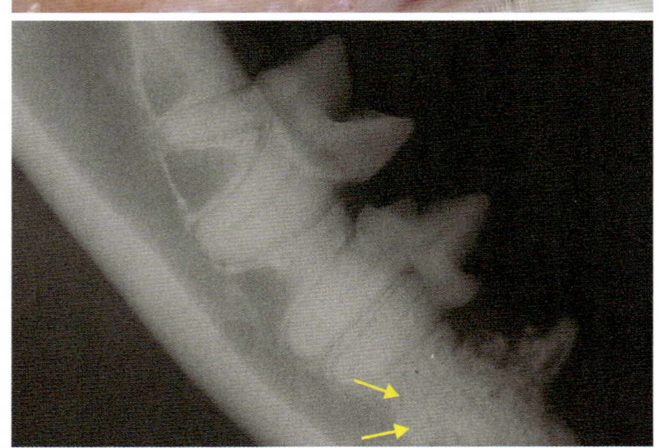

b．口腔内 X 線検査。歯根が隣接する歯槽骨と類似し，歯槽骨に置換されていることが分かる(←)。タイプ 2 の吸収病巣と診断できる。

2-6-1　診断：エキスプローラーによる探査

鎮静下または麻酔下にてエキスプローラーで歯面に沿って検査すると，平滑であるはずの歯面上に引っかかる箇所や欠損した箇所が確認される(**図 9a**)。罹患部位をエキスプローラーで探査すると疼痛を示すことがある。病巣が根分岐部の場合，エキスプローラーを用いたりエアーをかけることにより，歯肉縁を翻転させて病巣を確認する。

2-6-2　診断：口腔内 X 線検査

本症は完全に歯肉下に存在していることもあるので，口腔内 X 線検査による評価が必須となる。状態により**歯槽硬線**の消失，歯根の X 線濃度のび漫性低下，歯冠が喪失している部分の骨隆起，歯根膜腔の消失などがみられる。タイプ 1 の吸収病巣では歯周炎が合併して，歯根膜が消失せず**骨性癒着(アンキローシス)**を認めず，生理的な歯槽硬線が確認でき，罹患歯根の X 線透過性が隣接の健康な歯と類似する(**図 8, 9**)。一方，タイプ 2 の吸収病巣では歯周炎は認めず，歯槽硬線が消失して罹患歯根の X 線透過性が隣接する歯槽骨と類似して，骨性癒着を示す(**図 10**)。

吸収病巣のある猫において，その 98.4％で X 線検査によってさらなる情報が得られ，また臨床的に病巣が分からなかった猫でも，その 8.7％で X 線検査では病巣が発見できたとの報告もある[6]。

■歯槽硬線

歯槽硬線は，X 線画像上で歯根膜腔(黒線)の歯槽骨側に歯槽窩に沿って一層の X 線不透過像(白線)として認められるもの。歯のセメント質と歯槽骨に入り込んだシャーピー線維が歯槽骨側に認められたもの。

■骨性癒着(アンキローシス)

歯根と歯槽骨の癒着。

2-6-3　病理組織学的検査の意義

上述の臨床的および口腔内検査において歯の吸収病巣が確認されなかった猫のうち，病理組織学的検査において 56 頭中 27 頭で吸収病巣を認めている[7,8]。また，同様の検査にて歯の吸収病巣が確認された猫において，正常な歯の病理組織学的検査を行ったところ歯根膜線維の変性，セメント質の肥厚および骨性癒着がみられている[7,8]。タイプ１の吸収病巣からタイプ２の吸収病巣に病態が移行途中のものもある。したがって，吸収病巣の評価において厳密には病理組織学的検査が必要かもしれないが，実際は臨床的ではない[9]。

2-6-4 猫の吸収病巣に対する抜歯適応について

猫の吸収病巣に対する治療は，ステージ１の病巣にはフッ素塗布，ステージ２の病巣には充填修復，ステージ３の病巣には根管治療を併用した歯内治療，ステージ４および５の病巣には抜歯が勧められてきた[7]。しかし，**グラスアイオノマーセメント**による充填修復後の猫のうち，1～2年後に72％で吸収病巣の進行がみられた[10]。62％にはグラスアイオノマーセメントが残存していたが，さらにそのうちの64％の猫は歯質の吸収の進行が認められた[10]。充填材がなくなった猫では33％で吸収の進行があり，28％で歯と充填材の脱落が認められている[10]。結局のところ，充填修復した猫の64％で吸収病巣が再発している[10]。この理由はつまり，充填修復が本症の原因治療になっていないということと，本症は進行性病巣であることが考えられる。したがって，本症に対して充填修復は行わない傾向にあり，充填修復や根管治療は勧められず，抜歯が適応される。

■グラスアイオノマーセメント
歯科充填用材料の１つ。主成分のアルミノシリケートグラスにフッ素徐放性（フッ素を長期間にわたり放出する）があり，また象牙質との接着性を有する。ただし若干硬度が低く，すり減りやすいという弱点がある。

現在の本症に対する治療は原則として，タイプ１および３の存在している歯根の吸収病巣ではすべての歯で歯根を残さずに抜歯する。タイプ２の吸収病巣では歯根吸収と歯根が骨に置換されているため歯冠を切除する。いずれにおいても，歯槽骨縁の鋭利な部位を平滑にし，抜歯部位に歯肉粘膜フラップを作成して吸収性縫合糸で縫合する。ただし，歯肉口内炎のある症例や根尖周囲病巣，歯根周囲の歯槽骨の吸収のある症例，あるいはレトロウイルス陽性症例には，タイプ２の吸収病巣であっても歯冠切除は勧められないとの意見もある。

以上のことから歯の吸収病巣は進行性の疾患であるため，現在では抜歯が推奨されている。

2-7 エナメル質形成不全の歯

エナメル質形成不全を認めた歯で，歯質の欠損が著しく保存修復が不可能と認められた場合は抜歯する（**図11**）。現在，本症は犬において乳歯での報告はなく，永久歯

⇨エナメル質形成不全の症例
CHAPTER-1
「3-2-3 エナメル質形成不全」もあわせて参照

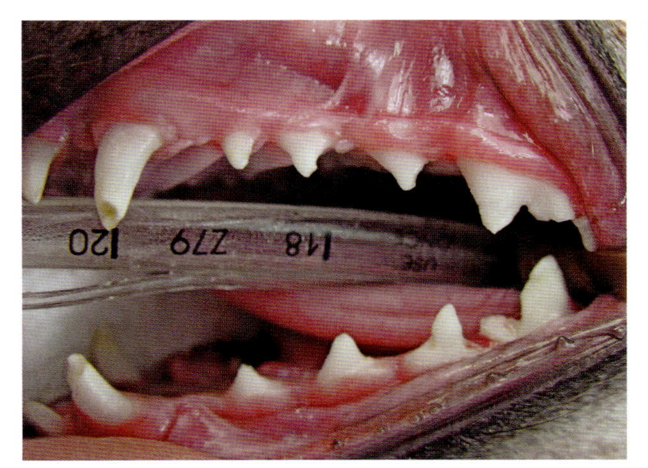

図11 エナメル質形成不全
イタリアン・グレーハウンド，1歳齢，避妊雌
ほとんどの歯においてエナメル質形成不全を認める。
本症例はX線検査で左下顎第１後臼歯において根尖周囲病巣を認めたため抜歯した。その他の歯は，歯垢・歯石除去後，**コンポジットレジン**で歯冠修復した。

■コンポジットレジン
歯科充填用材料の１つで，レジン（樹脂／プラスチック）とフィラー（詰め物）との複合すなわち複合レジンともよばれる。有機複合材料として欠損部を補うが，それ自体に接着性はないため接着材を用いて充填する。

のみでの発症がみられる。なお歯冠のエナメル質が欠損すると，その部位には容易に歯垢・歯石が付着することから歯周病にもなりやすい。

2-8　歯根吸収が生じている場合

➡歯の吸収病巣のステージ
CHAPTER-2
「2-6 歯の吸収病巣」を参照

吸収病巣や歯周病などにより歯根が吸収されている歯は，抜歯適応となることがある（**図 12**）。

図 12　歯根吸収の可能性がある歯

チワワ，2 歳齢，雌

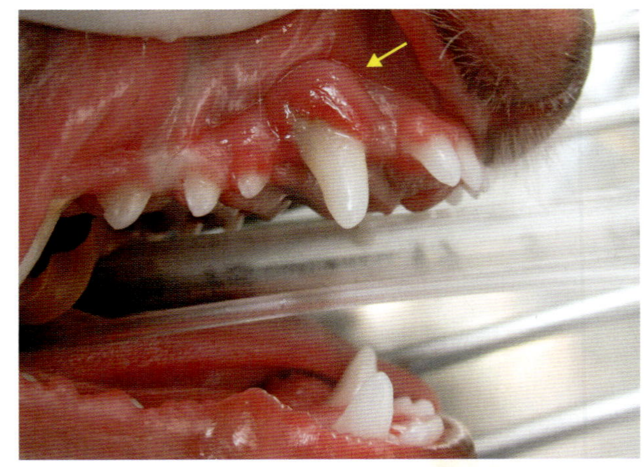

a．右上顎犬歯の動揺がみられるという主訴で来院。肉眼的に歯頚部歯面には歯垢・歯石がわずかに付着しているが，肉眼的には歯根吸収は確認できない。右上顎犬歯部の歯肉が腫脹している（←）。

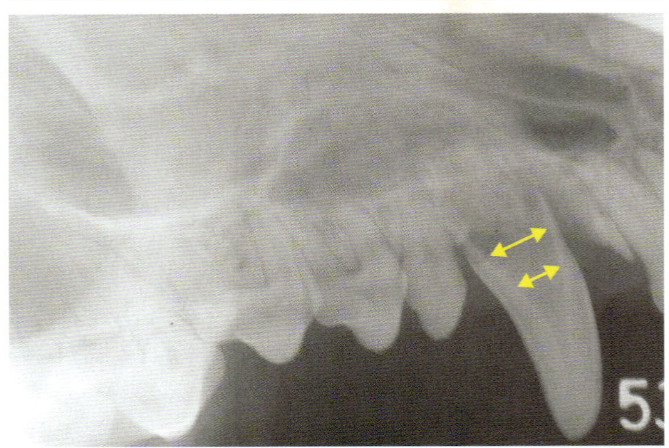

b．口腔内 X 線検査。右上顎犬歯の根管は広く（↔），歯根は確認できない。外傷や炎症などにより歯根が吸収されたか，歯の発育途中で外力などにより歯根形成に異常を示したか，あるいはもともと歯根形成障害があった可能性もある。他の歯に関しては X 線検査上，異常を認めていない。

2-9　後継歯が存在する乳歯遺残

➡歯列
CHAPTER-4
「1-9-6 歯の萌出と正常な換歯」もあわせて参照

通常，乳歯から永久歯への交換時期は生後 6～7 カ月齢である。小型犬では 4～5 カ月齢から開始され，約 2 カ月で完了するが，交換時期を過ぎても乳歯が残存している小型犬は少なくはない。歯の萌出の順番は通常，下顎歯が先に萌出し，その後上顎歯の順で萌出する。すなわち，最初に下顎第 1 切歯，上顎第 1 切歯，下顎第 2 切歯，上顎第 2 切歯，下顎第 3 切歯，上顎第 3 切歯の順番で萌出し，次いで下顎第 1 後臼歯，上顎第 1 後臼歯，下顎第 4 前臼歯，上顎第 4 前臼歯が萌出する。その後，他の前臼歯が下顎歯，上顎歯の順番で萌出し，最後に下顎犬歯，上顎犬歯の順で萌出する。永久歯の**根尖閉鎖**の時期は通常生後 10 カ月齢であるので，この時期を過ぎると歯の萌出はない。

永久歯の萌出位置は，上顎歯の場合は乳歯の口蓋側，下顎歯の場合は乳歯の舌側が通常である。ただし上顎犬歯の場合，萌出位置は例外であり，永久犬歯は乳犬歯の吻側に萌出する。

■根尖閉鎖
永久歯が萌出するとき，その歯根は 2/3～3/4 程度つくられている状態であり，根管は大きく，根尖は開大している。やがて根尖は閉鎖し歯根の完成となる。
正常な歯根形成が行われないと，歯根未完成歯として認めることがある（図 12b 参照，ただしこの症例が歯根形成障害であるかは不明）。

2-9-1 抜歯のタイミング

乳歯と永久歯の併存期間は，上顎犬歯で約 1〜3 週間，下顎犬歯で約 1〜2 週間であり，その他の歯は 0〜数日である。したがって，それぞれの歯においてこの時期を過ぎれば抜歯適応と考える。通常，永久歯が萌出しはじめて 2 週間経過してもその部位の乳歯の動揺がなかったり，永久歯の萌出が乳歯の歯冠長の 1/2〜2/3 に達した時点で乳歯の動揺がない場合，乳歯の抜歯適応と考える。

乳歯遺残が 2 週間以上持続している場合，不正咬合になる。また，永久歯と乳歯が併存した場合，永久歯と乳歯の間の間隙がなくなるために，その部位に歯垢・歯石が付着しやすくなり，その結果，歯周病になりやすい(**図 13**)。そのため，生後約 6〜7 カ月齢を過ぎてもまだ口腔内 X 線検査で後継歯としての永久歯が存在している乳歯は抜歯適応となる。

⇨乳歯遺残の症例
CHAPTER-1
「3-2-2 乳歯遺残」もあわせて参照

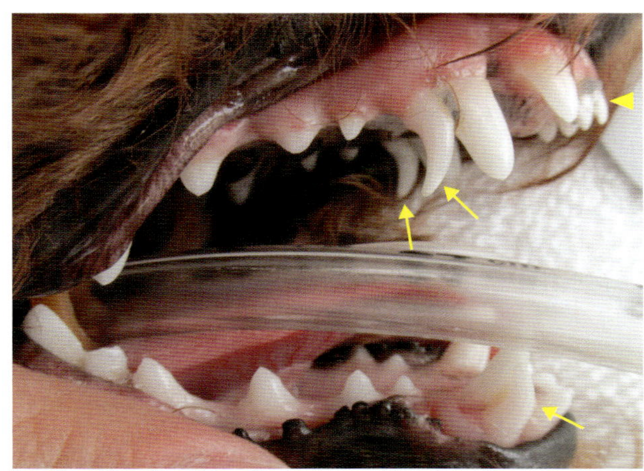

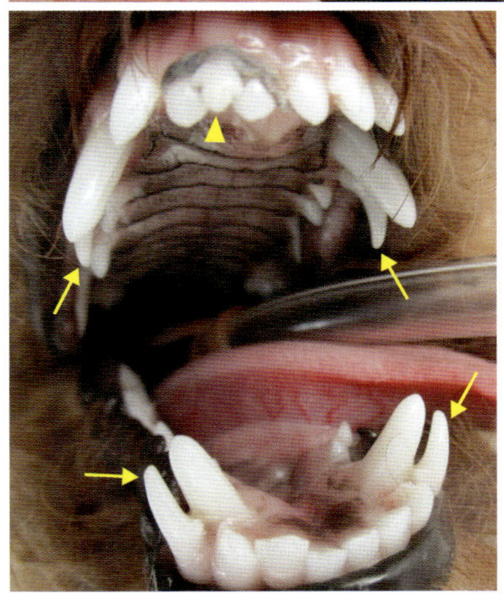

図 13 乳歯遺残
トイ・プードル，8 カ月齢，雌

a．上下顎乳犬歯 4 本(←，写真でみえるのは 3 本)および右上顎第 2 乳切歯(◄)を認める。永久歯はすべて萌出しているため，これらの乳歯はすべて抜歯適応である。

b．上下顎犬歯部および上顎切歯部において永久歯と乳歯の間に被毛，歯垢・歯石が付着していることが分かる。乳犬歯(←)と上顎第 2 乳切歯(◄)。

2-10 骨折線上にある歯周病罹患歯

特に小型犬の場合は，下顎骨の大きさに対して歯が相対的に大きく，下顎第 1 後臼歯の歯根が下顎皮質骨の中にまで入り込んでいることもある。そのため重度の歯周病の場合，この歯に垂直骨吸収が著しくみられると顎骨にわずかな負荷が加わっただけでも下顎骨骨折(**図 14**)を生じる可能性がある。したがって，その原因となる骨折線上の歯周病罹患歯は抜歯適応となるが，骨折線上の歯が歯周病罹患歯でない，つまり歯周病性の顎骨骨折でない場合は，歯周組織が健全であればその歯を残存させること

⇨下顎骨の骨折症例
CHAPTER-1
「4-3 顎骨骨折」もあわせて参照

も可能である。

治療は通常，骨折線上の歯周病罹患歯を抜歯して抜歯窩の不良肉芽組織を除去し，さらに抜歯創の辺縁をデブライドメントする。しかし，可能な限り周囲の軟部組織を保持して骨折部の変位を大きくしないことに留意する。その後，顎骨骨折の手術（歯間ワイヤーや骨プレートによる顎間固定，上下顎間犬歯固定，創外固定，骨片間ワイヤー固定，マズル固定，保存治療，レジン固定など）を行う[11]。しかし，特に小型犬では，歯周病により下顎歯槽骨が吸収されている症例も少なくないこと，下顎における下顎歯の占める割合が大きいこと，下顎管の中に下歯槽動脈・静脈・神経が走行していることから，上記の骨プレートや創外固定による手術は困難である。

また，顎骨骨折では重度の歯周病を生じていることがあり，複数の歯が抜歯適応となるケースが多く，歯がほとんど，あるいは全く存在しなくなることもある。その場合は抜歯後，歯肉を縫合した後に**コンポジットレジン**や**即時重合レジン**を顎骨に沿って歯肉の上に設置して，これをスプリントしてさらにワイヤーや太めの縫合糸で下顎に固定する[12]。なお歯槽骨の骨折においても，骨折部位での変位が少なく周囲組織の軟部組織がしっかり保持されていればマズル固定で治療するか，あるいはエリザベスカラーを装着し流動食の給与のみで治癒することもある。しかし，重度の歯周病かつ骨吸収が激しい場合，または骨の癒合が期待できないと判断した場合は，下顎骨では骨折部より吻側を切除することもある[11]。上顎骨では，抜歯後に軟部組織を縫合するのみで維持させることも多い。

骨折が治癒するまでの間はエリザベスカラーの装着を指示し，食事は流動食とする。術後，歯が存在する症例では食事後に食渣を水で軽く洗い流し，デンタルジェルを口腔粘膜に塗布するなどしてデンタルケアを行う。骨折部位を刺激してしまうようなデンタルケア（歯ブラシを用いた歯磨きやフィンガーブラシなど）は避ける。

■**コンポジットレジン**
CHAPTER-2，p49 参照

■**即時重合レジン**
熱や光を使用しないタイプの歯科充填用材料で，粉（主成分：ポリマー）と液（主成分：ポリマーを溶解させるためのモノマー）を常温で混和することにより重合するレジン（樹脂／プラスチック）のこと。

➡**顎骨骨折の治療**
CHAPTER-6
「7-5 医原性顎骨骨折」を参照

図 14　歯周病性の下顎骨骨折

トイ・プードル，11 歳齢，雄

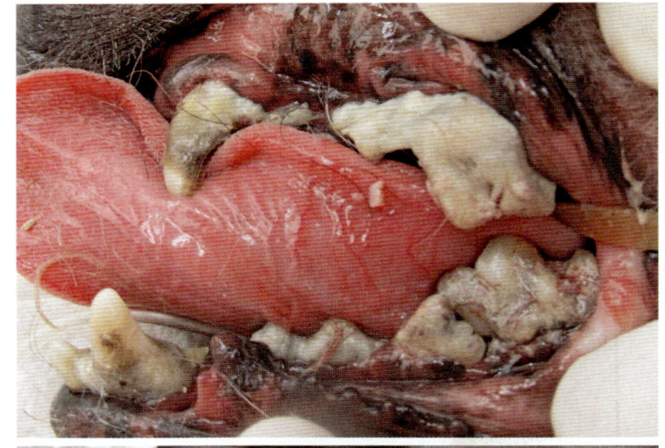

a．重度の歯垢・歯石の付着と，歯肉の腫脹や退縮がみられ，歯頚部には被毛も迷入している。

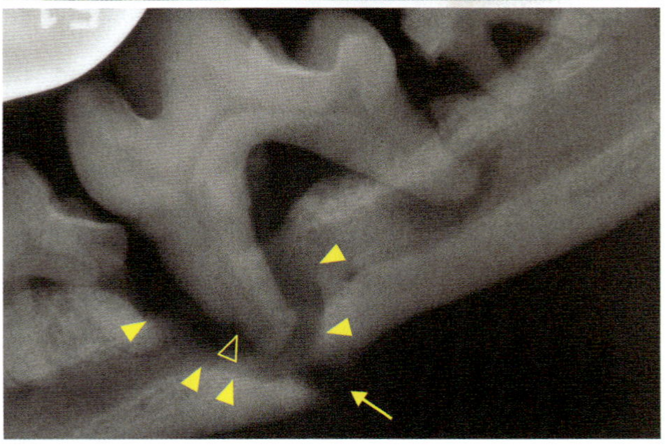

b．口腔内 X 線検査。左下顎第 1 後臼歯近心根の部位で下顎骨骨折（←）を認める。この近心根周囲では，重度の垂直骨吸収（◀）ならびに近心根の吸収（◁）を認めている。

2-11 嚢胞内に歯が存在する場合

歯の疾患あるいは歯の萌出過程に関連して口腔領域に形成される嚢状構造物を総括して歯原性嚢胞という。歯原性嚢胞は，歯原性上皮（エナメル器，歯堤，マラッセの上皮遺残など）に由来する液状内容物を含む。嚢胞壁は上皮細胞により覆われ，嚢胞内容液は嚢胞腔内の血管からの滲出液ないしは漏出液に由来した低粘稠性で，二次感染を伴う場合には化膿液が貯留することもある。

犬の歯原性嚢胞は，含歯性（濾胞性）嚢胞，歯原性角化嚢胞，歯根嚢胞が報告されている。含歯性嚢胞は，未萌出歯の歯冠周囲に残存する退縮エナメル上皮が嚢胞壁を形成して拡大する（**図15**）。この嚢胞腔内には埋伏歯の歯冠をいれ，単数あるいは複数の未萌出歯を含んでいる。特に，萌出中の歯の歯冠部が嚢胞で覆われている場は萌出嚢胞とよばれることもある。含歯性嚢胞の嚢胞壁は数層の非角化重層扁平上皮で内張りされている。乳歯を抜去された症例や成長期に外傷を受けた症例で，萌出すべき永久歯が萌出されなかった場合に生じる場合もある。一方，歯根嚢胞は，辺縁性歯周炎や歯内疾患により引き起こされる炎症性嚢胞である。

含歯性嚢胞の臨床所見としては，嚢胞が存在する口腔内には膨隆がみられ，波動感があり，通常，無痛性である。膨隆部の拡張により周囲組織が破壊され，隣接歯の転位や歯根の吸収を生じる。そのため，早期に埋伏歯の抜歯と嚢胞壁上皮すべてを切除して治療する。嚢胞壁上皮をすべて除去しないと再発することがある。

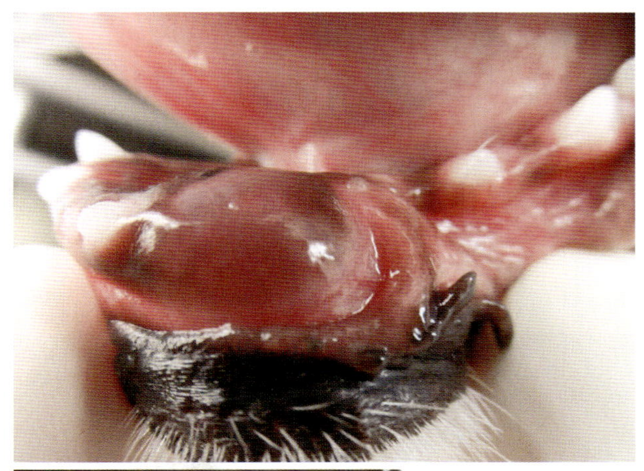

図15 含歯性嚢胞

チワワ，2歳齢，避妊雌

a．左下顎吻側に波動感のある膨隆を認める。

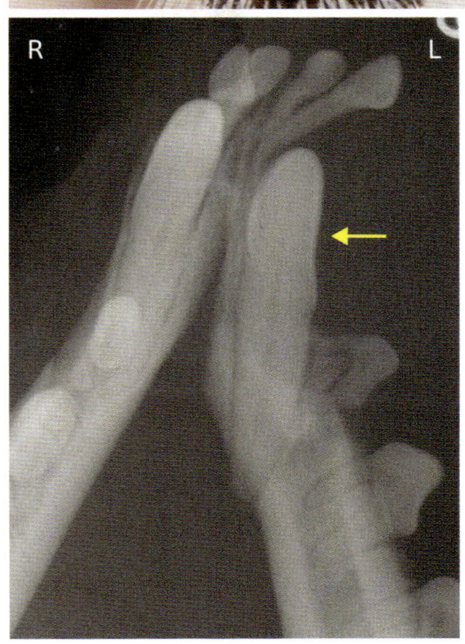

b．口腔内X線検査。左下顎犬歯（←）が埋伏した含歯性嚢胞と診断した。

なお，含歯性嚢胞は短頭種の若齢犬の下顎第 1 前臼歯や下顎犬歯周囲にみられることが多い。しかし上顎，特に犬歯にこれらの症状がみられた場合は，鼻腔と嚢胞壁上皮が薄いために鼻腔を圧迫するように拡大する。そして嚢胞壁が破壊されると，二次的に鼻腔と嚢胞が貫通することにより鼻出血，鼻汁，くしゃみを認めることがある。また，鼻腔が狭窄して呼吸困難になる例も報告されている。

2-12 残存歯根

⇨**抜歯中の残根**
CHAPTER-6
「7-2 残根させてしまった場合とその対処」もあわせて参照

■**骨性癒着(アンキローシス)**
CHAPTER-2，p48 参照

口腔内 X 線検査を行った際に，偶発的に顎骨の中に残存歯根を認めることがある。また，抜歯の際に歯根を残存させてしまう(**図 16**)ことにもよるが，この際は原則として可能な限り抜歯する。残存歯根周囲の X 線透過性亢進がみられる場合は，抜歯を行うことが望ましい。

一方で X 線検査上，残存歯根周囲に X 線透過性亢進がみられず**骨性癒着(アンキローシス)**していたり，すでに歯根の一部が骨組織に置換されている場合は経過観察とする(数カ月間隔を目安に定期的に口腔内 X 線検査を行う)。ただし経過観察の場合は，歯肉口内炎がないこと，歯周ポケットが存在しないこと，根尖に血液供給があることなどの条件が揃っている必要がある。

図 16 残存歯根

ミニチュア・ダックスフンド，12 歳齢，避妊雌

a．歯根膜剥離チップを用いた抜歯の最中に，右下顎第 4 前臼歯近心根の一部を残存(←)させてしまった。

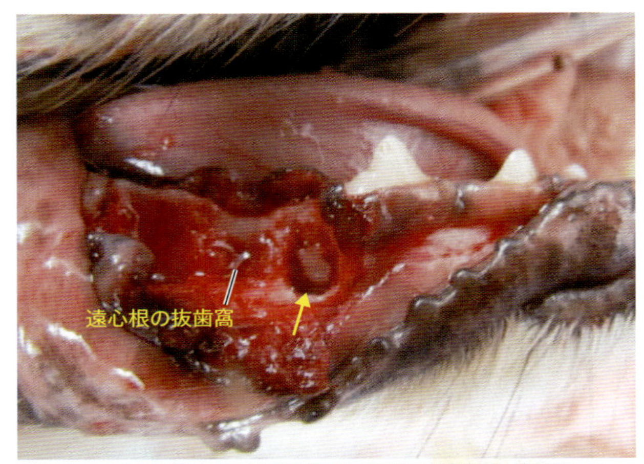

b．口腔内 X 線検査。残存した右下顎第 4 前臼歯近心根の一部(←)が確認できる。

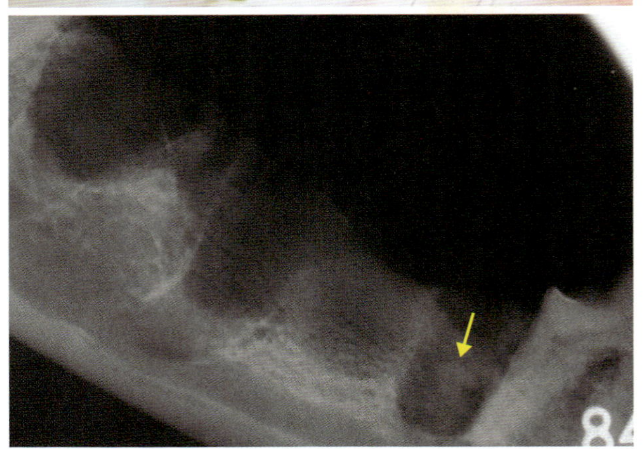

2-13 顎の発達や咬合に影響を及ぼす歯

過剰歯，回転歯や叢生歯が存在することで対合歯の咬合が妨げられたり，萌出が妨げられたりしている場合，あるいはその歯の存在により軟部組織が物理的に傷害されている場合は抜歯する（**図 17**）。

➡**過剰歯，回転歯，叢生歯**
CHAPTER-1
「3-2-1 過剰歯」「3-2-8 回転歯，叢生歯などの歯性不正咬合」もあわせて参照

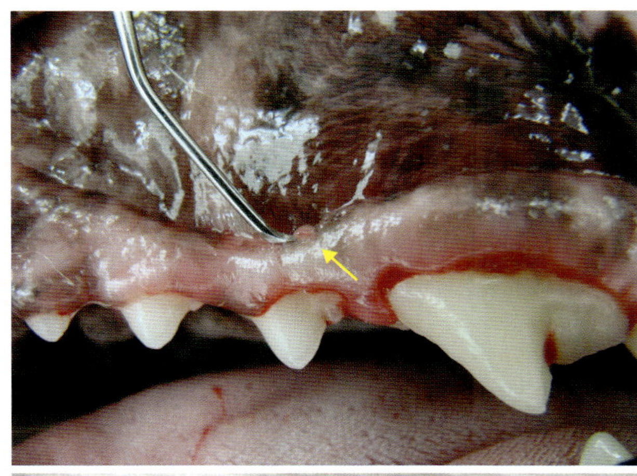

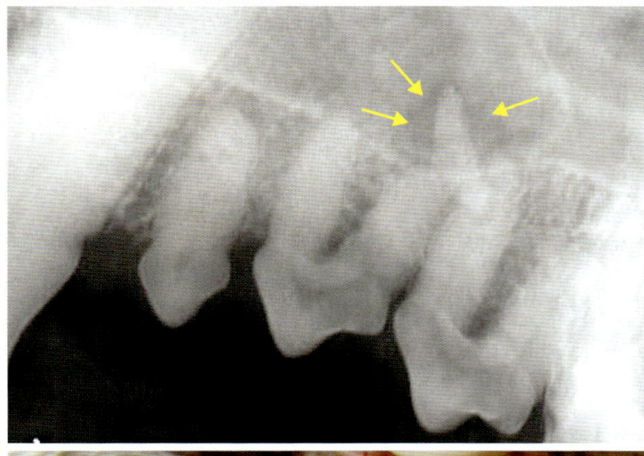

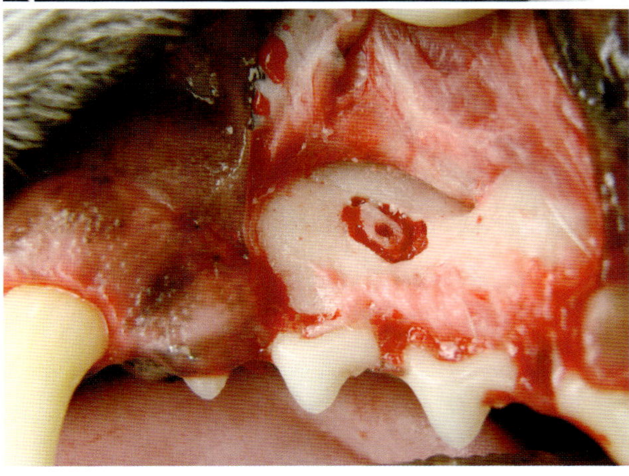

図 17 根尖周囲に存在する過剰歯

ミニチュア・ダックスフンド，7 歳齢，避妊雌

a．左上顎第 3 前臼歯部粘膜歯肉境に内歯瘻（←）を認める。

b．口腔内 X 線検査。第 2，3 前臼歯根尖周囲に歯根らしき陰影（その周囲では X 線透過性亢進，←）を認める。

c．歯肉を剥離したところ，第 2，3 前臼歯根尖周囲に歯らしきものを確認した。本症例の原因は不明であるが，炎症を伴った過剰歯に起因して内歯瘻を生じたと考えられた。

2-14　変形歯

➡変形歯
CHAPTER-1
「3-2-4 変形歯」もあわせて参照

変形歯は小型犬の下顎第１後臼歯にみられることがある（**図18**）。通常，小型犬では永久歯が形成される段階で根分岐部に形態異常を生じ，副根管（歯髄腔への側路）が開口するとされている。歯根膜腔と歯髄腔への連絡通路である副根管から口腔内細菌が入り込み，根尖を経由して根尖周囲病巣を引き起こす。片側の下顎第１後臼歯に変形歯がみられた場合，必ず反対側の下顎第１後臼歯の口腔内Ｘ線検査も行う。通常，変形歯は両側にみられることから，この場合は左右とも抜歯適応となる。なお変形歯の特徴は，口腔内Ｘ線検査にて近心根は尾側方向に，遠心根は吻側方向に収束することで確認できる。

図18　変形歯
トイ・プードル，４歳齢，雄

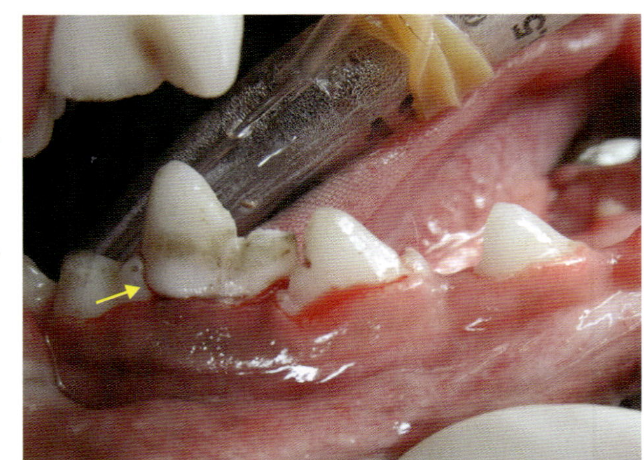

ａ．本症例は，右下顎第１後臼歯の根分岐部から歯冠にかけ，通常みられない裂溝が認められる（←）。また，歯頚部歯肉からの出血もみられる。
変形歯歯冠には，全く裂溝が認められない例も多い。

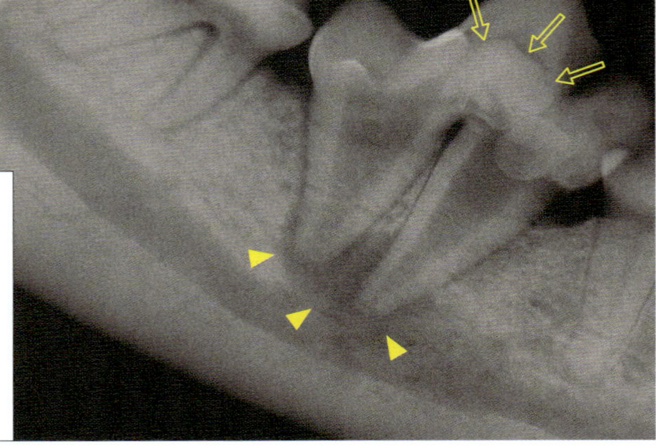

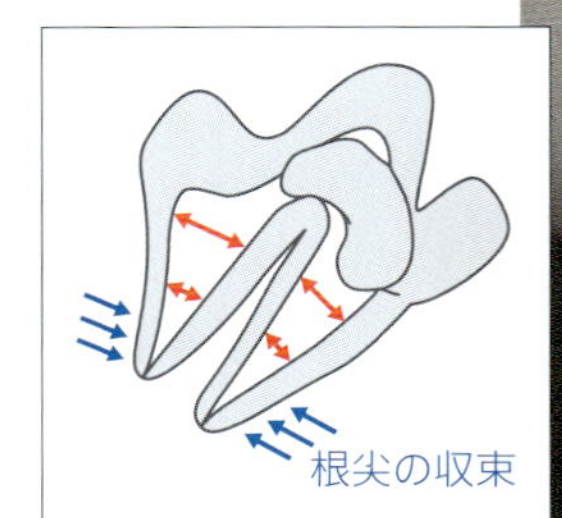

ｂ．口腔内Ｘ線検査。第１後臼歯歯根尖が収束し（←），根管が太く（↔），歯冠部歯髄腔におけるＸ線不透過性の亢進（⇦）と，根尖周囲におけるＸ線透過性亢進（◀）を認める。本症例は根分岐部における副根管の開口により，口腔内細菌が歯髄腔から根管に入り込み，さらに根尖を経て根尖周囲病巣に至ったことが考えられる。歯冠部歯髄腔のＸ線不透過性亢進部は，二次象牙質の形成（髄石）による石灰化病変である。

2-15　埋伏歯

萌出時期を過ぎても口腔粘膜内や顎骨内に存在している状態の歯を埋伏歯という（**図19**）。埋伏歯の原因には，歯の萌出方向の異常，歯の形態・大きさの異常，萌出部位のスペース不足，歯の形成障害，歯肉の肥厚，嚢胞や腫瘍の発達，外傷などがある。埋伏歯を放置すると嚢胞や腫瘍の形成，周囲神経の圧迫，隣接歯の転位や歯根吸収，その他，埋伏歯のセメント質過形成，歯髄石灰化亢進を生じることがある。そのため，埋伏歯を認めた場合，根尖がまだ閉じておらず，歯が完全に埋伏していない不完全埋伏であれば**弁蓋切除術**を行い，萌出を促すこともある。

■**弁蓋切除術**
歯冠を覆っている歯肉や口腔粘膜の一部を切除して，歯冠の一部だけでも目視下に確認できるように歯冠先端を露出する。

通常，埋伏歯は抜歯するが，下顎犬歯のほとんどが埋伏しており多くの頬側歯槽骨を切削しないと抜歯が困難であれば，定期的に口腔内Ｘ線検査で根尖周囲のＸ線透過性を評価する。亢進がみられなければ根尖周囲の炎症はないと判断し，抜歯の最中に医原性の下顎骨骨折を生じるおそれを回避する目的で，歯冠部のみを除去して口腔粘膜をその上からかぶせて縫合することもある。

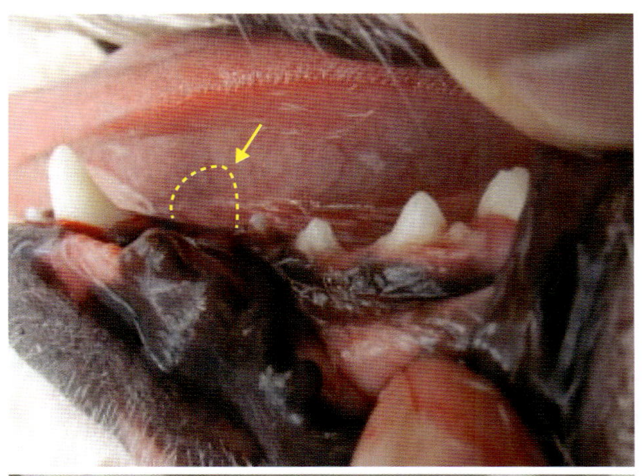

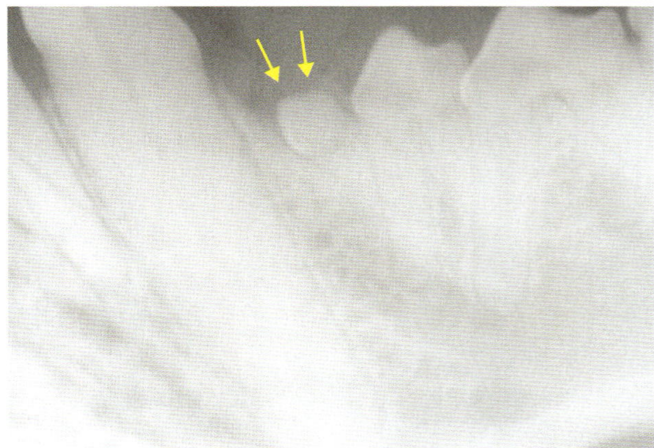

図 19 埋伏歯

フレンチ・ブルドッグ，4 歳齢，避妊雌

a．左下顎第 1 前臼歯を肉眼的に確認できない(←)。

b．口腔内 X 線検査。埋伏した第 1 前臼歯(←)が確認でき，埋伏歯と判断できる。

2-16 破折歯

外傷性に歯のエナメル質，象牙質，セメント質などが損傷するものを歯の破折という。歯冠部の破折，歯冠と歯根の両方にわたる破折，あるいは歯根破折に遭遇することがある。歯の破折ではその分類に基づき，治療の必要がないものから保存修復，歯内治療あるいは抜歯が適応になるものがある。本項ではまず，破折の原因と発生，症状と診断および分類について解説した後，抜歯などの適応について述べる。

2-16-1 原因と発生

硬いものを噛む癖によるものや交通事故によるもの，落下事故によるもの，およびケンカによるものなど，その原因は様々である。また不正咬合がある場合は，過剰な咬合圧がかかっている歯が破折することもある。

歯の破折の発生は，犬や猫の行動様式や咀嚼状態により差異はあるが，犬で 27%，猫で 14%であると報告されている。最も破折しやすい歯種は，犬歯，上顎第 4 前臼歯，下顎第 1 後臼歯および切歯である。犬では上顎第 4 前臼歯の破折が多い。乳歯の破折もときどきみられるが，特に乳歯で露髄がみられる場合は時間を経ずに永久歯の**歯胚**を傷つけないように注意して抜歯を行うことが重要である。一方，猫では上顎犬歯の破折に遭遇することが多い。

■**歯胚**
CHAPTER-2，p63 参照

⇨**乳歯における露髄**
CHAPTER-2
「2-17 露髄を伴った破折乳歯」を参照

2-16-2 症状と診断・分類

破折した際の臨床症状は，硬いものを噛みたがらない，口に物を入れることを嫌がる，片側だけで物を噛むようになる，口の周りを舐めている，および過剰な流涎などである。露髄した破折歯，すなわち複雑性破折を放置すると，歯髄炎，歯髄壊死，根尖肉芽腫，根尖周囲膿瘍，骨髄炎，ひいては敗血症に進行することもある。その結果，顔面の腫脹，鼻汁，瘻管形成がみられるようになる。

破折歯の診断は，歯冠部であれば視診で分かる場合が多いが，通常，エキスプローラーを使用して破折歯が露髄しているか否かを検査する。一般に，露髄して時間が経過していなければ歯髄からの出血がみられる。反対に時間が経過していれば歯髄炎や歯髄壊死に陥り，歯髄の部分が黒くみえてくる。いずれも歯科用 X 線検査を行って，破折部の状態および根尖周囲病巣などの有無や程度を確認する。**図 20** にはアメリカ獣医歯科学会による歯の破折の詳細な分類を示す。単純性破折とは歯髄を含んでいない破折をいい，複雑性破折とは歯髄を含んだ破折のことである。

図 20 破折歯の分類[1,2]

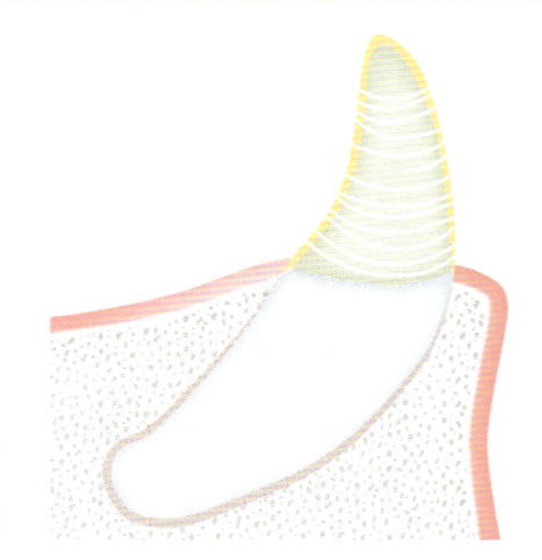

①エナメル質亀裂
(Enamel Infraction : EI)
エナメル質の不完全な破折のみ。歯の構造は正常。エナメル質不完全破折ともいう

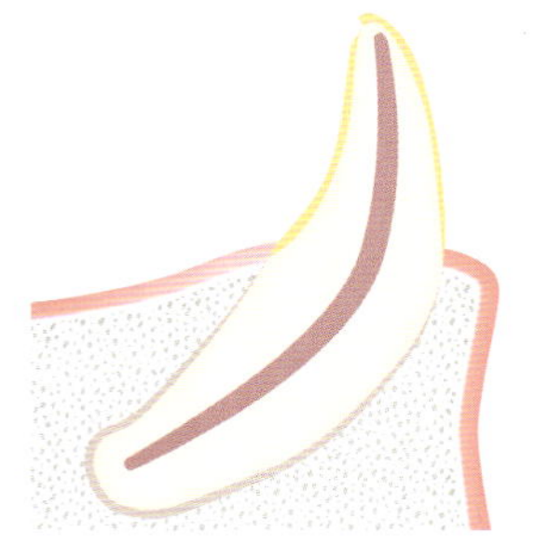

②エナメル質破折
(Enamel Fracture : EF)
エナメル質に限定された歯冠部の喪失を伴う破折(先端破折あるいは亀裂)

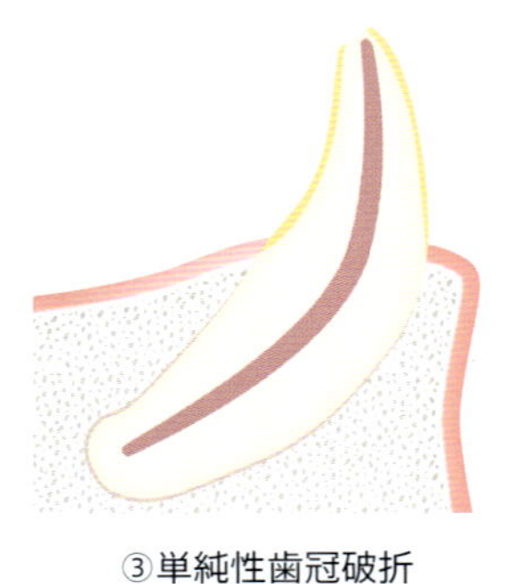

③単純性歯冠破折
(Uncomplicated Crown Fracture : UCF)
エナメル質の破折，または歯髄を含まないエナメル質と象牙質の歯冠破折(露髄なし)

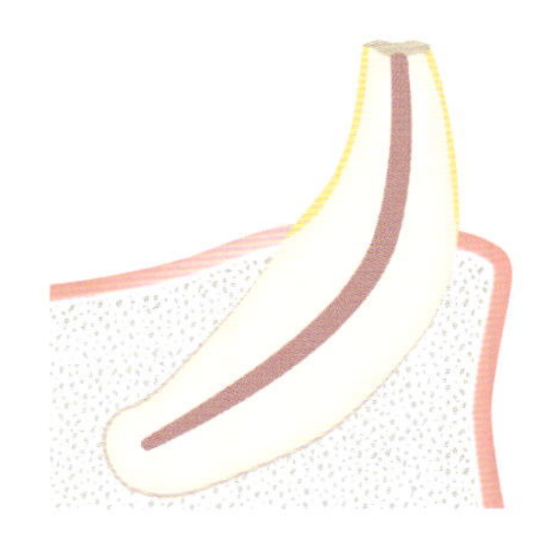

④複雑性歯冠破折
(Complicated Crown Fracture : CCF)
歯髄を含むエナメル質と象牙質の歯冠破折(露髄あり)

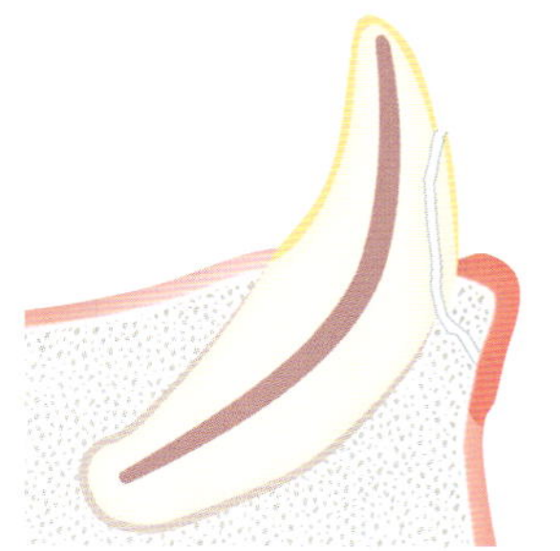

⑤単純性歯冠歯根破折
(Uncomplicated Crown-root Fracture : UCRF)
象牙質の破折を含む場合と含まない場合があるが，歯髄を含まないエナメル質とセメント質の歯冠—歯根破折(露髄なし)

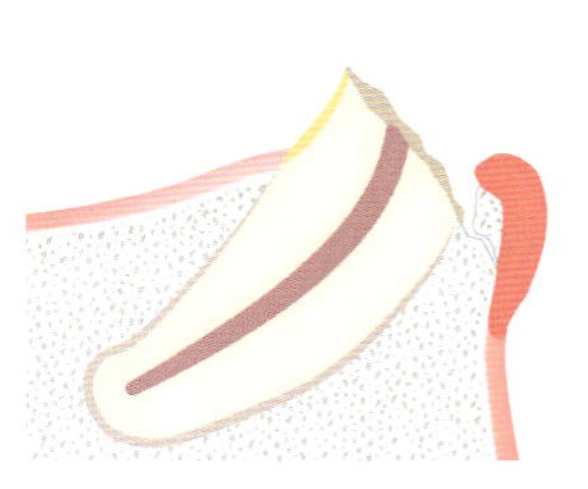

⑥複雑性歯冠歯根破折
(Complicated Crown-root Fracture : CCRF)
歯髄を含むエナメル質，セメント質および象牙質の歯冠—歯根破折(露髄あり)

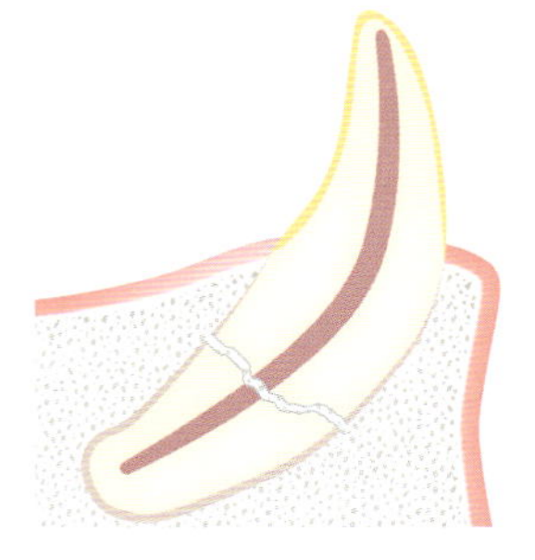

⑦歯根破折
(Root Fracture : RF)
象牙質，セメント質および歯髄を含む歯根の破折(露髄あり)

エナメル質亀裂，エナメル質破折，単純性歯冠破折(図 20 ①～③)

犬や猫のエナメル質亀裂(**図 21**)やエナメル質破折(**図 22**)，単純性歯冠破折(**図 23**)は臨床的に重要ではない。特にエナメル質亀裂の場合は治療の必要はない。エナメル質の一部のみが破折した場合は一般的には治療の必要はないが，破折端を平滑にすることもある。破折が象牙質に達し，**象牙細管**が露出すると知覚過敏を起こす。残存した象牙質が健全であれば，破折部の歯髄壁に修復象牙質が形成され，歯髄が保護されるようになるが，必要に応じて保存修復を行うこともある。

■象牙細管
象牙質には歯髄に通じる象牙細管とよばれる細い管があり，これが露出して細管内を満たす内溶液が移動すると，直接，歯髄に刺激が伝わり痛みが生じる。

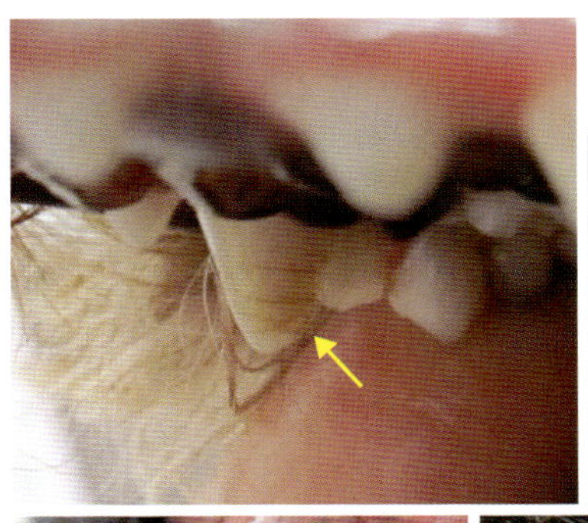
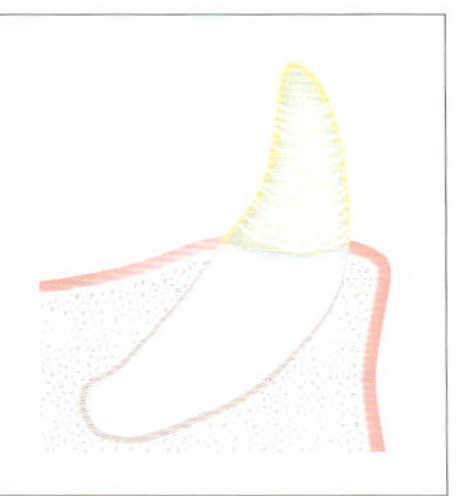
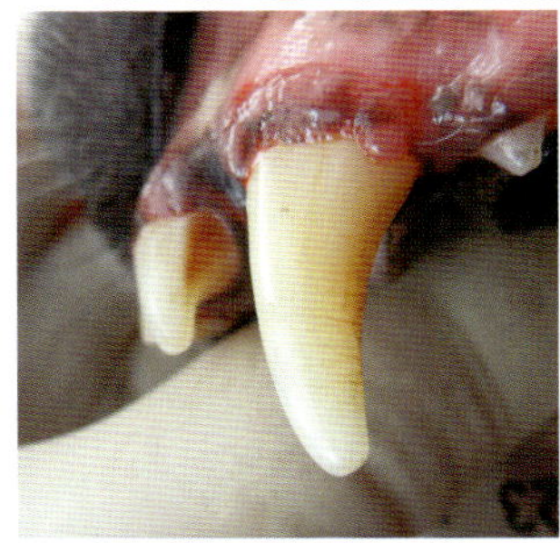
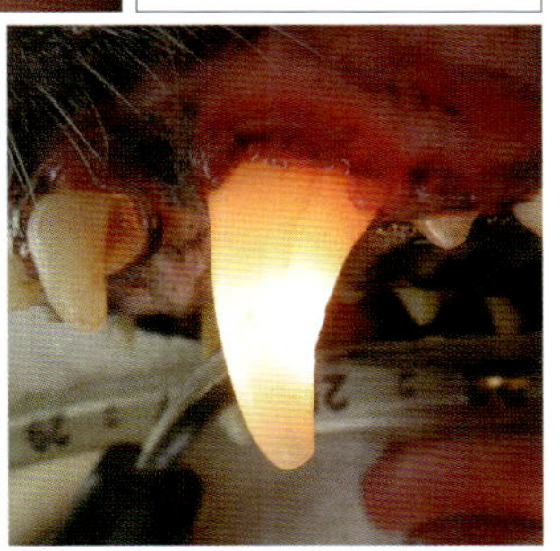
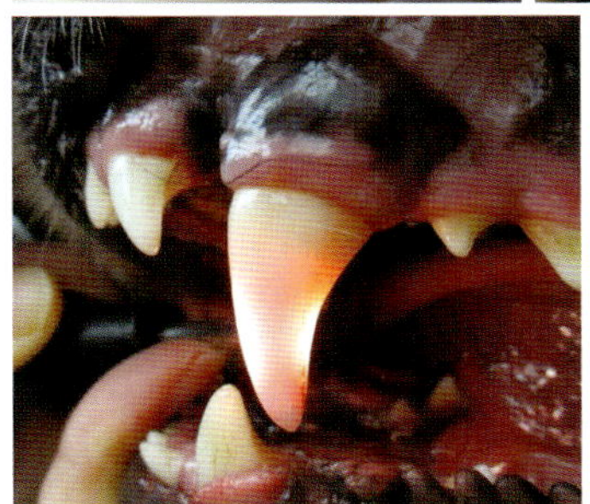

図 21 エナメル質亀裂(EI)

a．トイ・プードル，3 歳齢，避妊雌
右上顎第 4 前臼歯口蓋側面に横線が入り込んでいる(←)。これはエナメル質亀裂であることが分かる。

b．雑種犬，8 歳齢，去勢雄
右写真はトランスイルミネーターを用いて光透過試験を行ったところ。歯の構造が喪失していないことを確認する。
光透過試験により，全体が均一に透明になる場合は，生活歯髄(歯髄が生きていること)であると分かる。

c．別症例の光透過試験。歯冠の中央を中心に不透明な赤褐色を呈する場合，失活歯髄(歯髄が死滅していること)であると分かる。

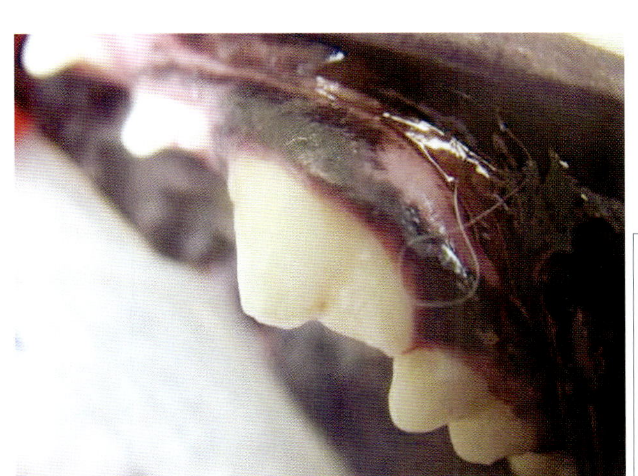
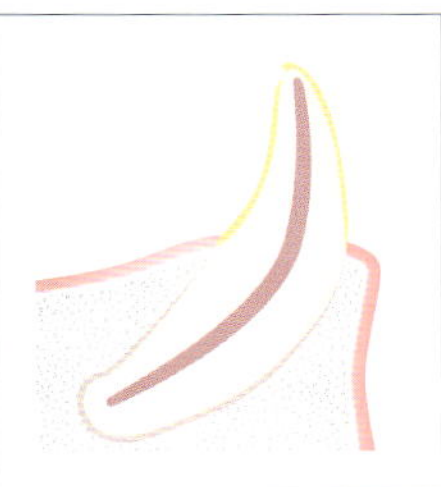

図 22 エナメル質破折(EF)
シベリアン・ハスキー，3 歳齢，雌
ケージの柵をよく噛んでいるとのこと。

図 23 単純性歯冠破折(UCF)

カニーンヘン・ダックスフンド，9 歳齢，避妊雌
ささみのついたデンタルガムを与えていたとのこと。

a．左下顎第 1 後臼歯に歯冠破折がみられる。

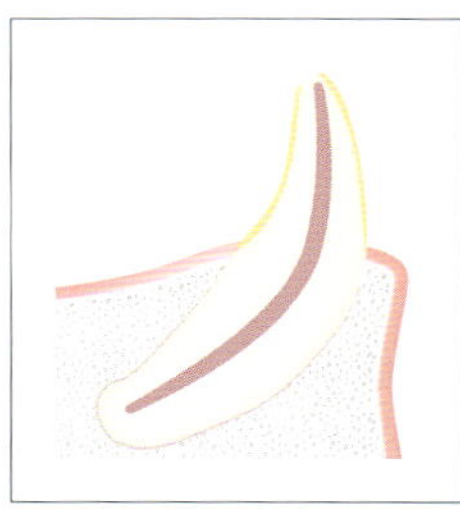

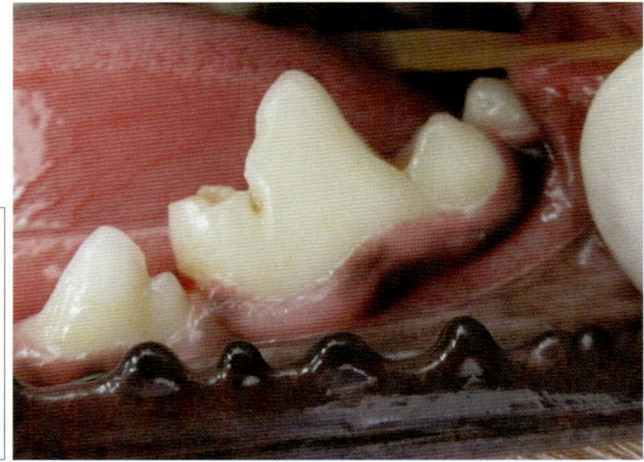

b．口腔内 X 線検査。歯髄には至っていないエナメル質と象牙質の破折であった。

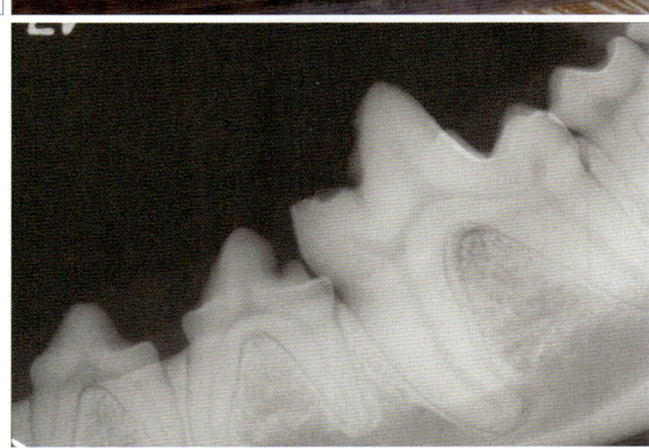

複雑性歯冠破折(図 20 ④)

複雑性歯冠破折(**図 24**)は，歯髄が露出するので歯内疾患を引き起こす。通常，口を開けるときや口を閉じるときに強い疼痛を示すことが多い。治療に関しては，破折してからの経過時間ならびに歯周病の有無や程度によって異なるが，断髄処置または抜髄根管充填の後，歯冠修復するか，あるいはこれらの歯内治療が困難な場合は最初から抜歯が必要である。原則として，口腔内 X 線検査で明らかに重度な X 線透過性亢進(根尖周囲病巣と考えられる)がみられた場合は抜歯適応である。

■抜髄，根管充填
CHAPTER-2，p44 を参照

図 24 複雑性歯冠破折(CCF)

雑種犬，3 歳齢，避妊雌
他の犬とじゃれているときに右上下顎犬歯が破折した。下顎犬歯は露髄を認めた。

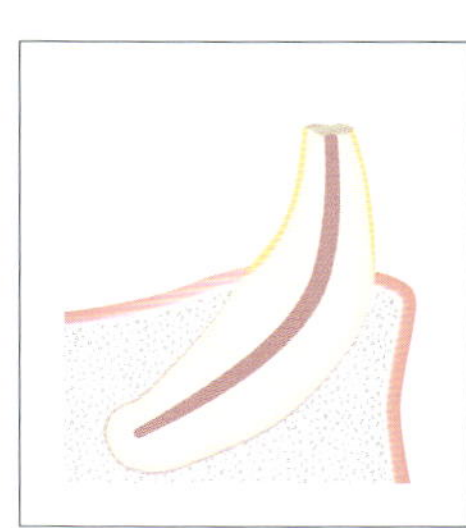

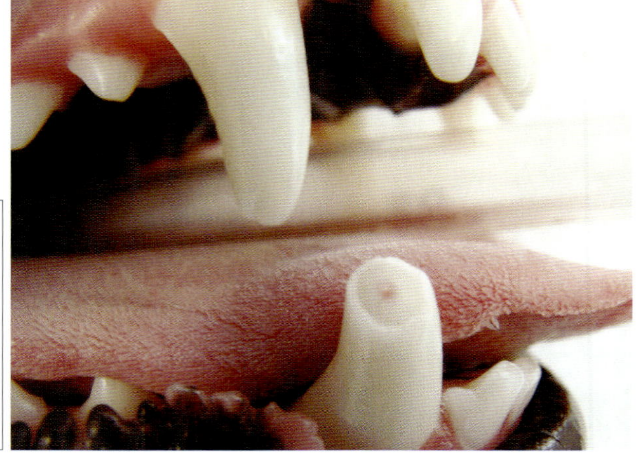

ただし，露髄に伴って軽度なX線透過性亢進が存在した場合は，抜髄根管充填が適応されることがある。その場合，約3カ月ごとの口腔内X線検査を行って根尖周囲の状態を確認していく必要がある。また，**フルクラウン**の修復を行うこともある。一般的に，破折後の時間の経過が短ければ**生活歯髄切断**が適応できる。原則として生後1歳齢未満の未成熟歯の破折であれば受傷後72時間以内，2～3歳齢の成熟歯であれば48時間以内，3歳齢以上であれば24時間以内にある場合は，生活歯髄切断が可能である。

■フルクラウン
欠損部全体をレジンなどで覆うかぶせのこと。

■生活歯髄切断
歯の上部にある歯髄だけを除去して，その他の生活歯髄(生きている歯髄)は残す処置。

●単純性および複雑性歯冠歯根破折，歯根破折(図20 ⑤～⑦)

歯周病に関係していない健全な歯が異常に動揺した場合は，歯根が破折している可能性がある。この場合，破折部の歯根膜線維は通常，断裂し出血や炎症を生じている。歯冠歯根破折では，歯根膜にも炎症が波及し，不可逆的な歯周炎を併発させることがあるので抜歯が適応されることも少なくない。

歯冠および歯根の破折(図25，26)

歯冠と歯根の両方を含んだ破折には，歯髄が破折線を含んでいる場合と含んでいない場合とがある。単純性歯冠歯根破折では，歯肉下に4～5 mm以上の破折線が広がっていなければ修復可能である。しかし，破折線が歯肉下に5 mm以上に広がっていると歯の修復は難しく，健全な歯肉を維持することができなくなるため，抜歯が適応となりやすい。

歯根のみの破折(図27)

歯根のみの破折の場合は通常，その破折は水平か斜めであるが，水平破折の方が治癒しやすい。しかし，歯根の長軸に沿った歯根破折の場合は，治療が不可能であるので抜歯を行う。歯根破折では，歯根の歯冠側1/3で破折した場合は抜歯，あるいは根管治療後に可能であれば**ポスト**を立てて歯冠修復する。しかし，この修復法ではその予後はよくないことが多いとされているため抜歯が勧められる。

一方，歯根中央の破折や根尖に近い破折は，歯肉縁に近い破折よりも予後がよい。これらの破折の場合，破折歯を安定化し，維持できる健全な歯周組織が必要である。重度の歯周病による歯槽骨の吸収や歯根膜腔の拡大がみられた場合は，歯を支えるスプリントとしての機能が果たせなくなるため，治癒は困難である。水平中央歯根破折を生じた歯を不動化するために，アクリル材や締結用ワイヤーを用いて隣接歯に破折歯を**ボンディング**する方法が報告されている。これらの治療を行った後は，X線検査を行って歯髄の活性を含めて破折部位を経過観察していく必要があり，歯冠変色を認めるようであれば根管治療を行う。

歯根破折において，破折間隙が広くなく，組織の活性が旺盛であれば，破折部の歯根膜から肉芽組織が増殖して破折間隙に侵入する。そして，この肉芽組織にはセメント芽細胞が分化してセメント質を形成し，破折部が治癒されていく。また，開放された歯髄腔壁には象牙仮骨が形成され，歯髄腔が閉塞される。しかし，破折間隙が広すぎたり，動揺が著しい場合は，セメント質による治癒は起こらず，線維性結合組織を残すことになる。

■ポスト
歯根に対して差し込む芯棒のこと。歯冠とポストを一体にして歯根に立てて治療する。

■ボンディング
歯に直接，樹脂やワイヤーをつけ，不動化させる。

図 25 **単純性歯冠歯根破折（UCRF）**

チワワ，２歳齢，避妊雌
プラスチックのおもちゃをかじって左上顎第４前臼歯が破折した。露髄は認めなかった。

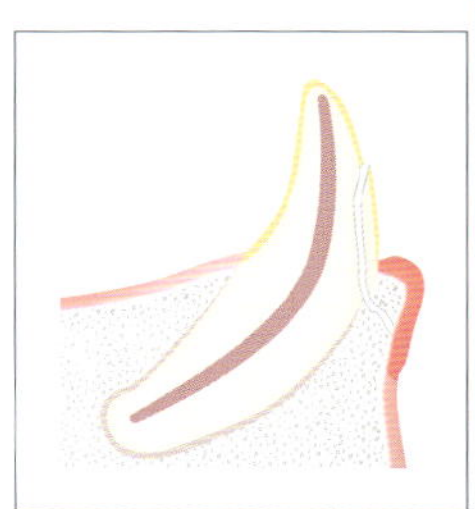

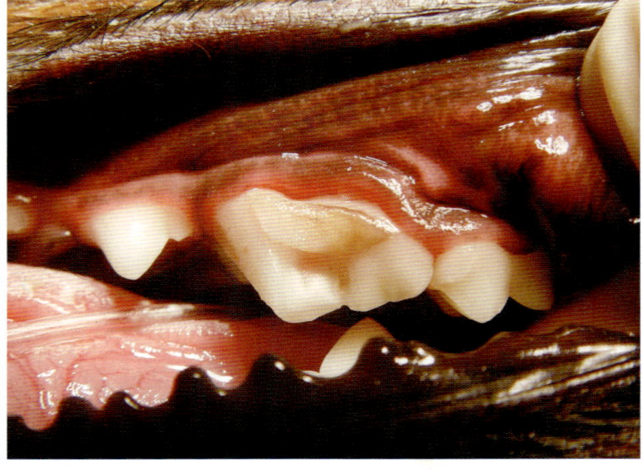

図 26 **複雑性歯冠歯根破折（CCRF）**

a -1. ボーダー・コリー，８歳齢，去勢雄
左上顎第４前臼歯の破折および露髄（◀）を認め，歯根側に縦ラインに深く破折している（←）ために抜歯適応である。破折線が歯肉下まで入り込んでいる。

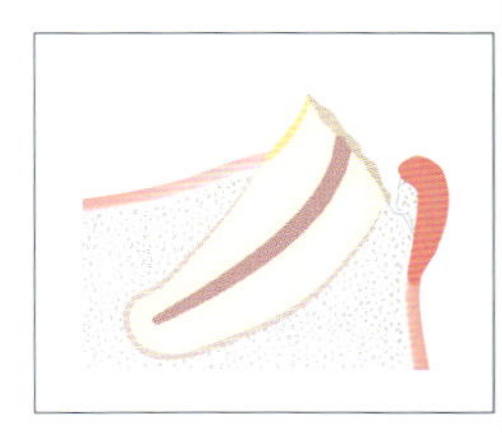

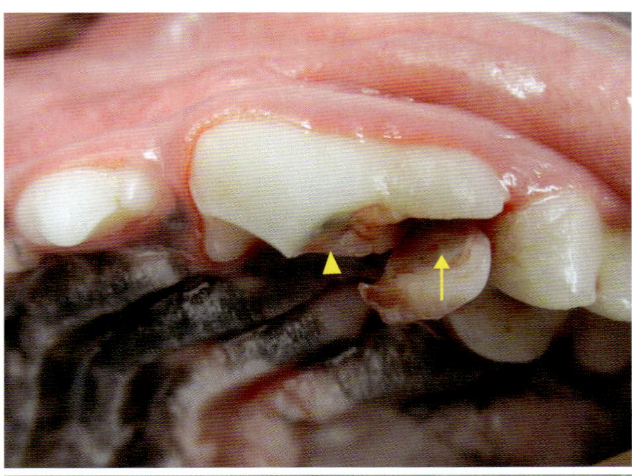

a -2. 左上顎第４前臼歯遠心根の根尖周囲において，X線透過性亢進を認める（根尖周囲病巣を疑う，←）。

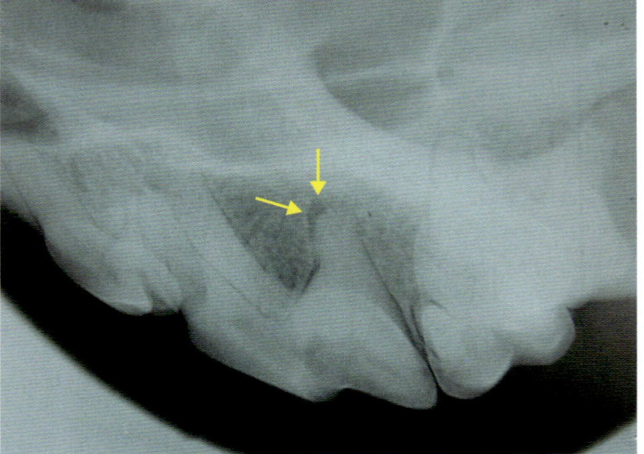

b．雑種犬，２歳齢，雄
歯髄が確認できる（←）。破折線が歯肉下まで入り込んでいる。

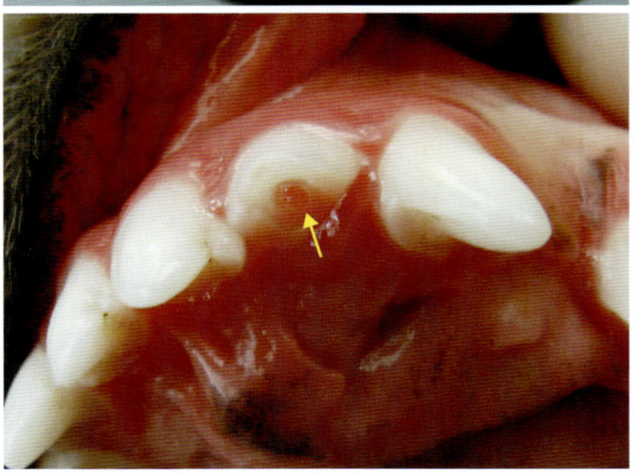

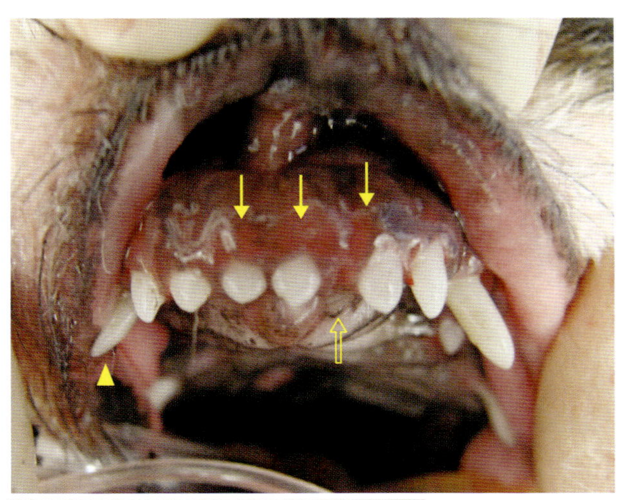

図 27 歯根破折(RF)

チワワ，9 歳齢，去勢雄

a．右上顎第 1 切歯，左上顎第 1，2 切歯の歯肉が腫脹しており(←)，左上顎第 1 切歯と左上顎第 2 切歯の歯隙が大きい(⇦)。また，右上顎犬歯は乳歯である(◀)。

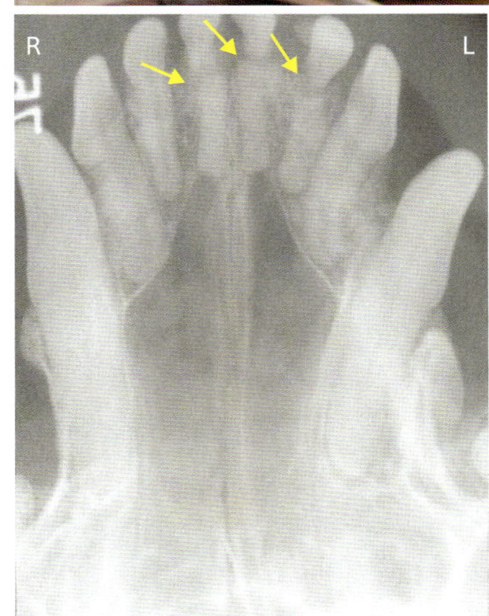

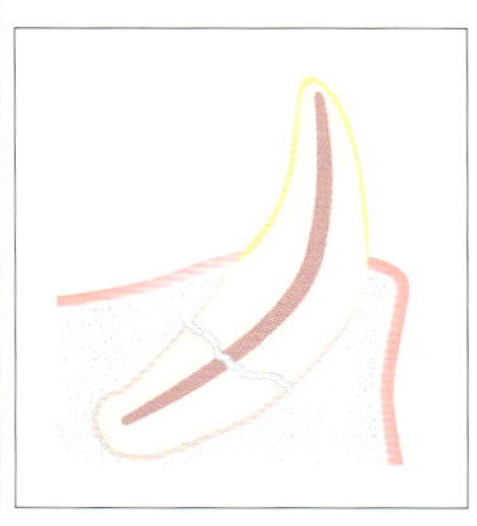

b．右上顎第 1 切歯，左上顎第 1，2 切歯歯根が歯頚部で破折しており(←)，歯冠よりの歯根破折であるために抜歯適応である。

2-17 露髄を伴った破折乳歯

乳歯の時期に露髄を伴った乳歯は，露髄部から細菌が入り込み，根尖周囲病巣を生じ，さらに後継歯である永久歯の**歯胚**に損傷を与える可能性が高く，正常な永久歯の萌出が妨げられたり，永久歯の形態異常や形成異常となるおそれがある。そのため，露髄を伴った破折乳歯を認めた場合，早急に抜歯する必要がある(**図 28**)。

■歯胚
歯や歯周組織のもととなるもので，細胞増殖をくり返し象牙質の基質，それを覆うエナメル質が形成されて歯の外形が完成される。神経などは象牙質に囲まれる段階で歯髄とよばれるようになる。

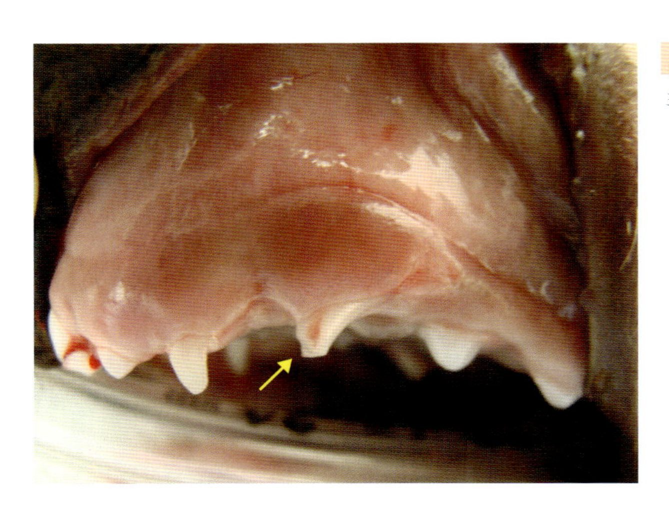

図 28 露髄を伴った破折乳歯

ミニチュア・ダックスフンド，4 カ月齢，雌

a．左上顎乳犬歯において露髄を伴った破折を認める(←)。

(次ページへつづく)

b．口腔内Ｘ線検査。左上顎乳犬歯歯根（←）の吻側に永久犬歯歯胚（◀）が，尾側に第２永久前臼歯歯胚（◁）が確認できる。

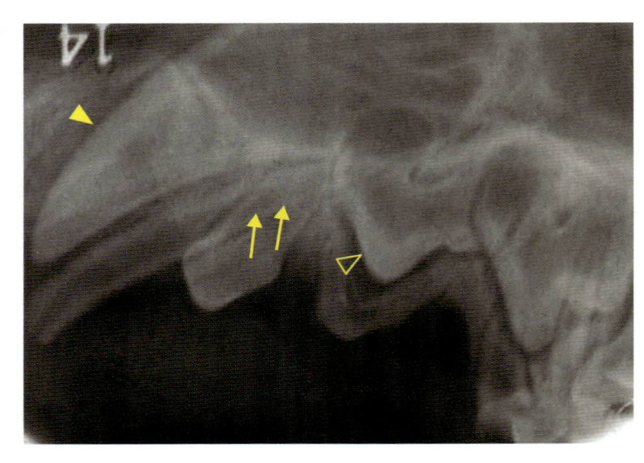

2-18　挺出

歯の挺出は歯の過剰萌出のことであり，歯が伸びたようにみえる（**図 29**）。上下顎犬歯で多く発生し，挺出を認めた犬歯部の歯槽骨は膨隆するが，これは歯槽骨炎と**骨縁下ポケット**を伴う歯周炎による影響が考えられる。挺出は，特に高齢の猫の上顎犬歯において比較的よくみられる。

通常，歯槽骨炎は両側性に認められるが，片側性であることもある。品種や性別を問わず認められる。骨縁下ポケットを伴う垂直骨吸収を示すことが多い。過剰萌出により口唇に損傷を与えたり，進行すると歯の動揺から脱落に至ることや口腔鼻腔瘻を形成したりすることもある。

診断は，歯周プローブによるポケットの深さだけでなくアタッチメントロスも考慮して歯周病を評価し，また口腔内Ｘ線検査により歯根の安定性を評価することで行う。

治療は，歯周組織の破壊が軽度の場合，スケーリング（歯垢・歯石の除去），**ルートプレーニング**，**キュレッタージ（歯肉縁下掻爬）**を行う。重度の歯周病が存在する場合や犬歯の挺出が重度である場合は，抜歯後に歯肉粘膜フラップを作成して抜歯窩を閉じる（CHAPTER-6 の図 51 参照）。上顎犬歯における抜歯では，頬側歯槽骨を多く切削することにより上顎の頬が内側に軽度に入り込むようになる。これにより同側の下顎犬歯が上顎の皮膚に当たることがあるため，その場合は下顎犬歯では**断髄**などの処置を行う必要がある。

■骨縁下ポケット
歯周ポケットにおいて，ポケット底部が歯槽骨縁より下方にあるものを骨縁下ポケットという。逆に，歯槽骨縁より上方にあるものを骨縁上ポケットという。これらは歯肉切除術（歯肉壁を外科的に切除してポケットを除去する歯周外科処置）を適応する際の判断基準となる。骨縁下ポケットでの歯肉切除術は禁忌である。

■ルートプレーニング
歯周病細菌除去療法。歯周ポケット深部に入り込んだ歯石や細菌を除去した後，キュレットを用いて根面を滑沢にすること。

■キュレッタージ（歯肉縁下掻爬）
CHAPTER-3，p80 を参照

■断髄
歯髄の一部を除去すること。

図 29　歯槽骨炎を伴う上顎犬歯の挺出

日本猫，10 歳齢，避妊雌
※本症例は CHAPTER-6 の図 51「上顎犬歯の抜歯」で，抜歯～フラップ作成の手順を紹介している。

a．左上顎犬歯の挺出と膨隆した歯肉，そしてその歯頚部には歯垢・歯石の付着を認める。右上顎犬歯も軽度の挺出がみられる。

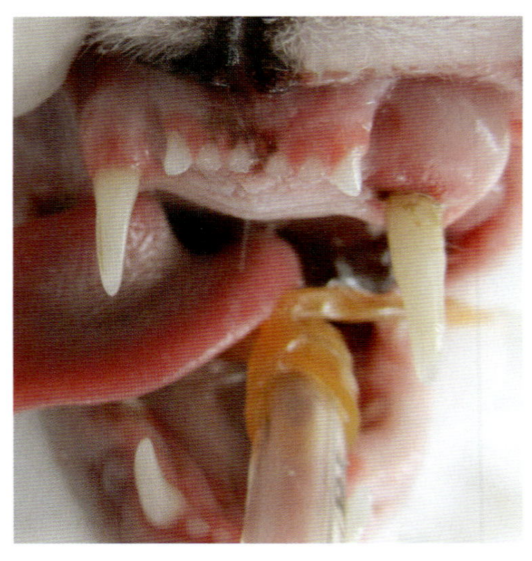

（次ページへつづく）

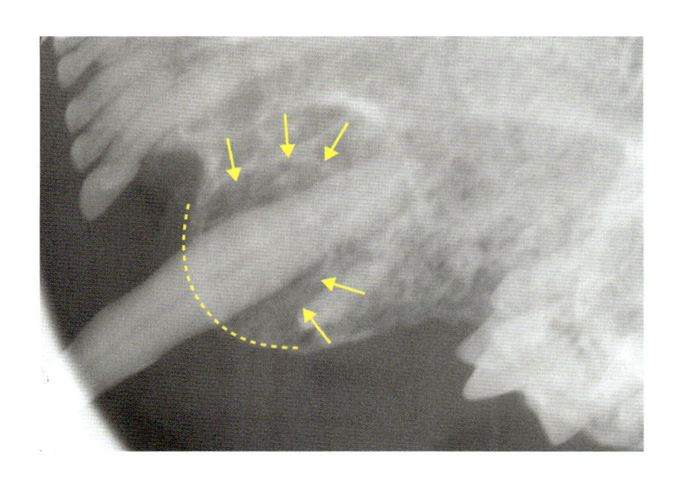

b．口腔内 X 線検査。左上顎犬歯の挺出と歯槽骨の膨隆（点線）および深い骨縁下ポケット（←）を認める。

2-19　口腔内化膿性肉芽腫

口腔内化膿性肉芽腫は，特に猫（メインクーン，マンチカン，スコティッシュフォールド，ミヌエット，ブリティッシュショートヘア）の上顎第 4 前臼歯近心咬頭（こうとう）による下顎組織への損傷によって下顎第 1 後臼歯の頬側歯肉粘膜部に形成されることがあり，両側性に生じることが多い。歯肉，頬粘膜，舌，口唇などに生じる有茎性で，発赤，出血がみられる（**図 30**）。通常，損傷部位に急速に生じるので損傷に対する組織反応と考えられる。

この病変は扁平上皮癌をはじめとする悪性腫瘍との鑑別を要するため，診断では臨床所見の他，生検および病理組織学的検査を実施する。

治療には病変部の外科的切除および刺激となっている原因の除去（上顎第 4 前臼歯の抜歯など），あるいは歯冠形態の修正処置を行う。上顎第 4 前臼歯が下顎第 1 後臼歯の頬側歯肉粘膜部に当たる原因は明らかではないが，頭蓋の形態の特徴や咬み合わせの不均衡，あるいは歯の位置の異常などが考えられる。

■咬頭
歯 1 本 1 本の山のことで歯の高い部分をいう。谷になる部分は窩，つまり低い部分をいう。通常，咬頭の歯頚部に根分岐部が存在する。

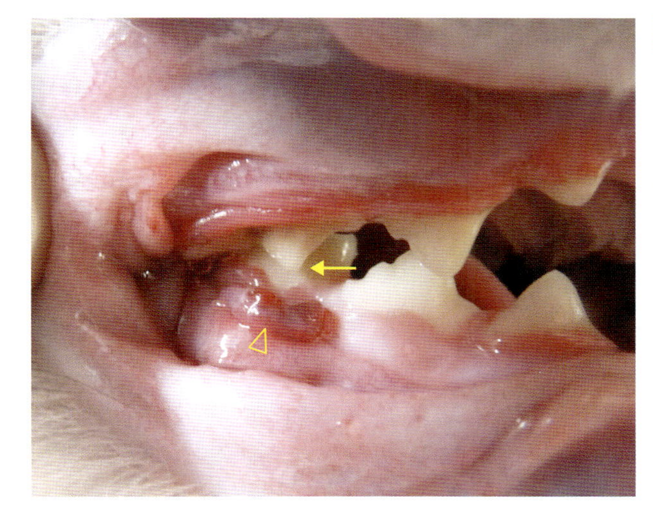

図 30　口腔内化膿性肉芽腫

メインクーン，去勢雄，11 カ月齢
右下顎第 1 後臼歯の頬側歯肉および歯槽粘膜に肉芽腫を認める（◁）。本症例は，右上顎第 4 前臼歯近心咬頭（←）が下顎組織に当たることによって生じた肉芽腫であった。本症例では対側（左側）にも同様の肉芽腫を認めた。

2-20 若年性歯周病

若年性歯周病は，永久歯萌出後に歯肉に炎症がみられる疾患であり，増殖性歯肉炎と若年性歯周炎に分類される[13]。いずれも原因は判明していないが，ソマリ，シャム，メインクーンの猫に多いことから遺伝的素因が考えられている。この発症は，乳歯と永久歯の交換時期に多い。

●増殖性歯肉炎（図 31）

通常，歯肉に限局した増殖性歯肉炎として発症することが多く，疼痛はほとんどなく，口臭がよく認められる。アビシニアン，ペルシャの猫に多い。この疾患は，早期に数回にわたる歯垢・歯石除去と歯磨きを主体としたデンタルケアならびに増殖歯肉の切除を行わなければ重度の歯周病に進行していく。

●若年性歯周炎

歯垢・歯石の急速な増殖を示し，歯槽骨の吸収も顕著となり，深い歯周ポケットと根分岐部病変を認めるようになる。歯垢・歯石除去やデンタルケアだけでは治癒困難であることが少なくない。通常，有痛性の歯周炎が認められ，シャム，メインクーンなどの猫に好発する。

これらは，治療を適切に行うことで炎症に対する感受性が2歳齢で低下していくため[13]，生後2年間での適切な治療がきわめて重要である。しかし，これらの治療に反応が弱い場合は，罹患部の歯の抜歯を行うことが勧められる。

図 31 増殖性歯肉炎

メインクーン，7カ月齢，雌

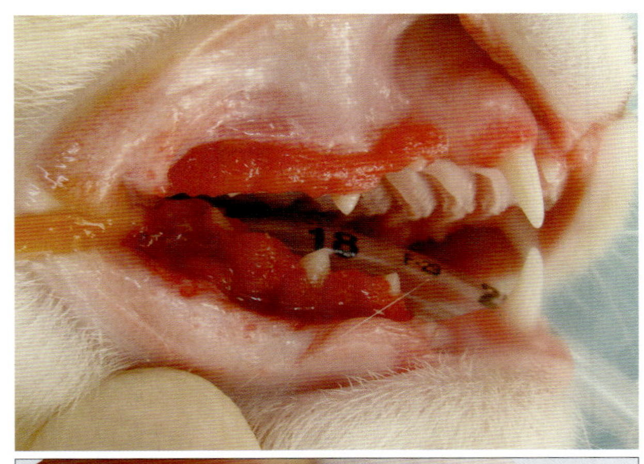

a．臼歯部歯肉の腫脹と発赤が著しい。歯磨きを行っていたが，治癒しなかったために歯垢・歯石除去と増殖歯肉を切除した。

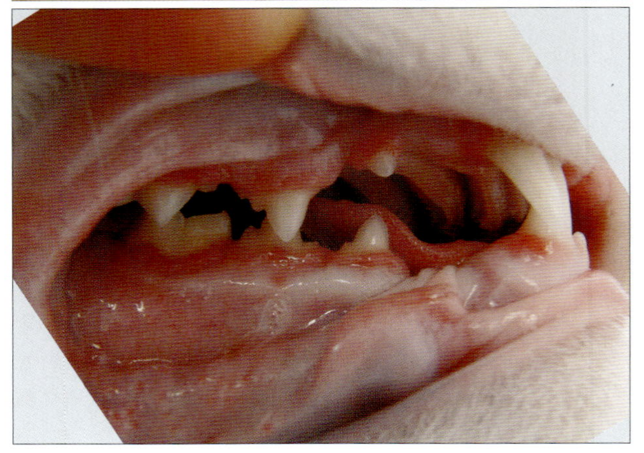

b．歯肉切除1カ月後。ほとんど正常な歯肉に改善した。

2-21 潰瘍性歯周口内炎

歯垢の付着した歯に接触する口腔粘膜に病変を生じ,「キッス性潰瘍」ともよばれる接触性潰瘍病変が特徴的である。特に上顎犬歯および上顎第4前臼歯に接する口腔粘膜あるいは舌の外側縁に認められることが多く,ほとんど左右対称性である。重度の場合は開口することが困難になることもある。

治療はスケーリングによる歯垢・歯石除去後,口腔衛生管理を行うが,重度の場合は潰瘍病変に接している歯の抜歯を行う。マルチーズ,キャバリア・キング・チャールズ・スパニエル,コッカー・スパニエル,ミニチュア・シュナウザーが好発犬種として報告されている。

■参考文献

1. Holmstrom SE. 11章 高齢の犬および猫の獣医歯科学. *In*: サンダース ベテリナリー クリニクスシリーズ Vol.8-3, 高齢動物の医学, 長谷川篤彦 監訳, pp161-175, インターズー, 2013.
2. American Veterinary Dental College. Veterinary Dental Nomenclature, Available from: www.avdc.org/
3. Hennet P. Chronic gingivo-stomatitis in cats: long-term follow-up of 30 cases treated by dental extractions. *J Vet Dent* 14, 15-21, 1997.
4. Bellei E, Dalla F, Masetti L, et al. Surgical therapy in chronic feline gingivostomatitis(FCGS). *Vet Rec Commun* 32, 231-234, 2008.
5. Lobprise HB. 第49章 歯の吸収病巣：猫. *In*: 小動物臨床のための5分間コンサルト 診断治療ガイド 歯科学, 第2版, 藤田桂一 監訳, pp297-304, インターズー, 2014.
6. Verstraete FJ, Kass PH, Terpak CH. Diagnostic value of full-mouth radiography in dogs. *Am J Vet Res* 59, 686-691, 1998.
7. Gorrel C, Larsson A. Feline odontoclastic resorptive lesions: unveiling the early lesion. *J Small Anim Pract* 43, 482-488, 2002.
8. Lyon KF. Subgingival odontoclastic resorptive lesions. Classification, treatment, and results in 58 cats. *Vet Clin N Am Small Anim Pract* 22, 1417-1432, 1992.
9. 藤田桂一. 第7章8. 歯の吸収病巣. *In*: 猫の診療指針 Part2, 石田卓夫 総監修, pp349-354, 2018, 緑書房.
10. DuPont GA. Radiographic evaluation and treatment of feline dental resorptive lesions. *Vet Clin Small Anim* 35, 943-962, 2005.
11. 山本俊郎, 金村成智. 歯周病と糖尿病および糖尿病性合併症の関連性に関する基礎的・臨床的研究. 日歯周誌 48(2): 101-105, 2006.
12. No autors. Consensus report. Periodontal diseases: epidemiology and diagnosis. *Ann Periodontal* 1, 216-222, 1996.
13. Wiggs RB, Lobprise HB. Veterinary Dentistry: Principles and Practice. Lippincott-Raven, Philadelphia, 1997.

CHAPTER 3

歯科治療の前にクリアすべきこと

CHAPTER 3 歯科治療の前にクリアすべきこと

スケーリング(歯垢・歯石除去)および抜歯を行うにあたって，考慮すべき事項や疾患があることをCHAPTER-2で述べた。これらの治療はその他の歯科治療と同様に全身麻酔下で行うべきものであるため，まず全身麻酔が可能か否かの判断が必要となる。しかし歯のクリーニングと称して一部のトリミングショップ，ペットショップあるいは動物病院において，無麻酔の状態でハンドスケーラーを用いたスケーリングが行われている。スケーリングは正しい方法で行わないと再び歯垢・歯石が付着しやすくなり，そして何よりも，無麻酔での処置は禁忌であり，本章ではこれについても言及する。

抜歯は，歯周病以外でも様々な疾患で適応となることがあるが，その際も当然ながら全身状態を考慮し，最小の侵襲で効率よく，適切な方法で行う必要がある。抜歯では出血を伴うために，特に術前の血液凝固系検査は必須である。また，特に外科的抜歯(歯の切断，粘膜歯肉フラップ形成，歯槽骨切除を含む)の場合には，単純抜歯に比較して術後の疼痛が大きいため疼痛管理も重要となる。そのため抜歯後に生じる様々な合併症も理解しておくべきであり，可能な限り合併症を引き起こさないような抜歯法を習得することが重要である。

本章では，歯科治療を行うにあたって注意すべき諸問題について解説する。

Point
- □全身麻酔の可否
- □年齢や基礎疾患などの全身状態の評価
- □治療方法の検討
- □疼痛管理と合併症の考慮

1 ● 無麻酔での処置は禁忌である

通常，歯周病の程度により治療法は決定されるが，歯周病を治療するにあたり考慮すべき重要な問題が麻酔である。歯科治療は必ず全身麻酔下で行い，無麻酔での治療は禁忌である(**図1**)。特に，中程度～重度の歯周病の動物において，無麻酔での治療

図1 無麻酔でハンドスケーリングを受けていた犬

マルチーズ，7歳齢，避妊雌

a．飼い主が自宅で，毎日ハンドスケーラーを用いて歯垢・歯石の除去を行っていた。依然，口臭があるという主訴で来院した。全体的に歯垢・歯石付着と歯肉の腫脹・発赤は軽度であった。

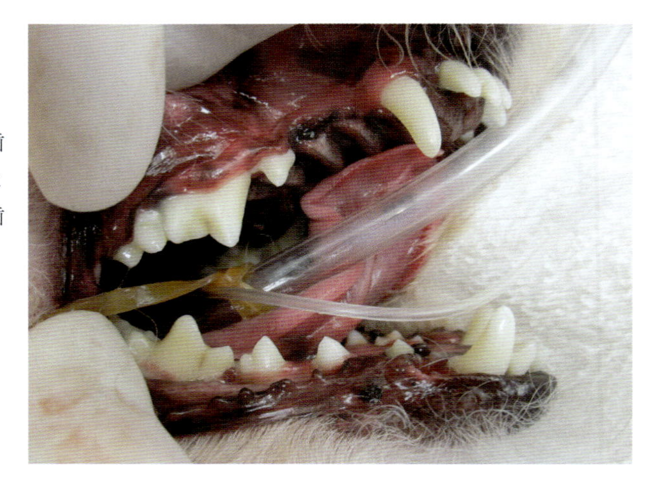

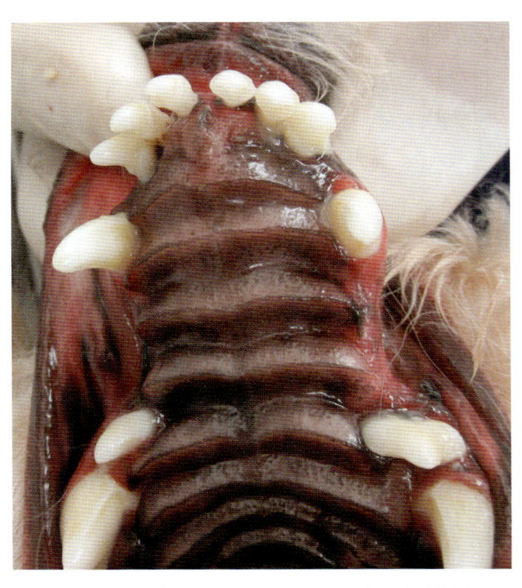

b．上顎歯口蓋側の歯周ポケット内には重度の歯垢・歯石付着が認められた。なお，左右上顎第３前臼歯は回転している。

c～f．口腔内Ｘ線検査。ほとんどの歯槽骨において吸収が顕著であった（←）。

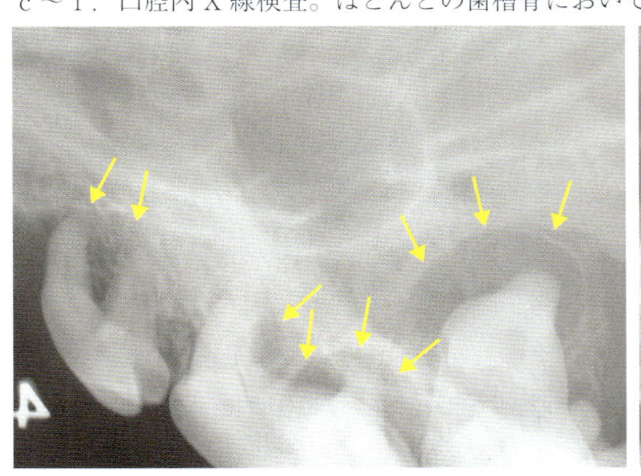

c．右上顎臼歯部

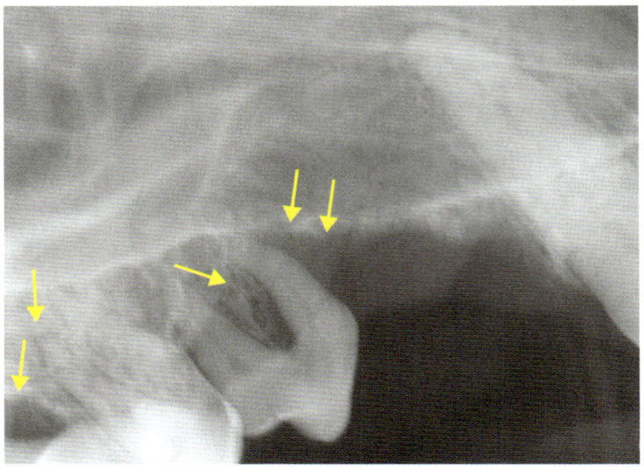

d．右上顎犬歯～臼歯部

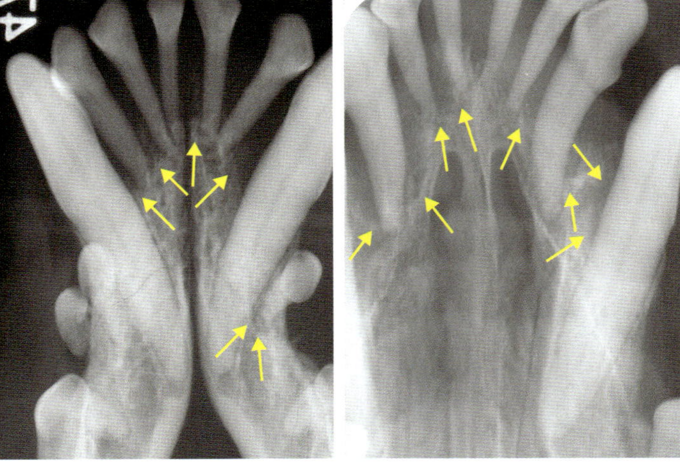

e．下顎切歯～犬歯部

f．上顎切歯～犬歯部

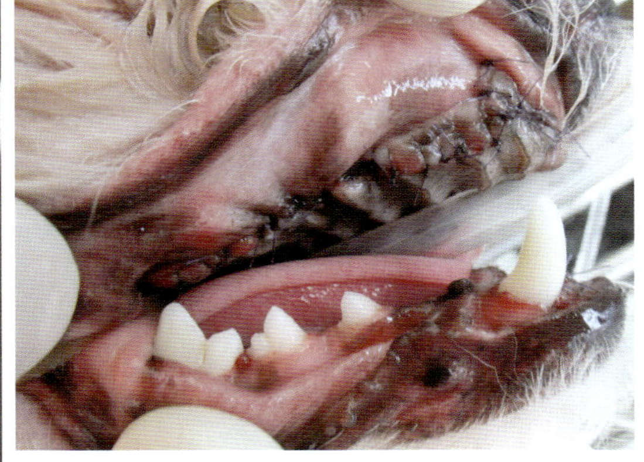

g．本症例は下顎歯をわずかに残して，上顎歯すべてが抜歯対象となり，合計23本を抜歯した。

は不可能である。重度の歯周病の症例では多くの抜歯をせざるを得ないことも多く，麻酔が長時間に及ぶこともある。無麻酔でのスケーリングがなぜ禁忌であるかは，アメリカ獣医歯科学会における意見書で述べられており，その理由は①～④のとおり[1,2]で，その他⑤～⑦のことも考えられる。

●①～④：アメリカ獣医歯科学会における意見書で述べられている理由

①歯石は歯面に強固に付着しており，超音波あるいは音波スケーラーと先端の縁が鋭利なハンド器具を効果的に使用しなければ，スケーリングを行うことができない。無麻酔での処置では，動物が少しでも頭を動かすと口腔組織に損傷を与えてしまったり，動物が反応して術者を咬んでしまったりすることもあり得る。

②専門的なスケーリングには，歯肉縁の上下を含む歯面の歯垢・歯石の除去と歯の研磨が含まれる。最も重要なことは，歯周病が活発な部位である歯肉ポケットや歯周ポケットの歯面の歯垢・歯石を除去することである。人医療では訓練された専門技術者がスケーリングを行い，かつ患者の協力もあるために麻酔なしでも効果的に実施できる。

しかし無麻酔状態の犬と猫では，すべての歯の歯肉下の部位を網羅することは不可能である。また肉眼でみることのできる歯垢・歯石を除去するだけでは，動物の健康にほとんど効果はない。

③カフ付きの気管チューブを使用した吸入麻酔には，3つの重要な利点がある。動物は意識がないため処置に対し受動的となり，検査や処置の間の疼痛が取り除かれ，誤嚥による気道や肺への影響を防ぐことができる。

④詳細な口腔内検査は，専門的なスケーリングの実施において重要である。動物が無麻酔の状態であると詳細な口腔内検査は不可能であり，また舌に面した歯面を観察することができず，疾患や疼痛を伴う部位を見逃すことが多い。

●⑤～⑦：その他に考えられる理由

⑤無麻酔の状態では，口角が邪魔をして上下顎臼歯部のスケーリングが困難になる。

⑥臼歯部歯槽骨における重度の垂直骨吸収のある症例では，特に無麻酔で動物が非協力的であると，医原性の上下顎骨骨折を引き起こす危険性がある。

⇨医原性顎骨骨折
CHAPTER-6
「7-5 医原性顎骨骨折」を参照

⑦無麻酔の状態でスケーリングを行うことは動物に恐怖心や不快感，疼痛を与え，その後の最も大切なデンタルケアが困難となる。

2 ● 高齢による生理的変化

2-1 高齢の定義

重度の歯周病に罹患した動物は高齢であることが少なくない。そのため生理的な退行性変化に関して把握しておく必要がある。ただし犬の場合の高齢の定義は，すべての犬種で絶対値として考えるのではなく，小型犬の寿命と大型犬の寿命が異なるように，各犬種の平均寿命に対する割合（通常，約75～80％）で考えることが提唱されている[3]。猫に関しては，室内飼いまたは外に出るか否かの飼育環境，雑種や純血種の種類によって平均寿命は左右されるが，犬と同様に一般的にいわれる平均寿命に対する割合で考えるとよいであろう。

2-2 麻酔による合併症

高齢の動物の場合，麻酔により合併症（低血圧，徐脈，低酸素症，覚醒遅延など）を引き起こす可能性が高くなる[3]。実際，12歳齢以上の高齢動物において麻酔中に死に至る危険性は加齢とともに増し，それ以下の年齢の動物の7倍にもなる[3]。したがって，高齢の犬や猫に全身麻酔を行うにあたり，処置前に循環器系および肺，腎臓，肝臓，中枢神経系，代謝などの状態を十分に把握し，歯科治療が可能か否かを判断する[3]。

高齢動物では循環血液量は減少し，圧受容器の活動が低下して血液循環の時間と迷走神経の緊張が増加する[3]。**肺胸郭コンプライアンス**が低下して肋間筋が萎縮すると肺胞の伸縮性も低下し，その結果，動脈血酸素濃度が低下する[3]。また，腎機能の低下を示す症例も比較的多くなる。腎血流量も低下して糸球体濾過量が減少し，ナトリウムと水の保持が困難となり，レニン－アンギオテンシン系の反応性が低下し，過剰な輸液や電解質の異常によって肺水腫や心不全もみられるようになる[3]。

■肺胸郭コンプライアンス
肺や胸郭の膨らみやすさを表す。コンプライアンスが低い＝肺や胸郭が膨らみにくい状態を指す。

肝臓では利用できる肝酵素が減少することと，加齢による心拍出量の低下により肝内血流量も低下する。そのため肝臓で代謝されて排出される薬物量も減少する[3]。したがって薬物の作用時間が延長し，麻酔からの覚醒遅延が生じる[3]。さらに加齢に伴って筋肉量と体内水分量は減少する一方で，脂肪は増大することにより，吸入麻酔における脂溶性および水溶性薬物の分布が変化する[3]。

また基礎代謝率の低下により低体温を招きやすくなり，その結果，不整脈，血液凝固能の低下，最小肺胞濃度の減少および感染の危険性が増大するようになる[3]。

以上のことを考慮し，可能な限り高齢の犬や猫への負担を小さくして麻酔下で歯科治療を行う必要がある。

3 ● 考慮すべき基礎疾患

歯科治療を希望された犬や猫のうち，諸検査における結果で様々な異常を示す症例は少なくない。特に一般血液検査における貧血，血液化学検査における肝酵素の上昇，慢性腎臓病と思われる検査結果（猫に多い），心雑音の聴取，X 線検査で気管虚脱などの異常が多い傾向にある。また，糖尿病や副腎皮質機能亢進症（クッシング症候群），甲状腺機能低下症に遭遇することもある。

以下に，これらの疾患に罹患した症例に対して歯科治療を行う際の対処法を述べる。

3-1 貧血のある場合

3-1-1 病態および術前の評価

重度の歯周病に罹患した犬や，重度の歯肉口内炎に罹患した猫では，慢性炎症に起因したと考えられる非再生性貧血を認めることが少なくない。その場合は通常，犬では赤血球容積比（PCV）35％程度で推移していることが多い。加えてこのような症例では多くの抜歯が必要であり，抜歯による失血に伴いさらなる貧血が予想される。重篤な症例では，術前と術後で PCV 値が約 10％以上も低下することがあるため，可能な限り術前に PCV 値を正常に近い状態にしておく必要がある。

また，これら慢性炎症のある症例では，炎症性サイトカイン（IL-1，IL-6，TNF-α など）が腎細胞のエリスロポエチン（EPO）の産生を低下させ，赤血球前駆細胞のエリスロポエチンレセプターの発現を低下させることで，EPO に対する反応性が低下する。さらに，肝臓で産生されるヘプシジン（細網内皮系から鉄放出と鉄吸収を直接抑制するペプチドホルモン）が放出されることで血清鉄濃度が低下する。これらの作用により赤血球の産生が低下して貧血に至る。

3-1-2 エリスロポエチン製剤の投与，輸血

上記の理由から，慢性炎症のある症例にはEPO製剤の投与が有効である。当院では歯科治療前に，持続型赤血球造血刺激因子(ESA)製剤であるダルベポエチン アルファ(遺伝子組換え)製剤を1週間または10日の間隔(犬：0.5～1.0 μg/kg，猫：1.0 μg/kg)で皮下投与することがある。1回の投与で，犬ではPCV値が40％台に，猫では約30％台に増加していれば，その時点で治療が可能と判断している。また，遺伝子組換えヒトエリスロポエチン(rHuEPO)製剤(犬・猫：50～100 IU/kg，週3回)の皮下投与を行ってもよい。

しかし，ダルベポエチン アルファ(遺伝子組換え)製剤を2～3回皮下投与してもPCV値が上昇しない場合には，輸血を行ってから歯科治療を実施することもある。注意しておきたいのは，PCV値が上昇しないからといってダルベポエチン アルファ(遺伝子組換え)製剤の投与を延々と行ってはならない点である。というのは，このESA製剤の持続投与により，抗EPO抗体が産生されることで，この製剤の効果がなくなるばかりでなく，最終的に赤芽球癆に至ることもあるからである。

3-1-3 抗生剤，消炎剤の投与

慢性炎症による貧血の場合，術前から抗生剤や消炎剤の投与を行う。症例によっては，術前にダルベポエチン アルファ(遺伝子組換え)製剤を使用せず，抗生剤のみを数週～数カ月間投与することでPCVが上昇することもある。

3-2 慢性腎臓病のある場合

高齢の猫では慢性腎臓病に罹患していることが多い。猫では，重度の歯周病の他に歯の吸収病巣や歯肉口内炎，さらには歯の挺出およびそれに伴う歯槽骨炎がみられることもある。そして多くの場合，これらのいくつかの疾患は併発しており，抜歯適応となる歯が多い。また犬でも，特に高齢の歯周病罹患犬において慢性腎臓病に罹患していることがある。

したがって慢性腎臓病に罹患した動物の歯科治療は，2017年のIRISによる慢性腎臓病(CKD)の病期分類と，蛋白尿と血圧に基づくサブステージ(二次分類)を参考に実施する(**表1**)[4,5]。すなわち，血清クレアチニン(Cre)，血中尿素窒素(BUN)の値，対称性ジメチルアルギニン(SDMA)，超音波検査での腎臓の構造，血圧測定，尿中蛋白クレアチニン比(UPC)，尿比重などを検査して病期を分類する。

■ **IRIS**
International Renal Interest Society(国際獣医腎臓病研究グループ)。

3-2-1 術前の対処

症例の状態により，高血圧や蛋白尿のある場合にはレニン－アンギオテンシン系阻害剤(ACEI)や腎臓療法食(食事中のリン，ナトリウム制限など)，カルシウム拮抗薬の投与を考慮する。血中リン濃度が上昇した症例にはリン吸着剤の投与，尿毒症性毒素(尿毒素)を低減させるためには活性炭(毒素吸着剤)の投与，そして脱水には輸液などで対処する。そして当院では，可能な限りCreやBUNの値を正常域もしくは正常域に近い値(ステージ1あるいはステージ2)にしてから，全身麻酔下で歯科治療を行うようにしている。

表1 IRISによる慢性腎臓病(CKD)の病期分類および蛋白尿と血圧に基づくサブステージ(二次分類)[4,5]

IRIS分類	Cre (mg/dL)		SDMA (μg/dL)	BUN (mg/dL)	尿比重	症状
	猫	犬	犬・猫	犬・猫	犬・猫	
ステージ1	＜1.6	＜1.4	＞14	異常なし	1.028～1.050	腎臓の異常(濃縮能の低下，触診による腎臓の異常)
ステージ2	1.6～2.8	1.4～2.0	＞14	軽度上昇	1.017～1.032	軽度の臨床症状(多飲多尿など)，もしくは臨床症状なし
ステージ3	2.9～5.0	2.1～5.0	中等度上昇	中等度上昇	1.012～1.021	様々な臨床症状
ステージ4	＞5.0	＞5.0	顕著な上昇	重度上昇	1.010～1.18	猫：集中治療が必要 犬：全身性の臨床症状の発現，尿毒症の危険性が増加

※ボディコンディションスコアが低いステージ2の患者で，SDMAが25 μg/dL以上の場合，腎機能の低下が過小評価されている可能性があるため，ステージ3とする。
※ボディコンディションスコアが低いステージ3の患者で，SDMAが45 μg/dL以上の場合，腎機能の低下が過小評価されている可能性があるため，ステージ4とする。

蛋白尿によるサブステージ	UPC	
	猫	犬
非蛋白尿	＜0.2	＜0.2
境界域蛋白尿	0.2～0.4	0.2～0.5
蛋白尿	＞0.4	＞0.5

動脈圧によるサブステージ	収縮期血圧 (mmHg)	将来の標的器官へのダメージリスク
	猫・犬	猫・犬
正常血圧	＜140	最小
境界域高血圧	140～159	低
高血圧	160～179	中
重度高血圧	≧180	高

3-2-2 術中(腎前性乏尿，腎虚血)の対応

術中は麻酔薬の濃度依存性に全身血圧が低下することで，全身性血流量は低下するが，特に抜歯においては出血を伴うことで循環血液量も低下する。そのため血液量の低下によって腎前性乏尿になりやすく，尿細管の機能低下により濃縮尿を産生する。したがって，十分な輸液を行いながら歯科治療を行うべきである。

また全身麻酔下での歯科治療そのものによるストレスは，カテコールアミン，レニン，バソプレッシン，アルドステロンの分泌を上昇させる。これにより腎血管が収縮して腎虚血になることがあるため注意が必要である。

3-2-3 腎性貧血がみられる場合の対処

慢性腎臓病の症例の中でも特にIRISステージ3以上の犬や猫では，腎細胞のエリスロポエチン(EPO)の産生低下ならびに尿毒素による貧血，赤血球膜の脆弱化や寿命短縮，血小板機能障害による出血傾向を引き起こすことがある。さらに食欲低下による鉄，アミノ酸，ビタミンなどの不足に伴い貧血が進行する。したがって，腎性貧血がみられる場合のEPO製剤［ダルベポエチン アルファ(遺伝子組換え)製剤や遺伝子組換えヒトエリスロポエチン製剤］の投与は理にかなっている(前述)。また，術後もしばらく補液を行うとよいであろう。

3-3　心疾患のある場合

3-3-1　心疾患の評価

中年齢～高齢の小型犬では，僧帽弁閉鎖不全症に罹患しているケースが比較的多くみられる。CHAPTER-1［5-2-1 歯周病と全身性疾患の関連を示唆する報告］で詳しく述べているが，歯周病原性細菌が僧帽弁閉鎖不全症の発症に関与している可能性が示唆されていることからも，僧帽弁閉鎖不全症の症例では口腔内の管理がきわめて重要と考えられる。

心雑音や不整脈を認めた症例に対しては，胸部X線検査はもちろんのこと，心電図検査および心エコー検査を行い，必要によってはアトロピン負荷試験を行う。このように僧帽弁閉鎖不全症の程度を把握し，歯科治療を実施できるか否かを判断すべきである。

3-3-2　手術の可否の判断

病態によって手術の可否を判断する際は，犬の慢性心臓弁疾患の診断と治療ガイドラインによる心不全分類（ACVIM consensus statement）を参考にする（**表2**）[6]。これは2009年に**アメリカ獣医内科学会**の獣医心臓病学専門医会におけるコンセンサス委員会により発表されたガイドラインである。

■アメリカ獣医内科学会
American College of Veterinary Internal Medicine（ACVIM）。

ステージAおよびBの場合であれば，全身麻酔は可能と筆者は判断している。ただし，これらのステージであっても麻酔のリスクは低くないことを十分に飼い主に伝えてから歯科治療を行う。ステージCの場合は基本的に歯科治療を勧めないが，口腔内検査の結果，動物のQOLが著しく損なわれていると判断した場合には，十分にインフォームド・コンセントをした上で実施するか否かを検討する。ステージDでは治療は行わない。

表2　犬の慢性心臓弁疾患の診断と治療ガイドラインによる心不全分類[6]

ステージA
心疾患を生じるリスクはあるが，まだ器質的心疾患を発症していない段階。この段階では注意深いスクリーニングが推奨され，僧帽弁閉鎖不全の早期発見を啓発する意味合いが盛り込まれている。
ステージB
器質的な心疾患は存在する（僧帽弁閉鎖不全の心雑音を聴取する）。心不全による臨床徴候を発症していない段階。さらにB1とB2に分類される。
B1：器質的心疾患が存在するが，無徴候で，X線検査や心エコー検査において心臓リモデリングは認められないもの。
B2：無徴候であるが，血行動態的に重度な僧帽弁閉鎖不全があり，X線検査や心エコー検査において容量負荷による左心系拡大が認められるもの。
ステージC
過去にあるいは現在，僧帽弁閉鎖不全の心不全による徴候を呈したことがある，あるいは呈している段階。治療により症状が消失しても，分類としてBに戻ることはなくCにとどまる。
ステージD
進行した僧帽弁閉鎖不全で心不全の臨床徴候があり，標準的な心不全治療に難治的な段階。

3-3-3 揮発性麻酔薬の副作用について

通常，揮発性麻酔薬の副作用として末梢血管を拡張させ，心収縮力および心拍出量を濃度依存性に低下させる。そのため揮発性麻酔薬の使用においては，濃度依存性に低血圧を招き，腎血流量と糸球体濾過率を低下させる可能性がある。したがって心疾患のある症例では，これらのことを十分に把握して心電図，血圧，動脈血酸素飽和度(SpO_2)，終末呼気二酸化炭素分圧($ETCO_2$)を測定し，その都度対処できるようにしておくことが肝要である。

3-4 気管虚脱のある場合

全身麻酔下での歯科治療の術前検査として胸部X線検査を行うと，中年齢～高齢犬，特にポメラニアン，ヨークシャー・テリア，トイ・プードル，マルチーズなどで気管虚脱を認めることが比較的多い。

3-4-1 病態の評価および術前の対処

気管虚脱が疑われる場合は，伏臥位で頭部を後方に向けて喉頭部を前方に押し出すように上方から撮影する方法(スカイビュー)により，扁平化した気管陰影を描出するように撮影する。

気管虚脱が中程度～重度であった場合，筆者は気管支拡張剤テオフィリン(10 mg/kg，1日2回)と抗生剤を，歯科治療前の約1週間，経口投与するよう指示することが多い。しかし，この薬剤は抗炎症作用もあり気管支には効果を示すが，気管そのものを拡張させる作用はない。

また，アレルギー性の体質による気道における過敏症，咽頭や喉頭，気管，気管支に対する抗炎症作用を期待してステロイド(プレドニゾロン 0.5～1.0 mg/kg)を数回程度，皮下／経口投与することもある。ただし高濃度でのステロイドの長期投与は，歯科治療を行った際に歯肉の癒合不全を生じる可能性があるため注意する。あわせて生活環境の整備も必要であり，家族に喫煙者がいる場合は動物の前での喫煙を控えるようにしてもらい，また埃の発生を最小限にするなどの対策をとるようにしてもらう。

さらに肥満傾向の動物では，体重を管理して減量することを勧める。

3-4-2 手術直前および術中の対処

特に気管虚脱が重度の場合，術中に気管チューブを挿管してカフを膨らませていても気管に口腔洗浄液や口腔内細菌が入り込む可能性があり，気管粘膜の浮腫を生じるおそれがある。筆者はこの場合，手術の直前にプレドニゾロン(0.5～1.0 mg/kg)を皮下投与している。

また歯科処置中は，気管チューブのカフの圧を強くせず，なおかつ長時間の処置に及ぶ場合は時々，気管チューブを少しずつずらしてカフの気管粘膜上の位置を変えるとよい。

➡体位変換時の気管チューブ
CHAPTER-3
「5-5-1 気管・気管粘膜の損傷を避ける」もあわせて参照

3-5 肝酵素の上昇がある場合

肝酵素の上昇がみられた場合は超音波検査を行うようにし，特に肝臓，胆嚢および副腎の大きさを確認する。

3-5-1 胆泥を認める場合

よくみられるのは，肝臓内に異常を認めず，胆泥を認める例である。胆泥を認めるだけであれば通常，経過観察かウルソデオキシコール酸を1～2週間投与してから歯科治療を実施することが多いものの，軽度であれば内科治療を行わないこともある。

3-5-2 ステロイド投与の有無

症例によってはALPのみが上昇している場合もあり，問診において犬ではステロイドを投与しているか否かも確認する。

3-5-3 高脂血症に関係した疾患が疑われる場合

高脂血症に関係する空胞性肝障害の可能性があれば，ウルソデオキシコール酸の投与と低脂肪食に切り替えて経過をみる。T-Cho，TG，T-Bilなどの数値と超音波検査により胆嚢粘液嚢腫などを否定することも大切である。

3-5-4 副腎皮質機能亢進症が疑われる場合

他の臨床症状として多飲多尿や腹囲膨満，皮膚の石灰化病変や左右対称性脱毛などが存在する場合は，特に副腎皮質機能亢進症(クッシング症候群)を疑い，超音波検査により左右副腎の大きさを測定する。副腎の大きさが6 mmを超えている場合にはACTH刺激試験に進む。実際，副腎皮質機能亢進症の症例に遭遇することがよくある(下垂体性副腎皮質機能亢進症：PDHが多い)。PDHと診断したら，しばらく副腎皮質機能亢進症の治療(トリロスタンの投与)を行い，症状がコントロールされた時点で歯科治療に進む。しかし，トリロスタンの治療を行っている症例ではコルチゾールが抑制されており，急激なストレスが危険因子となる。そのため歯科治療を行う2日前より投薬を中止する。

3-5-5 肝臓に腫瘤が確認された場合

超音波検査で肝臓に腫瘤がみられた場合は血液凝固系検査を行い，異常が認められなければ超音波ガイド下でのFNA，そしてCT検査などに進む。高齢犬では肝結節性過形成であることが多く，全身麻酔が可能と判断されたら歯科治療に進む。しかし転移性腫瘍や他の悪性腫瘍の疑いが高い場合は，原則として歯科治療を見合わせる。

3-5-6 門脈体循環シャントが疑われる場合

複数の肝酵素の上昇があり，門脈体循環シャント(PSS)の疑いがあれば胆汁酸の検査やアンモニア値，PSS特有の臨床症状がないかどうかを調べた上で，歯科治療が可能かを判断する。

3-5-7 甲状腺機能低下症が疑われる場合

正球性正色素性の非再生性貧血，T-Choの上昇，ALPの上昇などを認め，活動性低下や無気力および顔面の皮膚の肥厚などの症状がみられる高齢犬では甲状腺機能低下症を疑い，T4(サイロキシン)およびFreeT4(遊離サイロキシン)，あるいはTSH(甲状腺刺激ホルモン)の検査に進む。甲状腺機能低下症と診断された場合は，レボチロキシンナトリウムの投与を数週間続け，貧血や高脂血症，他の臨床症状が改善されてから歯科治療に進む。ただし，全身麻酔による歯科処置中は低体温を生じやすいため，十分な温風式加温装置を設置して行う。

3-6 血糖値の上昇がある場合

3-6-1 病態の評価

血糖値の上昇は次の疾患などでみられる(**表3**)。血糖値が高値の場合，真の糖尿病，ストレス，疼痛，犬のインスリン抵抗性を示すもの(発情，グルココルチコイドの投与，甲状腺機能低下症，肥満，慢性炎症，慢性腎臓病，褐色細胞腫，高脂血症など)，猫のインスリン抵抗性を示すもの(グルココルチコイドの投与，甲状腺機能亢進症，肥満，慢性炎症，慢性腎臓病，肝疾患，副腎皮質機能亢進症，高脂血症など)などを鑑別する。

犬・猫での糖尿病性ケトアシドーシス，犬の糖尿病性腎症や糖尿病性神経障害など，そして猫での糖尿病性末梢神経障害などの一般状態がよくない場合を除き，糖尿病であるからといって全身麻酔下での治療が不可能というわけではない。通常，犬であればインスリン依存性糖尿病がほとんどで，猫ではその約80%が人の2型糖尿病に類しているといわれている。糖尿病に関連したケトアシドーシス，脱水，電解質異常などの病態を示す症例では，糖尿病の病態を適確に把握し，糖尿病が改善可能な場合やコントロールが良好な場合には全身麻酔下での治療を行う。

表3 血糖値が高値の場合の鑑別

犬	猫
真の糖尿病	真の糖尿病
ストレス	ストレス
疼痛	疼痛
インスリン抵抗性を示すもの： 発情，グルココルチコイドの投与，甲状腺機能低下症，肥満，慢性炎症，慢性腎臓病，褐色細胞腫，高脂血症など	インスリン抵抗性を示すもの： グルココルチコイドの投与，甲状腺機能亢進症，肥満，慢性炎症，慢性腎臓病，肝疾患，副腎皮質機能亢進症，高脂血症など

3-6-2 術前および術中の血糖値測定

糖尿病と診断された症例のインスリン投与量が適切であるか否かを判定するために，食欲や元気の状態，飲水量，糖化アルブミンやフルクトサミンなどの糖化タンパクを測定する。また，可能であれば歯科治療の数日前の朝食後にインスリンを投与してもらい，3時間ごとに血糖値を測定して適切なインスリン量であることを確かめておく。このとき，約12時間持続する血糖値曲線を考慮して血糖値の最低値を評価するように注意する。そして後日，あまり日数をあけずに全身麻酔下での歯科治療を行う。

なお，歯科治療中も血糖値を頻繁に測定することで，適切に血糖値が維持できていることを確認する。

4 ● 治療法の選択とデンタルケアの状況

歯科治療の方法を選択する際，飼い主によるデンタルケアが今後期待できるか，また動物がそれに協力的であるかの見極めも重要なポイントとなる。歯周病の治療を受ける動物では，これまで飼い主によるデンタルケアが適切に行われてこなかったケースは多く，治療後にデンタルケアを改めて行うと約束できる飼い主は少ない。

治療方法は，主にスケーリング（歯垢・歯石除去），歯周外科，抜歯に分けられ，このうち歯周外科は，通常のスケーリングだけでは歯周病の治癒が得られない場合に適用される。例えば**キュレッタージ（歯肉縁下掻爬）**，歯肉切除術，歯肉整形術，歯肉粘膜フラップ，**組織再生誘導（GTR）**，**エナメルマトリックスデリバティブ（EMD）**などの方法があり，歯垢・歯石の病原因子や，歯周病変部の除去および改善を外科手術によって治療する方法である。

例えば，歯周病のステージが4の症例に対して，歯肉粘膜フラップを作成し，さらに垂直骨吸収を認めた部位に骨補填材を挿入して歯周組織の再生を図るべきか，あるいは抜歯をすべきか迷うときがある。その場合，筆者は飼い主のデンタルケアに対するモチベーションが高く，実際にケアができ，さらにケアに対して動物が協力的であれば歯周外科を選択している。反対に飼い主によるケアがほとんど期待できず，動物もケアに対して非協力的である場合には抜歯を選択している。実際の処置に入ってから抜歯すべきかの判断が必要な場合もあるため，処置中に飼い主と電話で連絡を取り合って，承諾を得て行う。

■キュレッタージ（歯肉縁下掻爬）
歯周外科治療の１つで，ポケットに面する炎症が強い上皮と結合組織を掻爬・除去して歯肉を根面に密着させて再付着させることを目的とする。
ポケット底部でキュレットの刃面を歯肉の軟部組織に向け，歯肉の外側を指で押さえてプルストロークする。

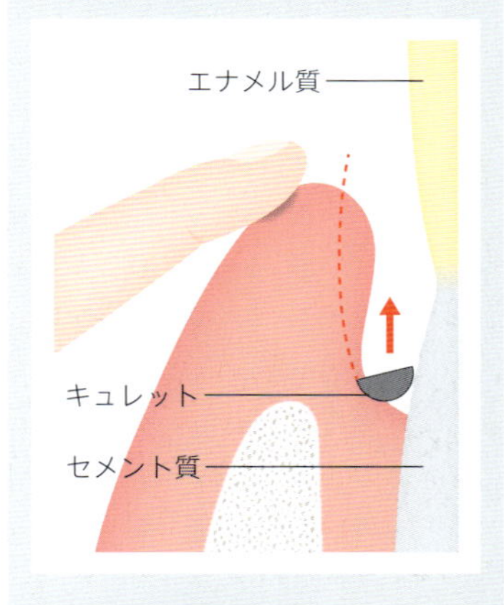

■組織再生誘導（GTR）
Guided Tissue Regeneration。主に歯周病によって歯周組織を喪失した歯の周囲を回復・再生させることにより治療する方法。骨移植，GTR膜の埋植，エナメルマトリックスタンパクを歯面に塗布する方法などが報告さている。

■エナメルマトリックスデリバティブ（EMD）
Enamel Matrix Derivative。組織再生療法で用いられる再生誘導材料の１つ。幼若ブタ歯胚組織から抽出・精製されたエナメルマトリックスタンパクを原料として商品化された。エナメルマトリックスタンパクが歯根面に沈着して未分化細胞の細胞増殖やセメント芽細胞への分化を促進し，セメント質形成が誘導されることを利用したものである。

5 ● 術中に考慮すべき諸問題

5-1　血液異常の有無

重度の歯周病に罹患している動物では抜歯適応となる歯が多い。本章の冒頭で述べたように，抜歯では出血を伴うため処置前の血液凝固系検査は必須かつ重要である。さらに抜歯処置の直前の凝固系検査で凝固系に異常があるか否か疑わしい場合には，外傷を与えた口腔粘膜からの出血が２分以内に止まるかどうか出血時間を測定して（粘膜出血時間の測定），凝固に関して問題がなければ処置を続行する。

5-2　体温の管理

歯科治療では口腔内を頻繁に洗浄するため，全身麻酔下にある動物の体温は著しく低下する。また高齢の動物は，体温の調節機能が低下しているために十分な保温対策がより一層必要であり，この他にも甲状腺機能低下症の症例であればなおさらである（CHAPTER-3［2 高齢による生理的変化］，［3 考慮すべき基礎疾患］を参照）。

一般の保温マットよりも，温風式加温装置の方がさらに保温効果が高い（**図2**）。冬の時季であれば，処置室を暖かくしておくことも考慮する。また，口腔内を洗浄する際，温めた洗浄液を利用するのもよい。

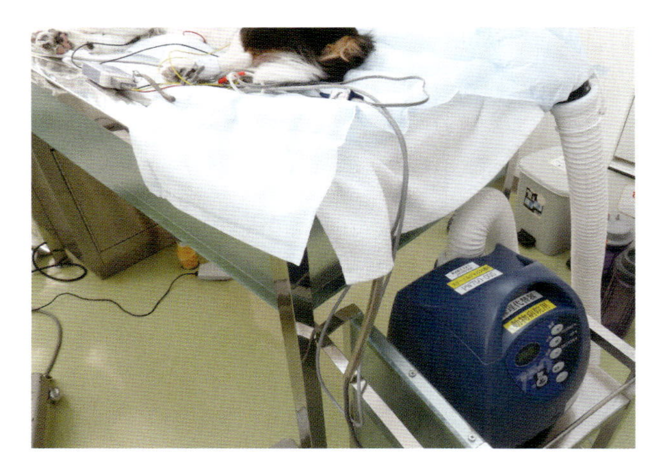

図 2 温風式加温装置

低体温の予防には温風式加温装置が効果的である。

5-3 飛沫細菌の防御

術中は，超音波スケーラーなどの使用により細菌が飛沫し，処置室全体が汚染される。細菌感染から守るために動物の眼球には抗生剤の眼軟膏を点眼し，これは同時に麻酔中の眼球の乾燥を防ぐことにもなる(**図 3**)。また術者や助手も同様に，飛沫細菌に汚染されないようにグローブ，眼鏡，帽子，マスク，術衣などを装着して，自身の感染対策が必要である(**図 4**)。

⇨術中の環境
CHAPTER-6
「1-1 術中に必要な環境」もあわせて参照

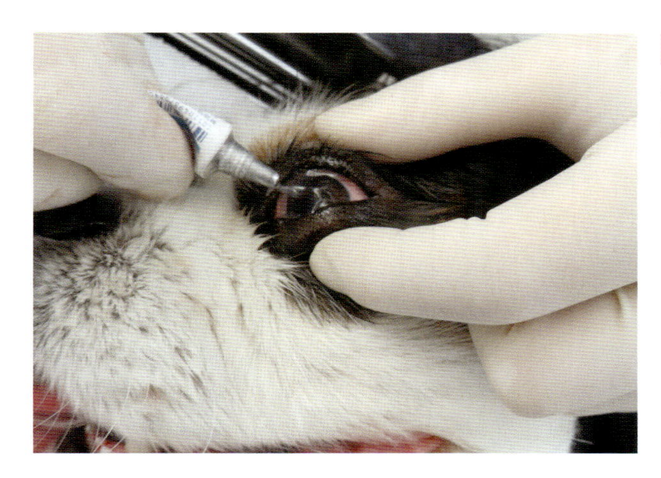

図 3 抗生剤(眼軟膏)の点眼

処置中に飛沫した細菌による感染の予防と，麻酔中の眼球の乾燥を防ぐために眼軟膏の点眼を行う。

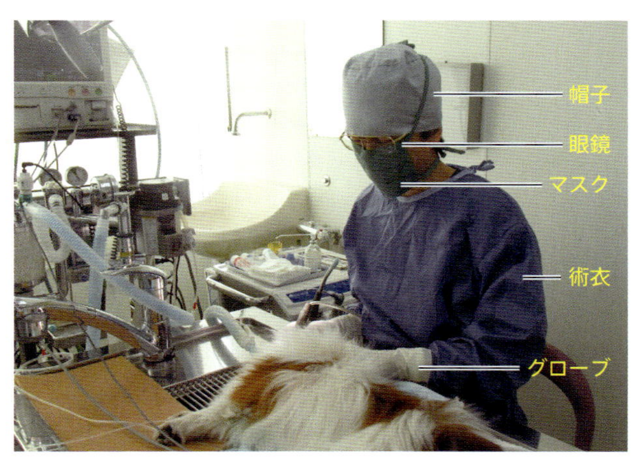

図 4 歯科処置中の様子

グローブ，眼鏡，帽子，マスク，術衣などを装着して術者や助手自身も感染対策を行う。

5-4 器具の操作

➡超音波スケーラー，ラウンドバー，テーパーシリンダーバー
CHAPTER-4
「2-2-3 超音波スケーラー」「2-4-4 バー類」を参照

➡バキューム
CHAPTER-4
「2-2-4 歯科用ユニット：①バキュームシリンジ」を参照

歯科治療では超音波スケーラー，ラウンドバーやテーパーシリンダーバーを使用する際，これらの先端に注水して冷却しながら操作する必要がある。また，処置中は頻繁に口腔内を洗浄するため洗浄液が口腔内に貯留する。そのため助手は操作している器具の近くにバキュームを挿入して，口腔内に貯留した液体を可能な限り吸引するように心がけ，気道に入らないように注意する(**図 5**)。

また，処置中に無影灯の光が口腔内に行き届いているかを絶えず注意して操作する。

図 5 バキュームによる液体の吸引

歯科治療では口腔内の洗浄や超音波スケーラーを使用することが頻繁にあり，液体が口腔内に貯留する。そのため助手は，操作している器具の近くにバキュームを挿入して液体を吸引するようにする。

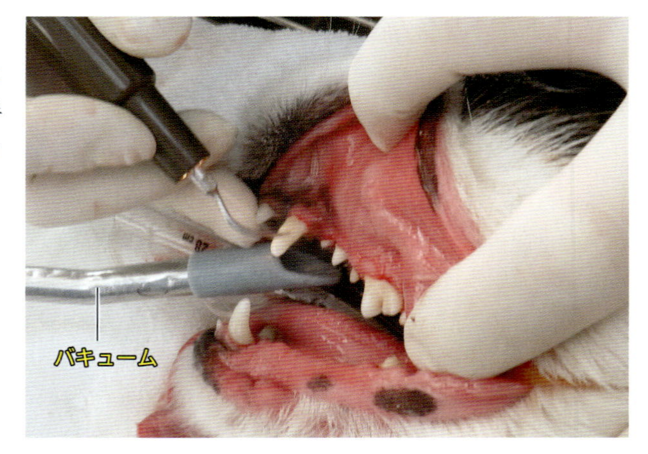

5-5 体位変換する際の注意

歯科治療のほとんどにおいて，動物の体位を何度も変換する必要があるが，その際は以下の点に注意しなければならない。

5-5-1 気管・気管粘膜の損傷を避ける

体位変換は気管チューブを挿管したまま行うため，それが頻繁になると気管チューブのカフにより気管粘膜が損傷し，状態によっては気管裂に至ることもある。またカフは過剰に膨らませると，気管粘膜への損傷をより生じさせてしまう可能性があるため，必要以上に膨らませてはならない[7]。さらに気管虚脱を認めた場合には，気管損傷をより生じやすくなる。

➡気管虚脱が重度の場合の注意点
CHAPTER-3
「3-4-2 手術直前および術中の対処」

したがって，体位変換をする際はその都度，気管チューブを麻酔器の呼吸回路から外す必要があり，これは上記のような理由から特に大切と思われる[7](**図 6**)。このとき酸素の流量計は体位変換前にゼロにして，体位変換後に元に戻す。

5-5-2 心臓や胸腔への負担を最小限にする

治療を受ける症例の中には心疾患を抱える例も少なくなく，また胸腔が狭い動物もいる。そのため側臥位の状態から体位を変換するときは必ず，仰臥位方向ではなく伏臥位方向で実施することが重要である(**図 6**)。仰臥位にすると心臓自体を遠心に大きく動かすことになるため，より心臓に負担を与える可能性があり，胸腔が狭い動物では腹圧によりさらに胸腔が狭くなり，循環器系や呼吸器系に影響する可能性がある。

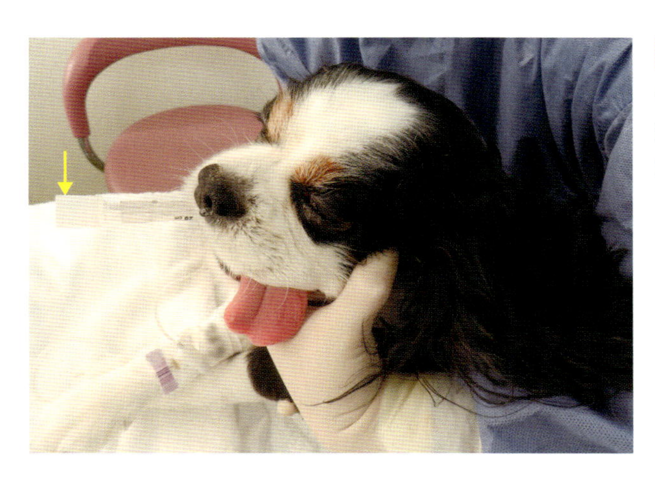

図 6 体位変換
体位変換する際はその都度，気管チューブを麻酔器の呼吸回路から外す(←)。体位変換は仰臥位方向ではなく，伏臥位方向により行う。

5-5-3 頚椎あるいは胸腰椎ヘルニアの病歴がある部位への負担を最小限にする

頚椎あるいは胸腰椎ヘルニアの病歴がある動物に対する体位変換では，頚椎や胸腰椎に負担がかからないよう丁寧に扱うことを心がける。

5-6 菌血症

通常のスケーリングでさえ，口腔内細菌がポケットから歯肉内に入り込み，また歯周病原性細菌や炎症性サイトカインが口腔粘膜から毛細血管内に入り込むため，菌血症を生じるリスクは高い。その予防のため，歯科治療を行う数日前から抗生剤の投与を行う。筆者は，歯周病が重度の症例には治療前 1 週間は抗生剤を投与してもらうように指示している。

5-7 処置が長時間に及ぶ場合の麻酔

比較的長時間の処置が予想される場合，当院では腎機能の低下していない症例には処置前に NSAIDs を，処置中にはフェンタニル(数本程度の抜歯で疼痛が重度でなければブトルファノール)を投与している。さらに処置中，抜歯予定の箇所に応じて眼窩下孔，上顎孔，中オトガイ孔，下顎孔よりそれぞれブピバカインの局所神経ブロックを行う。このようにフェンタニルとブピバカインを投与することにより，全身麻酔薬の量を少なくでき，全身麻酔による動物への負担を少なくするよう考慮している。

⇨局所神経ブロック
CHAPTER-6
「5 歯科処置における局所麻酔」を参照

処置中に洞性徐脈や房室ブロックを示す動物では，アトロピンを適宜投与する。また血圧低下を認めた場合は輸液量を調整し，ドパミンの微量点滴を準備する。

なお当院では，歯科治療を行った動物は原則として当日にお返ししている。通常の外科手術による入院であれば手術後にフェンタニルの定量持続点滴投与(CRI)を行うが，歯科治療の場合は処置後に投与しない。これは，フェンタニルによる喉頭反射の抑制が生じ，処置後に嘔吐した場合に誤嚥性肺炎を生じる可能性があるためである。

6 治療後のデンタルケアと管理の注意点

6-1 歯ブラシによる出血を避ける

歯科治療後は歯周ポケットが認められる個体では，スケーリングを行った後は歯周ポケット内も清掃されている状態である。そのため処置後 1～2 日間は，デンタルケアで歯ブラシを用いるとポケットから出血がみられる可能性があるため，数日おいてから歯ブラシを用いたケアを開始してもらう。ただし，歯周ポケットを認めないほど軽度の歯周病個体では，術後2日以降には歯ブラシによるケアは行ってもよいとしている。

6-2 抜歯後の投薬および抜歯創の癒合を待つ

抜歯を行った症例に対する術後の投薬として，NSAIDsを数日～1週間(腎機能の低下がない場合)，抗生剤を数日～2週間投与する。

また，多くの歯を抜歯した症例では抜歯創を吸収性縫合糸で縫合しており，その癒合には約2週間かかる。そのため治療後2週間はその部位に触れないようにし，デンタルケアとして酵素入りのデンタルジェルを口腔粘膜の1～2箇所に単に塗布するのみでよいと飼い主に指導する(**図7**)。このように塗布することで，その後は自らの舌で口腔粘膜全体にジェルが広がり，その効果が期待できるようになる。

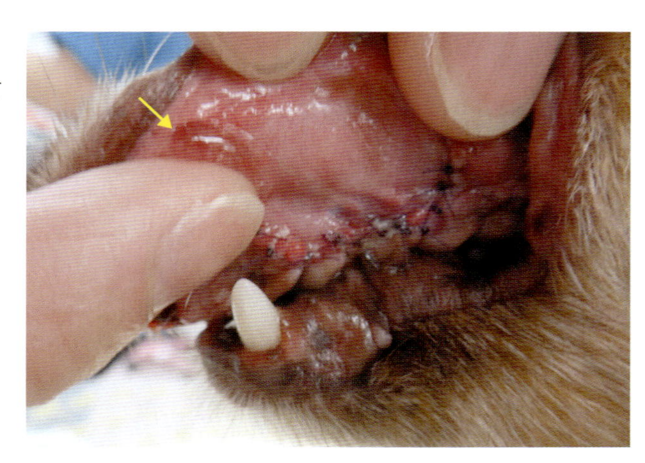

図7 抜歯創が癒合するまでのデンタルケアの方法
縫合部位を避けてデンタルジェル(←)を口腔粘膜に塗布している。

7 治療できない場合のデンタルケア

重度の歯周病に罹患した動物において，高齢あるいは基礎疾患などが存在しているために，全身麻酔のリスクが高くどうしても治療ができない場合には，デンタルジェルを口腔粘膜に塗布してもらうようにする。あるいは綿棒にデンタルジェルを付けて歯面をこするようにしてもらい，今以上に歯垢が付着しないようにしてもらう。

■参考文献

1. Holmstrom SE. 11章 高齢の犬および猫の獣医歯科学. *In*: サンダース ベテリナリー クリニクスシリーズ Vol.8-3, 高齢動物の医学, 長谷川篤彦 監訳, pp161-175, インターズー, 2013.
2. American Veterinary Dental College. Veterinary Dental Nomenclature, Available from: www.avdc.org/
3. Baetge CL, Matthews NS. 3章 高齢動物の麻酔と鎮痛. *In*: サンダース ベテリナリー クリニクスシリーズ Vol.8-3, 高齢動物の医学, 長谷川篤彦 監訳, pp27-37, インターズー, 2013.
4. IRIS Staging of CKD(modified 2017). www.iris-kidney.com
5. SDMA: 腎臓病の早期診断. IDEXX Laboratories. http://www.idexx.co.jp
6. Atkins C, Bonagura J, Ettinger S, et al. Guidelines for the diagnosis and treatment of canine chronic valvular heart disease. *J Vet Intern Med* 23, 1142-1150, 2009.
7. 久代－バンカー季子. Close Up 歯科処置と合併症. *CLINIC NOTE* 10, 24-32, 2014.

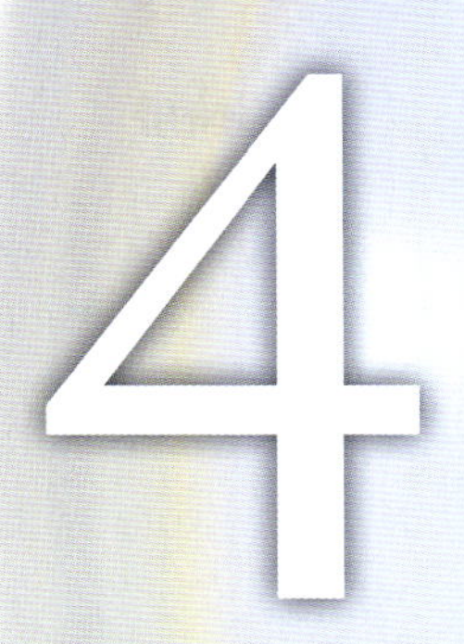

CHAPTER 4

スケーリングと抜歯の前に必要な準備

1 口腔とその周囲の解剖

2 検査およびスケーリングと抜歯で使用する器具・器材

3 問診および覚醒下で行う口腔内と全身の検査

4 インフォームド・コンセント

5 処置前後の投薬および麻酔管理

6 鎮静・麻酔下で行う口腔内検査

CHAPTER 4 スケーリングと抜歯の前に必要な準備

スケーリング(歯垢・歯石の除去)および抜歯を行うにあたって，関連する解剖学的知識はもちろん獣医歯科について学ぶ必要がある。まず頭部の解剖の知識は必要不可欠であり，口腔を構成する骨組織や軟部組織と脈管系，末梢神経系および唾液腺の導管の走行などを押さえておかなければならない。また人の歯科医，歯科技工士および歯科衛生士は，各器具・器材の使用について長い年月をかけて技術を習得する一方，獣医師の場合は現在，大学で技術を習得する機会はない。そのため獣医歯科の講習会などに可能な限り参加して，器具・器材の正しい使用法を学ぶ必要性があるだろう。

歯科治療では，器具を使った口腔内検査からスケーリング，抜歯まで全身麻酔下で実施するため，全身状態の評価そして一般的な術前検査が必要となる。特に歯科治療で気をつけたいのは，歯周病の程度や抜歯適応の判断が麻酔下での検査結果で変わることがある点である。飼い主には事前の説明を丁寧に行い，さらに処置中の対応についても具体的な連絡手段などを決めておきトラブルを防ぐよう努める。本章では，これら事前の準備，そして全身および口腔内検査とその評価を解説する。

Point
- □頭部・口腔の解剖と血管・神経系の走行
- □器具・器材の選択と使用法
- □問診と全身状態の評価
- □インフォームド・コンセント
- □麻酔管理
- □口腔内検査の手順と記録

1 ● 口腔とその周囲の解剖

1-1 口腔の機能

頭部は脳を含み，様々な感覚器が集合する，動物の身体を構成する組織の中で最も重要な部位である。そのうち口腔には，歯や舌，唾液腺の開口部などが存在し，その機能は多岐にわたる。口腔の主たる機能は，食物を捕捉し，咀嚼し，唾液と混ぜ合わせて嚥下をする，一連の採食行動を行う消化器系の入口としてのはたらきである。それ以外にも，攻撃や防衛行動のための機能，グルーミングや威嚇などコミュニケーション手段としての機能，パンティングによる熱放散や気道としての機能，唾液の分泌，微生物や有害物質に対する免疫防御機能，味覚の感知など，口腔は様々なはたらきを有する器官である。

1-2 口腔の解剖

口腔は，上下の口唇からはじまり，口腔前庭，固有口腔を経て口蓋舌弓の部分で咽頭へとつながる。

口唇は，口腔の入口を囲む筋肉性の襞で，哺乳をするために発達した哺乳類に特有の器官である[1]。上唇と下唇が水平な口裂を形成し，両端外角の口唇交連により口角を形成する。口唇は外側より口唇皮膚，粘膜移行部を経て，口唇粘膜へとつながる。

図1　上顎正面観

上唇正中に上唇小帯(←)，第1切歯の尾側正中に切歯乳頭(◀)が認められる。

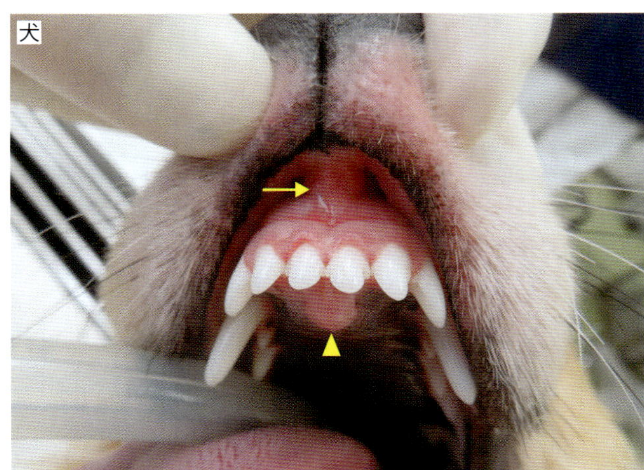

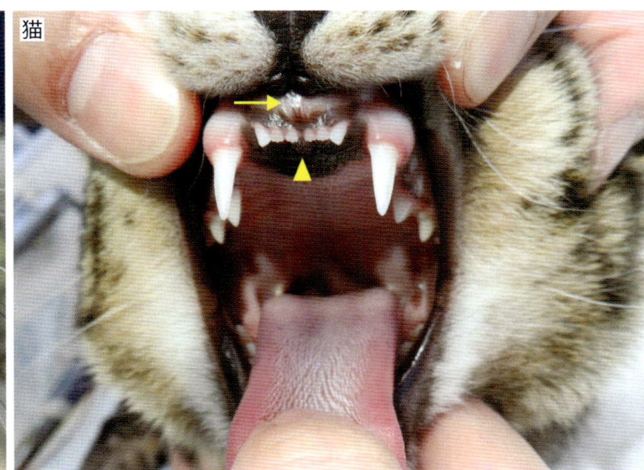

図2　頭部右側観

口唇は外側より口唇皮膚，粘膜移行部，口唇粘膜へとつながる。口唇粘膜は歯槽粘膜から歯肉歯槽粘膜境(粘膜歯肉境)を経て歯肉へと移行する。下顎犬歯の尾側には下唇小帯(←)が確認できる。

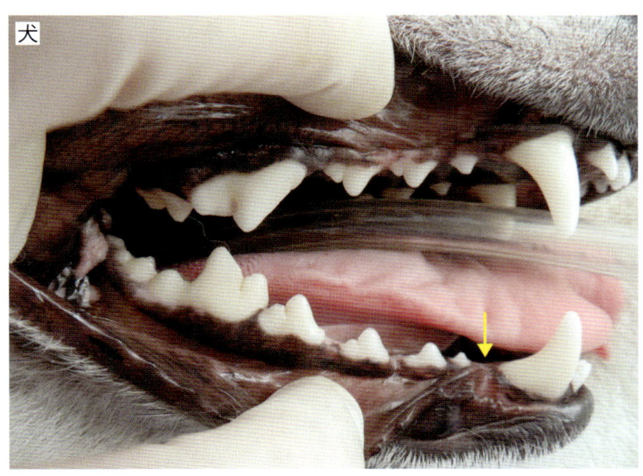

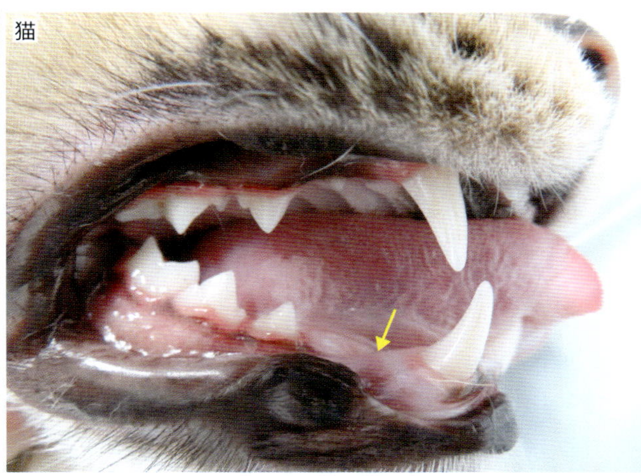

口腔前庭は，口唇粘膜・頬粘膜と上下の歯列弓の間の空間を指し，口唇を支持する小帯や唾液腺の開口部などの構造が存在する。上顎切歯部正中には上唇を支持する上唇小帯が，左右下顎犬歯の尾側には下唇を支持する下唇小帯が，それぞれ存在する(**図1，2**)。また，上顎第4前臼歯背側の口腔粘膜には耳下腺の開口部が，第1後臼歯背側には頬骨腺の開口部が存在する。

固有口腔は，歯列内側の腔を指し，その背側は口蓋に，側方は歯列弓に，腹側は舌と口腔粘膜に囲われる[2](**図3**)。閉口時には固有口腔は舌で満たされ，その内腔をほとんど失うが，犬と猫では吻側前臼歯部と最後臼歯の後方で口腔前庭と交通する。舌を挙上すると下顎と舌を支持する舌小帯が認められ，その基部両脇には舌下小丘が存在する。舌下小丘には下顎腺および単孔舌下腺の導管が開口し，これらの導管は舌下粘膜下に尾側より走行する(**図4**)。また猫の下顎第1後臼歯舌側には，犬にはみられない特徴的な粘膜の膨隆部が認められる。この膨隆部には小唾液腺が存在し，粘膜表面に開口している(CHAPTER-4の図15参照)。

口腔粘膜の表面は重層扁平上皮に覆われている。口腔粘膜は，頬粘膜，歯槽粘膜か

図 3　口腔尾側の正面観

固有口腔背側は硬口蓋から軟口蓋を経て，口蓋舌弓の部分で咽頭へと移行する。

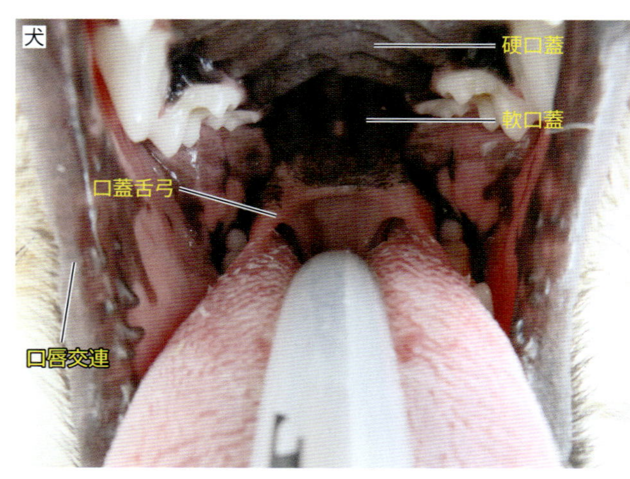

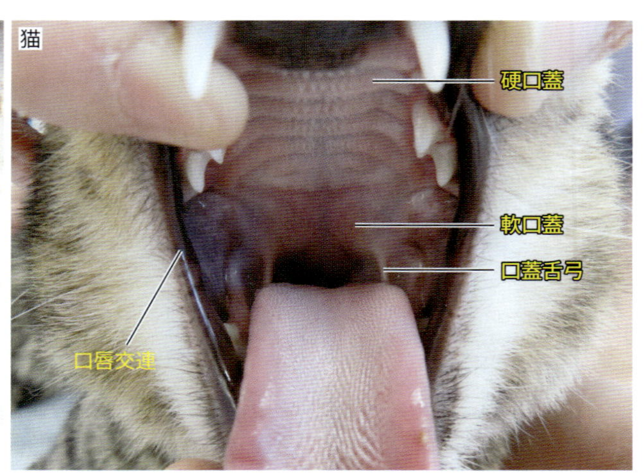

図 4　舌を挙上したときの下顎正面観

舌を挙上すると，下顎と舌を支持する舌小帯（←）が認められる。舌小帯基部両脇には，下顎腺と単孔舌下腺の導管が開口する舌下小丘（◄）が存在する。

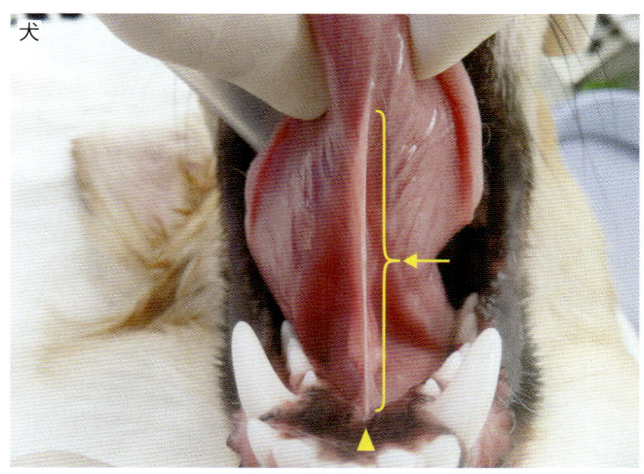

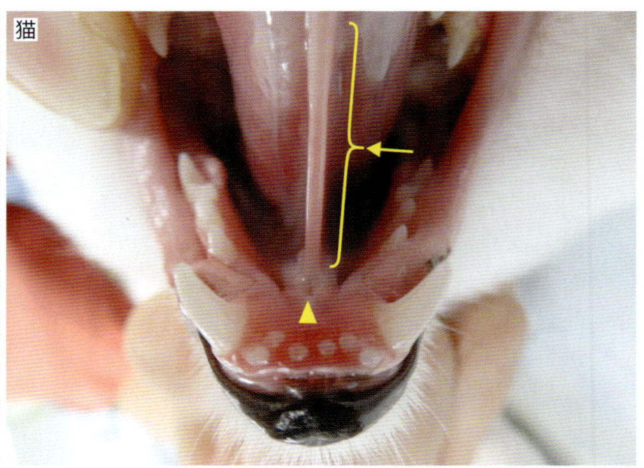

ら歯肉歯槽粘膜境（粘膜歯肉境）を経て歯肉へと移行する。直下の歯槽骨との付着は歯槽粘膜の部位では緩いが，歯肉の部位では強く密着する。

1-3　口腔内の方向を示す表現

口腔内の方向を正確に表現するため，獣医歯科学においては一般的に次のような表現を使用する。上下顎の歯列それぞれにおいて，第 1 切歯間の正中に向かって近い位置を近心，遠い位置を遠心とよぶ。歯列の外側（口腔前庭側）は，鼻端に近い位置を吻側または唇側，側方部を頬側と表し，歯列の内側（固有口腔側）は，上顎を口蓋側，下顎を舌側と表現する（**図 5**）。

1-4　口腔を構成する骨組織

頭蓋を構成する骨のうち，口腔は，背壁を一対の切歯骨，上顎骨，口蓋骨により，腹壁を一対の下顎骨により構成され，各々正中で線維性結合により連結している（**図 6，7**）[3]。

図5 口腔内の方向を示す表現

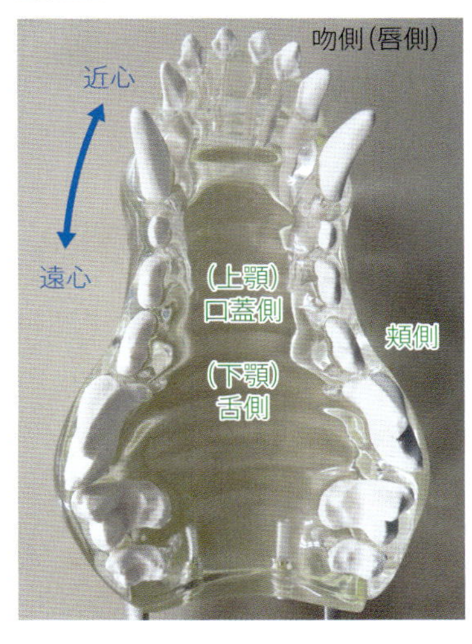

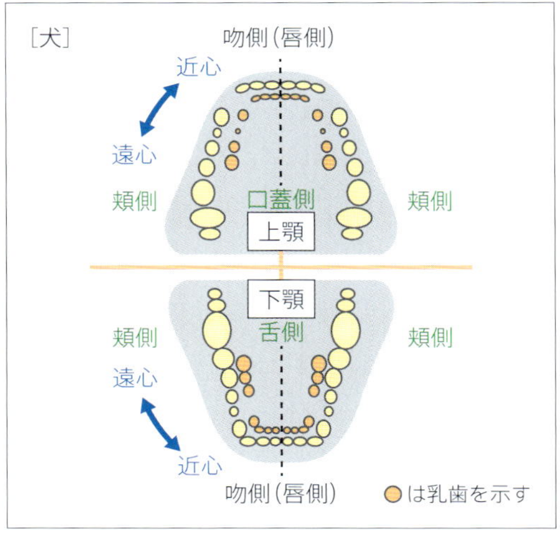

1-4-1 切歯骨(図6)

切歯骨は頭蓋の最も吻側端に位置し，鼻骨とともに鼻腔の入口を形成する。また切歯の歯根を含む歯槽を有し，切歯骨の外側は犬歯の歯槽の内側面を構成する[4]。切歯骨の口蓋突起は硬口蓋の吻側端を形成し，上顎骨口蓋突起との境界に一対の口蓋裂が認められる。口蓋裂には，鼻腔と口腔を連絡する鼻口蓋管(切歯管)や鋤鼻器の導管が通り，切歯の後方正中に位置する切歯乳頭に開口する。

1-4-2 上顎骨(図6)

上顎骨には，犬歯，前臼歯，後臼歯が存在する。上顎骨の外側面は比較的薄いため，これらの歯根が歯槽隆起を形成する[4]。歯槽隆起は犬歯と第4前臼歯で特に明瞭に観察され，歯科治療時に歯根の位置を特定するためのランドマークとして利用できる(**図8**)。

上顎骨の外側には眼窩下管が存在し，眼窩下動静脈と神経が通る。眼窩下管は翼口蓋窩に存在する上顎孔にはじまり，上顎第3前臼歯遠心根の背側に存在する眼窩下孔に終始する。猫は眼窩下管が極端に短いため，局所麻酔薬により眼窩下神経ブロックを行う際，針を眼窩へ誤挿入しないよう注意を要する(**図8**)。

⇨局所神経ブロック
CHAPTER-6
「5 歯科処置における局所麻酔」もあわせて参照

硬口蓋の中央部分は，上顎骨の口蓋突起により形成される。上顎骨口蓋突起の最も尾側，口蓋骨水平板との境界部(おおよそ上顎第4前臼歯の内側)には大口蓋孔が存在し，大口蓋動脈が通る。小口蓋孔は大口蓋孔の尾側に存在し，小口蓋動脈を通す(**図9**)。

1-4-3 口蓋骨(図7)

口蓋骨は，水平板により硬口蓋の尾側3分の1を形成する[4]。口蓋骨の外側面は翼口蓋窩の一部を形成し，口蓋管の起始部である後口蓋孔が存在する(**図10**)。

1-4-4 下顎骨(図7〜9，11)

下顎は左右の下顎骨により構成され，吻側正中で線維性結合により接着する(下顎結合)。下顎骨はオトガイ部，下顎体(水平部)と下顎枝(垂直部)からなる。

オトガイ部は下顎骨吻側の部位を指し，切歯の歯根を収める歯槽を有する[3]。下顎体は犬歯より尾側の部位で，犬歯と前臼歯，後臼歯の歯根を収める歯槽を有する。臼

⇨血管・神経の走行
CHAPTER-6
「4 抜歯の際に注意すべき部位」もあわせて参照

歯歯根の腹側には下歯槽動静脈と下歯槽神経を含む下顎管が存在する。下顎管は下顎角部の舌側面に存在する下顎孔にはじまり，下顎体の内部を水平に走行して，吻側の頬側面に存在する前・中・後オトガイ孔に開口する。前オトガイ孔は第1および第2切歯間の腹側に存在する。中オトガイ孔は最も大きく，犬で第2前臼歯近心根の腹側に，猫で犬歯と第3前臼歯からほぼ等距離の位置（下唇小体の腹側）に存在する。後オトガイ孔は第3前臼歯近心根の腹側に存在する。これら下顎孔，オトガイ孔の位置は，局所麻酔薬で神経ブロックを行う際や近傍の粘膜を剥離する際に重要となる。

図6 犬および猫の頭蓋骨（背側面）

参考文献3より引用・改変

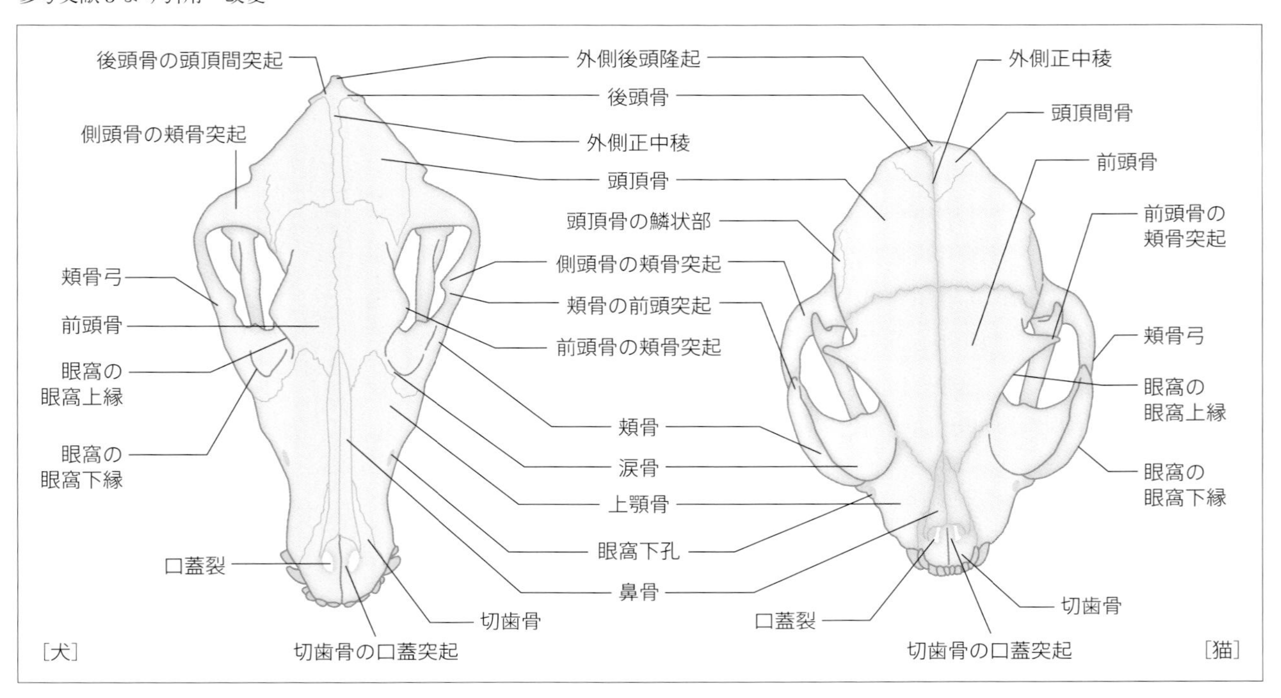

図7 犬および猫の頭蓋骨（腹側面）

参考文献3より引用・改変

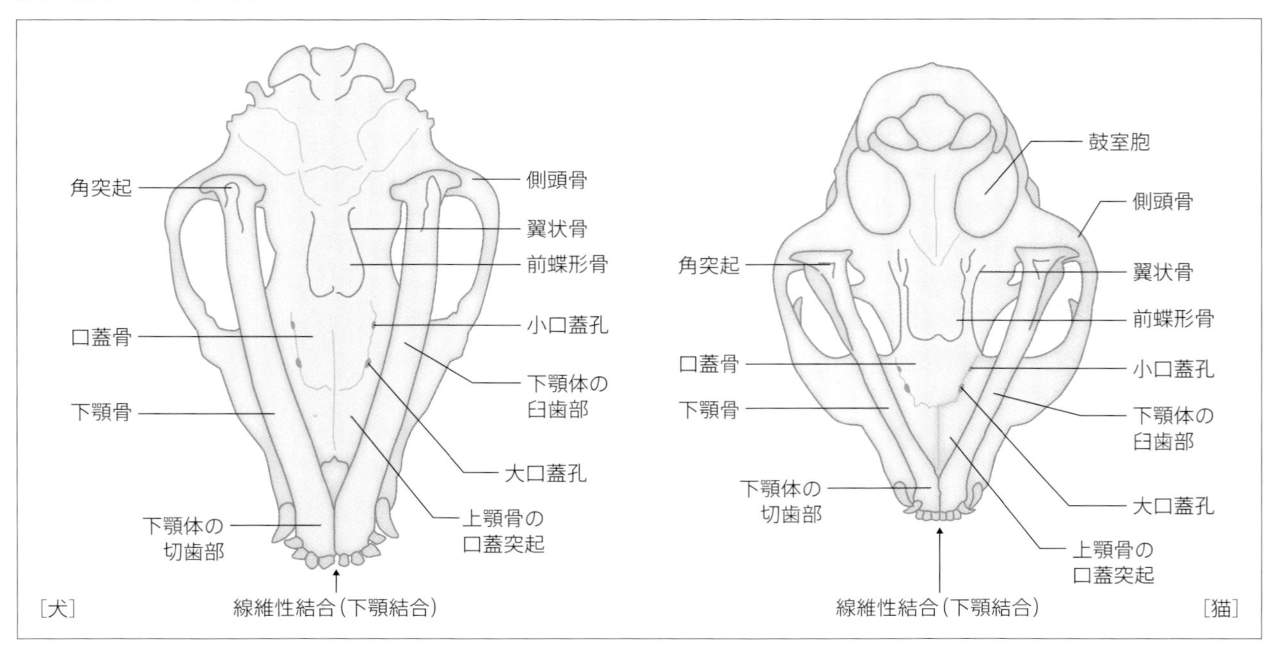

図 8 犬の頭蓋(左側観)と猫の上顎構造

骨構造と脈管系が開口する孔の位置の理解は歯科治療をする際に必須である。歯槽隆起が上顎犬歯や上顎第 4 前臼歯などで明瞭に観察される。

猫の眼窩下管は犬と比較して極端に短いため，眼窩下神経ブロックを実施する際は過度に針を刺入しないよう留意する。また，頬骨弓が上顎第 3 前臼歯の位置から尾側に向かい位置するため，口腔内 X 線検査の際にアーチファクトとなりやすい。

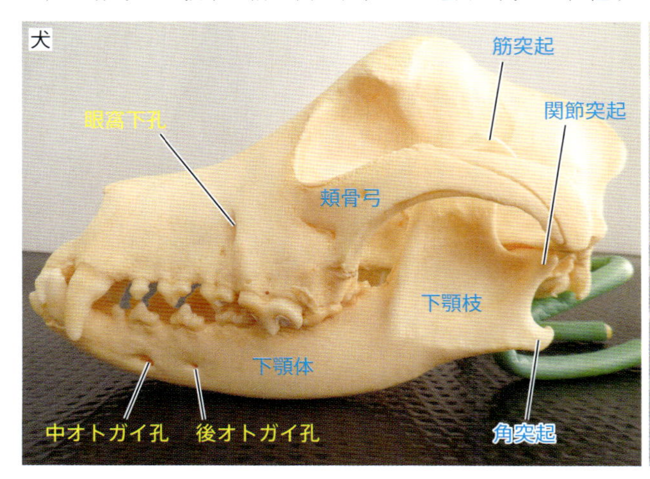

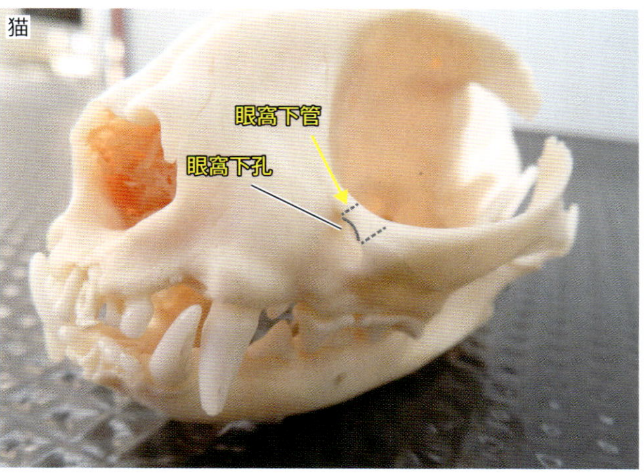

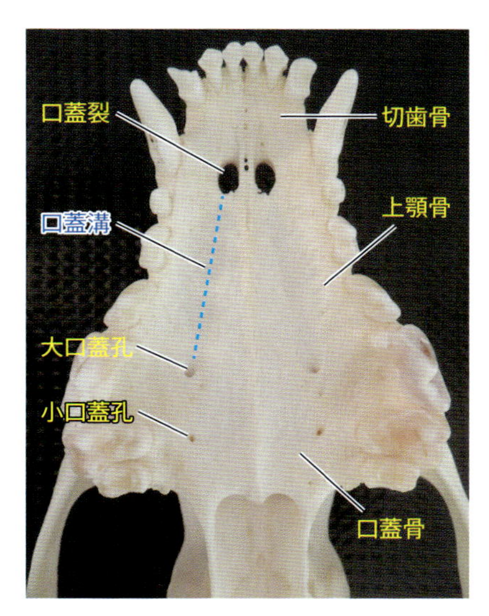

図 9 犬の上顎(口腔内からの腹側観)

上顎吻側には切歯を収める切歯骨が，中央部には口腔背壁の大部分を構成し犬歯と臼歯を収める上顎骨が，尾側には硬口蓋尾側と翼口蓋窩の一部を形成する口蓋骨が認められる。

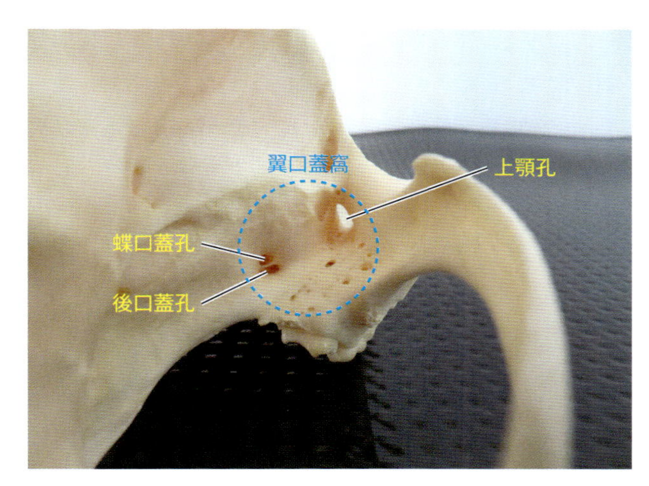

図 10 犬の翼口蓋窩の尾側観(右側)

翼口蓋窩には，歯科手術の際に重要な脈管構造の上顎吻側への進入孔が存在する。上顎孔は眼窩下管の起始部で，眼窩下動静脈ならびに神経を通す。後口蓋孔は口蓋管の起始部で，大口蓋動脈と小口蓋動脈および神経を通す。蝶口蓋孔は蝶口蓋動脈ならびに後鼻神経を通し，鼻腔へと通じる[7]。上顎神経ブロックの際は，この翼口蓋窩に針を刺入し浸潤麻酔を行う。

図 11 犬の下顎(口腔内からの背側観)

左右の下顎骨には下顎歯が収まり，吻側の下顎結合で接着する。

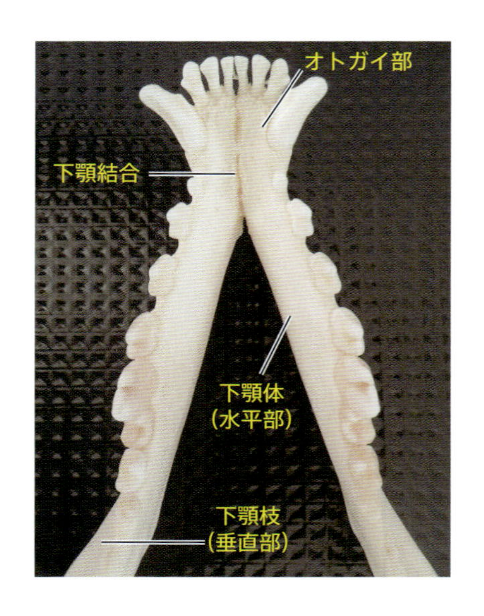

下顎枝は，筋突起，関節突起，角突起を有する。犬・猫では，このうち側頭筋の付着部である筋突起が大きく発達するのに対し，咬筋の付着部である角突起は比較的小さい。猫において，過度な持続的な開口と脳障害の関連が報告されているが，これは最大開口時に顎動脈が角突起により物理的に圧迫されることに起因するとされており，特に口腔内治療時には注意を要する[5,6]。関節突起において，側頭骨鱗状部の下顎窩と関節し，顎関節(側頭下顎関節)を形成する。

1-4-5 その他：頬骨弓

その他，口腔内治療時に臨床上重要な骨構造として頬骨弓が挙げられる。頬骨弓は，尾側を側頭骨の頬骨突起，吻側を頬骨により構成され，咬筋の付着部となる。猫や短頭種の犬では，口内法による口腔内 X 線検査を行う場合，頬骨弓が上顎の尾側臼歯部と重なり，歯根の評価が困難となる場合があるため，撮影法の工夫が必要となる。

⇨口腔内 X 線検査
CHAPTER-4
「6-4-2 口腔内 X 線検査の撮影法」を参照

1-5 顎の運動

顎関節(側頭下顎関節)は，側頭骨下顎窩と下顎骨関節突起の下顎頭により構成される。犬・猫の顎関節は，前後方向に短く，左右方向に長い形態で，周囲を厚い関節包と複数の靭帯で支持される。顎の開閉には複数の筋肉(咀嚼筋群)が関与するが，閉口時は，側頭筋，咬筋，外側翼突筋，内側翼突筋が，開口時は，顎二腹筋がそれぞれ機能する[3]。

1-6 口腔に分布する血管系・末梢神経系

1-6-1 血管分布(図 12)

頭蓋へ分布する血管の大部分は，総頚動脈から分岐する外頚動脈により血液供給される。外頚動脈は，後頭動脈，前喉頭動脈，上行咽頭動脈，舌動脈，顔面動脈，後耳介動脈，耳下腺動脈，浅側頭動脈および顎動脈に分岐する[4]。口腔内治療においては，このうち歯や歯周組織，口蓋へ分布する顎動脈が重要である。また，顔面動脈は顔面表層に，舌動脈は舌に分布する。

顎動脈から分岐した下歯槽動脈は，下顎孔より下顎管に入り，下顎体内部を吻側へ走行し，下顎歯に血液を供給する。その後，下顎骨吻側の前・中・後オトガイ孔より分枝を出し，下唇粘膜に分布する。上顎へ分布した顎動脈の分枝のうち，大口蓋動脈および小口蓋動脈は後口蓋孔から口蓋管を通り，それぞれ大口蓋孔と小口蓋孔へ通じる[7]。大口蓋孔から出た大口蓋動脈は，口蓋溝に沿って口蓋吻側へ向かい走行する。大口蓋動脈は口蓋粘膜の主要な栄養血管として臨床上重要で，その傷害は口蓋粘膜の虚血・壊死を引き起こす原因となる。顎動脈は，上顎孔から眼窩下管に入り眼窩下動脈となり，上顎歯に血液を供給した後，眼窩下孔より粘膜下へ出て上唇粘膜へ分布する。

歯科治療の際は，これらの大血管の走行に十分留意して治療を行う必要がある。支配血管とその開口部の理解は，抜歯に伴う大血管の損傷を防ぎ，万が一の出血時に適切な止血を行うために非常に重要である。なお，抜歯時に注意しなければならない解剖学的部位については，CHAPTER-6でも詳しく解説しているのであわせて参照のこと。

⇨血管・神経の走行
CHAPTER-6
「4 抜歯の際に注意すべき部位」もあわせて参照

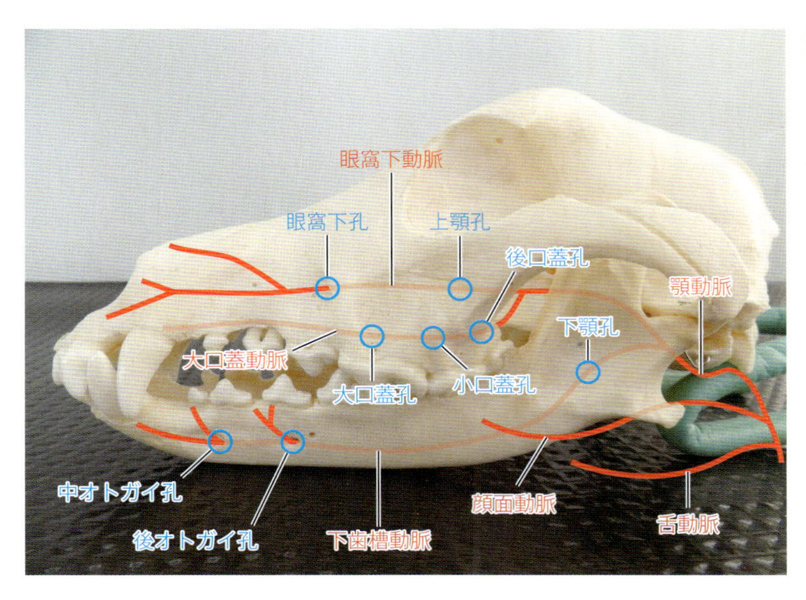

図 12 抜歯処置と関連の深い頭蓋の動脈分布（犬）

口腔内治療に関連の深い動脈とその開口部を模式的に表す。

参考文献8より引用・改変

1-6-2 末梢神経分布（図 13）

口腔とその周辺組織へは，三叉神経，顔面神経，舌咽神経，舌下神経が分布し神経支配を受ける。このうち歯科治療の際に触れる組織の多くは，主に三叉神経の支配を受けている。三叉神経は，眼神経，上顎神経，下顎神経に分岐し，顎顔面領域に分布する。上顎神経は，翼口蓋窩で，大口蓋神経，小口蓋神経，副口蓋神経に分かれ口蓋に分布する他，後鼻神経にも分岐し，鼻腔に分布する[4]。上顎神経は，上顎孔から眼窩下管を経て眼窩下孔より出ると，眼窩下神経となり上顎歯とその歯周組織，上唇および鼻面へと分布する[3]。下顎神経は，咀嚼筋群の運動機能に大きく寄与する他，下顎歯とその周辺組織へと分布する。下顎神経には，内側および外側翼突筋神経，頬神経（咬筋と側頭筋へ走行），側頭神経（側頭筋へ走行），咬筋神経（咬筋へ走行），耳介側頭神経（耳，耳下腺，顎関節に走行），顎舌骨筋神経（顎二腹筋と顎舌骨筋へ走行），そして下歯槽神経が含まれる[3,4]。下歯槽神経は，下顎孔より下顎管に入り下顎歯に分布した後に，オトガイ孔より出る。

図 13 抜歯処置と関連の深い三叉神経の分布（犬）

三叉神経の分布を模式的に表す。上顎歯とその歯周組織を支配する上顎神経，眼窩下神経や下顎歯とその歯周組織を支配する下歯槽神経，オトガイ神経は歯科治療の際に特に重要である。局所神経ブロックではこれら神経の開口部付近に針を刺入し，局所麻酔薬を注入する。

参考文献8より引用・改変

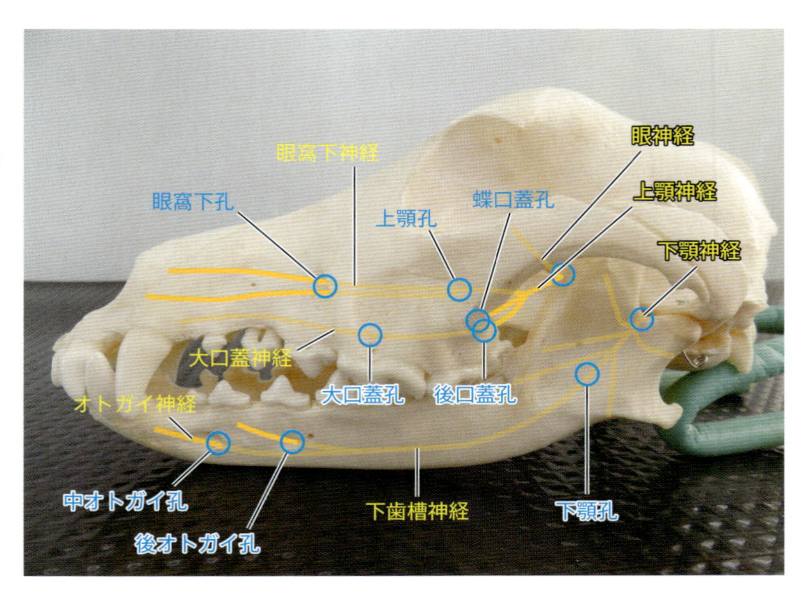

1-7 唾液腺組織

唾液は口腔内の潤滑を保ち，食塊を形成しやすくし嚥下を助け，口腔内免疫に寄与するなど様々なはたらきを有する。唾液は，小唾液腺と大唾液腺に分類される唾液腺で生成され，導管を通じて口腔内に分泌される。

1-7-1 小唾液腺

小唾液腺は口腔内粘膜下に口唇腺，舌腺，頬腺，口蓋腺などが認められる[9]。これらの小唾液腺は，短い導管を通じて直上の粘膜に少量の唾液を産出している[9]。口唇腺は口唇の粘膜下組織に（**図 14**），舌腺は大部分が舌根部の粘膜下組織や舌筋間に存在する[1]。また頬腺は上下顎臼歯の歯槽辺縁の粘膜下組織に線上に並列して存在し，口蓋腺は軟口蓋に多数認められる[1]。さらに猫では，下顎第 1 後臼歯舌側に存在する粘膜の膨隆部に小唾液腺が存在する（**図 15**）。

図 14 犬の口唇腺の開口部

小唾液腺の 1 つである口唇腺の開口部が下唇粘膜表面に複数並んで認められる。

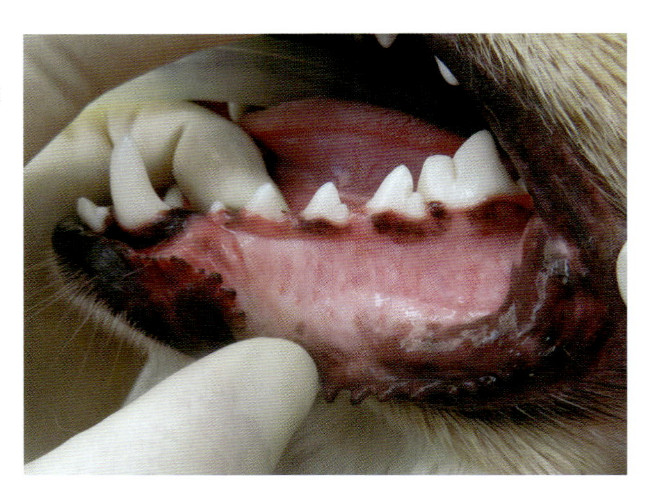

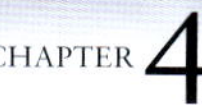

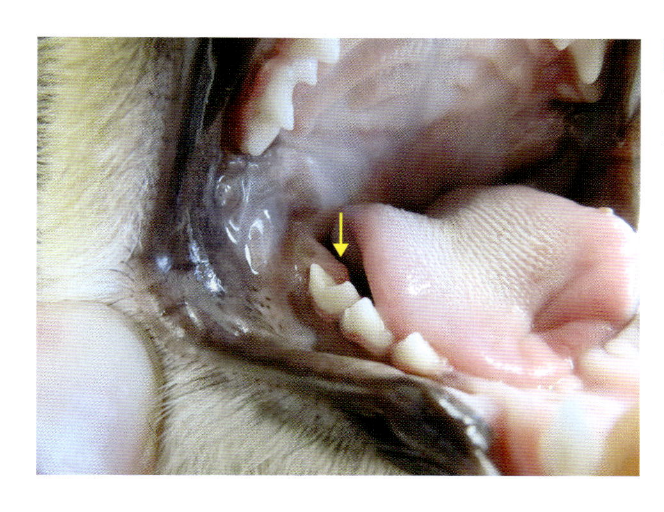

図 15 猫に特有の小唾液腺開口部

下顎第 1 後臼歯舌側に存在する膨隆部(←)は猫に特徴的な構造である。より目立って認められる症例もおり，腫瘤性病変と誤認しないよう注意する。

1-7-2 大唾液腺

大唾液腺は口腔外に存在し，長い導管を通じて口腔内の開口部から分泌され，唾液の大部分を占める[4,10]。犬・猫には，耳下腺，頬骨腺，下顎腺，単孔舌下腺の 4 つの大唾液腺が存在する(**図 16**)。これらはすべて混合腺で，人の耳下腺のような純漿液性の大唾液腺は存在しない。

耳下腺は耳の腹側，顎関節の尾側に存在する[9]。耳下腺管は咬筋の外側を通り，頬粘膜下を経て，上顎第 4 前臼歯遠心根付近の頬粘膜に開口する[1,9](**図 17**)。

頬骨腺は頬骨弓前端のすぐ内側に存在し，その開口部は耳下腺の開口部の尾側，上顎第 1 後臼歯部付近の頬粘膜に複数個認められる[2,9](**図 17**)。

下顎腺は，耳下腺の腹側で顎静脈と舌顔面静脈に囲われる位置に存在し，下顎角の尾側に容易に触知される[2]。

単孔舌下腺は下顎腺の吻側に位置し，顎二腹筋と内側翼突筋の間で下顎腺管の上縁に沿って，舌根部外側にまでわたり存在する[2]。下顎腺管と単孔舌下腺管は舌下粘膜下を並走し，舌小帯の基部両脇に存在する舌下小丘に開口する(**図 18**)。

抜歯や歯肉粘膜フラップを形成する際に，これら大唾液腺の導管を損傷すると，唾液が周囲に漏れ，唾液瘤を生じる可能性があるため注意を要する。

➡唾液腺の導管の損傷
CHAPTER-6
「7-8 医原性唾液瘤」を参照

図 16 犬と猫の大唾液腺の位置

大唾液腺は口腔外に存在し，導管を通じて口腔内の唾液腺開口部へと分泌される。

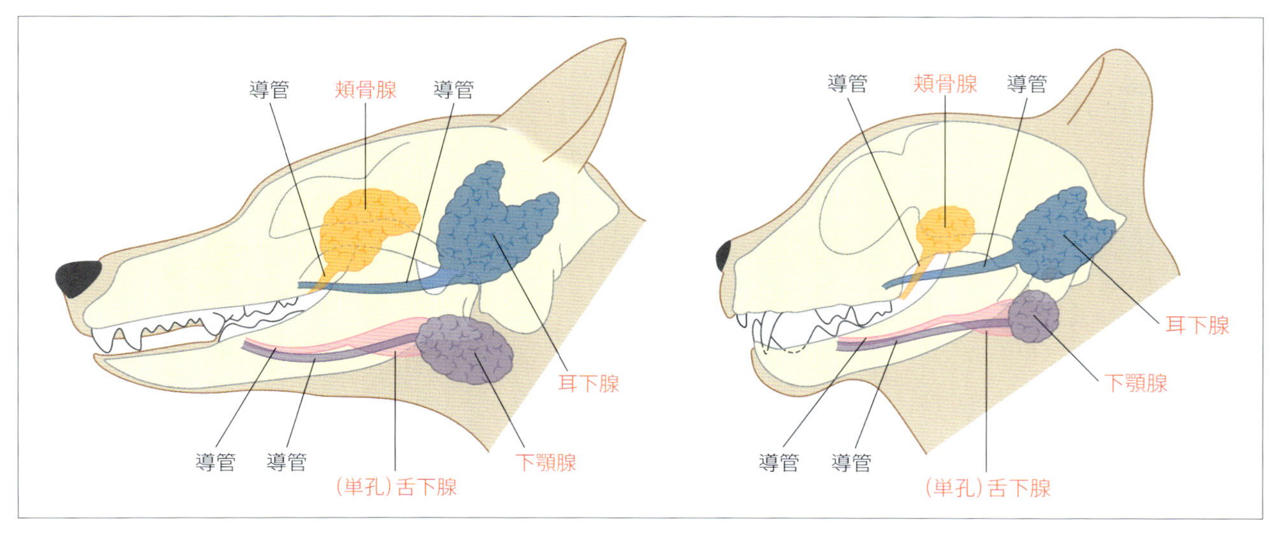

図 17 犬の耳下腺の開口部と頬骨腺の開口部

上顎第 4 前臼歯遠心の背側粘膜に耳下腺の開口部(←)が，第 1 後臼歯背側粘膜に頬骨腺の開口部(◀)が認められる。頬骨腺の開口部は複数並んで存在する。

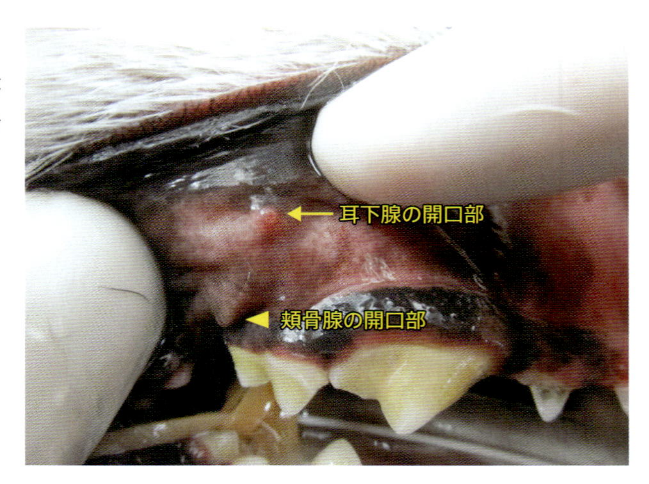

図 18 舌下小丘と唾液腺の導管の走行

舌小帯基部に存在する舌下小丘(←)には下顎腺と単孔舌下腺の導管(点線)が開口する。

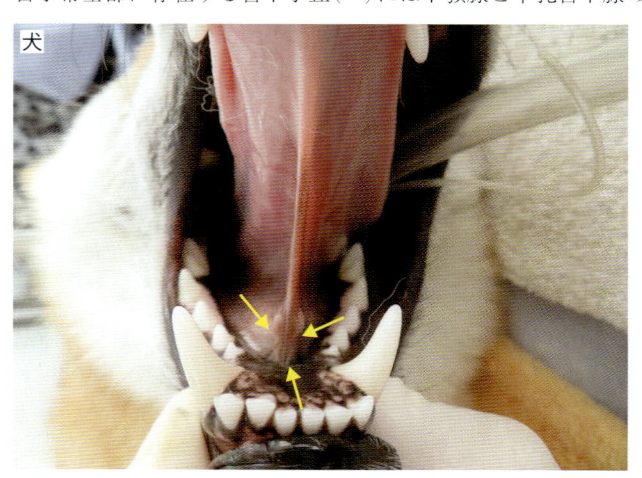

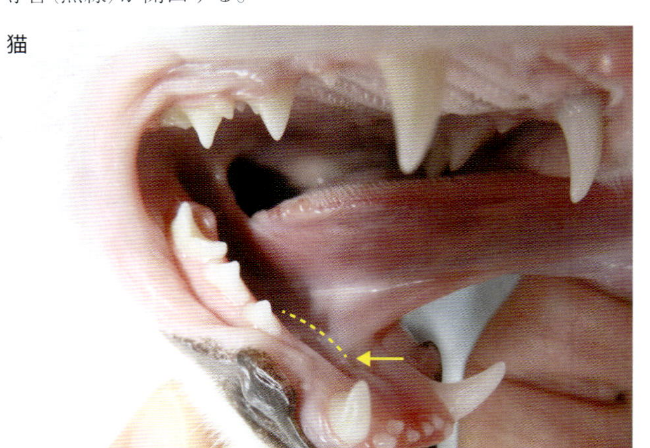

1-8 正常な咬合と不正咬合

1-8-1 犬および猫の正常な咬合

咬合とはすなわち上下の歯の噛み合わせのことであり，頭蓋の形態や顎の長さ，歯の位置などにより決まる[11]。犬・猫は品種による頭蓋の形態の違いにより，長頭種，中頭種，短頭種に分類され，正常な咬合にも差異が認められる。特に犬では犬種間における咬合の違いが顕著である。長頭種は顎が細長く，歯間が広いことが特徴的である一方で，短頭種は顎の幅が広く短く，正常でも下顎の突出や**歯の叢生・回転**などが認められる。

標準的な形態である中頭種の犬では，上顎の長さと幅が下顎よりも大きく，上顎が下顎を覆うように存在する。上顎切歯は下顎切歯の吻側に位置し，下顎切歯の先端が上顎切歯尾側面の**歯帯**に接して存在する。下顎犬歯は上顎第 3 切歯と上顎犬歯の間に咬合する。上顎第 1 前臼歯から第 3 前臼歯と，下顎第 1 前臼歯から第 4 前臼歯は接することなく互い違いに位置する。裂肉歯である上顎第 4 前臼歯の口蓋側面と下顎第 1 後臼歯の近心頬側面は鋏状に咬合し，剪断力を有する機能歯として作用する。上顎第 1 後臼歯と下顎第 1 後臼歯の遠心咬頭，ならびに上顎第 2 後臼歯と下顎第 2・第 3 後臼歯は平坦な咬合面を有し，いくらかは食物の粉砕を行うことが可能である。

猫の上下顎の切歯は，互いがほぼ先端同士で接する切端咬合を呈する。犬歯の咬合

■**回転歯，叢生歯**
CHAPTER-1，p21 を参照

■**歯帯**
歯冠を取り巻く帯状の隆起のこと。

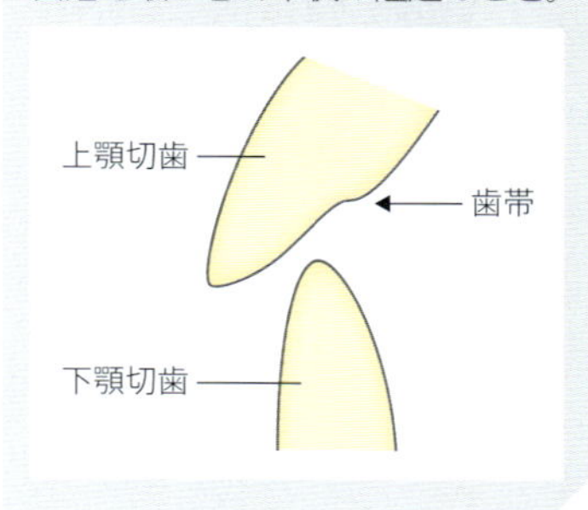

位置は犬と同様であるが，猫は上顎第１前臼歯と下顎第１・第２前臼歯ならびに，上顎第２後臼歯と下顎第２・第３後臼歯を欠く。上顎前臼歯の咬頭と下顎前臼歯の咬頭は交互に交叉する。上顎第４前臼歯と下顎第１後臼歯が裂肉歯として機能するが，犬と異なり並列して存在し，平坦な咬合面をもたない。

1-8-2 不正咬合

不正咬合は，上下顎の長さや幅の不均衡に起因するもの（骨格性不正咬合）と歯の位置の異常に起因するもの（歯性不正咬合）に大別される。アメリカ獣医歯科学会では不正咬合を以下のように分類している（**表１**）[11]。

⇨**歯性不正咬合**
CHAPTER-1
「3-2-8 回転歯，叢生歯などの歯性不正咬合」を参照

表１ 不正咬合の分類[11]

クラス１	上顎と下顎の長さの均衡は取れている（骨格性不正咬合は認めない）が，個々の歯の位置異常（歯性不正咬合）を有するもの。 クラス１不正咬合には，近心・遠心転位，舌側・口蓋側・唇側・頬側転位および交叉咬合が含まれる。
クラス２	下顎が上顎の歯列弓に対して，左右対称性に正常な位置よりも尾側に咬合している骨格性不正咬合。一般的にはオーバーバイトと称される。
クラス３	下顎が上顎の歯列弓に対して，左右対称性に正常な位置よりも吻側に咬合している骨格性不正咬合。一般的にはアンダーバイトと称される。 ただし短頭種の犬では，多くは下顎が前突しているためクラス３不正咬合といわず，正常とみなす。
クラス４	上顎あるいは下顎の片側が反対側とくらべて短く，上下顎の正中が合わず，吻尾側方向，左右方向，背腹方向に非対称である不正咬合。一般的にはライバイトと称される。

1-9 犬および猫の歯の特徴

歯の形態はそれぞれの動物種の食性を反映し様々で，人と犬，猫では大きく異なる。犬や猫の歯は人の歯と比較して鋭く尖った形態をしており，上下の歯が噛み合わさる咬合面が少ない。一方で，人と同様に乳歯が永久歯に生え換わる二生歯性の特徴を有する。哺乳動物の歯は，位置により異なった形態を呈する異形歯性で，犬・猫ではそれぞれの役割を果たす切歯・犬歯・前臼歯・後臼歯が存在する。例えば犬は，切歯や犬歯でものを捕え，犬歯で突き刺し引き裂いて，前臼歯でものを保持して剪断し，後臼歯でものを擦り潰すはたらきがあるとされ，雑食傾向のある肉食という食性を反映した歯の形態を有する。ただし，実際は犬においても後臼歯でものをすり潰す機能はきわめて少ないと考えられる。

1-9-1 歯式とその表記法

歯は歯列上の位置により歯式で表される。永久歯については，切歯をI（incisor），犬歯をC（canine），前臼歯をP（premolar），後臼歯をM（molar）で表し，乳歯は乳切歯をi，乳犬歯をc，乳臼歯をmで表す。その後の数字は，上顎／下顎それぞれの歯の本数を示す。

［犬］　永久歯　I 3/3　C 1/1　P 4/4　M 2/3（計 42 本）
　　　　乳　歯　i 3/3　c 1/1　m 3/3　　　　（計 28 本）
［猫］　永久歯　I 3/3　C 1/1　P 3/2　M 1/1（計 30 本）
　　　　乳　歯　i 3/3　c 1/1　m 3/2　　　　（計 26 本）

1-9-2　トライアダンの変法による歯列

歯列を示す方法としてトライアダンの変法が一般的に用いられる（**図 19**）。この方法では，歯の位置を 3 桁の数字で表記する。右上顎を 100 番台，左上顎を 200 番台，左下顎を 300 番台，右下顎を 400 番台で表記し，下 2 桁の数字で歯の位置を示す。下 2 桁は，左右上下顎それぞれの第 1 切歯を 01 とし，遠心に向けて数字を 1 ずつ増やして表記する。したがって，例えば右上顎第 4 前臼歯は 108，左下顎犬歯は 304，右下顎第 1 後臼歯は 409 などの表記となる。乳歯では同様に，右上顎が 500 番台，左上顎が 600 番台，左下顎が 700 番台，右下顎が 800 番台となる。犬の永久歯の歯式を基本的な歯式と考えるため，乳臼歯や猫の永久臼歯の表記には注意が必要である。すなわち，猫の永久歯では最も大きな臼歯を上顎第 4 前臼歯（108，208），下顎第 1 後臼歯（309，409）と表し，吻側の臼歯はそこから逆算した表記となる。乳臼歯は永久歯における前臼歯の位置に相当し，最も尾側の乳臼歯が上顎第 4 乳臼歯（508，608），下顎第 4 乳臼歯（708，808）と表記され，吻側はそこから逆算する。

図 19　トライアダンの変法による歯列の表記

乳臼歯と猫の永久臼歯の表記に注意が必要である。

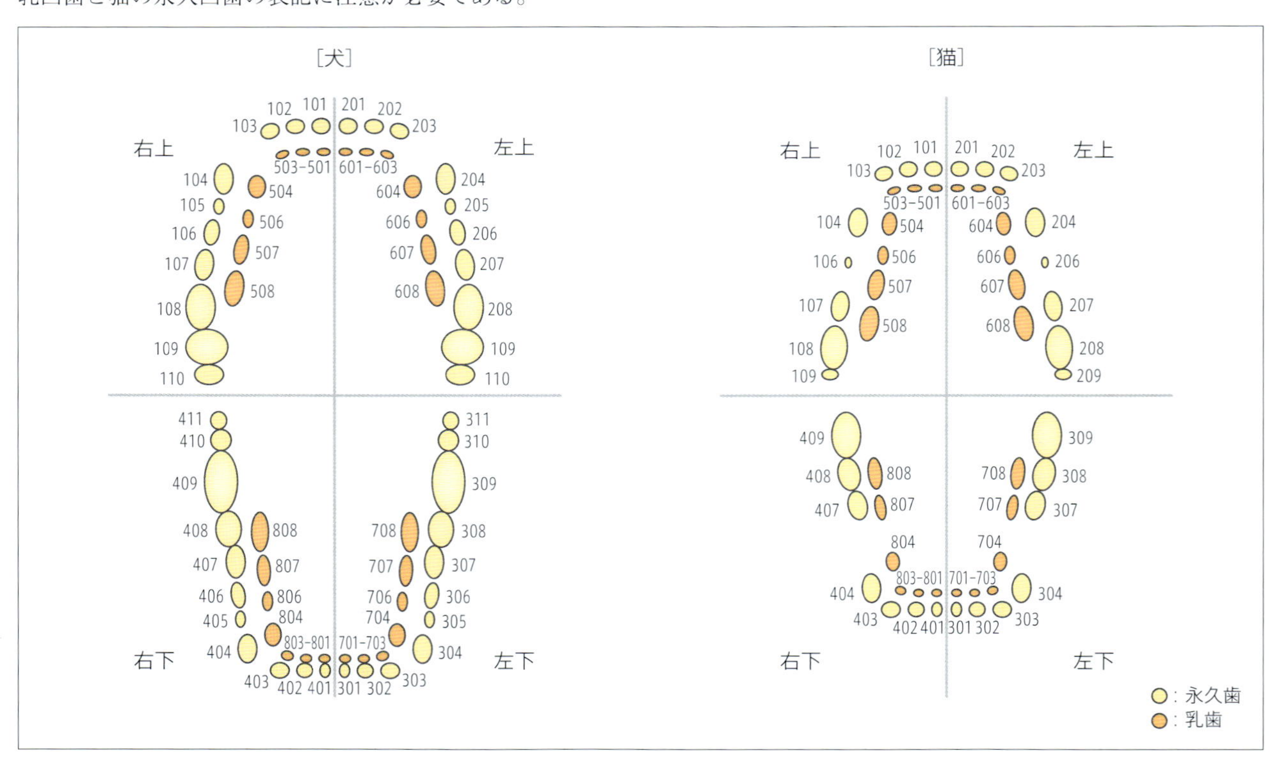

1-9-3　犬の歯列の特徴

短頭種と中頭種・長頭種の犬では頭蓋骨の形態が異なり，中頭種・長頭種の犬では上下顎の第 4 前臼歯までの歯は，ほぼ直線状に存在する（**図 20**）。一方，短頭種の下顎では犬歯尾側で狭まり，第 4 前臼歯と第 1 後臼歯の重なりが深く，その尾側で舌側に湾曲している(S字状カーブ，**図21**)。そして上顎では犬歯尾側で狭まり，その後，急激に頬側に拡大する形であり，上顎歯列弓の横径が大きい特徴をもつ(**図21**)。また，切歯間の歯隙は広く，上顎前臼歯の多くは解剖学的に回転していることが多いため，歯の形態や向きなどに合わせてスケーリングや抜歯をすべきである。

図20 長頭種の犬の上下顎の歯列

上顎はミニチュア・ダックスフンド，下顎はボーダー・コリー。下顎歯列弓は，ほぼ直線状。

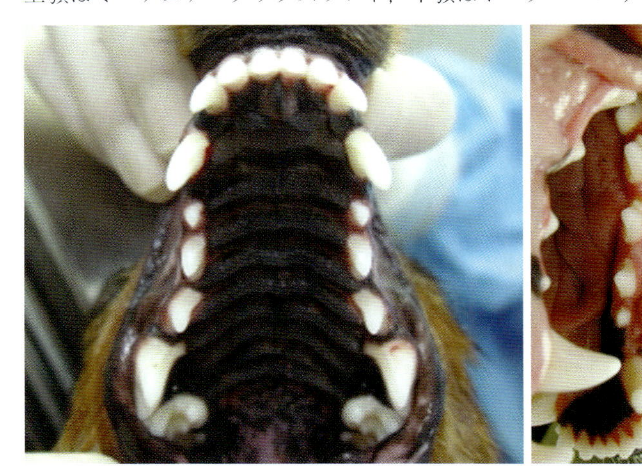

図21 短頭種の犬の上下顎の歯列

上下顎ともに雑種犬(短頭種同士)，1歳齢。上顎では歯の回転(←)に，下顎では歯の重なり(◀)に注意する。

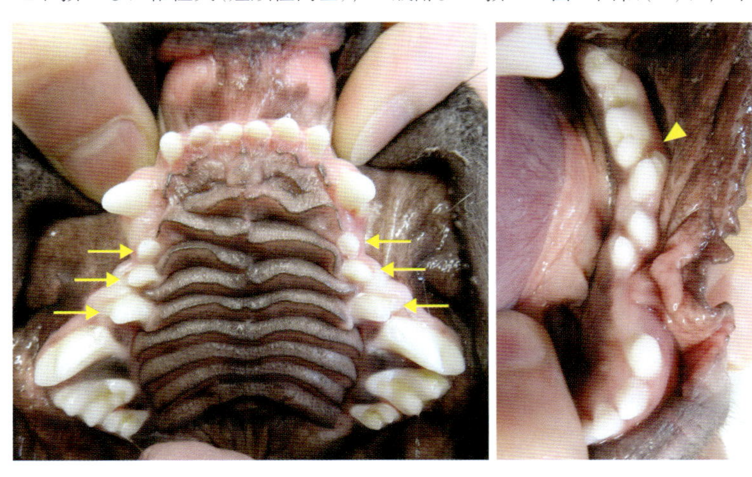

1-9-4 犬の歯の特徴

永久歯

犬の永久歯は計42本である。切歯は，左右の上下顎にそれぞれ3本ずつ存在する。上顎切歯の歯冠は中心の咬頭(こうとう)とその側面の小さな咬頭からなり，下顎切歯の歯冠は1つの主咬頭で形成される。4本の犬歯はよく発達し，大きく湾曲した歯根が顎骨吻側に存在する。前臼歯は片側で4本ずつ存在し，尾側へ向かうにつれて大きく複雑な形態を呈する。後臼歯は上顎で2本，下顎で3本ずつ存在し，尾側ほど小さい。犬の後臼歯の一部は平坦な咬合面を有し，いくらかはものをすり潰すことが可能である。それぞれの歯の歯根の数は，上下顎の切歯と犬歯は単根，臼歯は上下顎の第1前臼歯と下顎第3後臼歯が単根，上顎の第4前臼歯と第1および第2後臼歯が3根，それ以外の臼歯が2根である(**図22**)。

■咬頭
CHAPTER-2，p65を参照

乳歯

犬の乳歯は，上下顎片側に乳切歯3本，乳犬歯1本，乳臼歯3本の計28本が存在する。永久歯と比較して小さく細い形態を呈する。乳臼歯は，永久前臼歯の表記を基本として考え，上下顎とも最も尾側を第4乳臼歯とよぶため，最も吻側の乳臼歯は第2乳臼歯となる。乳歯の歯根の数は，乳切歯と乳犬歯が単根，上顎の第3および第4乳臼歯が3根，それ以外の乳臼歯が2根である（**図22**）。乳臼歯の形態は永久前臼歯の形態と一致しないため間違えやすいが，すぐ尾側に萌出する永久歯の形態と類似すると考えると覚えやすい。例えば，上顎第3乳臼歯と第4乳臼歯は，それぞれ上顎第4前臼歯と第1後臼歯の形態に類似している。

図22 犬の永久歯および乳歯の歯根

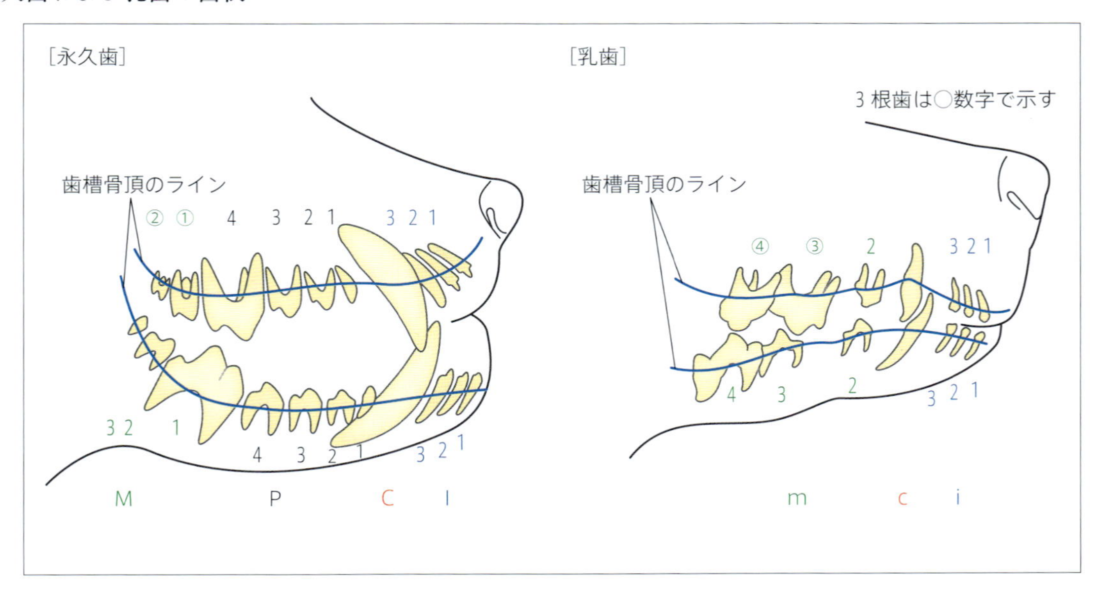

1-9-5 猫の歯の特徴

永久歯

猫の永久歯は計30本存在する。猫の歯は犬と比較して鋭く，平坦な咬合面をもたない，より肉食に特化した構造をしている。猫の犬歯の頬側面には，血溝（bleeding groove）とよばれる溝が存在し，これは捕食した獲物の血液を流出させるための構造であると考えられている[12]。また下顎第1後臼歯の形態も犬と大きく異なり，ほぼ同等の高さを有する近心および遠心咬頭とその間に存在する深い溝で構成される。

歯の表記は犬の歯式を基本として考え，最も大きな臼歯を上顎第4前臼歯，下顎第1後臼歯と表記する。したがって，猫の最も吻側の前臼歯は，上顎が第2前臼歯，下顎が第3前臼歯となる[13]。上下顎とも片側に，切歯は3本，犬歯は1本存在する。臼歯は，上顎片側に3本の前臼歯と1本の後臼歯を，下顎片側に2本の前臼歯と1本の後臼歯を有し，上顎第1前臼歯ならびに下顎第1および第2前臼歯を欠く。上下顎の切歯と犬歯は単根である（**図23**）。臼歯の歯根の数は，上顎の第2前臼歯および第1後臼歯に解剖学的な個体差が報告されており，単根である場合や癒合歯または完全な2根である場合もある[14]。上顎第3前臼歯は2根，上顎第4前臼歯は3根，下顎臼歯はすべて2根である（**図23**）。上顎第4前臼歯の遠心根は近心頬側根や近心口蓋根と比較し幅が広く，また下顎第1後臼歯の近心根も遠心根と比較して極端に広い幅を有することが特徴的である[15]。

乳歯

猫の乳歯は，上下顎片側に乳切歯３本，乳犬歯１本，乳臼歯は上顎片側に３本（第2～第４乳臼歯），下顎片側に２本（第３，第４乳臼歯）存在する。乳歯の歯根の数は，乳切歯と乳犬歯ならびに上顎第２乳臼歯が単根，上顎の第３，第４乳臼歯が３根，下顎の第３，第４乳臼歯が２根である（**図 23**）。

図 23 猫の永久歯および乳歯の歯根

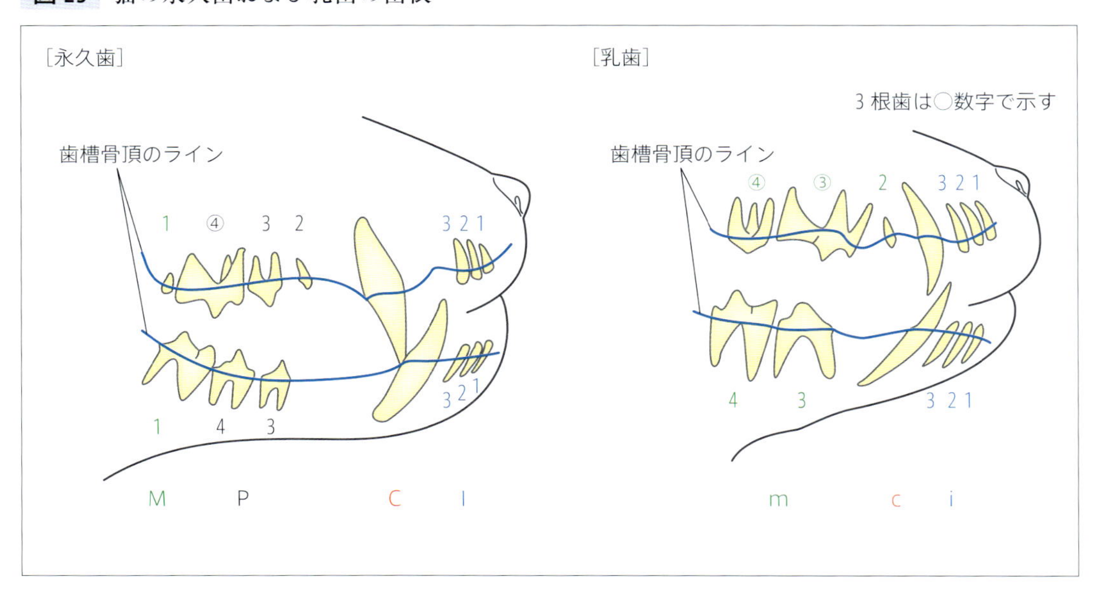

1-9-6 歯の萌出と正常な換歯

通常，犬と猫の乳歯の萌出は生後３週齢頃からはじまり，5～6 週齢頃に完了する（**表 2**）。萌出は下顎切歯からはじまり，上顎切歯，下顎臼歯，上顎臼歯，下顎犬歯，上顎犬歯の順に起こる。一方，永久歯の萌出はおおよそ生後 4～5 カ月齢頃に下顎切歯からはじまり，乳歯と同様の順で進行し，通常７カ月齢頃には換歯がすべて完了する（**表 2**）。犬と猫では乳歯の脱落に続いて永久歯の萌出が起こるのではなく，例えば犬歯は永久犬歯の高さが乳犬歯の高さの 1/2～2/3 になったときに脱落するため，乳歯と永久歯が併存する期間が存在する。この歯の併存期間は，上顎犬歯でおおよそ 1～3 週間，下顎犬歯で 1～2 週間，その他の歯で数日以内とされている。

⇨乳歯から永久歯への交換時期
CHAPTER-2
「2-9 後継歯が存在する乳歯遺残」もあわせて参照

表 2 乳歯および永久歯の萌出時期[16]

乳歯	犬	猫
乳切歯	3～4 週齢	2～3 週齢
乳犬歯	3 週齢	3～4 週齢
乳臼歯	4～12 週齢	3～6 週齢

永久歯	犬	猫
切歯	3～4 カ月齢	3～4 カ月齢
犬歯	4～6 カ月齢	4～5 カ月齢
前臼歯	4～6 カ月齢	4～6 カ月齢
後臼歯	5～7 カ月齢	4～5 カ月齢

1-10 歯と歯周組織の解剖

歯は基本的にエナメル質，象牙質，歯髄から構成される。歯周組織は，歯肉，歯槽骨，歯根膜，セメント質を指し，歯周病ではこの4つの組織が冒される(**図24**)。

図24 歯と歯周組織

歯の基本組織はエナメル質，象牙質，歯髄からなり，歯周組織は歯肉，歯槽骨，歯根膜，セメント質を指す。

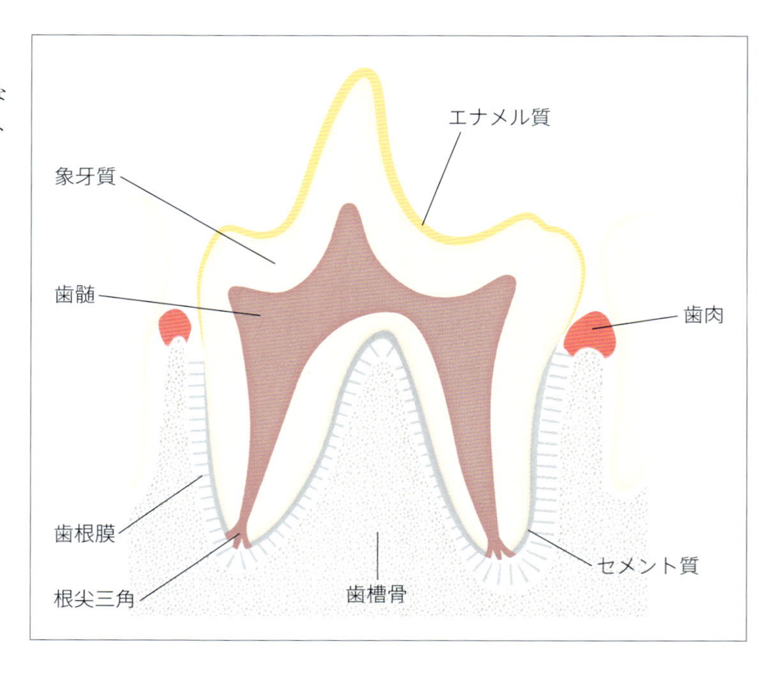

1-10-1 エナメル質

エナメル質は95%以上が無機質(リン酸カルシウムの結晶：ハイドロキシアパタイト)で構成され，身体を構成する成分の中で最も硬い組織である[12]。外胚葉由来のエナメル芽細胞1つにより1本ずつ形成されたエナメル小柱の集合体である。血液供給や神経支配を受けず，知覚や修復力はもたないが，**脱灰**された部分が再石灰化することがある。

■脱灰
CHAPTER-1，p15を参照

1-10-2 象牙質

約70%が無機質(ハイドロキシアパタイト)で，残りの30%が水分と有機質でコラーゲンに富む組織で形成される[12,17]。象牙質を産生する象牙芽細胞は歯髄腔に面して一層に並んで存在し，**象牙細管**とよばれる微細な管構造内に突起(象牙線維)を伸ばし，象牙質全体に放射状に分布している。象牙質に障害が及ぶと，象牙芽細胞の周囲に分布する三叉神経終末の辺縁神経叢と象牙芽細胞下神経叢が刺激を受容し，疼痛を知覚する。歯の萌出時に形成されている象牙質を一次象牙質(原生象牙質)，萌出後形成される象牙質を二次象牙質とよぶ。象牙質は終生形成され続けるため，加齢に伴いその厚みが増し，歯髄腔は狭くなる。また，歯が受ける刺激(咬耗や摩耗など)に対して歯髄の表層に急激に形成された象牙質を修復象牙質(三次象牙質)とよぶ[18]。

■象牙細管
CHAPTER-2，p59を参照

1-10-3 歯髄

歯髄は，血管・神経・リンパ管に富む線維性結合組織である。その周囲は象牙芽細胞の層に囲まれ，歯冠では歯髄腔（髄室）に，歯根では根管の中に収まる。犬の根尖は根尖三角（アピカルデルタ）とよばれ，主根管から複数の細い副根管が周囲の歯根膜に向かい放射状に分岐することが多い。

1-10-4 セメント質

セメント質は組織学的に骨組織と類似し，コラーゲン線維にハイドロキシアパタイトが沈着し石灰化した組織で構成される。セメント質はセメント芽細胞により産生され，加齢や病的な刺激などにより肥厚する。歯根膜を横走する主線維の一端がセメント質に埋め込まれ（シャーピー線維），歯槽骨と歯が固定される。

1-10-5 歯根膜

歯根膜は主線維とよばれる強靭なコラーゲンの束で構成され，歯周の全周を取り巻き，歯を歯槽骨に支持している。主線維の両端はセメント質と歯槽骨に埋入して石灰化し，シャーピー線維とよばれる。歯根膜は歯への衝撃を和らげる緩衝装置としてのはたらきを有し，咀嚼時に細動し，根尖への血液供給を妨げないよう力を吸収する。歯周部には脈管・神経が存在する他，未分化間葉細胞やマラッセ上皮遺残などの細胞成分に富み，高い修復力を有する。また，歯槽骨に面して骨芽細胞や破骨細胞が，セメント質に面してセメント芽細胞が存在する。抜歯では，器具を用いてこの歯根膜を離断し，歯槽から脱臼させ摘出する。

1-10-6 歯槽骨

歯槽骨は歯槽を取り囲み，歯を支持する。シャーピー線維が埋入する部分は組織学的には固有歯槽骨といい，X 線検査にて**歯槽硬線**とよばれる X 線不透過部位として観察される。それ以外の歯槽骨は支持歯槽骨とよばれる。歯槽骨は歯の力学的な作用に対し，破骨細胞と骨芽細胞のはたらきにより絶えず再構築されている[12]。

■**歯槽硬線**
CHAPTER-2，p48 を参照

⇨**歯槽硬線**
CHAPTER-4
「6-4-3 歯と歯周組織の X 線解剖」を参照

1-10-7 歯肉

歯肉は角化重層扁平上皮から構成される強い保護層で，付着歯肉と遊離歯肉からなる。付着歯肉は歯肉の大部分を占め，直下のセメント質や歯槽骨と線維性に強く結合する。付着歯肉は歯肉歯槽粘膜境（粘膜歯肉境）を経て歯槽粘膜と連続する。遊離歯肉と歯の間には歯肉溝が形成されており，歯周病の発生に関与する。歯肉は再生しないため，歯周病の悪化に伴う歯肉の喪失は病態の一層の悪化を招く。犬の歯肉の厚さについての報告では，性別および歯種により歯肉の厚さに有意差は認めなかったが，犬歯や裂肉歯などの大きな歯で歯肉が厚い傾向があり，高齢犬は若齢～中齢犬と比較し有意に歯肉が薄かったと報告されている[19]。また，歯肉溝の深さは動物種や歯種によって異なるが，小型犬で約 1 mm，中型犬で 2～3 mm，大型犬で 3～4 mm，猫で 0.5～1 mm 程度が正常である[15]。

2 ● 検査およびスケーリングと抜歯で使用する器具・器材

犬と猫における口腔内疾患の中でも歯周病の罹患率は高く，歯科治療ではスケーリングや抜歯を行う機会が必然と多くなる。使用する器具・器材は，口腔内という特殊な環境を治療するために専用に開発されたものが多く，人医歯科領域では実に多くのものが存在する。近年では小動物の歯科治療用に開発されたものも出てきており，数多くある器具・器材の中でどれを選ぶかは迷うところではある。しかし，これらの特性や使用方法を理解しておくことは難度の高い治療をより行いやすくする上で重要であり，適切な器具・器材を使用することで難儀していた処置が比較的容易になる場合も少なくない。

以下に口腔内検査をはじめ各歯科治療で使われる器具・器材を紹介するが，これらはほんの一例である。器具選びで最も重要なことは，実際に使ってみて自分の手に合うものを選ぶことである。

2-1 口腔内検査で使用する器具・器材

口腔内検査はスケーリングや抜歯に先立って行われるものであり，通常は無麻酔の状態で大まかに肉眼的な検査を行った後，詳細な検査を全身麻酔下で行う。口腔内検査はその後の歯科治療の方針を決める上でも重要であり，いくつかの専用の器具を使って行われる。実際の検査方法や評価方法はCHAPTER-4［6 鎮静・麻酔下で行う口腔内検査］を参照のこと。

2-1-1 歯周プローブ

プロービングを行う際に使用する。プロービングとは通常，肉眼では分かりにくい歯周組織の状態を知るための口腔内検査であり，歯周ポケットの深さ，出血の有無，歯肉の状態，アタッチメントレベルや根分岐部病変の程度などを観察することができる。

⇒**アタッチメントレベルの評価**
CHAPTER-4
「6-1-1 歯周ポケットの評価」を参照

プローブには先端がフラットなタイプ(**図25a**)と丸いタイプ(**図25b**)がある。フラットタイプは舌側面や唇側面の平らな歯面に使用しやすいようになっているが，狭い部分では使用しにくい。一方，丸いタイプは先端が細く，狭い部分でも使用しやすく，人医歯科および獣医歯科領域ともに主流である。プローブの先端には目盛がついており，歯周ポケットに挿入すると，そのまま深さが分かるようになっている(**図25**)。

●器具の持ち方

執筆状変法で把持する。親指，人差し指，中指の指先が三角形を描くようにずらして指を置き，人差し指と親指の第一関節が少し膨らむように把持する[20](**図26a**)。力を入れすぎると，先端からの感覚が捉えにくくなるので注意する。

●器具の使用方法

測定の際には必ずレスト(支持)をおいて常に一定の力で行えるようにする。歯と歯肉のポケット内に，25 g程度の力で歯軸に平行に挿入して，ポケット底部に達した部位で読み取り測定する(**図26b**)。測定には，歯周4点や6点で測定する方法と，歯周全周を測定する方法(walking measurement)がある(p144，図86参照)。

プロービングによる根分岐部病変の検査では，多根歯における根分岐部の露出程度を Furcation index によって評価する[21]。プローブをやさしく根分岐部へと挿入し，侵入具合を測定する(**図 27**)。強い力で行うと，医原性に根分岐部の貫通を起こしてしまうため注意する。プロービングは，抜歯の適応であるか否かの判断や，術後の自宅でのデンタルケアにおいて重点的に行うべき箇所を飼い主に伝えるためにも重要である。

⇨根分岐部指数(FI)
CHAPTER-4
「6-1-6 根分岐部病変［根分岐部指数(Furcation index : FI)］」を参照

図 25 歯周プローブの種類

a．フラットタイプ
先端がフラットなタイプの歯周プローブ。歯周プローブの先端には目盛りがついているものもあり，写真は先端から 1，2，3，5，7，8，9，10 mm のところに目盛りがついている。

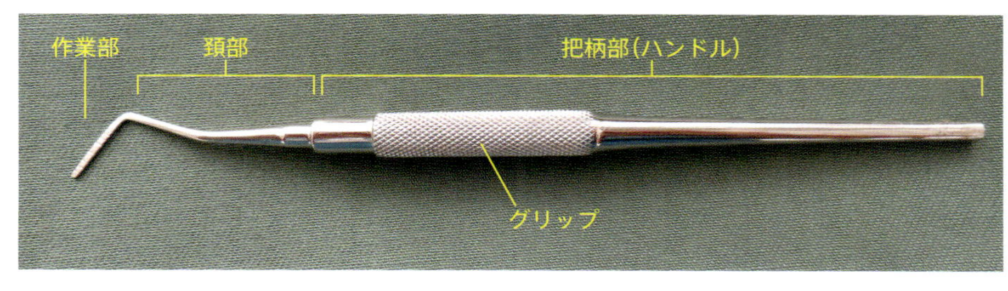

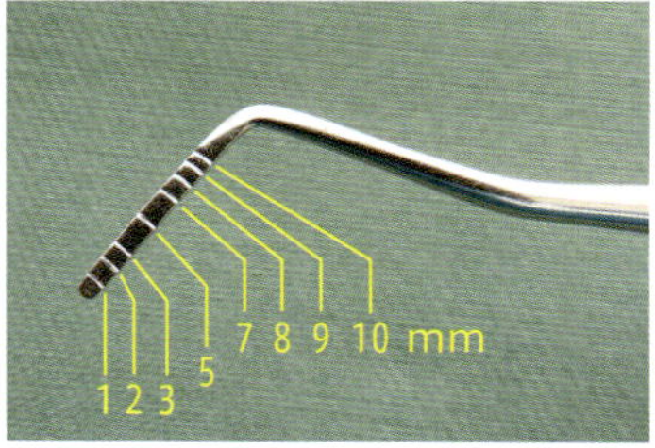

b．丸いタイプ
先端が丸く細いタイプの歯周プローブ。写真は歯周プローブとエキスプローラーが一体となったもの。この歯周プローブの先端には先端から 3 mm ごとに 18 mm の位置まで目盛りがついている。

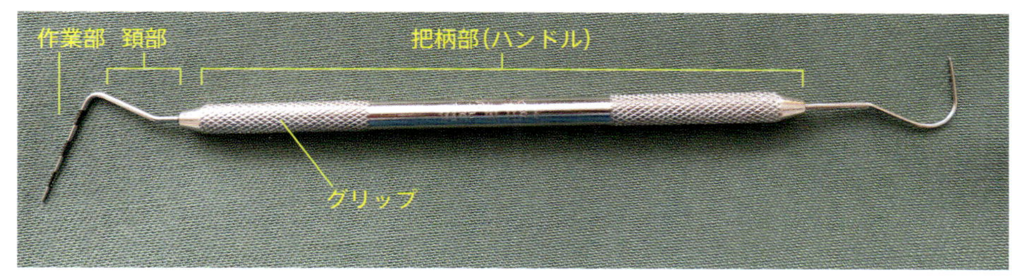

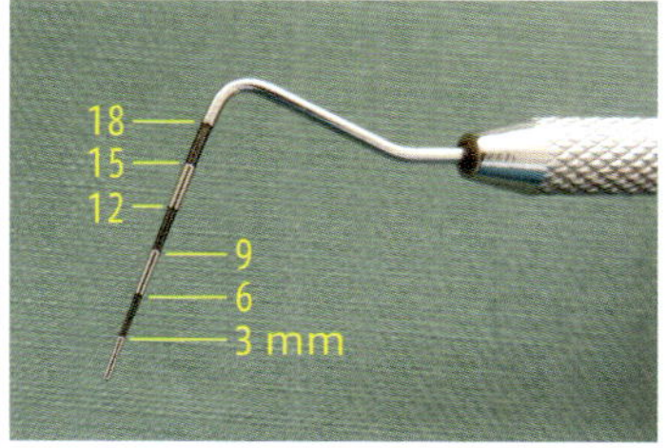

図 26 歯周プローブの使用法

a．持ち方
執筆状変法で把持する。親指，人差し指，中指の指先が三角形を描くようにややずらして持ち，人差し指と親指の第一関節が少し膨らむようにする。力を入れすぎないように注意し，プローブの柄を後ろに引っ張ったときにすぐに抜けるくらいの力加減で把持する。

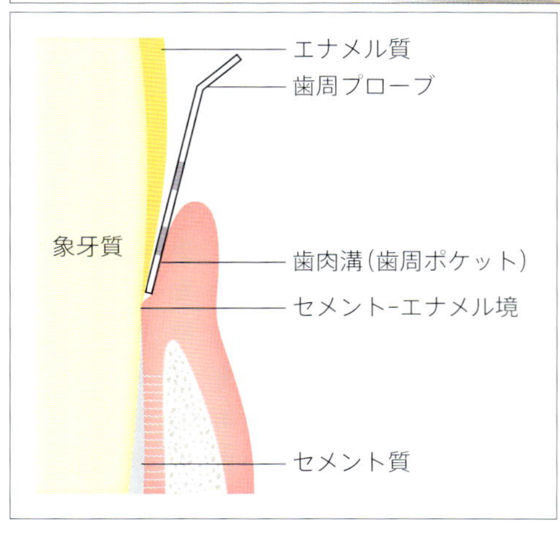

b．歯周ポケットの測定方法
歯と歯肉の間(歯肉溝あるいは炎症がある場合は歯周ポケットとなる)に歯周プローブの先端を挿入し，突き当たった底部までのプローブ先端の目盛りを測定する。

図 27　プロービングによる根分岐部病変の評価

プローブを根分岐部へとやさしく挿入し，侵入程度を評価する。この症例は根分岐部が完全に露出しており，Furcation index 3(FI 3)の根分岐部病変である。この症例(雑種猫，11歳齢，雄)の左下顎第 4 前臼歯は抜歯適応となった。

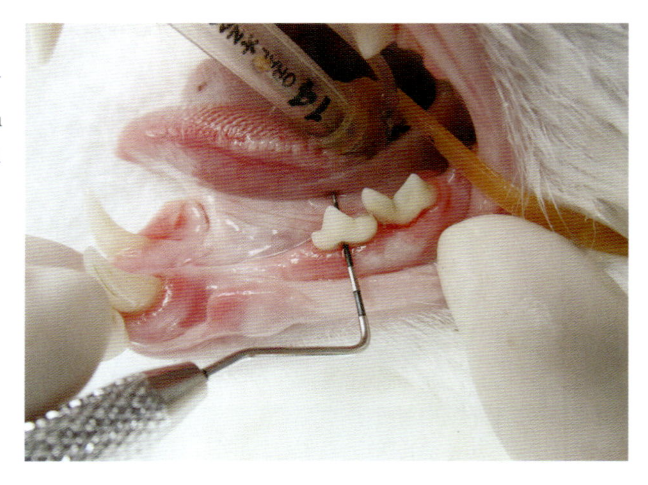

2-1-2　エキスプローラー(探針)

その名前のとおりに歯冠部や歯肉縁下の状態を触知する目的で使用する(**図 28**)。主に吸収病巣，破折，露髄，う蝕，エナメル質形成不全の有無や程度，歯冠修復物の平滑さの確認などのような歯面の凹凸や，歯肉縁下における歯石の付着状態を調べるために使用される。歯肉縁下に残存する歯石は歯周病を再発させる要因の 1 つと考えられており，エキスプローラーを用いたエキスプローリングは残存する歯石の触知を行うために重要であるとされ，人においては歯の形態に応じた様々な形状のシャンク(頚部)をもつエキスプローラーが使用されている[20]。

●**器具の持ち方**

プローブと同様に執筆状変法でグリップを軽く把持する(**図 29**)。

図 28　エキスプローラーの種類

エキスプローラー単独のもの(①)とエキスプローラーと歯周プローブが一体型になっているもの(②)。エキスプローラーの先端は細く尖った形状をしており，歯冠や歯根面の凹凸を触知するのに有用である。

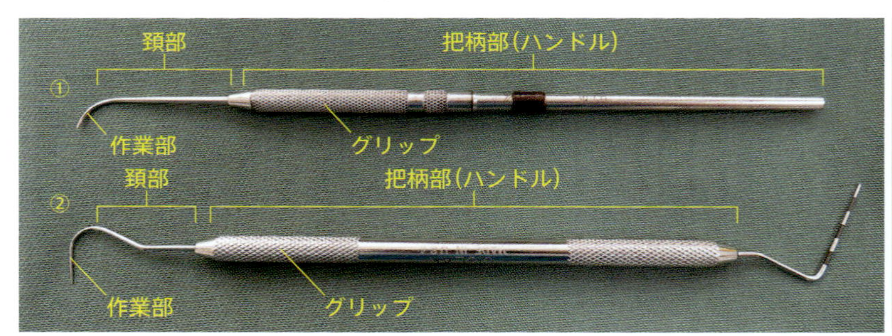

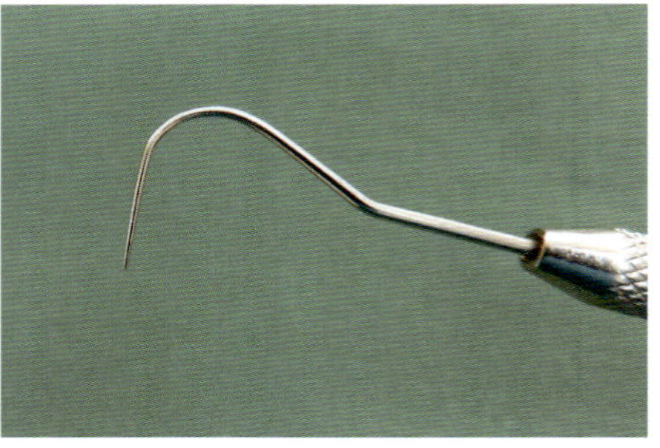

図 29　エキスプローラーの持ち方

執筆状変法で把持する。プローブと同じように親指，人差し指，中指をややずらして置き，人差し指と親指の第一関節が軽く膨らむように把持する。親指の腹と人差し指で回転できるようにする。

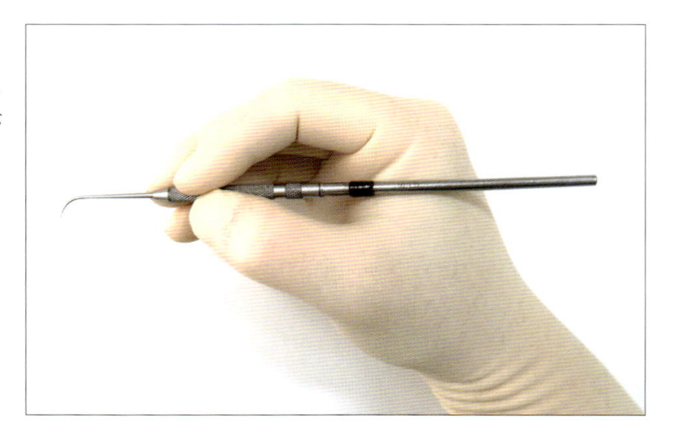

2-1-3 デンタルミラー(図 30)

様々な使用法があるが，スケーリングや抜歯の際には主に以下の3つの目的のために使用されることが多い。

①歯の口蓋側面や舌側面あるいは遠心面は通常では見にくいため，ミラーに映すことで観察しやすくする(**図 31a**)。

②通常，口腔内は光が届きにくく影となる部分ができやすいが，ミラーの反射光を照明代わりに使用することで，より観察しやすくする。

③十分な視野を確保する場合や歯の切削などの際に頬粘膜，口唇や舌などを巻き込まないように避けるために使用する(**図 31b**)。

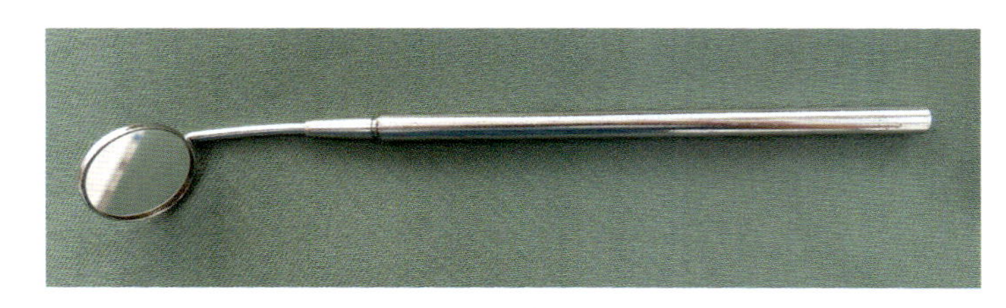

図 30 デンタルミラー

先端に丸いミラーがついたもの。鏡として使用する以外にも口腔内で視野を確保するためなどにも使用される。

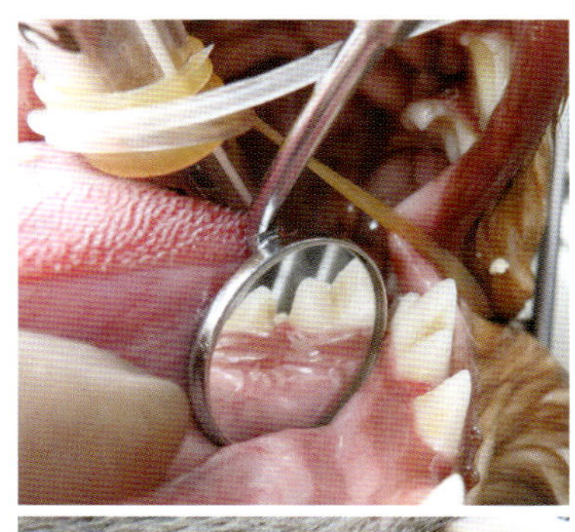

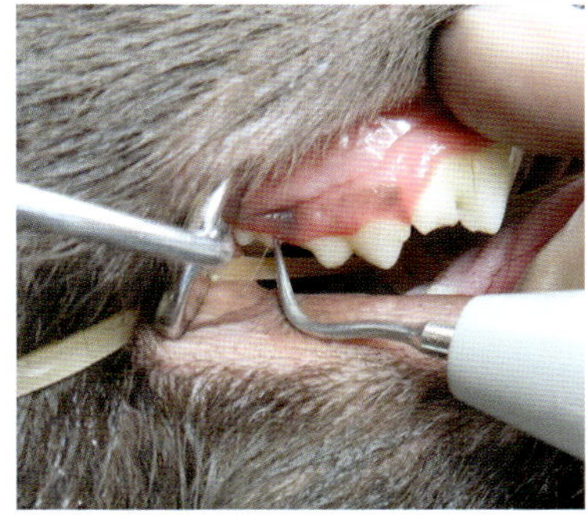

図 31 デンタルミラーの使用法

a．通常では見にくい下顎臼歯部の舌側の歯垢・歯石の付着を観察している。写真で示されている下顎第4前臼歯の口蓋側の歯石は取り残しやすいため，このようにデンタルミラーを使って歯石の取り残しがないかを確認する。

b．スケーリングや抜歯時の歯の分割の際に邪魔となる口唇や舌などを避ける目的で使用する。写真の上顎第2後臼歯部は通常では口唇交連部に隠れて見にくく，歯垢・歯石を取り残しやすい。

2-2 スケーリング・ルートプレーニングで使用する器具・器材

スケーリングとルートプレーニングは，歯周病治療の一環として歯冠部から歯肉縁下に付着した歯垢・歯石を除去する目的で行われる。最も使用頻度の高いスケーラーにはハンドスケーラーと超音波スケーラーがある。

2-2-1 キュレットスケーラー(鋭匙(えいひ)型スケーラー)

ハンドスケーラーの1つで，主に歯肉縁下のスケーリング(歯垢・歯石除去)，根面の滑沢化［ルートプレーニング(根面デブライドメント：炎症を惹起，促進するような細菌や物質を根面から機械的に除去する処置)］や歯肉縁下の掻爬(キュレッタージ)などをする目的で使用される[20, 22]。

キュレットスケーラーには，ユニバーサルキュレットとグレーシーキュレット(**図32**)の2つのタイプがある。ユニバーサルキュレットは先端の両側に刃がついており，グレーシーキュレットは先端の片側だけに刃がついている。キュレットスケーラーの先端は刃部とよばれ，内面と側面が接するカッティングエッジが実際の刃となる[20, 22](**図33，34**)。近年，人医歯科領域では片側に刃が付いているグレーシーキュレットの方がより安全で使用しやすいために広く使用されており，獣医歯科領域においても同様である。

人用のキュレットスケーラーは使用する歯によってナンバリングがされており，多くの形状がある[22]。例えば，前歯部・小臼歯部では＃ 1-6，大臼歯部頬舌面では＃ 7-10，大臼歯部近心では＃ 11-12，大臼歯部遠心では＃ 13-14 が多く使用される。獣医歯科領域では，人用の前歯用あるいは前歯・小臼歯用が使いやすい。

図 32　グレーシーキュレット

人の前歯用のグレーシーキュレット。比較的小型の刃部とシャンクが犬や猫の歯にも使いやすい。

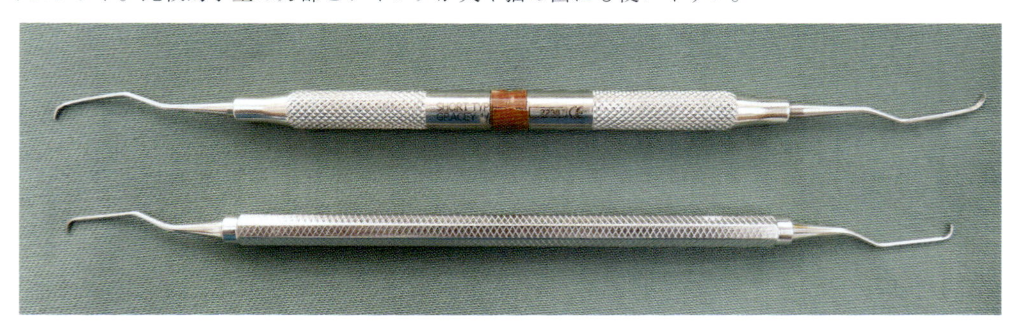

図 33　グレーシーキュレットとユニバーサルキュレットの刃部の違い

キュレットの刃部を正面から見たときのイメージ。①グレーシーキュレットではフェイスがターミナルシャンクに対して約70°に傾いており，下がった片側にのみカッティングエッジ(刃)がつくられている。②ユニバーサルキュレットでは，フェイスはターミナルシャンクに対して垂直で，その両方にカッティングエッジ(刃)がつくられている。

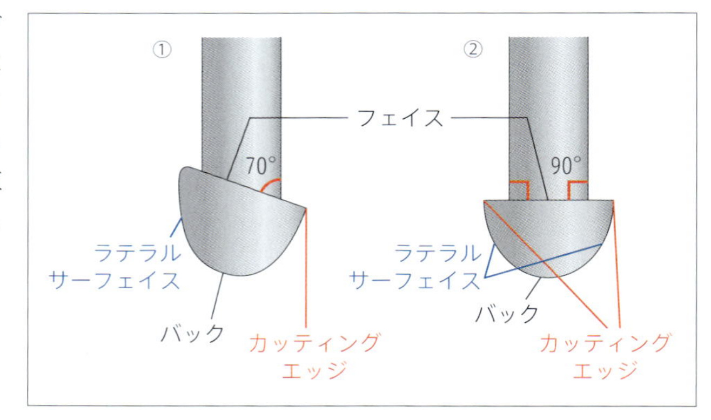

図 34　グレーシーキュレットの先端部と刃部

フェイス(内面)とラテラルサーフェイス(側面)が接する部分はカッティングエッジとよばれ，実際の刃となる。

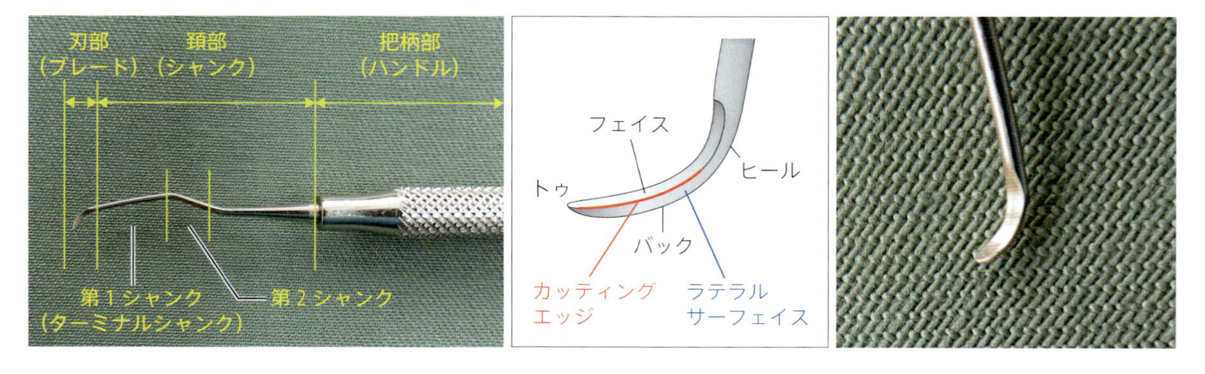

●器具の持ち方

執筆状変法で把持する。親指，人差し指，中指の３本で把持する。中指はスケーラー先端の感覚を感じ取るために，できるだけ曲げずに指の先端がスケーラーのシャンクとハンドルの境界部に当たるように把持する（**図 35**）。薬指はレスト（支持）として施術歯あるいは隣接歯や対合歯に置く。レストはスケーラーを歯面に正しく当てたり，余計な力で歯周組織を損傷しないようにするために重要である[20]。

●器具の使用方法

姿勢

スケーリング・ルートプレーニングを行う際には正しい姿勢で行うことも重要である（**図 36**）。正しい姿勢で行うことにより，器具の操作がよりスムーズとなり，力の伝わり方にも無駄がなくなり，それによって術者の疲労負担が軽減できる。そのため，施術中は常に正しい姿勢を心がけるようにする。

スケーラーの当て方

キュレットを使用する際のフェイスと歯面の角度は 45～90° が有効であるとされているが，獣医歯科領域では歯石除去の際には 75～80° 程度，ルートプレーニングの際には 70° 程度が理想的である[23]。またグレーシーキュレットは刃部が片面のため，当てる側を間違えると全く除去できないため注意する（**図 33 ①**）。ルートプレーニングのためにスケーラーを歯面（根面）に当てる際に最も重要なことは，ターミナルシャンクが歯面（根面）と平行になっていることである。グレーシーキュレットではフェイスとターミナルシャンクの角度は 70° に設計されているため，歯面（根面）に対してターミナルシャンクを平行に当てれば，歯面（根面）とフェイスの角度は約 70° となる。歯面（根面）とフェイスの角度が 85° を超えると作業効率が悪くなり，70° 以下に角度が小さくなりすぎると歯面を損傷しやすくなるといわれているため，できるだけ正しい角度で当てることが重要となる[20]（**図 37a**）。また，単根歯にくらべて多根歯では歯面（根面）が歯軸と平行でない場合もあり，スケーラーは歯軸と平行に当てるのではないことに注意する（**図 37b**）。

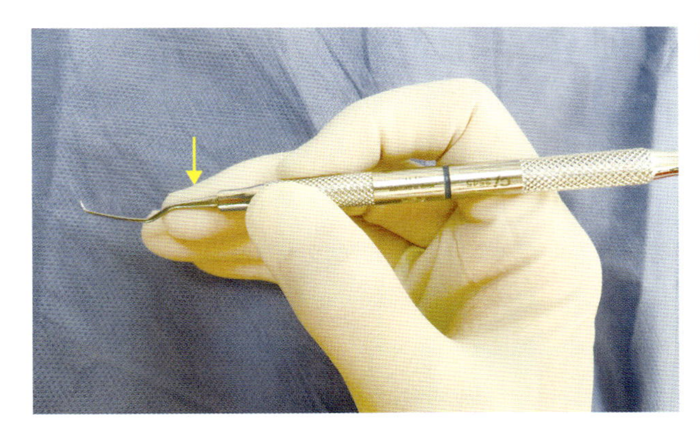

図 35　キュレットの持ち方

執筆状変法。親指，人差し指，中指の３本で把持する。親指と中指が対角に位置するため，側方圧をかけたり受けたり，スケーラーを回転させたりするような操作がしやすい。また中指はスケーラーの感触を感じ取りやすくするため，その先端はシャンクとハンドルの境界部に当たるようにする（←）。

図 36 スムーズな器具操作のための姿勢

歯科処置中は動物に対して体全体をまっすぐに向けて，背筋を伸ばす。腕は曲げすぎない。腕を下げて肘の高さで処置を行うように設置する。処置に集中するあまり前かがみになり間違った姿勢で歯科処置を行うと，術者の腰や肩に余計な負担がかかり疲労が増すばかりか，処置中に思わぬ事故につながることもある。

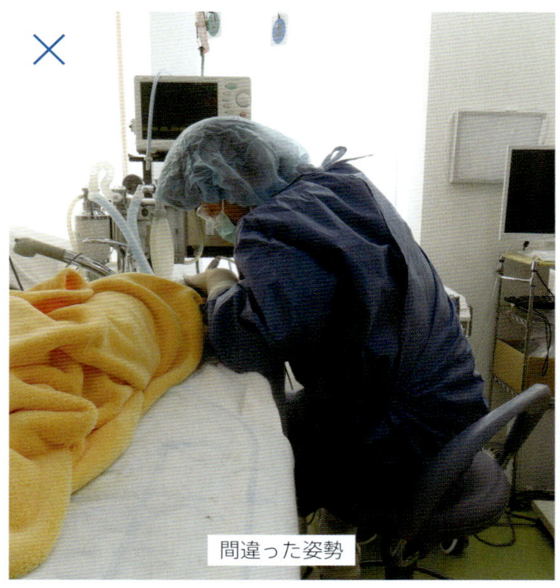

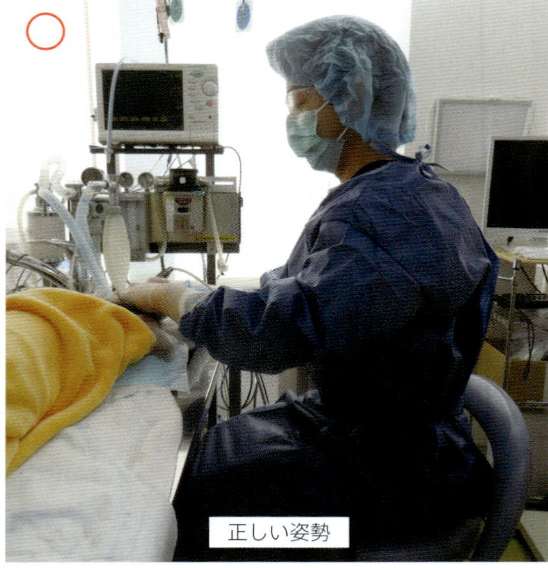

図 37 スケーラーの当て方

a．ターミナルシャンクと歯面（根面）を平行に当てる

グレーシーキュレットはターミナルシャンクに対してフェイスが 70° で設計されているため，ターミナルシャンクを歯面に平行に当てれば，フェイスの角度も歯面に対して 70° となる。この状態が最も作業効率がよく，85° を超えるようになると作業効率は悪くなる。

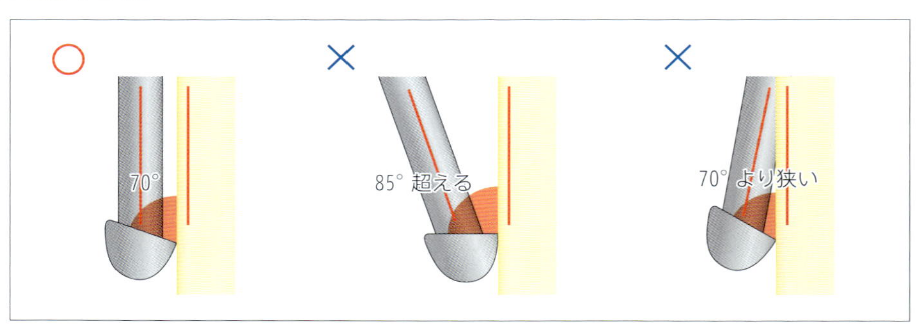

b．多根歯では歯面（根面）と平行に当てる

多根歯のような複雑な形をした歯では，歯面が歯軸と平行ではない場合もあるため，スケーラーのターミナルシャンクは歯軸ではなく歯面に対して平行に当てる。

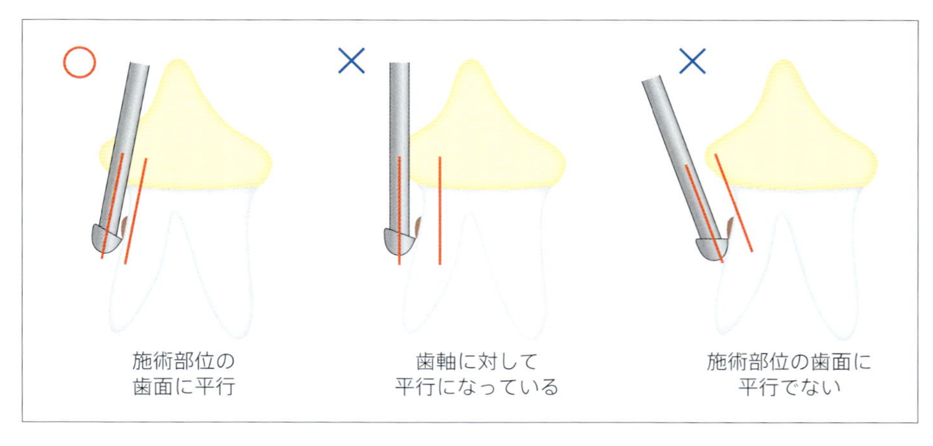

スケーラーの動かし方

ハンドスケーラーの動かし方には基本的な2つの動作がある。1つはスケーラーを持つ指先は動かさずに手首と腕の動きによってスケーラーを動かす**前腕回転運動**（ロッキングモーション，**図38**）であり，もう1つは手首は動かさずにスケーラーを持つ指の曲げ伸ばしによる**手指屈伸運動**（フィンガーストローク，**図39**）である[20,22]。

■前腕回転運動（ロッキングモーション，**図38**）：

薬指を支点とすることを基本として，**フィンガーレスト**（支持指）を支点にして前腕を上下，左右に円弧を描くように動かすことで，比較的強い側方圧をかけることができるため，しっかりと歯石を取る際に使用される。しかしながら，スケーラーを大きく動かしすぎたり，カッティングエッジと歯面との角度が70°～80°となるように意識して行わないと効率的に歯石を取ることができないばかりか，歯肉を傷つけてしまうこともあるため注意する。

■手指屈伸運動（フィンガーストローク，**図39**）：

手首は動かさずに薬指や中指あるいは両者を支点として，スケーラーを持つ親指と人差し指を伸縮させて中指の脇腹をこすりながらスケーラーを動かすものであり，比較的指への疲労が大きい。そのため，弱い側方圧によって小さな歯石を取る際や探査を行う際に使用されることが多い。

また，この2つの動き以外にもこれらを応用して，引く動きや水平ストロークといった動きも使用される。引く動きは歯面に鉋（かんな）をかけるようなイメージで歯石を取る動作であり（**図40**），水平ストロークは指の細かい曲げ伸ばしによって歯石を掻き出す動作である（**図41**）。

■前腕回転運動
wrist forearm motion あるいはロッキングモーションともいう。

■手指屈伸運動
finger flexing motion あるいはフィンガーストロークともいう。

■フィンガーレスト
支点となる指のこと。フィンガーレストに使用する指は通常，薬指（第4指）である。中指（第3指）を用いると力は加わりやすいが，操作に制限が生じて指に感じる触覚も低下する。第4指と第3指を同時に用いると安定する。

図38 前腕回転運動（ロッキングモーション）

フィンガーレスト（薬指）を支点として手首，前腕を左右（あるいは上下）に動かす。大きく動かしすぎずに，小さい動きを短いストロークで行う。写真は左から右へと前腕回転運動によるキュレットの動きを示している。歯面と平行にキュレットの先端を歯肉縁下に挿入し，指の曲げ伸ばしはせずに，キュレットを引き上げるように手首，前腕を動かす。

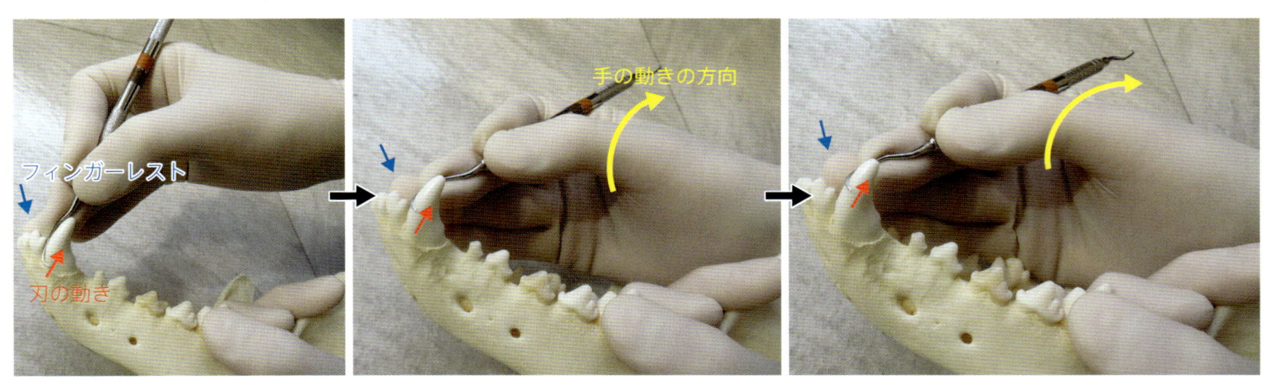

図 39　手指屈伸運動(フィンガーストローク)

手指屈伸運動では，スケーラーを持つ指の曲げ伸ばしのみで動かす。手指屈伸運動は細かい歯石を除去する際に使用することが多く，指への疲労度が大きい。また，シックルスケーラーは歯肉縁上の歯石除去を行う際に使用されるため，歯肉縁下のルートプレーニングを行う際にはキュレットを用いて行う。写真は左から右へと手指屈伸運動によるシックルスケーラーの動きを示している。ここでは薬指をフィンガーレストとして，スケーラーを持つ親指，人差し指を伸縮させて中指の脇腹をこすりながらストロークしている。

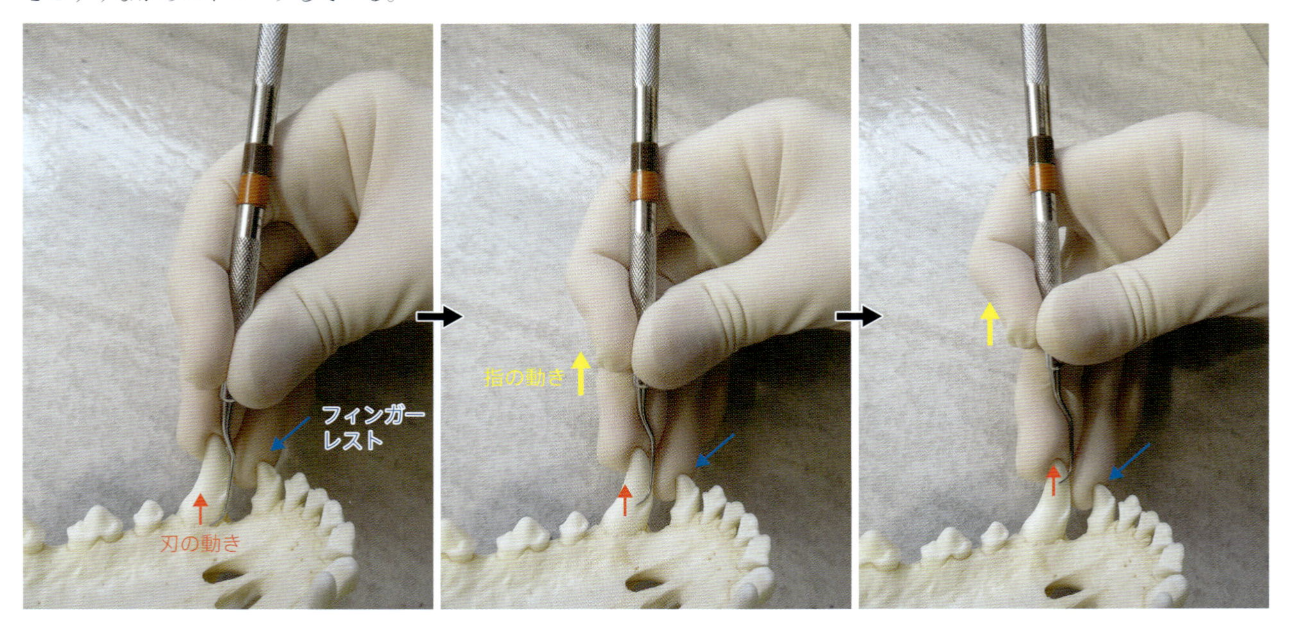

図 40　引く動き

ここではスケーラーで歯石をかませて，指の曲げ伸ばしの作用(フィンガーストローク)で自分の方向に引いている。歯面に鉋をかけるようなイメージで行うとよい。

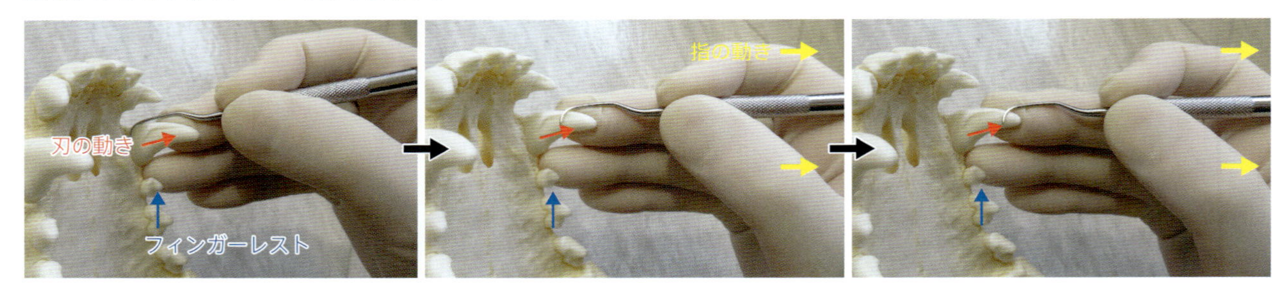

図 41　水平ストローク

ここではスケーラーの先端を根尖に向けて，指の曲げ伸ばし(フィンガーストローク)によって歯面に沿って歯周ポケット内の歯石を掻き出すように動かしている。ここでは支点に薬指を使用している。

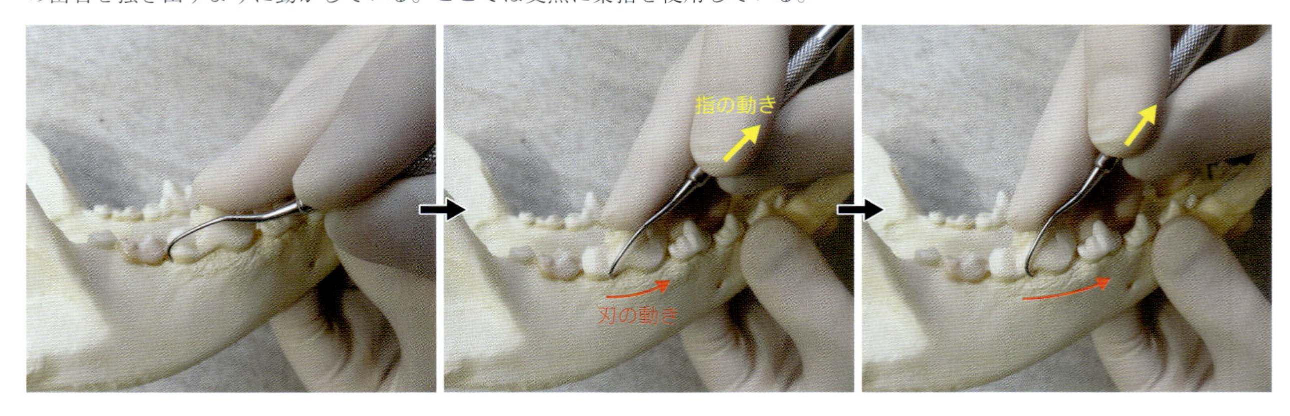

2-2-2 シックルスケーラー(鎌型スケーラー)

ハンドスケーラーの1つで，刃部が鎌状を呈している。先端部の断面は三角形であり，両側に刃(カッティングエッジ)がついている(**図42a**)。獣医歯科領域では通常，超音波スケーラーで歯冠部の歯垢・歯石を除去した後に，歯の隣接面などに残存した歯冠部の歯垢・歯石を除去する目的で使用することが多い。両側に刃がついているため，根面や軟部組織を損傷しやすく，歯肉縁下での歯垢・歯石除去には使用しない。獣医歯科領域では特に，切歯隣接面の歯石除去を行う際に使用することが多い(**図42b**)。

●器具の持ち方

キュレットスケーラーと同様に執筆状変法で把持する。

図42 シックルスケーラーによる切歯隣接面の歯石除去

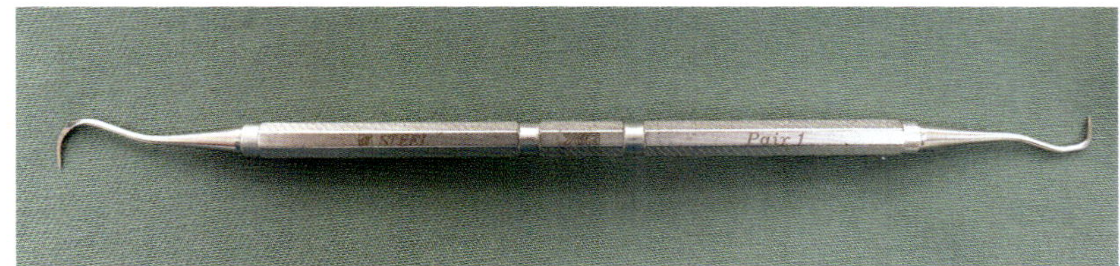

a．スケーラーの先端が鎌状を呈しており，刃部の両側に刃(カッティングエッジ)がついている。

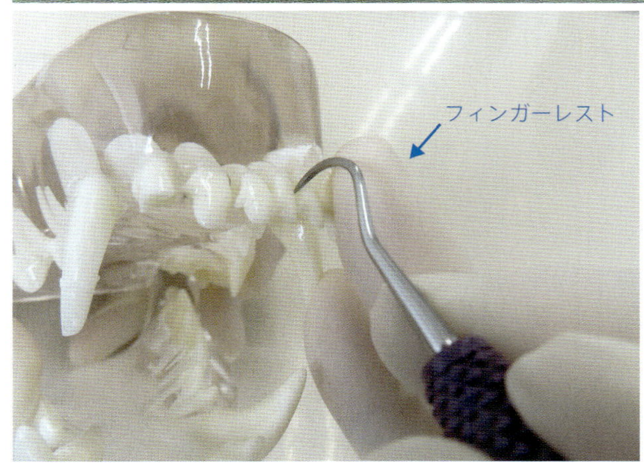

b．刃部の両側に刃(カッティングエッジ)がついているため，歯肉縁下の歯石除去には使用しない。切歯隣接面の歯石を取る際に使用することが多い。主に手指屈伸運動を行う。

2-2-3 超音波スケーラー

超音波スケーラーは，1950年代に開発・臨床応用されたが，当初は歯肉縁下を含めて十分に歯垢・歯石を除去することができず，仕上げとしてハンドスケーリングも行われていた[20]。しかしながら，その後の技術の進歩によって，現在ではその治療効果はハンドスケーリングと遜色ないものとして考えられるようになってきている[20, 24]。獣医歯科領域においても超音波スケーラーはスケーリング(歯垢・歯石除去)の主軸をなすものとして使用されている(**図43a**)。

超音波スケーラーは先端のチップを超音波によって25,000～42,000 Hzくらいに振動させることで歯垢・歯石を破砕する。ハンドスケーリングよりも歯垢・歯石除去にかかる時間を短縮することができ，また根分岐部病変における治療効果が優れているとされている[24]。超音波の発生様式により，磁歪式(じわいしき)(マグネット式)と電歪式(でんわいしき)(ピエゾ式)の2タイプがある。どちらのタイプによっても，発生した超音波の電気出力をハンドピース内で振動エネルギーに変換して，先端部のチップに超微振動を与える[20]。以前はチップの振動は，磁歪式では円形～楕円形～8の字状であり，電歪式では線状であるとされていたが，近年の報告ではどちらのタイプでもチップの振動はほぼ楕円形であり，歯面に触れると細長く直線的になる[25]。この振動は，チップの先端部が最も強い。そのため，根面などではスケーラーを当てる方向には注意する必要がある。

超音波スケーラーは，その振動により歯面に熱を発生させるため，常に冷却のための注水が行われる。この冷却水は，チップに当たると超音波によって噴霧状となり，**キャビテーション**を起こすため，その物理的作用が歯石を粉砕するといわれている。人においては，磁歪式よりも電歪式の方が痛みや振動が少ないとの報告[26]もあり，電歪式が主流であるが，動物においても電歪式の使用が多い。

■キャビテーション（効果）
CHAPTER-5，p165 参照

超音波スケーラーのチップには用途に応じて様々な形状のものがある（**図 43b**）。これらのものを目的に応じて使い分けることで，効率よく，安全に施術することができる。犬や猫では比較的に歯垢・歯石の付着が重度な症例が多いため，まずは先端の太いチップ（**図 43b-③**）を使用して大きな歯石を除去すると効率がよい。また，歯間などの狭い部分や歯肉縁下，歯周ポケット内の歯垢・歯石を除去する際には，先端が細長い形状のチップ（**図 43b-②**）が便利である。

●器具の持ち方

執筆状で把持する（**図 43c**）。ペンを握るのと同じように，中指でハンドピースを支えて，親指と人差し指でスムーズにハンドピースを回転できるように指先の力を抜いて軽く把持する[20]。力を入れすぎてしまうと，ハンドピースの回転操作がやりにくくなるため注意する。

図 43　超音波スケーラー

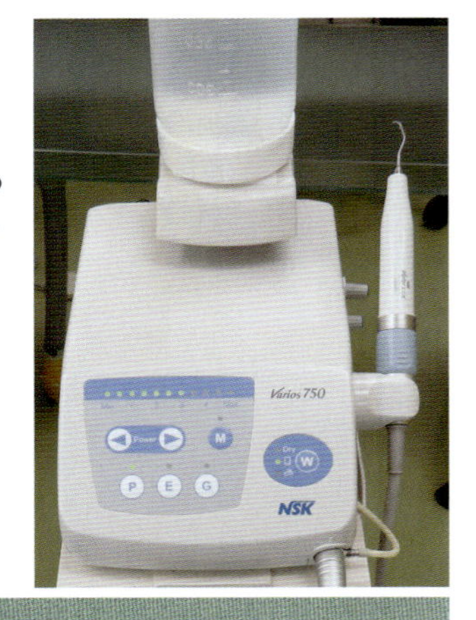

a．超音波スケーラー：バリオス 750（㈱ナカニシ）
用途によってモードを切り替えることができ，スケーリングは主に P（Perio mode）で行う。モードを切り替えてもスケーラーの振動は変わらずに，パワーレンジが変化する。

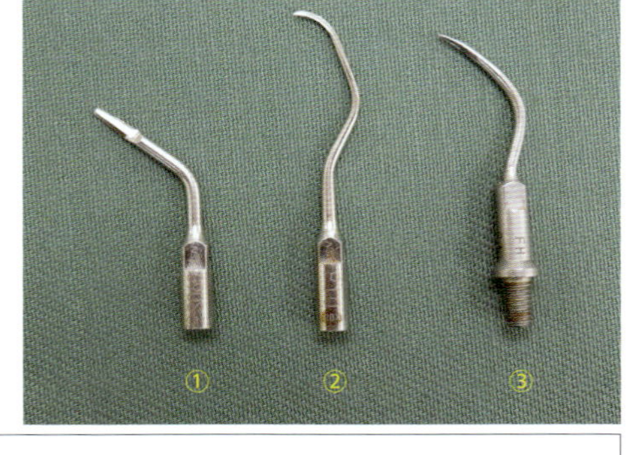

b．チップ
①バリオス G90S：歯根膜剥離チップである。先端がナイフ状の薄い形状をしており，歯根膜を剥離する目的で使用する。
②バリオス P10：細長い形状をしており，狭い歯周ポケットや歯肉縁下の歯石を除去する際に使用されることが多い。
③オーラルベットⅡ S1（㈱モリタ製作所）：先端が太いチップは歯肉縁下への挿入は困難となるため，歯肉縁上の歯石を除去する目的で使用することが多い。

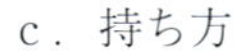

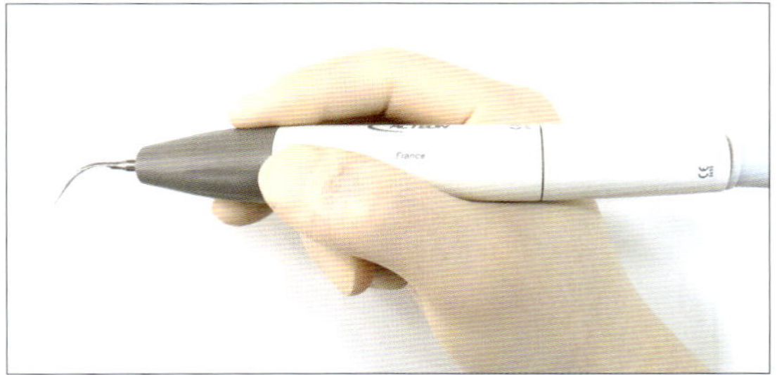

c．持ち方
指先に力を入れずに，軽く保持するように心がける。親指と人差し指でスケーラーをコントロールし，中指で支えるように把持する。手首はまっすぐになるように意識する。

2-2-4 歯科用ユニット

歯垢・歯石除去を行う超音波スケーラーとともに，高速エアタービン，マイクロエンジン，スリーウェイシリンジ，バキュームシリンジが装備されたものである。そのため，これ一台でスケーリング(歯垢・歯石除去)から抜歯までを行うことができ，非常に便利である。人医歯科領域では患者が座ったままリクライニングできるチェアと一体型になっているものが多く使用されているが，獣医歯科領域では小動物用に開発された比較的コンパクトなもの(**図 44a**)が多い。

歯科用ユニットでは，超音波スケーラー以外にも下記のようなインスツルメントが取り付けられているもの(**図 44b**)が多く，スケーリングから抜歯などの口腔外科や歯周外科などの幅広い歯科治療を行うことができる。

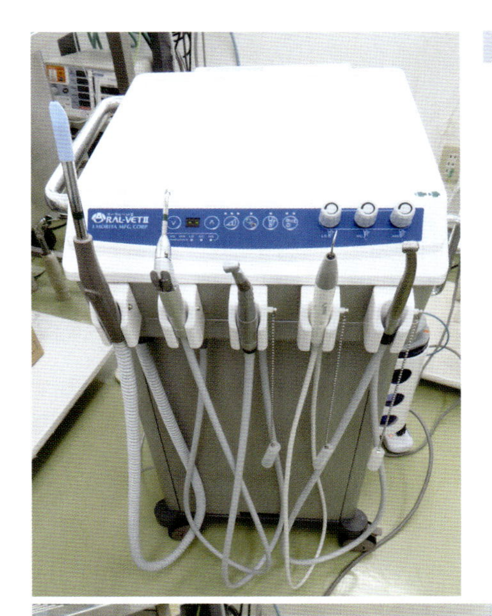

図 44 オーラルベットⅡ(㈱モリタ製作所)

a．動物用歯科治療ユニット

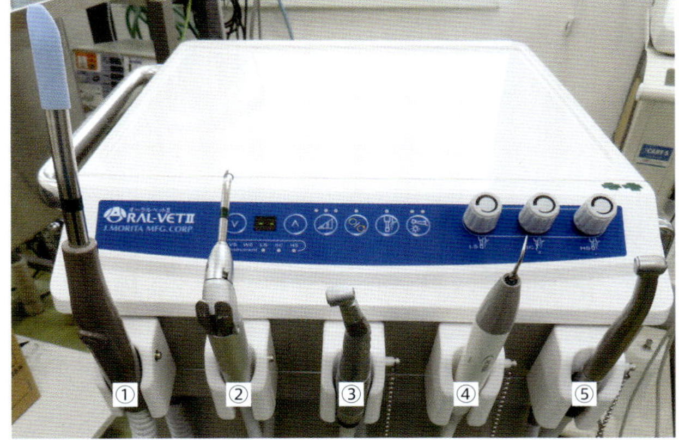

b．各種インスツルメントが搭載されている。
①バキュームシリンジ
②スリーウェイシリンジ
③マイクロエンジン
④超音波スケーラー
⑤高速エアタービン

①バキュームシリンジ

超音波スケーラーなどから排出される洗浄水や歯石の破片などを吸引・除去するために使用される(**図 45a**)。歯科治療を受けている動物は全身麻酔下であるために，気管チューブが細すぎる場合やカフの拡張が不十分な場合，麻酔の覚醒時に洗浄水を誤嚥してしまう危険性がある。これを防ぐためには，バキュームシリンジによりこまめに口腔内の洗浄水を吸引することが重要となる。また，高速エアタービンにより歯の切削や分割を行う際には注水される洗浄水の吸引はもちろんのこと，周囲の軟部組織(頬粘膜や舌など)に損傷を与えないためにも使用することがある(**図 45b**)。

図 45 バキュームシリンジ

a．洗浄水の吸引
超音波スケーラーから排出される洗浄水／冷却水や歯石の破片などを動物が誤嚥しないようにバキュームで吸引する。バキュームの先端は術者の視界や操作を邪魔しない位置に置く。

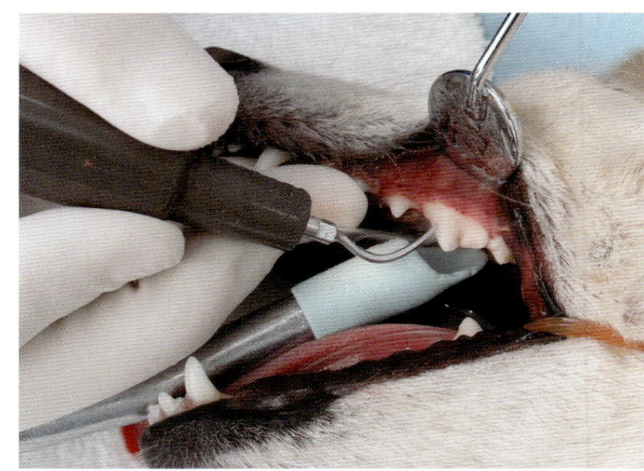

b．周囲の軟部組織の保護
左上顎第４前臼歯の抜歯のために歯を分割している。歯の舌側にバキュームを挿入し，余分な洗浄水を吸引するとともに，舌が巻き込まれないように保護している。

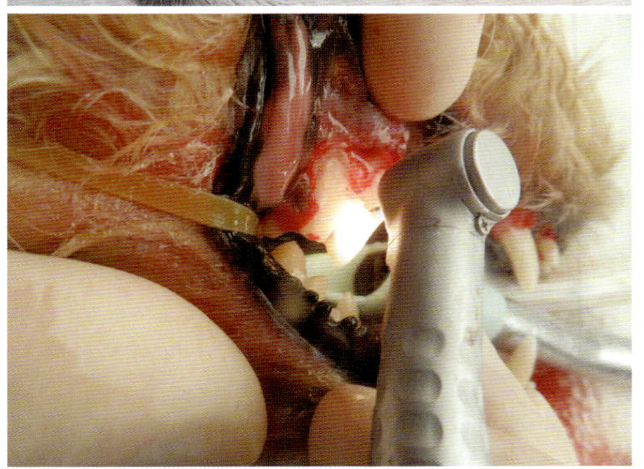

②スリーウェイシリンジ

シリンジには２つのスイッチがあり，水(ウォーター)と空気(エアー)を排出することができる。また，２つのスイッチを同時に押すことによって，水を噴霧状に出すこともできる(ウォータースプレー，**図 46**)。ウォーターとウォータースプレーは洗浄などのために，エアーは歯面を乾燥させる場合や歯周ポケット内の歯垢・歯石の残存を確認する際などに使用する(**図 47**)。

図 46 スリーウェイシリンジの操作

スイッチは２つあり，右(A)のみを押すとノズルの先端からエアー，左(W)のみを押すとウォーターが排出され，両方(AとW)を同時に押すとウォータースプレーになる。

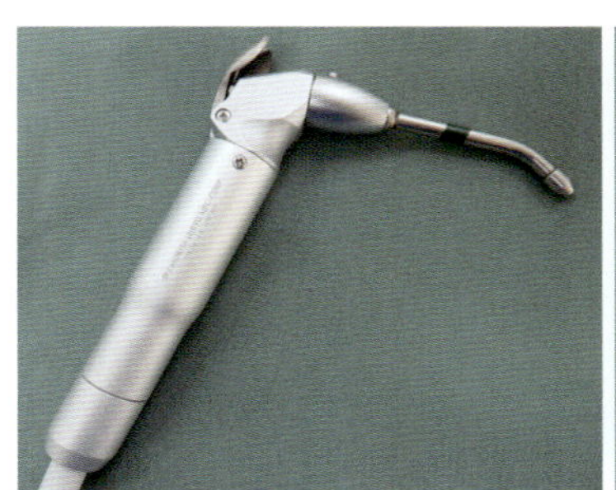

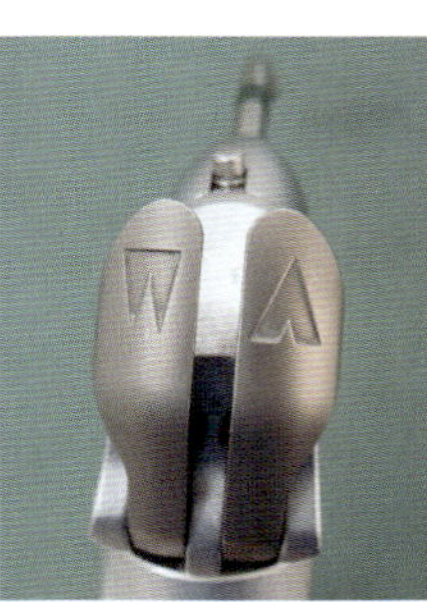

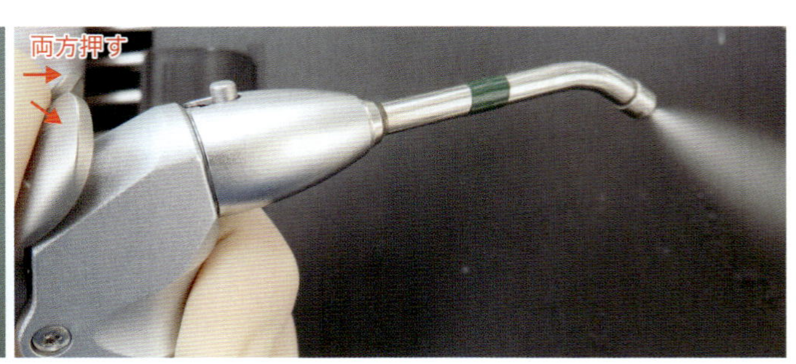

図47 スリーウェイシリンジによる歯石の残存の確認

エアーを使用することで，歯肉縁下歯石の残存(a)や歯面に残存する歯石の有無(b)を確認することができる(◀)。

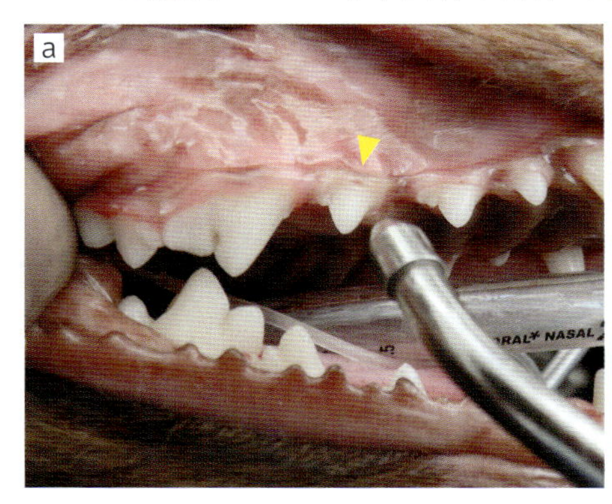

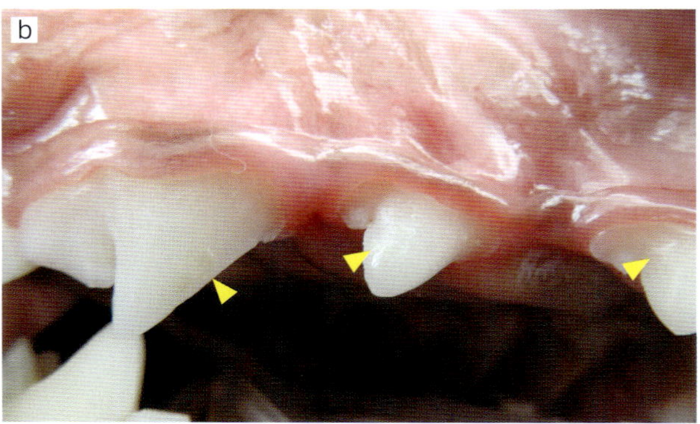

③マイクロエンジン

歯垢・歯石除去後の歯面の研磨(ポリッシング)や，抜歯時における歯槽骨の切削などの際に使用する。専用の歯科用ハンドピースと各種のバーを装着して使用するが，ハンドピースにはまっすぐなストレートタイプ(**図48a**)と頭部が屈曲しているコントラアングルタイプ(**図48b**)がある。ストレートハンドピースは通常は40,000 rpmの回転数で使用し，獣医歯科領域ではウサギの臼歯切削時に便利である。コントラアングルハンドピースは通常3,000 rpm以下の低速の回転数で，ポリッシングブラシ(**図49a**)やラバーカップ(プロフィーカップ，**図49b**)を装着して歯面の研磨を行う場合に使用する。

ちなみに，バーにはハンドピースに装着する部分(ジャンク)の違いから，主にコントラ(CA)バーあるいはラッチ(RA)バー，フリクショングリップ(FG)バー，ストレートハンドピース(HP)バーの3つがある(**図50**)。

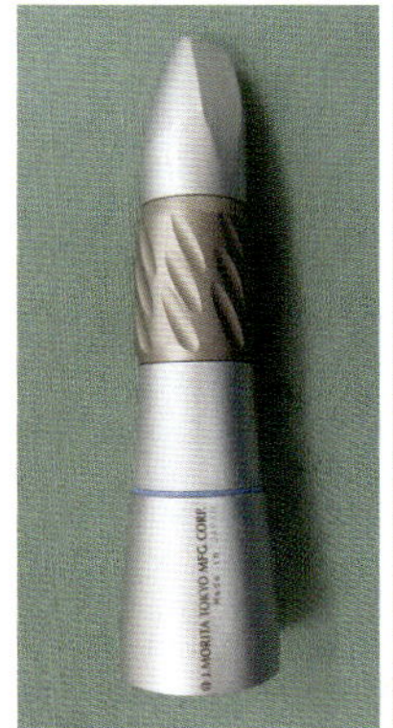

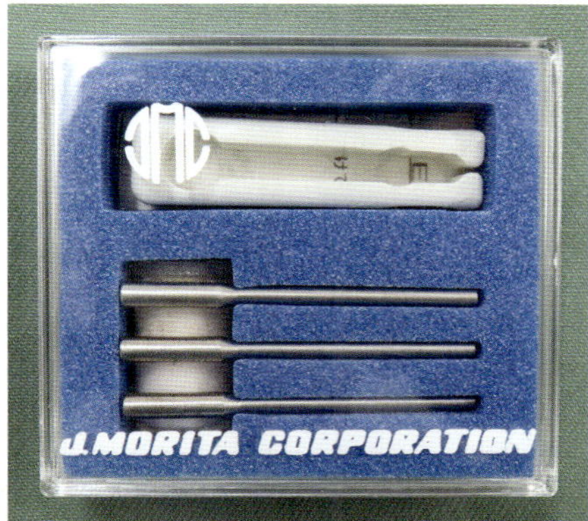

図48 マイクロエンジン用ハンドピース

a．ストレートタイプ(㈱モリタ製作所)
獣医歯科領域ではラウンドバーなどを取り付けて，ウサギの臼歯切削処置に使用すると便利である。専用のアタッチメントを使用して，ダイアモンドバーなどを取り付けて使用する。

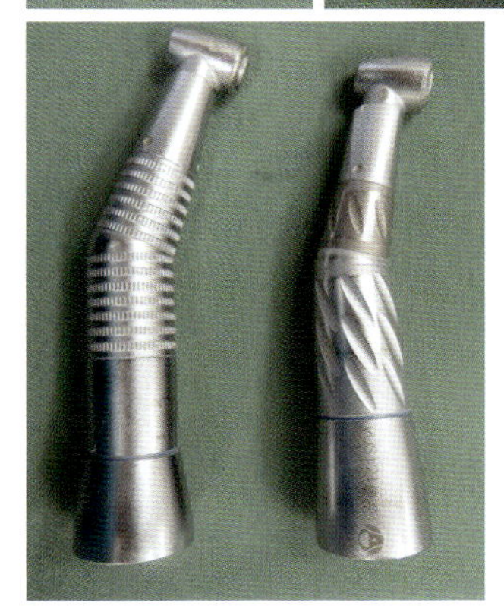

b．コントラアングルタイプ(㈱モリタ製作所)
ポリッシングブラシやラバーカップを装着して，歯面研磨(ポリッシング)を行う際に使用される。

図 49　**ポリッシングブラシおよびラバーカップ**

歯面の研磨(ポリッシング)を行う際に，コントラアングルタイプのハンドピースに装着して使用する。

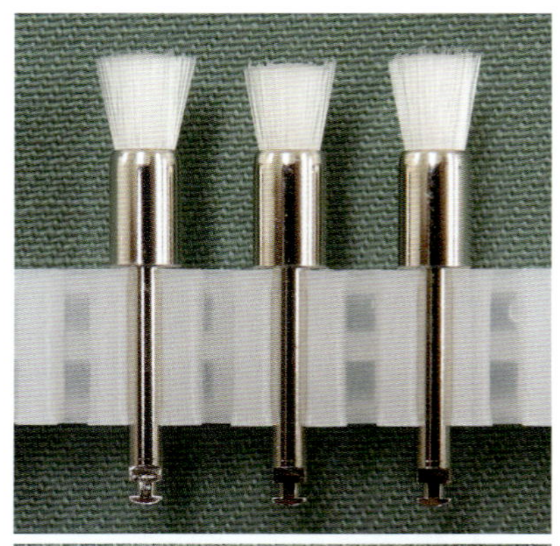

a．フラットタイプのポリッシングブラシ
広い歯面の清掃，研磨に適している。獣医歯科領域で用いることが多いタイプ。

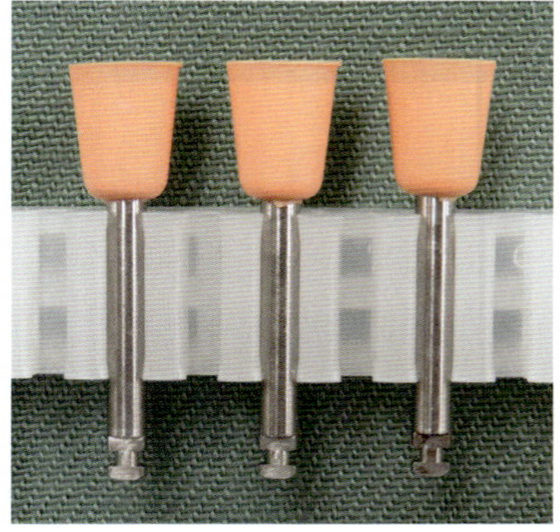

b．ラバーカップ(プロフィーカップ)
カップの先端を歯肉縁下に入れて，歯肉縁下の清掃，研磨をする(CHAPTER-5 の図 25 を参照)。

図 50　**ジャンクの違いによるバーの種類**

a．フリクショングリップ(FG)バー
b．コントラ(CA)バー／ラッチ(RA)バー
c．ストレートハンドピース(HP)バー

a の FG バーは，高速エアタービン用ハンドピースあるいはマイクロモーター FG 用コントラアングルハンドピースのヘッドに装着する。
b の RA バーは，コントラアングルハンドピースのヘッドのラッチにジャンクの溝を入れて固定・装着する。
c の HP バーは，マイクロモーターのストレートハンドピースに装着する。

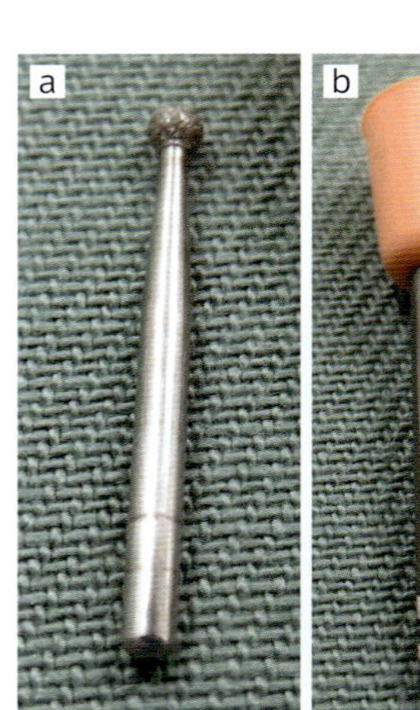

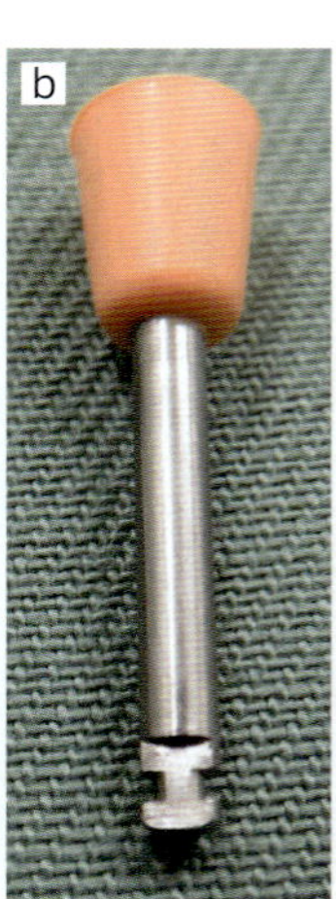

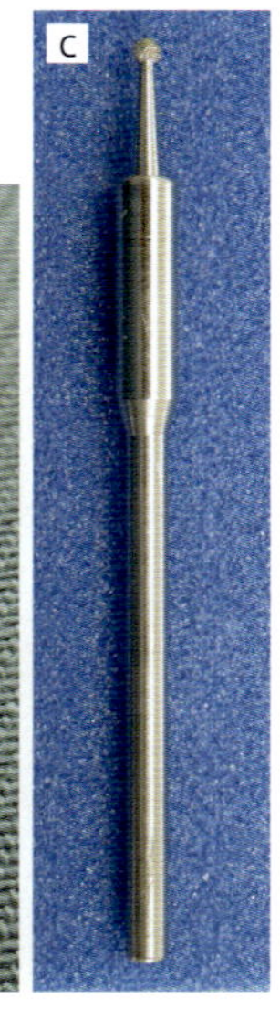

④高速エアタービン

歯の分割や歯槽骨の切削を行うために使用する。通常，300,000～400,000 rpm 前後の回転数がある。専用の歯科用ハンドピース(**図 51**)を装着し，その先端にタービン用 FG バー(ダイヤモンドバーやフィッシャーバーなど)を取り付けて使用する。ダイヤモンドバーは表面に人工ダイヤモンドが散りばめられており，硬いエナメル質も容易に削ることができるため歯の切削や分割の際に多く使用される。高速エアタービンは圧縮した空気により先端のローターを高速回転させているため，**トルク**が小さい。そのため歯の切削や分割の際には押しつけるのではなく，軽い力(フェザータッチ)で使用することが重要である。

■**トルク**
回転軸を回転させるのに必要な力の物理量。

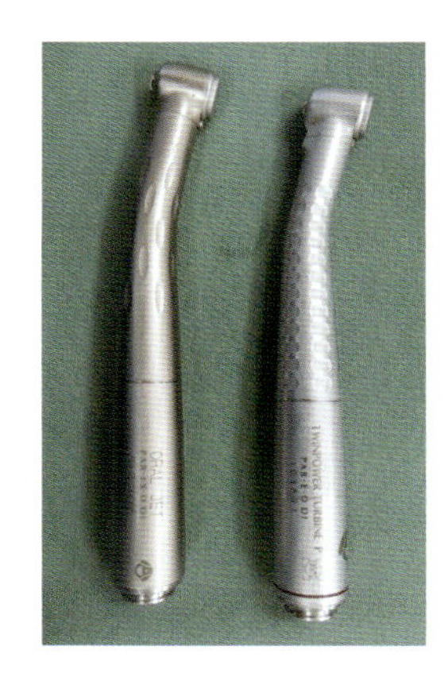

図 51 高速エアタービン用ハンドピース(㈱モリタ製作所)

フリクショングリップ(FG)バーを装着して，抜歯の際の多根歯の分割や歯槽骨の切削時などに使用することが多い。

⑤洗浄水／冷却水

口腔内の食べかすや被毛，歯石の破片，研磨剤などを洗浄する際にスリーウェイシリンジから洗浄水を排出して使用する。また，この洗浄水は，超音波スケーラーやマイクロモーター，高速エアタービンを使用する場合に振動や摩擦により熱が発生するため，冷却する目的でも使用される。歯科治療における洗浄水には多くのものが使用されており，0.12％クロルヘキシジン水溶液，1.5～3.0％過酸化水素水(オキシドール)，0.25％複合ヨードグリセリン(ポビドンヨード)，生理食塩水，超酸性水，中性電解水などがあり，施設により様々である。クロルヘキシジンやポビドンヨードは，歯周ポケットにおける抗菌作用が期待できるようだがその効果は付加的なものであり，薬液による大差はないと考えられている[27]。当院では，洗浄・冷却水として主に中性電解水を使用している(**図 52**)。

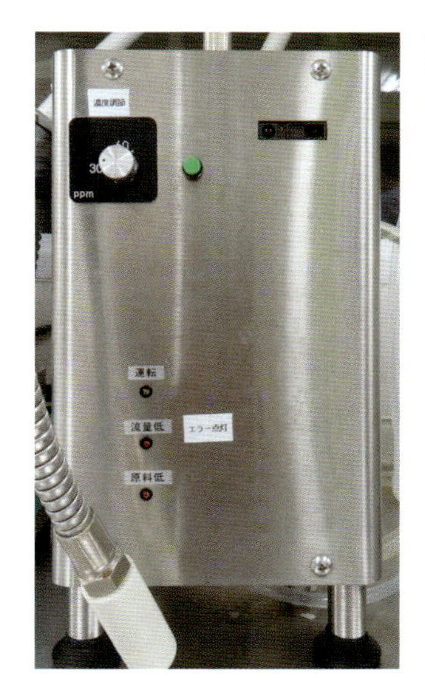

図 52 中性電解水生成器：Aqua Pro(㈱オルタナ)

濃度調整を行うことで，30～60 ppm の濃度で中性電解水を生成できる。中性電解水は食塩を電気分解して得られる塩素系の消毒薬であり，有機物に接触すると水と食塩に分解する性質をもつ。そのため，動物の口腔内においても安全に使用できる。

2-2-5 シャープニングストーンとシャープニングオイル

ハンドスケーラーの刃部は使用しているうちに切れ味が悪くなるために，定期的に研いで切れ味を取り戻す必要がある。我々が普段使用している包丁は水と砥石(水砥石)を使用して研ぐが，スケーラーは通常，油(シャープニングオイル)と砥石(シャープニングストーン)を使用して研ぐ(**図 53**)。スケーラーのシャープニングに使用される砥石にはアーカンサスストーンとセラミックストーンがある。アーカンサスストーンは天然石であり，潤滑にオイルを必要とする。一方，セラミックストーンは人工石で，潤滑のためのオイルは必要としない。ストーンにはフラットなもの以外にも，シャープニングする器具の形状に合わせやすいように，溝のついたものや円柱状のものもある。この砥石は直接スケーラーを削るため，シャープニング中のフェイスの内側には削りカス（スラッジ）が溜まる。実際のスケーラーのシャープニング方法を**図54**に示す。

シャープニングを行わずにスケーラーを使い続けていると，切れ味が悪くなるため歯石が取れず，より強い力を入れるようになるため疲労しやすくなるとともに，スケーラーが滑りやすくなり歯肉などを傷つけるおそれも多くなる。そのため，日頃からスケーラーの手入れを十分に行うことは重要である。

図 53　シャープニングオイルとストーン

当院で使用している専用オイル（左）とアーカンサスストーン（砥石，右）。

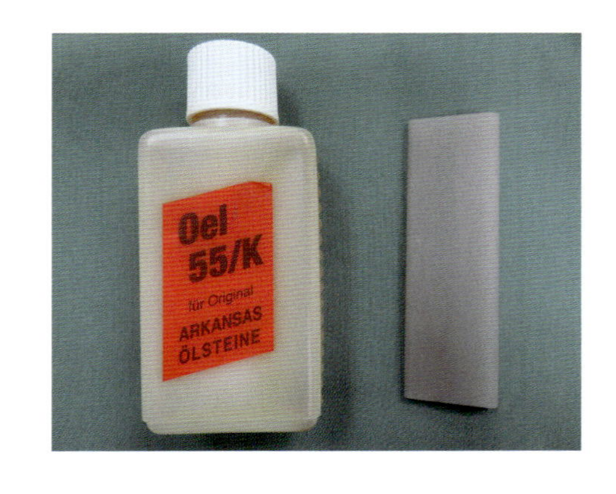

図 54　スケーラーのシャープニング方法

左手でグレーシーキュレットを持ち，カッティングエッジのある方を内側に向けて少し傾ける（①，②）。右手でストーン（砥石）を持ち，キュレットがストーンに対して40°の角度（刃の背面に対して110°の角度）となるようにする（③）。カッティングエッジとストーンを面状で接触させたまま，右手のストーンをできるだけ一直線で動かす。
正しい角度でシャープニングされると，カッティングエッジが削れたことによる削りカス（スラッジ）が混じったオイルがフェイスに溜まってくる（④）。スラッジの混じったオイルがフェイスの全体に現れれば，ヒールからトゥまでのカッティングエッジがシャープニングされたことの目安になる。この削りカスの中に金属の削りカスが含まれるため，アーカンサスストーン（砥石）の丸みのある側面を用いて刃背面の先端に向かって（⑤，→）除去する。足にたとえると，かかと側の足背面からつま先に向かって丸みのある側面を動かす。これを「バリ取り」という。

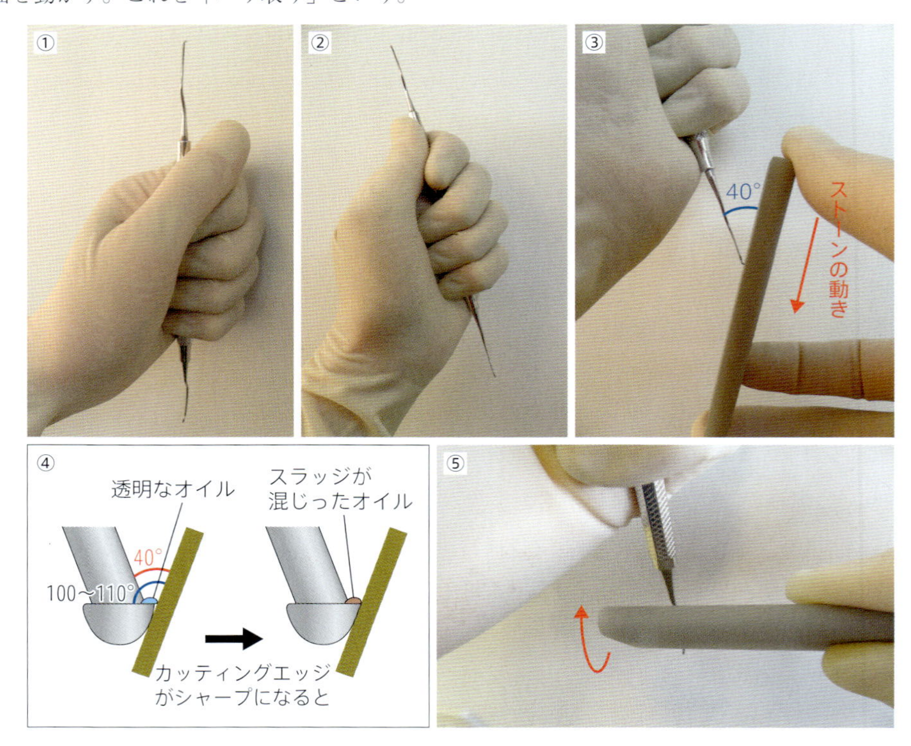

2-3 ポリッシングで使用する器具・器材

スケーリング(歯垢・歯石除去)後の歯面は顕微鏡学的に平滑ではなく無数の凹凸があり，歯垢・歯石が再付着しやすい状態となっている。ポリッシングはポリッシングブラシやラバーカップ，研磨剤を使用して歯面を研磨することで歯垢・歯石の再付着を軽減したり，歯肉縁上のバイオフィルムを除去することができる。

2-3-1 ポリッシングブラシ

歯科用ユニットのマイクロエンジンに取り付けたコントラアングルハンドピース(**図48b**)に装着して使用する。ポリッシングブラシは大きく分けて2種類あり，先端がシャープなものとフラットなもの(**図49a**)がある。先端がシャープなものは，人で**小窩裂溝**や歯間部，矯正器具などの狭い部分の清掃，研磨をするために用いられることが多い。フラットなものは広い歯面の清掃，研磨に適しており，人のように小窩裂溝を有する歯が少ない獣医歯科領域では一般的にこちらを用いることが多い。

■小窩裂溝
臼歯部咬合面や頬側面などに生じる溝やくぼみのこと。犬や猫では小窩裂溝を有する歯が少ない。

2-3-2 ラバーカップ

歯科用ユニットのマイクロエンジンに取り付けたコントラアングルハンドピースに装着して使用する。ラバーカップ(**図49b**)はカップの先端を歯肉縁下に入れて，歯肉縁下の清掃，研磨をすることが可能であり，人ではラバーカップを歯面に当てる力は100～200 g程度(カップが接触する歯肉辺縁がやや白くなる程度)とされている。

2-3-3 研磨剤ペースト(ポリッシングペースト)

ポリッシングの際にポリッシングブラシやラバーカップ(あるいは歯面)に付着させて使用する。研磨剤ペーストは多くのメーカーから販売されており，フッ化物の配合の有無や色や味，香りにおいて様々な種類がある(**図55**)。

また，含まれている研磨剤の粒子の粗さによっても違いがある。研磨剤の粒子の違いは**RDA法**によって表される。RDAは一定の条件で象牙質をブラッシングした際に象牙質が削れる程度をピロリン酸をペーストとして使用した場合を基準に比で表したものである[20]。すなわちRDAが小さいものほど削れる程度が少ないということである。しかしながら，RDAが小さいものであっても側方圧を強くしたり，回転数を高くすることで歯質の削れる程度は変化するため，注意が必要である。特に歯根部は歯質が軟らかいため，過度にポリッシングをすることで歯質に損傷を与える可能性がある。ポリッシングの手順については，CHAPTER-5にて解説する。

■RDA法
Radioactive dentin abrasion。放射性安定リン(^{32}P)でラベルした象牙質を一定の条件下でブラッシングし，削出された象牙質中の^{32}Pを放射能測定器で計測する方法。

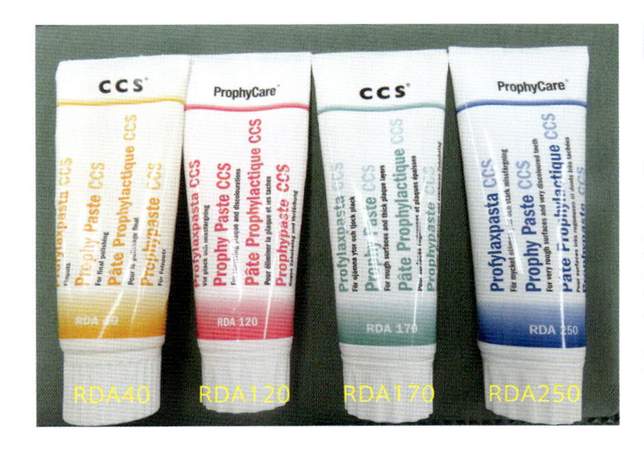

図55 研磨剤ペースト(ポリッシングペースト)
プロフィーペーストPro(㈱クロスフィールド)。パッケージの色によって粒子の大きさが異なっており，写真では右のものほどRDAが高くなり研磨力が高いものとなっている。それぞれ以下の目的に使用されることが多い。
RDA40(黄)：つや出し用
RDA120(赤)：2次研磨用
RDA170(緑)：1次研磨(汚れ除去)用
RDA250(青)：着色除去用

2-4 抜歯(口腔外科)で使用する器具・器材

■組織再生誘導(GTR)，キュレッタージ(歯肉縁下掻爬)
CHAPTER-3，p80 参照

比較的進行した歯周病の治療では，スケーリング(歯垢・歯石除去)を行うだけでは治療が完了しない場合があり，抜歯を中心とした口腔外科治療や**組織再生誘導(GTR)**法などの歯周外科治療を行う必要がある。

口腔外科治療は，抜歯，歯肉・口腔粘膜の手術，顎骨骨折，顎切除術，腫瘍摘出術および嚢胞の手術などの口腔および隣接する組織に行う外科手術であり，歯周病治療では主に抜歯を行うことになる。

歯周外科治療とは，深い歯周ポケットがあり，周囲の歯肉や口腔粘膜の状態がよくなく，歯周組織の破壊が今後進行する危険性が高い場合に，それらを改善し同時に破壊・吸収された歯槽骨や喪失した歯と歯周組織の付着を可能な限り再生しようとする処置である。**キュレッタージ(歯肉縁下掻爬)**，歯肉切除術，歯肉整形術，歯肉剥離掻爬術，組織再生誘導，歯肉歯槽粘膜手術などがこれにあたる。以下に手技に使用する器具を紹介する。

2-4-1 挺子(エレベータ)

エレベータは，古くから利用されている抜歯用器具である。梃子や楔などの作用によって，歯と歯槽骨との間(歯根膜腔)にエレベータを挿入して，歯を脱臼させる。エレベータには，先端の嘴部(作業刃)の形状や大きさ，用途などによって数多くのものが販売されており(**図 56**)，人医では抜歯する歯の形態や位置によって数種類のものを使い分けている。獣医歯科領域では，作業刃の幅が 1～5 mm くらいのものを数種類揃えておくことが望ましい。それによって歯根の大きさ(隅角の形態)に適したエレベータが利用できる。持ち方や使用方法の詳細は CHAPTER-6「2-1 挺子(エレベータ)」を参照。

図 56 エレベータの種類

a．ウィング型エレベータ(友愛メディカル)
b．Aesculap®(ビー・ブラウン)
c．㈱ YDM

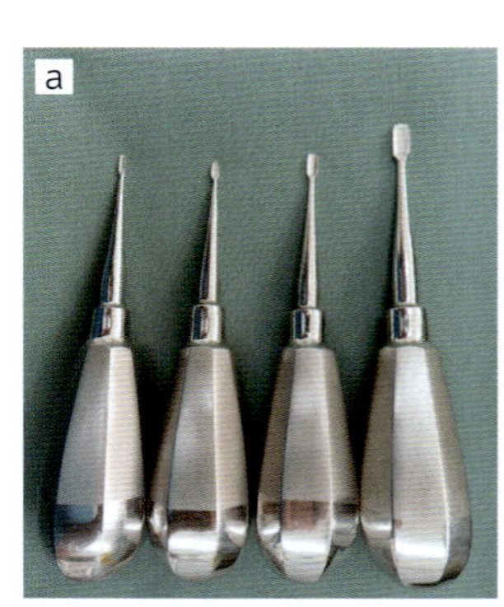

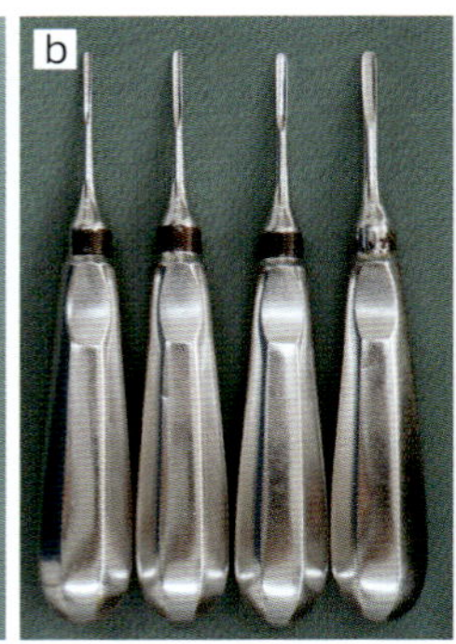

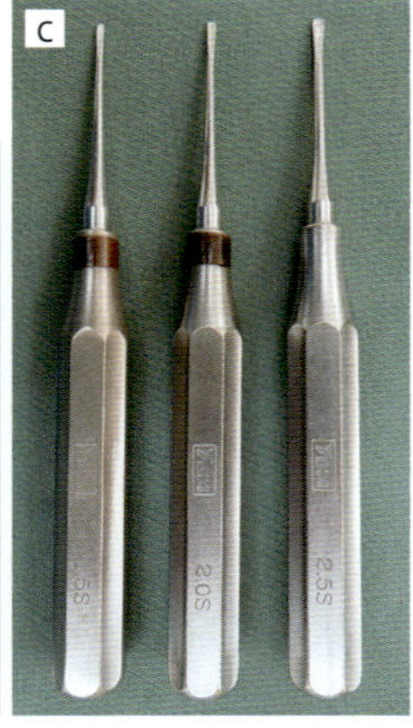

2-4-2 抜歯鉗子

エレベータによって脱臼させた歯を把持して抜歯するために使用する。抜歯鉗子は大きさによって数種類あり，歯の大きさによって選択する必要がある(**図 57**)。大きな歯に対して嘴部が小さい抜歯鉗子を使用すると歯を破砕させてしまったり，逆に小さな歯や残根歯の抜歯に大きな抜歯鉗子を使用すると，歯をうまく把持できないだけでなく，残根歯が眼窩下や下顎管などに迷入する可能性がある。そのため，大きさの異なる数種類の抜歯鉗子を用意しておくことが必要となる。持ち方や使用方法の詳細は CHAPTER-6「2-2 抜歯鉗子」を参照。

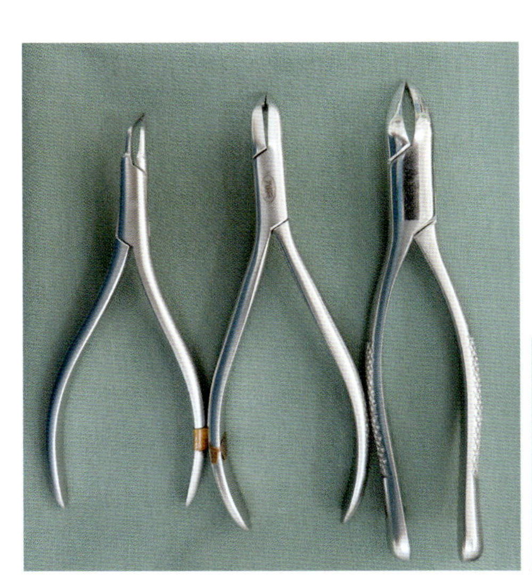

図 57 抜歯鉗子の種類

大きさの異なる3種類の抜歯鉗子(㈱YDM)。右のものほど，先端の把持する部分が大きくなっている。

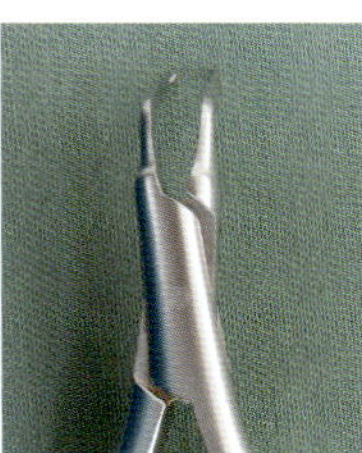

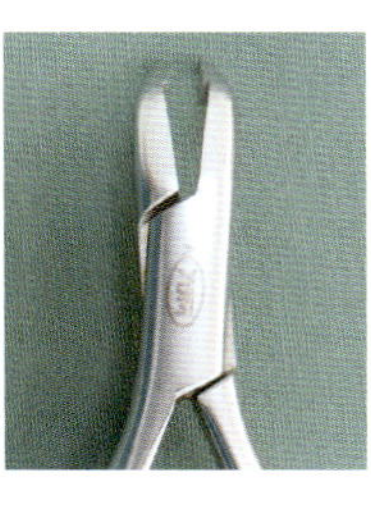

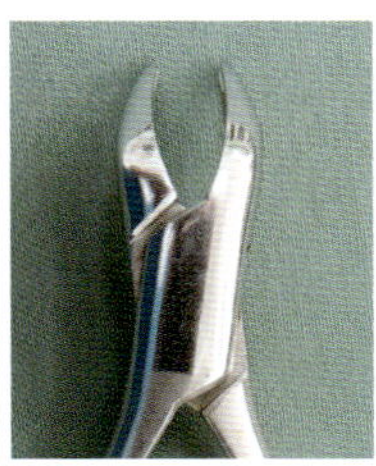

2-4-3 骨膜剥離子・粘膜剥離子

骨膜剥離子(**図 58**)や粘膜剥離子(**図 59**)は，歯肉や粘膜あるいは口蓋を下層組織から剥離し，歯肉粘膜フラップを作成する際に使用される。重度な歯周病の犬や猫では多数の抜歯をする場合がよくあり，広範囲な歯肉粘膜フラップを作成する機会が多いため，この器具の使用頻度は非常に多い。また動物の大きさによって作成するフラップの大きさも違うため，大きさの違う数種類の剥離子を用意すると便利である。

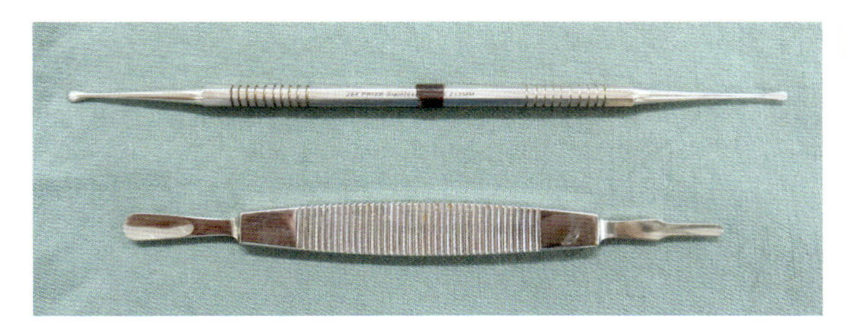

図 58 骨膜剥離子

大きさの異なる骨膜剥離子(㈱YDM)。大きいサイズのものは大型犬などの処置の際に便利である。

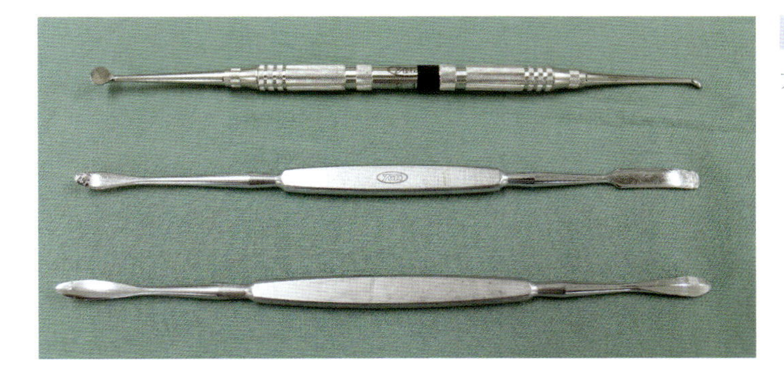

図 59 粘膜剥離子

大きさや形状の異なる様々な粘膜剥離子(㈱YDM)。

2-4-4 バー類

抜歯を行う際に高速エアタービン用ハンドピースに装着して，歯槽骨の切削や多根歯の分割を行うために使用する。使われている材質によって，バーには，タングステンカーバイドバー，ステンレススチールバー，ダイヤモンドバーなどの種類がある。また，バーの形状からラウンドバーやテーパーシリンダーバーなど数多くの種類がある。獣医歯科領域では歯槽骨の切削にはラウンドバー(**図 60**)，多根歯の分割を行う際にはテーパーシリンダーバー(**図 61**)やゼックリアバー(**図 62**)を用いることが多い。ダイヤモンドバー(**図60, 61**)は，表面にダイヤモンドをコーティングさせたバーであり，非常に硬い組織である歯冠部のエナメル質を切削・分割する場合には，カーバイドバーよりも作業効率がよい。

図60 ダイヤモンドバー(ラウンドバー)
(左)Ciメディカル
(右)デンツプライシロナ㈱

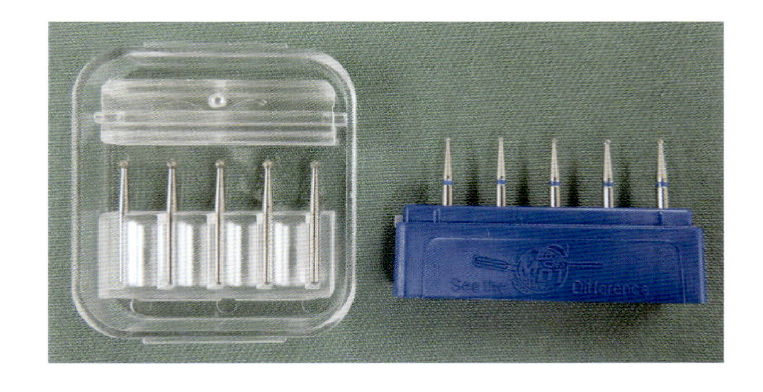

図61 ダイヤモンドバー(テーパーシリンダーバー)
デンツプライシロナ㈱

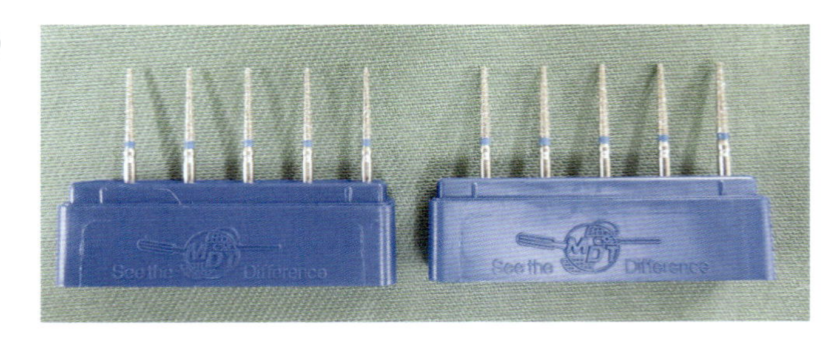

図62 ゼックリアバー
Ciメディカル

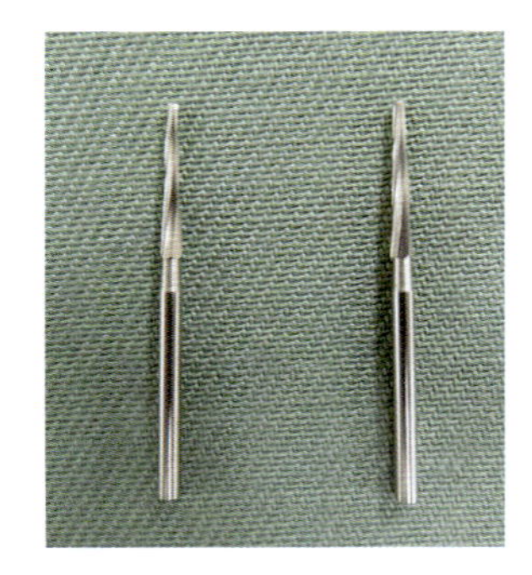

2-4-5 歯肉バサミ

歯肉粘膜フラップの作成時や歯肉を切除する際に使用する。刃部が湾曲しているものやギザ付きのものなどがある(**図63**)。ギザ付きのものは滑りやすい部分の歯肉を切除する際には非常に便利である。

図63 歯肉バサミ(㈱YDM)
湾曲した形状は複雑な形をした口腔内において使いやすく，またギザ付きの刃は硬い歯肉を切るために滑りにくく使いやすい。

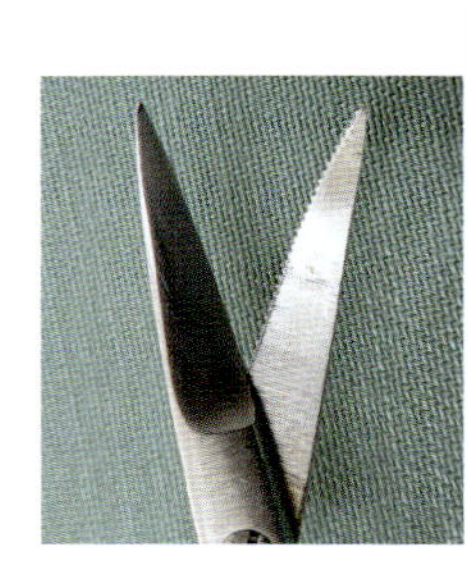

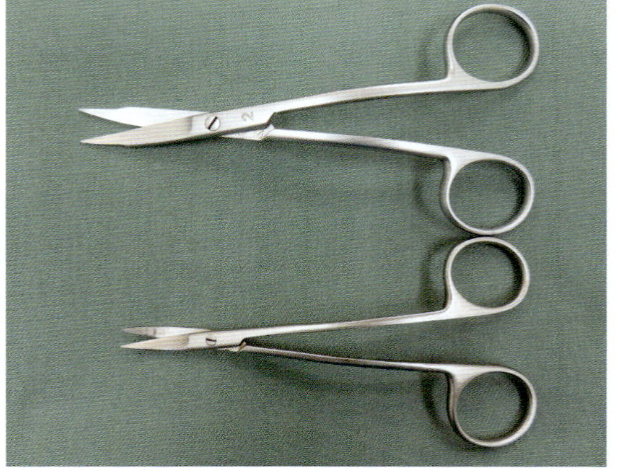

2-4-6 外科セット

外科セットには，メス，把針器，ピンセット(鑷子)，ガーゼ，メッツェンバウム，鋏などがあり，歯肉粘膜フラップを作成する際やフラップを縫合する際に使用する。口腔内の縫合は，縫合操作に十分な広さを確保することが困難な場合も多く，また後臼歯部領域などの操作は奥まっているためにやりにくく，様々な大きさの器具を用意するとよい(**図 64**)。

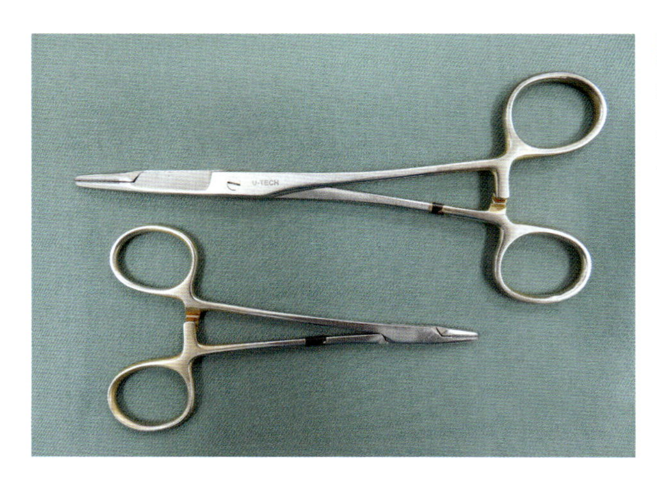

図 64 大きさの違う把針器

猫や超小型犬などの口腔内は非常に狭く，通常の大きさの器具は使いにくいことがある。小型の動物の口腔内の縫合では小型の把針器が使いやすい。

2-4-7 吸収性縫合糸

抜歯窩を歯肉粘膜フラップで縫合する際などに使用する。獣医歯科領域での口腔内の縫合では，無麻酔の状態での抜糸が困難であるために吸収性縫合糸を使用する。また吸収性縫合糸の中でも，糸に歯垢が付着しにくく，組織反応性も軽度な必要があるため，比較的早期に吸収されるモノフィラメント吸収糸が望ましい。そのため，当院ではモノクリル®の4-0～5-0の角針を使用することが多い(**図 65**)。モノクリル®の生体内抗張力保持期間は約7日であり，比較的短期間で抗張力を失うが，口腔内の創傷治癒は皮膚などの治癒にくらべて早く，瘢痕化もしにくいことが以前より知られており[28,29]，創離開などの合併症は起きにくい。ちなみに，この口腔内の創傷が皮膚よりも早く綺麗に治癒する分子生物学的な機序については，いくつかの関連する因子についての研究がなされている[29-31]が未だに完全には解明されていない。代表的な吸収性縫合糸における吸収と組織反応性についてはCHAPTER-6［3-3-2 縫合糸］を参照のこと。

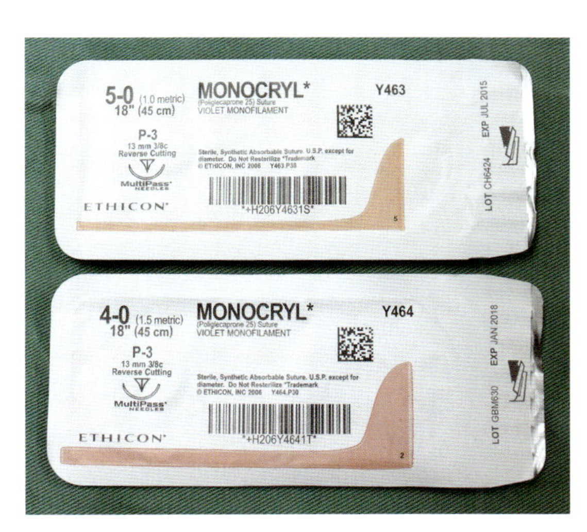

図 65 合成吸収性縫合糸

モノクリル®は，グリコライドとカプロクトンの共重合体からなる合成吸収性モノフィラメント縫合糸である。比較的短時間で生体内抗張力を失うのが特徴であり，示されている生体内抗張力保持期間は約7日，吸収期間は90～119日である。しかし，実際の臨床現場では肉眼的に吸収される期間は約1カ月程度である。

3 ● 問診および覚醒下で行う口腔内と全身の検査

口腔内検査を行い口腔内疾患の有無や重症度を評価し，実際にスケーリングや抜歯を適応する前に，問診や身体検査，血液検査などを通じて動物の全身状態を把握しておくことは重要である。なぜなら問診や身体検査から得られる情報は多く，疾患の病態を把握する一助となることもあり，全身麻酔下での検査を行う前にある程度の口腔内疾患を類推することが可能だからである。また，飼い主の訴える症状が口腔内疾患に起因するものであるかを評価する際にも役立つ。

実際に顔面の腫脹を主訴に来院される動物の中には，他院で抗生剤の投薬を長く受けていながら改善がなく，口腔内を観察してみると口腔内腫瘍が発見されるケースもある。後述するように顔面腫脹を起こす原因は様々であり，その原因によって選択される治療方法や予後は全く違うものとなる場合がある。歯周病や根尖周囲病巣に起因するものであれば，抗生剤によって一時的には改善が得られるかもしれないが，口腔内悪性腫瘍であれば外科的切除が第一選択となり，漫然的な抗生剤の投与が外科的切除可能な時期を逃してしまいかねない。そのためにも問診や身体検査を通して疑われる口腔内疾患を類推し，的確な口腔内検査を行うことが適切な治療を選択していく鍵となる。

3-1 問診

口腔内疾患に限らないが，動物は自らの症状を訴えることができないため，飼い主からの稟告により口腔内疾患に起因する臨床徴候をみつけることができる。そのため，口腔内疾患がある場合によくみられる症状やしぐさを知っておくことは適切な問診を行う上で重要である。また，口腔内疾患では様々な環境因子が疾患の原因となることがあるため，動物を取り巻く環境についても問診しておく必要がある[17,32]。問診において重要な点を**表3，4**にまとめる。

⇨歯周病と環境因子
CHAPTER-1
「3-3 犬の生活状況における環境因子」もあわせて参照

表3 問診において注意すべき環境因子

①年齢，性別，品種	⑤過去の病歴，投薬歴，ワクチン接種の有無
②食事やおやつの内容	⑥過去の外傷やケンカの有無(猫)
③おもちゃ，おやつ，デンタルガムの使用の有無(犬)	⑦歯科治療の既往の有無とその内容
④デンタルケア実施の有無とその内容(方法や頻度)	

表4 口腔内疾患のある動物にみられる症状やしぐさ

①食欲はあるが，うまく食べることができない	⑨前肢で口の周りを気にする
②採食時に口を気にする(痛みがある)	⑩口の周囲を触られることを嫌がるようになった
③食事をするのに時間がかかるようになった	⑪グルーミングをしなくなった
④片側の歯でものを噛むようになった	⑫口臭がある
⑤食事中に食事をよくこぼす	⑬片側性に流涙がある
⑥軟らかい食事を好むようになった	⑭鼻汁，鼻出血，くしゃみがある
⑦開口が困難(あくびができないなど)	⑮閉口が困難(口が閉じづらい)
⑧歯ぎしりや歯をカチカチさせる	

3-1-1 年齢，性別，品種

年齢は診断を進める上で重要な因子となる。若齢であれば，乳歯の萌出状態，不正咬合の有無を評価し，適切な治療時期を検討する。また猫の場合は若年性歯周病(**図66**)やウイルス性上部気道炎などの疾患を考慮する必要がある。高齢となれば，歯周病や口腔内悪性腫瘍(**図67**)の発生が増加する。動物の品種はその品種に特異的に多いとされている疾患を考慮する上で重要となる。猫では，若齢猫における吸収病巣や歯肉炎はバーミーズやオリエンタル・ショートヘアにおいて好発することが知られており，ペルシャや短頭種の猫では歯の叢生が多い[33]。

⇒**若年性歯周病**
CHAPTER-2
「2-20 若年性歯周病」もあわせて参照

⇒**口腔内悪性腫瘍**
CHAPTER-1
「3-2-12 口腔内腫瘍」
CHAPTER-2
「1-2 悪性腫瘍」もあわせて参照

図66 若年性歯周病

雑種猫，11カ月齢，雄

半年前からの口臭，歯肉からの出血を主訴に紹介来院。重度な歯肉の炎症と増殖が認められ，歯肉からは出血が認められた。若年性歯周病による増殖性歯肉炎が認められる。

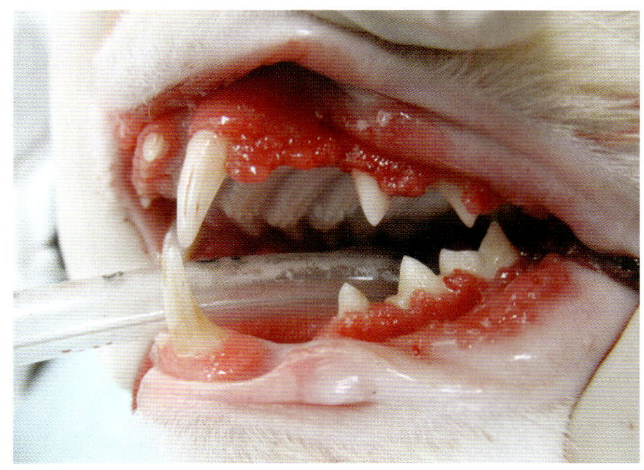

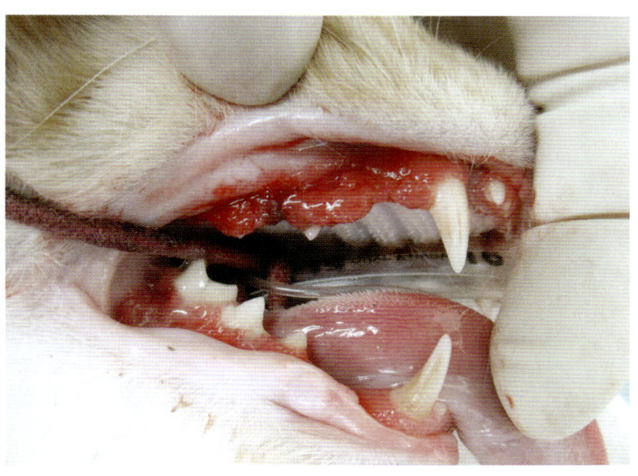

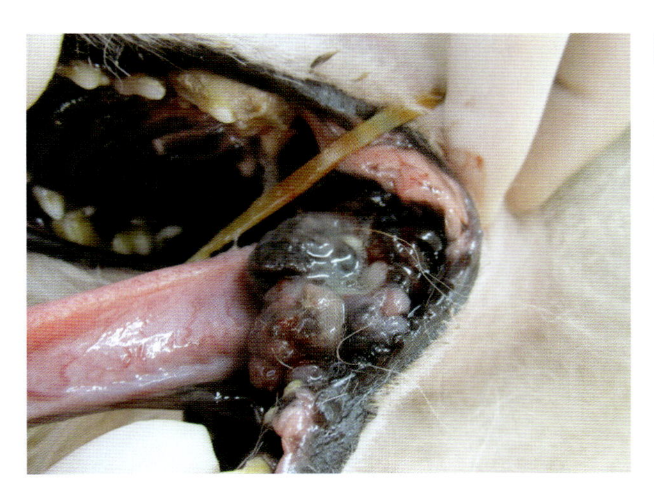

図67 口腔内悪性腫瘍

ポメラニアン，14歳齢，雄

左下顎第4前臼歯と第1後臼歯部に認められた口腔内腫瘍。切除生検による病理組織検査にて悪性メラノーマと診断された。

3-1-2 食事やおやつの内容

ドライフードやウェットフード，手作り食などの食事の内容を確認する。一般的にドライフードはウェットフードよりも歯垢が付着しにくいとされており，ウェットフードや粥状の手作り食のみを与えられている動物では，歯垢・歯石の付着は多い傾向がある。

3-1-3 おもちゃ，おやつ，デンタルガムの使用の有無

犬の場合，何らかの犬用のおもちゃやデンタルガムを与えられている場合が多い。日常的にこれらのものをしっかりと噛むことは，歯垢・歯石の付着を減少させる効果があると考えられている[34,35]。しかしながら，過度に硬いものを噛むことは上顎第4前臼歯の破折や咬耗を招く危険性がある（**図 68**）。そのため，おもちゃ，おやつやデンタルガムの使用の有無とその内容は，破折や咬耗が認められた際にその原因を推測する上でも重要となる。

⇨**破折**
CHAPTER-1
「3-2-13 歯の破折・露髄」
CHAPTER-2
「2-16 破折歯」もあわせて参照

図 68 硬いものによる歯の破折

ミニチュア・ダックスフンド，1歳10カ月齢，去勢雄
ヒマラヤチーズスティックを与えていたところ，左上顎第4前臼歯の破折に気づき紹介来院された。左上顎第4前臼歯の平板破折と露髄が認められた（←）。口腔内X線検査では根尖周囲病巣が認められなかったため，抜髄根管充填による歯内治療を行った。

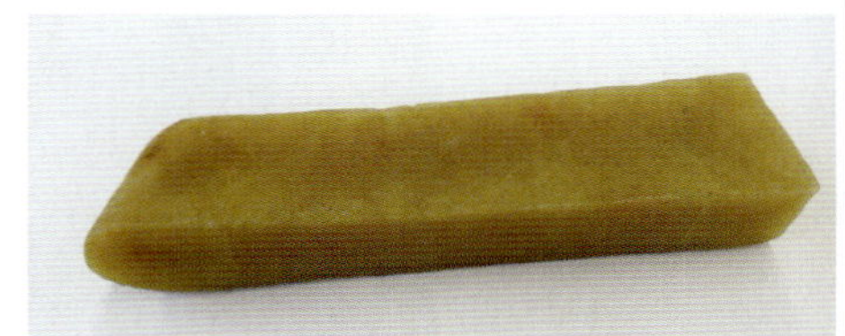

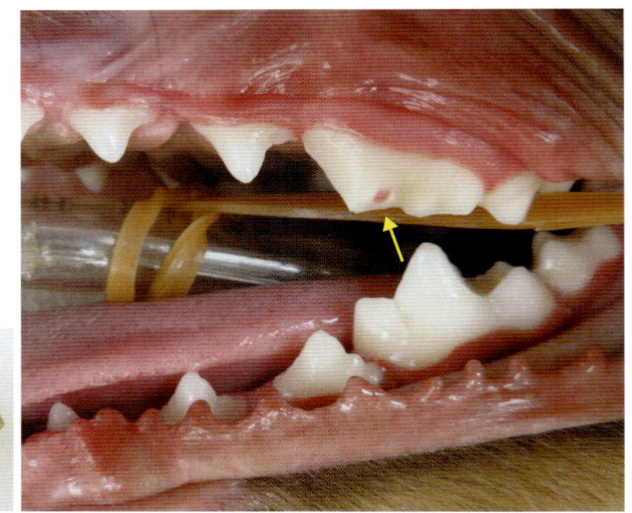

3-1-4 デンタルケア実施の有無とその内容（方法や頻度）

自宅にて歯磨きなどのケアを実施しているか否かを問診することは，歯周病の程度を予測する上で重要となる。デンタルケアを十分に行っていない動物では，より重度な歯周病に罹患している場合が少なくない。またデンタルケアを行っているという飼い主に対しては，その方法や頻度を確認しておくことは，術後に正しいケアを指導し歯周病の再発予防をしていく上で重要となる。

また近年，飼い主自身やトリミング施設などで無麻酔でのスケーリングを行っているケースが増えている。無麻酔の状態でスケーリングが行われている動物の中には一見，歯石の付着があまり認められないものの，口臭が強かったり，よくみてみると重度な歯周炎が存在している場合がある。そのため，過去あるいは日常的にそのような無麻酔でのスケーリングを行っているかを確認することも診断を進める上で重要である。

⇨**デンタルケアの方法**
CHAPTER-1
「3-3-4 デンタルケアの欠如」を参照

⇨**自宅でスケーリングを受けていた症例**
CHAPTER-3
「1 無麻酔での処置は禁忌である」を参照

3-1-5 過去の病歴，投薬歴，ワクチン接種の有無

口腔内疾患の中には，犬のジステンパー感染症や抗生剤投与に関連したエナメル質形成不全や，猫の白血病ウイルス感染症に関連した歯肉口内炎などのように感染症や投薬と関連した疾患もあるため，過去の病歴，投薬歴，ワクチン接種の有無なども確認する。

⇨**エナメル質の石灰化異常**
CHAPTER-1
「3-2-3 エナメル質形成不全」を参照

3-1-6 過去の外傷やケンカの有無

猫では外傷やケンカによって犬歯を破折することが多いため[36]，過去に外傷やケンカ歴のある猫では破折の有無を確認する。また，ケンカによって猫白血病ウイルスや

猫エイズウイルスに感染している危険性が高まるため，それら感染症についても考慮する必要がある。

3-1-7 歯科治療の既往の有無とその内容

過去に歯科治療を受けている場合には，その時期と内容を確認する。過去の歯科治療の具体的な内容は，臨床的な欠損歯を認めた場合，それが過去の歯科治療による抜歯なのか脱落によるものなのか，あるいは先天的欠損歯なのかを判断するのに役立つ。また，無麻酔によるスケーリングを定期的に受けている動物の場合には一見，歯垢・歯石の付着が少なくみえても重度な歯周病に罹患している場合が少なくない。

3-1-8 口腔内疾患のある動物にみられる症状やしぐさ

表 4 に示したような症状やしぐさは，口腔内疾患に関連した痛みや不快感からみられる場合があるため，口腔内疾患の存在を疑う材料となる。特に，採食時に認められる症状やしぐさは院内の身体検査では確認できないため，飼い主からの情報が重要である。

3-2 覚醒下で行う口腔内外の検査

歯科治療の第一歩は口腔内検査を行い，動物の口腔の状態を把握することである。しかし口腔内疾患を疑い動物をみる際，いきなり開口させて口腔内をみようとすることは避けた方がよい。口を触られることが苦手な動物や，口腔周囲に疼痛や重度な疾患を有しているかもしれない動物を突然触ることは，動物と獣医師双方にとって危険な行為である。口腔内疾患を主訴に来院されたとしても，一般的な診察手順と同様に全身状態の確認からはじめることが勧められる。

3-2-1 外貌の視診および口腔周囲の触診

口腔内の検査を実施する前に，問診から得られた情報とともに口腔内疾患に関連した口腔外にみられる徴候の有無を確認する(**表 5**)。

外貌の視診

まず顔面の外貌を観察する。口腔内疾患を原因として，顔面の外貌に変化が認められる症例は少なくない。口唇，吻部，眼窩下から顎関節や頚部に至るまで，口腔周囲の左右対称性や色調，腫脹の有無などを観察する。このとき，流涎や口腔周囲の被毛の変色程度，流涙，眼脂，鼻汁の状態，行動異常の有無(頭を振る，顎や歯を鳴らす，口腔周囲を前肢で擦るなど)をあわせて評価する。

口腔周囲の触診

次に，口腔周囲の触診を行う(**図 69**)。なるべく動物に不安を感じさせないよう努め，口に触られることへの抵抗感を和らげて診察を円滑に進めるようにする。

口腔周囲を歯列に沿って触診し，疼痛，熱感，腫脹などの異常を検出する。これらの異常が認められる場合，口腔内あるいは口腔周囲に外傷や重度な炎症が生じている可能性が考えられる。重度な歯周病に伴う歯槽骨吸収や歯槽骨炎が存在する場合，罹患部の骨の腫脹が触知されることがある。特に下顎骨下縁に触知される場合は，下顎骨骨折の危険性が増している状態である可能性があるため，この後の開口に十分な注意が必要である。次いで顎関節周囲から頚部にかけてを触診し，唾液腺やリンパ節に異常がないかを検査する。

表 5 口腔外の検査で注意すべきポイント

①顔面の左右対称性	⑥開口，閉口異常の有無
②頬や下顎が腫れている，あるいは排膿がある	⑦下顎リンパ節の腫脹の有無
③口臭の有無と程度	⑧前肢の被毛が汚れている
④鼻汁，鼻出血，くしゃみの有無	⑨流涙，眼脂の有無
⑤口周囲の被毛が汚れている	

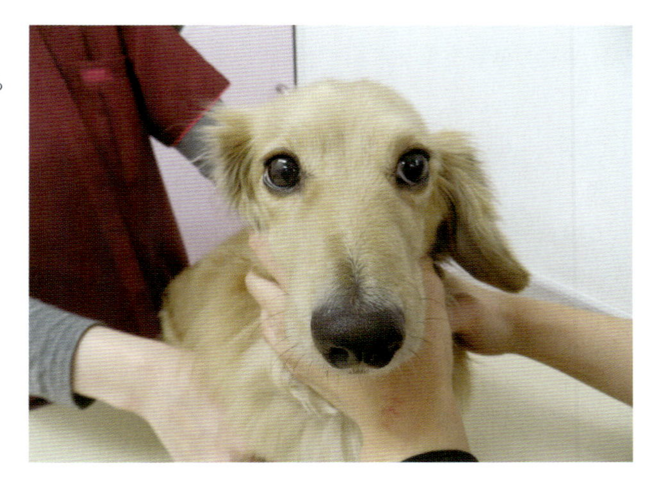

図 69 外貌の観察と口腔周囲の触診

顔をやさしく支え，外貌を評価する。その後，口腔周囲から頚部にかけての触診を行う。

①正面から顔面を観察し左右対称性を評価する

腫脹や萎縮があれば左右非対称となる。上顎第 4 前臼歯や第 1 後臼歯部の根尖周囲病巣に起因した炎症では，眼窩下頬部の腫脹や外歯瘻を認めることが多い(**図 70**)。また，歯肉や口唇粘膜部に発生した腫瘍では顔面の左右非対称を示すことがある(**図 71**)。このように顔面の腫脹を起こす原因は，歯周病や根尖周囲病巣などの炎症に起因する場合や口腔内悪性腫瘍に起因する場合，口腔内異物に起因する場合など様々である。そのため顔面の腫脹が観察されたならば，しっかりとその部位の口腔内を観察するべきである。

⇨外歯瘻
CHAPTER-1
「4-2 歯瘻(外歯瘻，内歯瘻)」もあわせて参照

②眼窩下や下顎腹側の腫脹や排膿を伴う潰瘍の有無

排膿を伴う瘻管形成は，主に上顎犬歯や上顎第 4 前臼歯，下顎犬歯や下顎第 1 後臼歯などの外歯瘻を疑う(**図 72〜74**)。

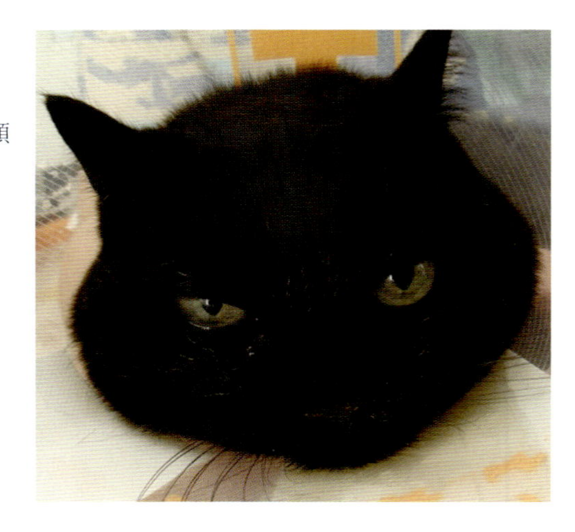

図 70 顔面の左右非対称(歯周病に起因した根尖病巣)

雑種猫，4 歳齢，雌
右上顎臼歯部の歯周病に起因した根尖病巣のために右頬部が腫脹し，顔面が左右非対称に観察される。

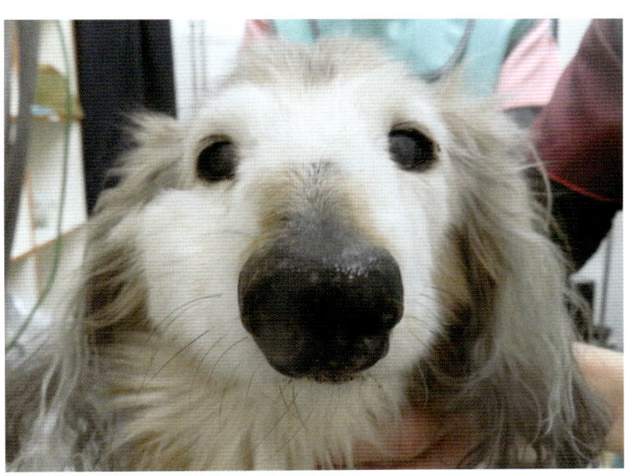

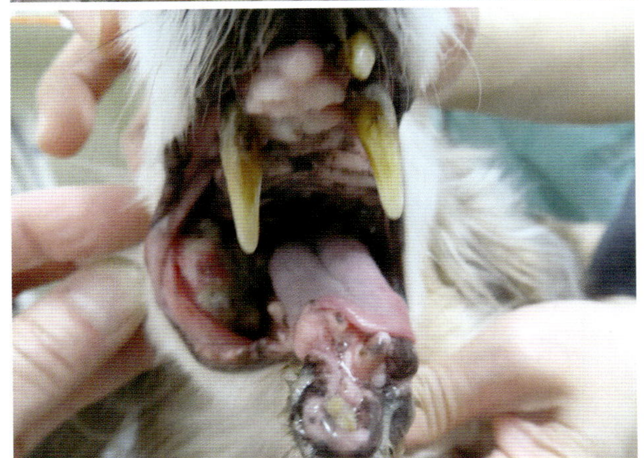

図 71　顔面の左右非対称（口腔内腫瘍）

ミニチュア・ダックスフンド，17 歳齢，去勢雄

a．右下顎歯肉～頬粘膜に発生した口腔内腫瘍のため，右頬部は大きく膨隆し，顔面が左右非対称に認められる。

b．口腔内は右頬部に大きな腫瘍が確認された。

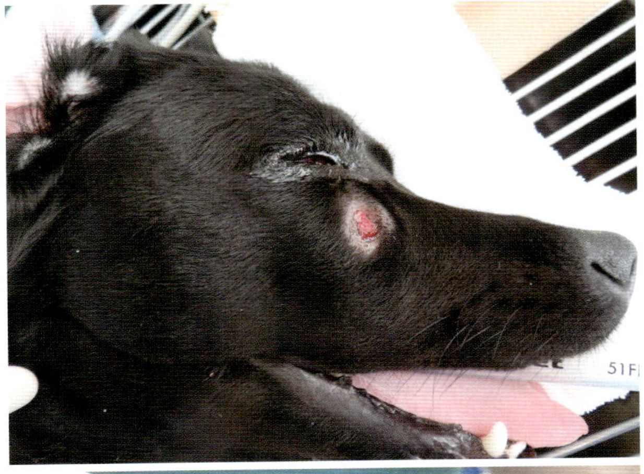

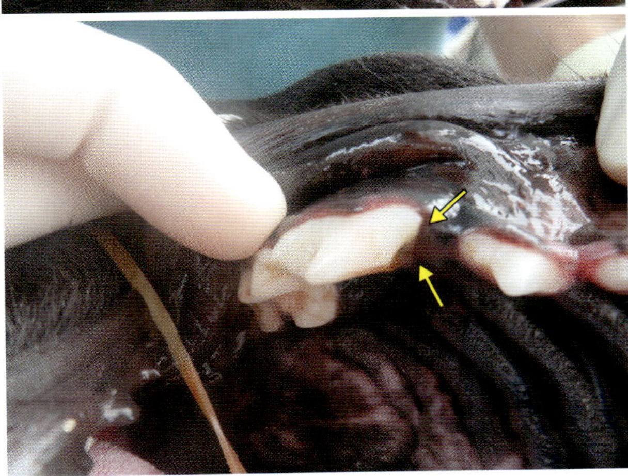

図 72　右頬部の外歯瘻

ラブラドール・レトリーバー，3 歳齢，避妊雌

昨日，右眼窩下の腫れに気づいたとのことで来院された。

a．右眼窩下に肉芽腫様病変を認めた。

b．口腔内所見では右上顎第 4 前臼歯吻側部の破折・露髄を認めた（←）。

（次ページへつづく）

c．口腔内X線検査では遠心根根尖周囲のX線透過性の亢進を認めた(←)。破折・露髄部からの感染により根尖周囲病巣を経て外歯瘻に至ったと考えられる。

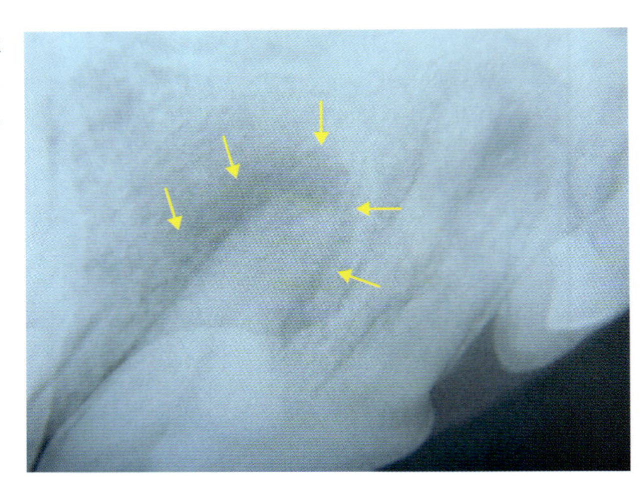

図73 下顎皮膚からの排膿

雑種猫，5歳齢，避妊雌

右下顎第3前臼歯の吸収病巣を伴う歯周病によって根尖周囲病巣を生じ，外歯瘻に発展し排膿を生じた。

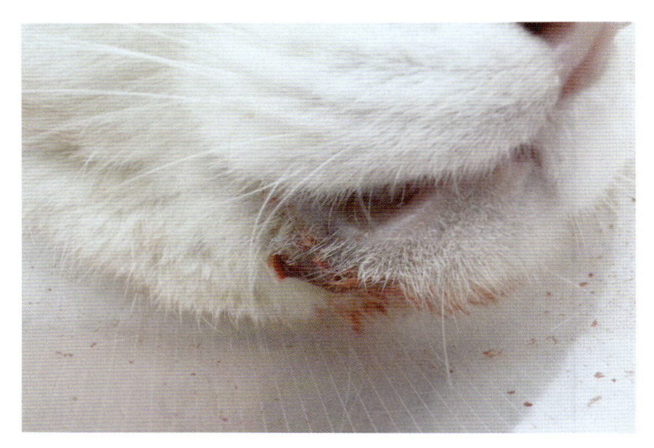

図74 下顎の外歯瘻

トイ・プードル，10歳齢，雄

a．2年前より下顎皮膚に潰瘍を認め，排膿を繰り返しているとの主訴で紹介来院された。

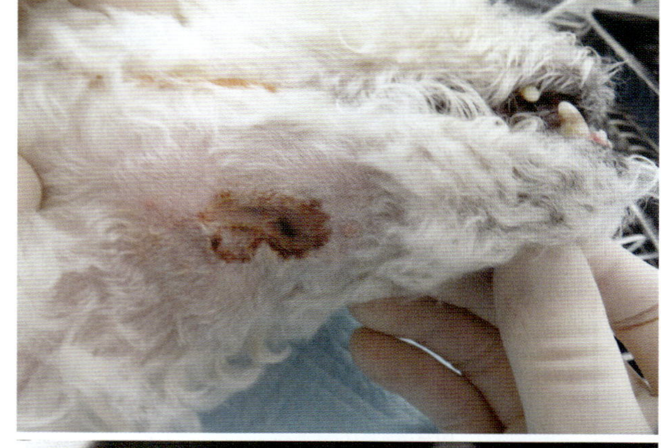

b．口腔内X線検査にて右下顎第1後臼歯に変形歯を認め，その根分岐部歯槽骨の吸収および根尖周囲のX線透過性亢進(←)と下顎皮質骨の吸収(◁)を認めた。この歯は形態的に歯根が収束しているため変形歯と診断した(⇦)。そのため，この歯の根分岐部の副根管からの感染により根管を経て根尖周囲病巣から外歯瘻に至ったと考えられる。なお，本症例は左下顎第1後臼歯にも変形歯を認めた。

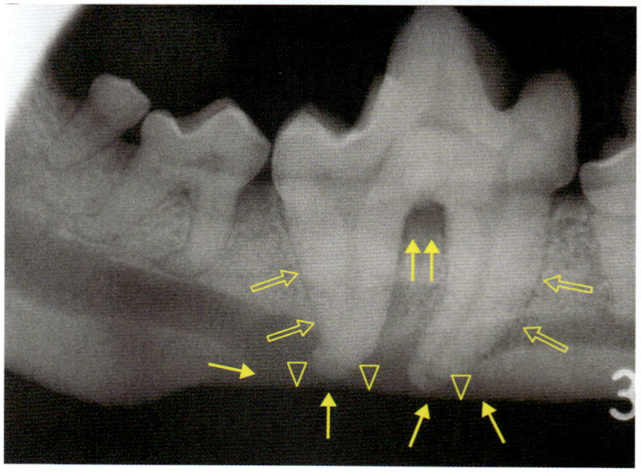

(次ページへつづく)

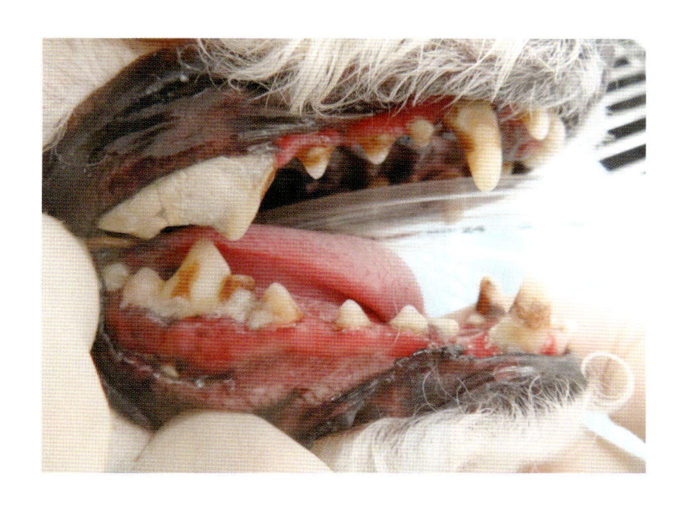

c．口腔内所見では下顎第1後臼歯が変形歯であることを確認することは困難であった。

③口臭の有無

口臭の増加は歯周病，歯肉口内炎（猫）あるいは口腔内悪性腫瘍などの存在を疑う。

④外鼻孔の汚れ，くしゃみや鼻汁の有無

外鼻孔の汚れや鼻汁は口腔内疾患に起因した口腔鼻腔瘻の可能性を考慮する。

➡口腔鼻腔瘻
CHAPTER-1
「4-1 口腔鼻腔瘻」
CHAPTER-2
「2-3 口腔鼻腔瘻の原因歯」もあわせて参照

⑤口唇の腫脹，周囲の汚れ（出血や流涎）の有無

歯肉口内炎（猫）や重度歯周病あるいは口腔内悪性腫瘍などでは，これらの症状が認められる（**図75**）。

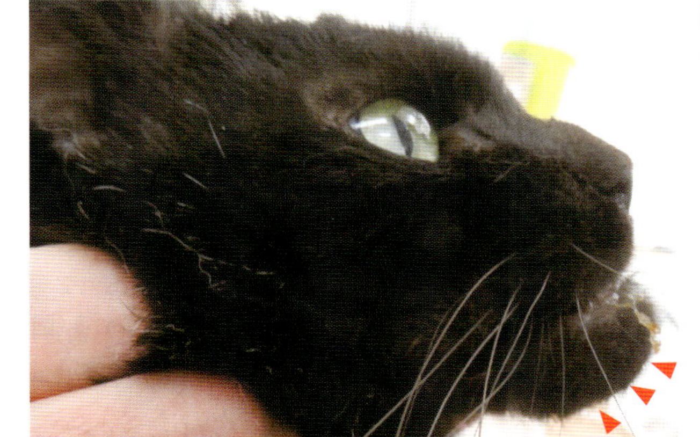

図75 下唇から下顎にかけての腫脹

雑種猫，10歳齢，去勢雄

a．下顎が腫脹している（◀）との主訴で来院された。

b．口腔内検査では左右上顎犬歯の破折とほとんどの下顎歯の欠如，ならびに右下顎吻側の粘膜に潰瘍を認めた。また，下顎骨吻側が右方に変位していた。

（次ページへつづく）

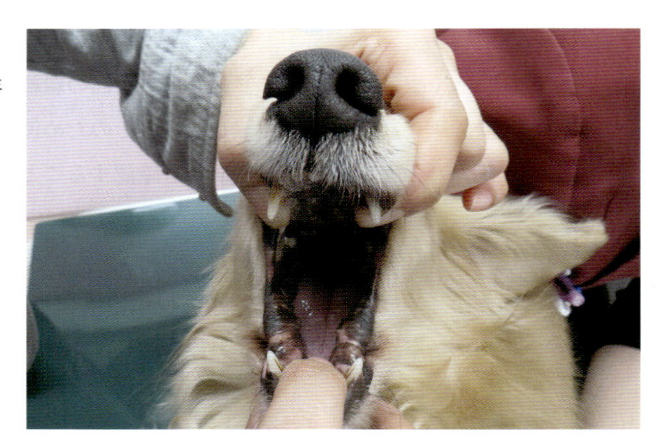

図 78 開口させた状態での口腔内検査

開口後，歯列の口蓋側（舌側）や固有口腔から咽頭にかけて評価を行う。

3-3 全身的な身体検査

⇨**各種検査と評価**
CHAPTER-3
「3 考慮すべき基礎疾患」を参照

口腔内疾患が疑われ治療が必要と判断された場合は，全身麻酔のリスクを評価するために血液検査や胸部 X 線検査などによる全身的な身体検査を行う。当院で行っている術前検査の一例を**表 6** に示す。

歯周病の治療を行う動物は高齢である場合も多く，歯周病以外の全身的な疾患に罹患していることが少なくない。そのため，臨床検査を通じて動物の全身状態をできるだけ正確に把握することが重要である。そして異常が発見された場合は，口腔内疾患の治療とどちらを優先していくかをそれぞれの疾患の程度や症状などを考慮して，飼い主にインフォームしていく。

表 6 術前検査の一例

●血液検査	全血算検査（CBC） 生化学検査（電解質，グルコース，総コレステロール，BUN，クレアチニン，総ビリルビン，AST，ALT，ALP，アルブミンなど） 凝固系検査（プロトロンビン時間：PT，活性化部分トロンボプラスチン時間：APTT）	●胸部 X 線検査 ●心エコー検査（必要に応じて） ●腹部超音波検査（必要に応じて）

4 ● インフォームド・コンセント

犬と猫の歯科処置は，口腔内検査，口腔内 X 線検査，スケーリング，ルートプレーニング，ポリッシング，抜歯に至るまですべて全身麻酔下にて行われる。また進行した歯周病では抜歯が必要となるケースも少なくないため，飼い主には予めその可能性を伝えておかないと思わぬトラブルに発展する場合もある。実際に当院に来られる飼い主の中には，以前に他の施設で行った歯科処置で勝手に抜歯されたなどと訴える場合もあるため，飼い主の予想外の抜歯に関するトラブルは多いように感じる。そのため，歯科処置を行う前の口腔内検査を通じて想定される処置内容に関して（歯周病の場合は特に抜歯の必要性とその程度），十分に説明を行い，同意（承諾）を得ておくことが何よりもまず重要である。

当院では，歯科治療のために動物をお預かりする前に，同意書へのサインを頂いている。同意書は歯科治療専用のもの（**図 79**）を作成し，処置に対する同意とともに飼い主への説明のツールとしても使用している。

4-1 歯科処置が必要とされている疾患，病態

そもそもどうして歯科処置をするのかを説明するために，その動物の口腔内疾患について記載する。通常は，すでに身体検査などを通して考えられる口腔内疾患については説明していると思われるため，この段階では詳しい説明はしないが，再確認程度には説明する。

4-2 必要な処置，治療について

上記で説明した口腔内疾患に対してどのような治療を行うのか，その処置の難度や具体的な処置内容を記載する。スケーリングや抜歯などの実際に行うことが多い歯科処置については予め同意書に記載しておき，丸で囲めるようにしてある。この時点で歯周病の治療として，抜歯が想定される場合にはその旨を再度伝えておき了承を得る。実際に抜歯の具体的な本数をその場で伝えることは困難であるが，歯周病の程度から鑑みて，数本あるいは十数本以上の多数となるのか程度のことは伝えておく。

図 79 歯科治療専用の同意書(飼い主への説明ツール)

________ちゃんの歯科治療についての説明と承諾

FUJITA フジタ動物病院 院長 藤田 桂一
〒000-0000 ○○○○○○○○○○○○
電 話
担当獣医師________

1．**歯科治療の必要性**
現在の口腔内の状態より全身麻酔下での歯科治療が必要であると考えられます。
疑われる病状（　　　　　　　　　　　　　　　　　　　　）

2．**治療内容と難易度（軽度、中程度、高度）**
歯垢・歯石除去、歯周外科、口腔外科（抜歯）、歯内治療、骨折整復、顎骨切除、ＣＴ検査
その他（　　　　　　　　　　　　　　　　　　　　）

3．**全身麻酔の危険度**
手術による危険度は________です。ただし、特異体質であった場合は予測できません。
① 危険度は軽度です。
② （　　　　　　　　　　）のため、危険度は中程度です。
③ （　　　　　　　　　　）のため、危険度は重度です。
④ 重度の全身性疾患または外科疾患のため、手術中や術後に死亡する可能性もあります。

4．**術中・術後合併症**
口腔内の状態や程度により、①多数の抜歯 ②顎骨骨折 ③口腔粘膜からの出血
④完全に抜歯できず歯が残る ⑤縫合した部位の離開 ⑥残った歯が唇の皮膚や粘膜に当たる
⑦結膜の充血、腫れ、目やに ⑧くしゃみ、鼻汁、鼻出血 ⑨頬や顎の腫れ
⑩その他（　　　　　　　）の可能性が考えられます。
他に（　　　　　　　）も患っておりますので、こちらの疾患の治療も必要となります。

5．**費用**
費用に関しては別紙の見積書にてご説明致します。しかしながら、麻酔下で精密な検査を行わなければ正確な状態を把握することが困難であるため、実際の費用と見積書の内容が異なることもございますので予めご了承ください。

6．**その他**
処置中に治療方針に関してご相談させていただくことがありますので、必ず連絡が取れるようにしておいてください。連絡がつかない場合、あるいは事前に処置内容を一任していただいている場合は、担当獣医師の判断で治療をさせていただきます。

7．**お迎え時刻**
________頃に御来院ください。自動受付機での受付をお願いいたします。
手術や診察の状況によりお返しの時間が多少前後することもございますので、ご了承ください。

上記記載の説明を確かに受けましたので、家族全員の同意のもと手術の実施をお願いします。

年　　月　　日

飼育者または支払責任者
氏名________㊞
住所 〒________
電話________
緊急連絡先________
勤務先________ 電話________

4-3　全身麻酔のリスク

歯科処置のほとんどは全身麻酔下で行われるため，全身麻酔を行う上でのリスクもここで再度説明しておく。動物のシグナルメントやすでに行っている術前の各種検査結果から全身麻酔のリスクを評価する。当院では，ASA physical status classification を参考にリスクを4段階で表し，飼い主に説明している。

■ASA physical status classification
ASA（American Society of Anesthesiologists）physical status classification。アメリカ麻酔学会による術前の全身状態分類。

多くの症例では，口腔内疾患自体が直接に動物の生命を脅かすような状態になることは少ないため，全身麻酔のリスクとしては比較的軽度な場合が多い。しかしながら，口腔内疾患の多くは比較的に高齢になるほど罹患率が増えるため，心疾患や慢性腎臓病などの様々な疾患を併発していたり，重度な歯周病のように長時間の処置になることも少なくないため，十分な説明が必要である。また比較的進行した併発疾患がある症例では，歯科処置の実施タイミングや処置自体の可否についても飼い主と十分に話し合う必要がある。

4-4　想定される合併症について

歯科処置によって起こり得る合併症を飼い主に説明する。当院では多数の抜歯になることや下顎骨における骨折の可能性，重度な出血を生じた際の対処などについて特に説明している。抜歯を行う可能性については前述の4-2の段階ですでに伝えているが，その数が多くなると想定される場合にはここでも再度その旨を伝えておく。多くの飼い主は，多数の抜歯を行った後の動物の食生活について不安を抱えることが多いため，ドライフードを食べ続けられるのかなどの具体的なことについても説明しておく。

4-5　費用，お迎え可能な予想時刻，連絡先

歯周病に対する歯科処置にかかる費用は，抜歯となった歯の本数やその難度によって変動するため，処置前に正確な金額を伝えることは難しい。そのため費用については見積り書を作成し，ある程度の幅をもたせて説明する。

当院ではほとんどの歯科処置を日帰りで行っているため，処置後のお迎え時刻を予め設定しておく。処置内容や麻酔からの覚醒状態によっても変化するため，こちらもある程度の余裕をもった時刻で設定する。

連絡先は処置中に不意に必要となった治療を行うための了承を得る場合や，緊急の場合などに必要である。しかしながら処置中であれば，飼い主からの返信を待っている余裕がない場合も想定されるため，予め，連絡がつかない場合にはこちらの判断で行わせて頂くなどの説明は必要である。

5 ● 処置前後の投薬および麻酔管理

犬や猫では，スケーリングや抜歯を含む歯科処置の多くで全身麻酔が必要となる。小動物の歯科治療において全身麻酔が必要とされ，無麻酔状態での処置が推奨されない理由については，日本小動物歯科研究会やアメリカ獣医歯科学会が意見をまとめており，内容はCHAPTER-3［1 無麻酔での処置は禁忌である］を参照のこと。

もちろん100％安全に行える全身麻酔は存在せず，健康な動物でもある程度のリス

クは存在する。Matthewsらは一次診療施設における麻酔関連の死亡率は犬で0.05%，猫で0.11%であったと報告している[37]。これは単純に計算すると，犬では2,000頭に1頭，猫では1,000頭に1頭の割合で麻酔関連死が起こる確率である。これはもちろん術前の全身状態，手術内容，麻酔内容などによっても影響されるものではあるが，麻酔関連死は比較的まれなものである。またMatthewsらは，その死亡率は術前のリスク評価や術中の麻酔管理を適切に行うことによって減少すると報告している。そのため，十分な術前のリスク評価を通して，適切な投薬，麻酔管理を行うことはきわめて重要であると考える。

➡全身状態の麻酔への影響
CHAPTER-3
「2-2 麻酔による合併症」もあわせて参照

5-1 術前の投薬

動物の年齢や全身状態，併発疾患などとともに予測される処置内容(歯周病治療では抜歯の有無とその程度)を考慮して，術前の投与薬の種類や投薬量を検討する。もし，高齢の動物で慢性腎臓病や心疾患などの併発疾患があれば，鎮静薬や麻酔薬の投与量を通常よりも減らしたり，心負荷の少ない鎮静薬や麻酔薬を選択する。また比較的多くの抜歯が予測される動物では，麻薬性鎮痛薬の使用を考慮し，それにあわせて鎮静薬も検討する。

また，歯科処置を行った犬では術後に菌血症を起こすことが知られているため[38]，鎮静薬や鎮痛薬とともに抗生剤も投与し，術前から血中濃度を上げておく。犬や猫の歯科処置で使用される一般的な麻酔前投薬を**表7**に示す。

➡併発疾患のある場合の対応
CHAPTER-3
「3 考慮すべき基礎疾患」を参照

➡菌血症の予防
CHAPTER-3
「5-6 菌血症」
CHAPTER-6
「7-11 菌血症」もあわせて参照

5-2 術中の麻酔管理および疼痛管理

全身麻酔の導入については，一般的な外科手術の場合と同様である。ただし，使用する気管チューブを動物に固定する際には，輪ゴムを使用するなどの工夫を行うと処置中の操作がしやすくなる(**図80**)。気管チューブのサイズは，処置中の洗浄水や歯石の破片などを誤嚥させないようにしっかりと合ったものを選び，カフも適正な大きさに膨らませる。当院では歯周病や歯肉口内炎の治療のために数本以上の抜歯が予想される場合や歯内治療，顎骨骨折や口腔内腫瘍に対する口腔外科治療などの場合には術中の管理として麻薬性鎮痛薬を使用している。歯科処置における全身麻酔の導入と維持および疼痛管理に使用される主な薬剤を**表8**に示す。

前述したように，麻酔関連死のリスクはゼロではないが，周術期の管理をしっかりと行うことでそのリスクを減少させることができる。歯科処置を必要とする口腔内疾患の多くは直接的には動物の生命を脅かす危険性は低いため，歯科処置における麻酔関連死は極力ゼロにしたい。そのため，周術期の麻酔管理をしっかりと行うことはきわめて重要であり，心拍数，血圧，体温，呼吸数をはじめとするバイタルサインのモニタリングをしっかりと行い，術者と助手以外に麻酔管理を行うスタッフを確保するなど，当たり前のことをしっかりと行う。

5-2-1 歯科処置における低体温症への注意

歯科処置における麻酔管理において，一般的な外科手術の麻酔管理よりも注意を要するのが低体温症である。低体温症は周術期の合併症として一般的なものであるが，歯科処置では多量の洗浄水(冷却水)が使用されるため動物の体が濡れたり，進行した歯周病の治療では麻酔時間が比較的長くなることなどから，しばしば低体温症となる[41]。低体温症は，心血管系障害(血圧低下，房室結節伝導障害，抗コリン薬非反応

➡術中の体温管理
CHAPTER-3
「2-2 麻酔による合併症」
CHAPTER-6
「1-1 術中に必要な環境」もあわせて参照

表7 犬と猫で一般的に使用される麻酔前投薬[39, 40]

鎮静薬／トランキライザー	薬用量	備考
A2アドレナリン受容体作動薬 ・メデトミジン	犬：3～10 μg/kg IV，5～20 μg/kg IM 猫：5～20 μg/kg IV，10～40 μg/kg IM	✓嘔吐作用あり ✓心疾患動物では注意
A2アドレナリン受容体拮抗薬 ・アチパメゾール	犬：メデトミジン投与量の5倍 猫：メデトミジン投与量の2.5～5倍	
フェノチアジン系トランキライザー ・アセプロマジン	犬／猫：0.05～0.2 mg/kg IV，IM，SC	✓国内未販売 ✓てんかん症例には禁忌
ブチロフェノン系トランキライザー ・ドロペリドール	犬：0.25 mg/kg IV	
ベンゾジアゼピン系トランキライザー ・ミダゾラム ・ジアゼパム	犬／猫：0.0～0.3 mg/kg IV，IM 犬／猫：0.2～1.0 mg/kg IV	
抗コリン薬 ・アトロピン	犬／猫：0.01～0.05 mg/kg IV，IM，SC	✓オピオイドの徐脈予防
鎮痛薬	**薬用量**	**備考**
NSAIDs ・カルプロフェン ・メロキシカム ・ロベナコキシブ	犬：4.4 mg/kg SC 犬／猫：0.1～0.2 mg/kg SC 犬／猫：2 mg/kg SC	
非麻薬性オピオイド ・ブトルファノール ・ブプレノルフィン	犬／猫：0.1～0.4 mg/kg IM，IV 犬／猫：0.01～0.03 mg/kg IM	✓麻薬性オピオイドの作用を減弱
麻薬性オピオイド ・モルヒネ ・フェンタニル	犬：0.25～1.0 mg/kg IM，SC 猫：0.2～0.5 mg/kg IM，SC 犬：2～10 μg/kg IV 猫：1～3 μg/kg IV	✓麻薬施用者免許が必要 ✓強力な鎮痛効果 ✓モルヒネは催吐作用あり ✓徐脈，呼吸抑制に注意
解離性麻酔薬 ・ケタミン	犬／猫：0.5～2.5 mg/kg IV， 2.5～5.0 mg/kg IM	✓てんかん症例には禁忌 ✓単剤使用ではカタレプシー様作用あり

IV：静脈内投与　IM：筋肉内投与　SC：皮下投与

図80 気管内挿管に必要な器具

動物の体格に合わせた気管チューブ，スタイレット，喉頭鏡，舌鉗子，キシロカインスプレー，気管チューブカフ用の注射ポンプなど，必要な器具一式を用意する。当院では気管チューブの固定用に輪ゴムを使用することが多い。太い紐などで固定すると口腔内での操作の邪魔になることもあり，輪ゴムは使いやすい。また，操作の邪魔になるためバイトブロックは使用していない。

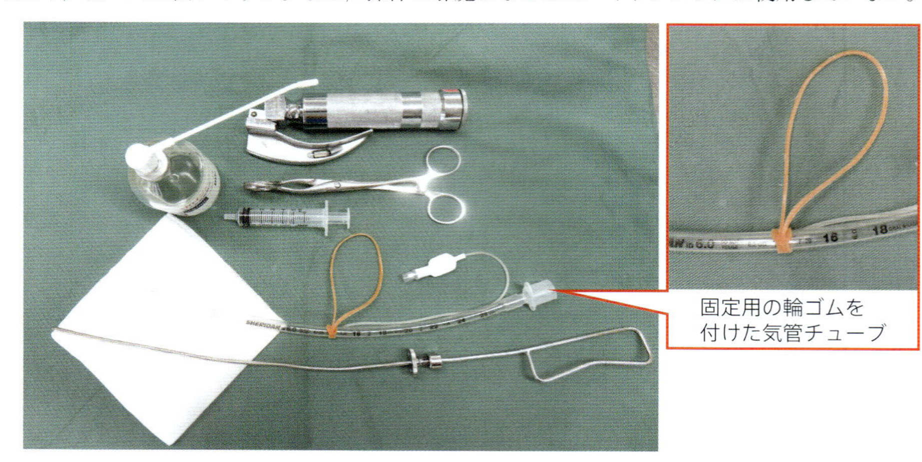

表 8　犬と猫の麻酔導入／維持に使用される主な薬剤[39, 40]

麻酔導入薬	薬用量	備考
・プロポフォール	犬：4〜8 mg/kg IV 猫：6〜10 mg/kg IV	✓一過性の呼吸循環抑制作用あり
・アルファキサロン	犬：2〜3 mg/kg IV 猫：3〜5 mg/kg IV	
吸入麻酔薬(麻酔維持薬)	**薬用量**	**備考**
・イソフルラン	犬／猫：1.0〜2.5%	
・セボフルラン	犬／猫：1.5〜3.5%	
鎮痛薬	**薬用量**	**備考**
麻薬性オピオイド ・モルヒネ	犬：0.1〜0.2 mg/kg/時　CRI 猫：0.1〜0.5 mg/kg IM，SC 3〜4 時間ごと	✓徐脈と呼吸抑制に注意 ✓レミフェンタニルは半減期が短いため負荷用量は不要
・フェンタニル	犬：5〜40 μg/kg/時　CRI 猫：5〜20 μg/kg/時　CRI	
・レミフェンタニル	犬／猫：10〜40 μg/kg/時　CRI	
解離性麻酔薬 ・ケタミン	犬／猫：0.5〜2.0 mg/kg/時　CRI	✓てんかんや頭蓋内圧が亢進している症例では禁忌
局所麻酔薬 ・リドカイン	犬：5 mg/kg 1.5〜6.0 mg/kg/時　CRI(鎮痛) 猫：2 mg/kg	✓局所麻酔薬の最大投与量として ✓犬では CRI で鎮痛作用あり ✓臨床的に 1 箇所の投与量は，猫や小型犬では 0.05〜0.1 mℓ 以下，中型犬では 0.2 mℓ 以下，大型犬では 0.3 mℓ 以下である。
・ブピバカイン	犬：2 mg/kg 猫：1 mg/kg	
昇圧薬 ・ドパミン	犬／猫：2〜20 μg/kg/分　CRI	
・ドブタミン	犬／猫：2〜20 μg/kg/分　CRI	

IV：静脈内投与　IM：筋肉内投与　SC：皮下投与　CRI：定量持続静脈内投与

性の徐脈)，胃腸障害(運動機能低下)，呼吸機能低下，体温調節機能障害(熱産生の低下)，血液凝固能異常，免疫機能低下などを引き起こすことが知られている。また吸入麻酔薬の要求量が低下するため，相対的に麻酔深度が深くなりやすく，覚醒遅延が起こりやすくなる[41]。そのため，体温低下が起こる前から動物の体温を保つようにし，低体温症が認められた場合には積極的に復温(re-warming)するように対処する。

当院では，シンク型の処置台に電気式保温マット，タオル，ベアハガー™ 専用ブランケット，フリースブランケットを設置し(**図 81**)，歯科処置中に動物の身体から熱が失われないようにしている。また口腔内に使用する洗浄水は，歯科用ユニットに取り付けた加温装置(**図 82**)で温めて使用することにより熱の喪失を減らすよう努めている[42]。体温低下が認められた場合には，温風式加温装置(ベアハガー™，**図 83**)を用いて，復温を行っている。なお口腔内洗浄水は，超音波スケーラーや高速エアタービンを使用する際には冷却水としても使用されるが，歯への温熱刺激が増えすぎないようスケーラーの接触時間はできるだけ 15 秒以下としている。

5-3　術後の投薬

術後は動物の麻酔前の全身状態や覚醒状態，麻酔時間によって ICU で管理するとともに，必要に応じてモニタリングや復温処置を継続し，静脈内点滴も行う。その後の動物の状態によっては入院を検討する場合があるが，多くの症例で長期的な入院管理は必要ない。当院では術中はフェンタニルによる定量持続静脈内投与（CRI）で疼痛管理を行い，術後に非麻薬性オピオイド（ブプレノルフィン）を注射して，当日お返ししている。

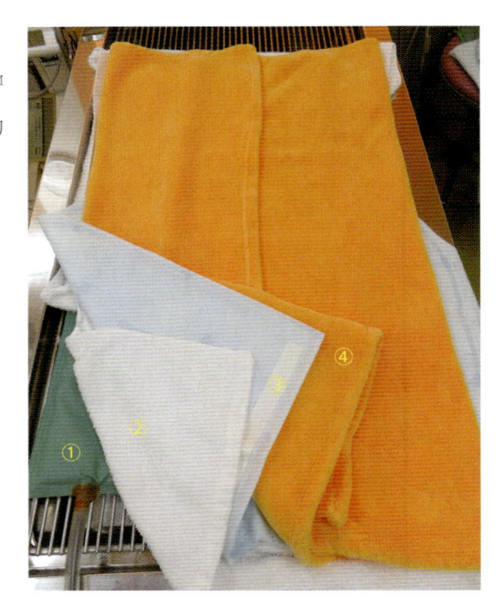

図 81　処置台の保温対策

シンク型の歯科処置台に，①電気式保温マット，②タオル，③ベアハガー™用のブランケット，④フリースブランケットを設置し，気管挿管した後に動物を④フリースブランケットで包み込むようにする。

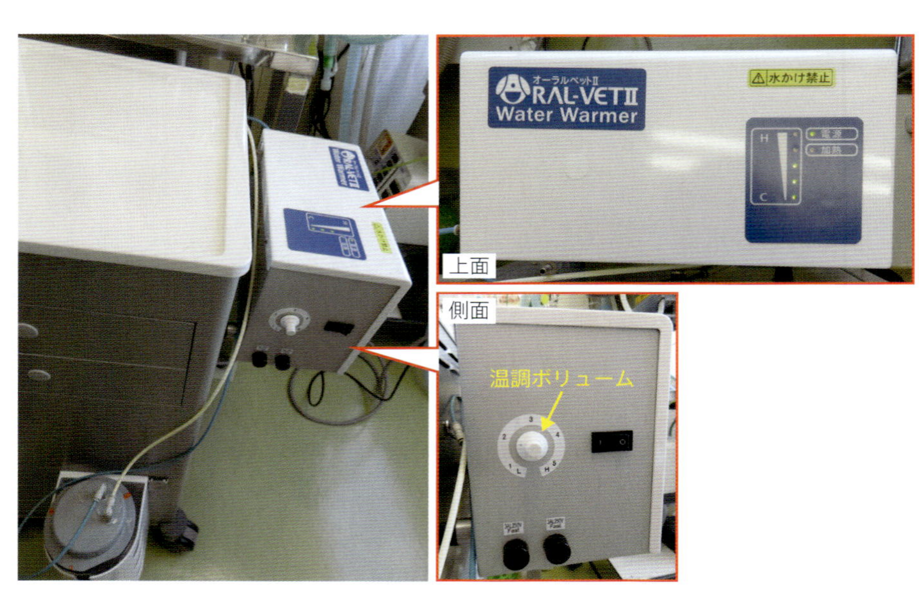

図 82　歯科用ユニットの洗浄水加温装置

動物用歯科治療ユニット（オーラルベットⅡ：㈱モリタ製作所）に取り付けた洗浄水加温装置。洗浄水を加温して使用することで，冷たい水が口腔内に触れて熱が失われることを軽減する。

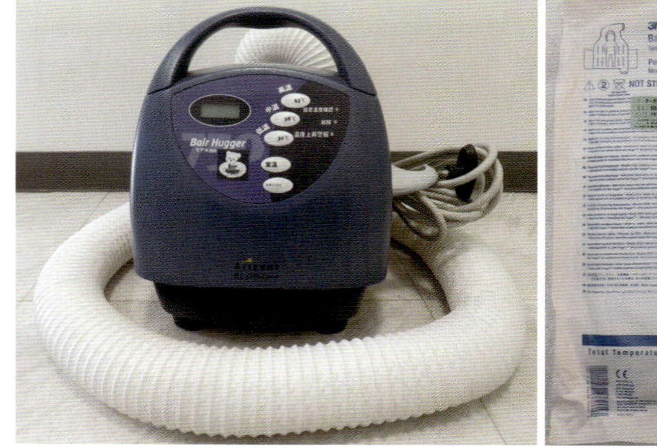

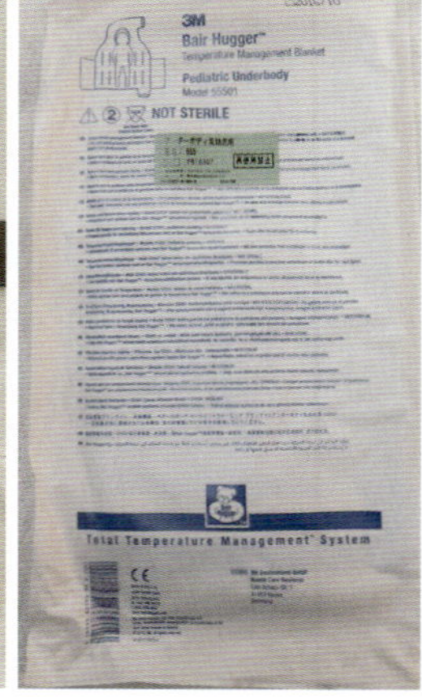

図 83　温風式加温装置（ベアハガー™，3M）

ペイシェントウォーミングシステムと，専用のディスポーザブルブランケット（アンダーボディ乳幼児用）。

歯周病治療の程度によって，術後の投薬内容を検討する。抜歯が適応されなかった比較的軽度な歯周病では数日～1 週間程度の抗生剤を処方することが多い。また数本以上の抜歯を行った症例では抗生剤，非ステロイド性消炎鎮痛剤(NSAIDs)を 1～2 週間程度処方し，多数の抜歯が必要となった重度な歯周病の症例では 2 種類以上の抗生剤を併用する。犬と猫の歯周病治療において，術後に使用される主な薬剤を**表 9** に示す。

表 9 犬と猫で術後に一般的に使用される薬剤[40, 43]

抗生剤	薬用量
・アモキシシリンクラブラン酸	犬／猫：11～22 mg/kg PO BID
・クリンダマイシン	犬／猫：5.5～33 mg/kg PO BID
・ドキシサイクリン	犬／猫：3～5 mg/kg PO BID
・メトロニダゾール	犬／猫：25～50 mg/kg PO BID
・テトラサイクリン	犬／猫：22 mg/kg PO TID
NSAIDs	**薬用量**
・カルプロフェン	犬：4.4 mg/kg PO SID
・メロキシカム	犬：初回 0.2 mg/kg，その後 0.1 mg/kg PO SID 猫：初回 0.1 mg/kg，その後 0.05 mg/kg PO SID
・フィロコキシブ	犬：5 mg/kg PO SID
・ロベナコキシブ	犬／猫：1 mg/kg PO SID

PO：経口投与　SID：1 日 1 回　BID：1 日 2 回　TID：1 日 3 回

6 鎮静・麻酔下で行う口腔内検査

覚醒下での検査のみで，個々の歯の歯周病の程度を詳細に評価することは不可能である[44]。歯科治療に先立ち，歯と歯周組織の状態を評価するためには，麻酔下で，エキスプローラー(探針)や歯周プローブ，ピンセット(鑷子)，歯科用 X 線撮影装置などを用いて諸検査を実施する。

6-1 エキスプローラー，歯周プローブ，ピンセットを用いた歯周病の評価

エキスプローラーは，主に歯面の状態を評価するために用い，歯垢・歯石の付着程度や歯面の凹凸を触知する[45]。すなわち歯周病をはじめ，吸収病巣(**図 84**)，破折，う蝕，エナメル質形成不全，変形歯，露髄の有無や歯冠修復物の状態を評価するために使用される。

歯周プローブは，歯肉溝の深さを計測し，出血の有無を確認するための器具である[45]。さらに，歯周組織の破壊程度(**図 85**)や根分岐部病変の有無，歯瘻の評価などのために用いられることも多い。

ピンセットは，個々の歯を把持して動揺の程度を評価するために用いる。

歯科治療を行うにあたり，まずこれらの器具を用いて，歯垢・歯石の付着程度や歯肉炎の程度，歯の動揺度，根分岐部病変の有無，ポケットの深さ，アタッチメントロスなどを評価し，記録する。

6-1-1 歯周ポケットの評価

歯周プローブを用いて評価する。歯と接触するよう歯軸に平行に 25 g 程度の力を加

えてポケット内に挿入し，底部に達した部位の目盛りを読み取り測定を行う（**図86**）。人医歯科における測定法には歯の周囲を4箇所測定する4点測定法や，6箇所測定する6点測定法などがあるが，歯周組織の破壊のわずかな見落としを避けるため，歯の全周を測定する方法（walking measurement，walking probing）が推奨される[46]（**図86**）。

ポケットの深さの目安は，小型犬で約1 mm，中型犬で2〜3 mm，大型犬で3〜4 mm，猫で0.5〜1 mm程度が正常であるため，これを超える深さのポケットを異常とみなす[17]。ただし，ポケットが深いことと，歯周病が重度であることは必ずしも同義ではない。歯周病の重症度を評価するためには，アタッチメントロスを考慮する必要がある。

図84　エキスプローラーを用いた歯面の検査

吸収病巣が疑われた猫の上顎第3前臼歯の歯面を検査している。

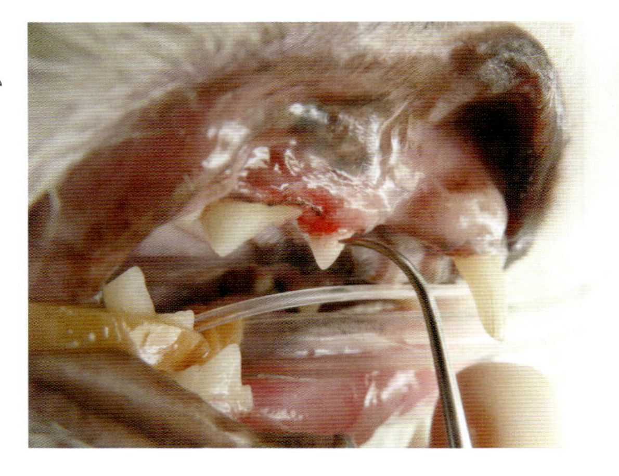

図85　歯周プローブを用いた検査

歯周病による歯周組織の破壊程度を評価している。

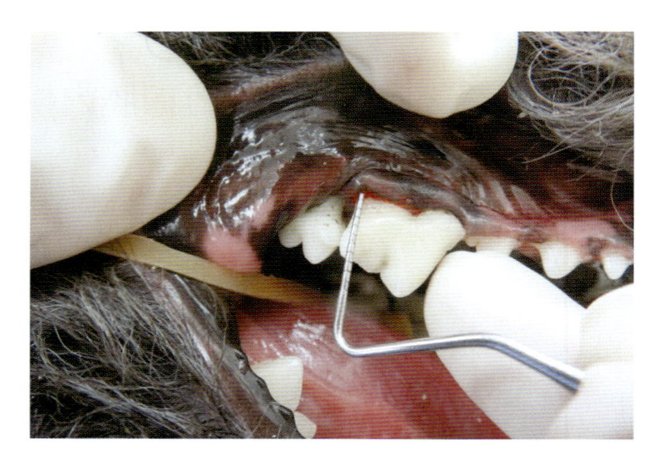

図86　歯周ポケットの測定

歯周プローブの先端をポケット底部を歩かせるように細かく動かし，歯の全周を測定する。このwalking measurement（walking probing）の方法を用いると，狭い垂直性の骨欠損を見落としにくい。

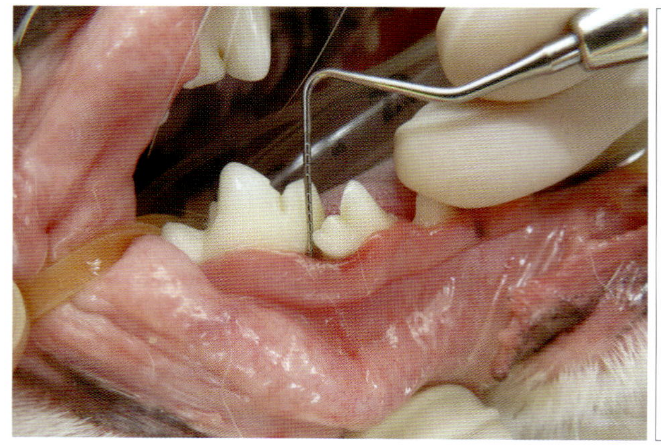

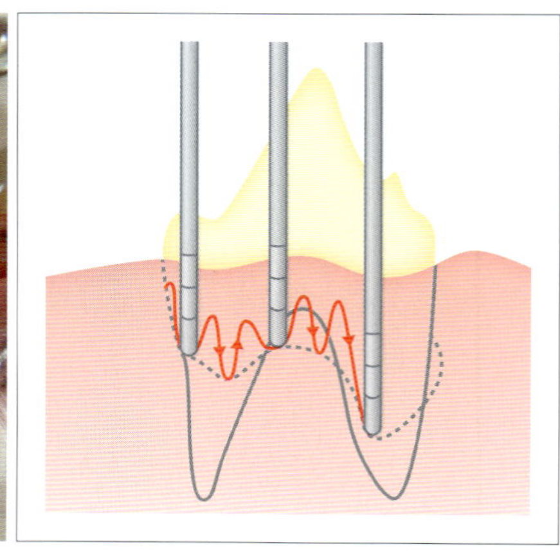

●アタッチメントレベルとアタッチメントロス

歯肉の付着部位が歯面のどこに位置するかの指標のことをアタッチメントレベルとよび，セメント-エナメル境から歯周ポケットの底部までの距離で表される[18](**図 87**)。健常な歯周組織では通常，歯肉の付着部位はセメント-エナメル境の位置に一致する(**図 87a**)。しかし歯周病により歯周組織の破壊が進行すると，歯肉の付着部位が根尖方向に移動することでアタッチメントレベルは増加する(**図 87b**)。この歯肉の付着量が喪失し根尖方向へ移動した状態のことをアタッチメントロスという[18]。

歯肉退縮が存在する場合，たとえ歯周ポケットの深さが浅いとしてもアタッチメントロスが大きければ，歯周病の程度としては重度である可能性がある(**図 87c**)。一方で歯肉増殖が存在する場合，ポケットの深さは深くなるが，アタッチメントロスがなければ，これは仮性ポケットであり，必ずしも歯周病の重症度とは一致しない(**図 87d，88**)。このように，歯周病の重症度を判定するためには，ポケットの深さとあわせてアタッチメントレベルを評価することが重要である。

図 87 ポケットの深さとアタッチメントレベル

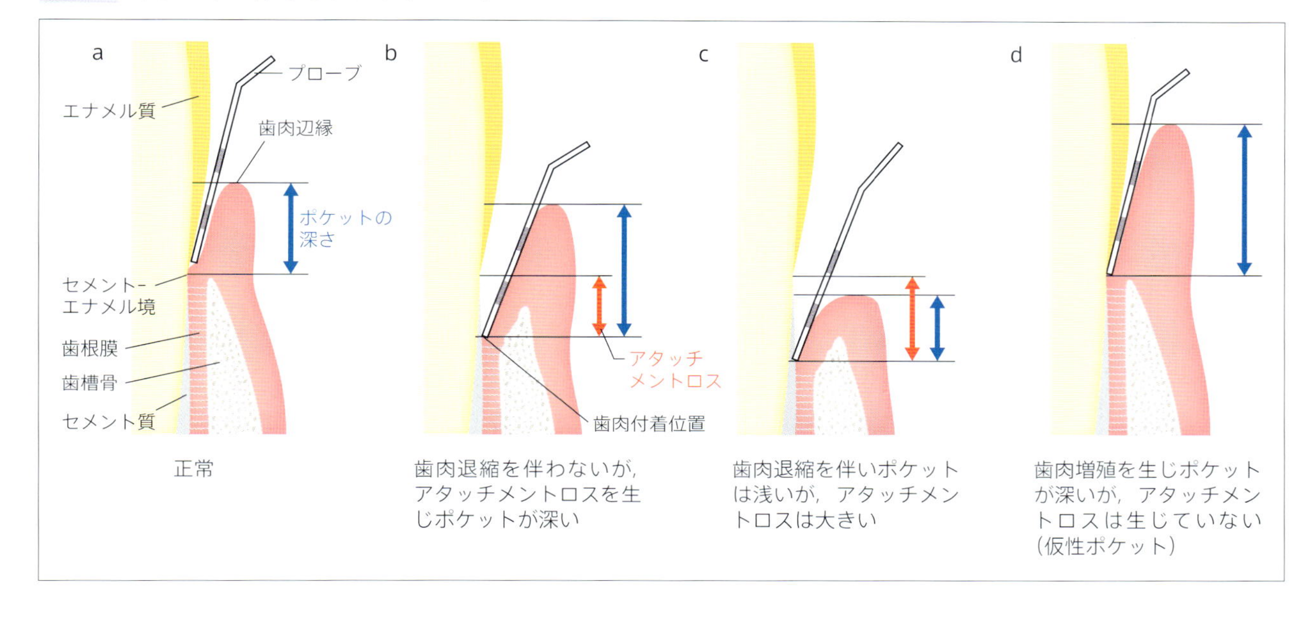

図 88 歯肉増殖に伴う仮性ポケット

この例では，左下顎犬歯部に歯肉増殖に伴う深いポケットが認められるが，口腔内X線検査により，アタッチメントロスがほとんどないことが確認される。すなわちポケットの深さと歯周病の重症度は一致していない。

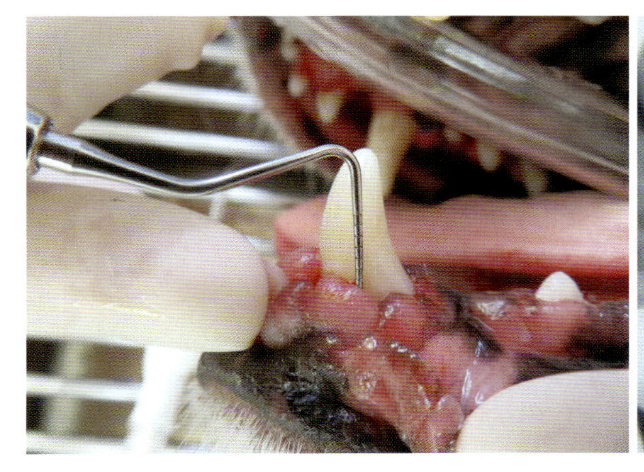

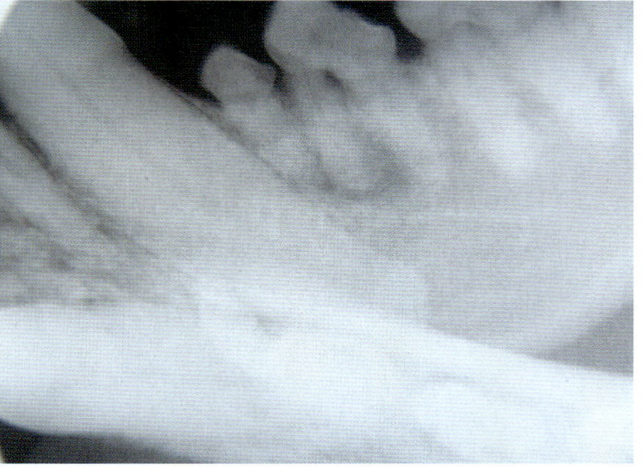

6-1-2 歯肉炎の程度［歯肉炎指数(Gingival index：GI)］

肉眼所見と歯周プローブを用いた検査により，歯肉炎の程度を歯肉炎指数として表記する。

- GI 0：正常で健康な歯肉
  歯肉縁は鋭く，炎症がない。
- GI 1：軽度の歯肉炎
  遊離縁にわずかな炎症があるが，プロービングでは出血しない。
- GI 2：中程度の歯肉炎
  やや広い炎症を認め，プロービングで出血する。
- GI 3：進行した重度の歯肉炎
  臨床的に炎症が粘膜歯肉境に達し，時に自然に出血を認める。

6-1-3 歯垢の付着程度［歯垢指数(Plaque index：PI)］[17]

歯面に付着した歯垢の程度を評価する。

- PI 0：歯垢は認められない。
- PI 1：歯垢が歯面の 1/3 未満を覆っている。
- PI 2：歯垢が歯面の 1/3～2/3 を覆っている。
- PI 3：歯垢が歯面の 2/3 以上を覆っている。

6-1-4 歯石の付着程度［歯石指数(Calculus index：CI)］[17]

歯面に付着した歯石の程度を評価する。

- CI 0：歯石は認められない。
- CI 1：歯石が歯面の 1/3 未満を覆っている。
- CI 2：歯石が歯面の 1/3～2/3 を覆っているが，歯肉縁下にはほとんど存在しない。
- CI 3：歯石が歯面の 2/3 以上を覆っており，歯肉縁下にも存在している。

6-1-5 歯の動揺度［歯の動揺指数(Mobility：M)］[47]

歯周病などに起因して歯を支持する組織が減少すると，歯の動揺が生じる。ピンセットを使用して個々の歯を把持し，頬舌方向，近遠心方向，上下方向に約 250 g の力を加えて歯の動揺程度を検査する(**図 89**)。通常，頬舌方向→近遠心方向→上下方向の順で動揺していくことが多い。

- M 0：0.2 mm 以下の生理的な動揺。
- M 1：歯軸以外のいずれの方向にも 0.2～0.5 mm 動揺する。
- M 2：歯軸以外のいずれの方向にも 0.5～1.0 mm 動揺する。
- M 3：歯軸以外のいずれの方向にも 1.0 mm 以上または歯軸(上下)方向へ動揺する。

6-1-6 根分岐部病変［根分岐部指数(Furcation index：FI)］[17, 47]

多根歯に歯周病が生じると，歯周組織の退縮により根分岐部病変が形成される(**図 90，91**)。

- FI 0：歯周プローブの先端が根分岐部に入らない(正常)。
- FI 1：歯周プローブの先端が根分岐部に，歯冠の幅の半分以下まで入る。
- FI 2：歯周プローブの先端が根分岐部に，歯冠の幅の半分以上入るが，貫通はしない。
- FI 3：歯周プローブの先端が根分岐部を貫通する。

図 89 歯の動揺度の評価

ピンセットで歯冠を把持し，頬舌方向，近遠心方向，上下方向に約 250 g の力を加えて歯の動揺を評価する。

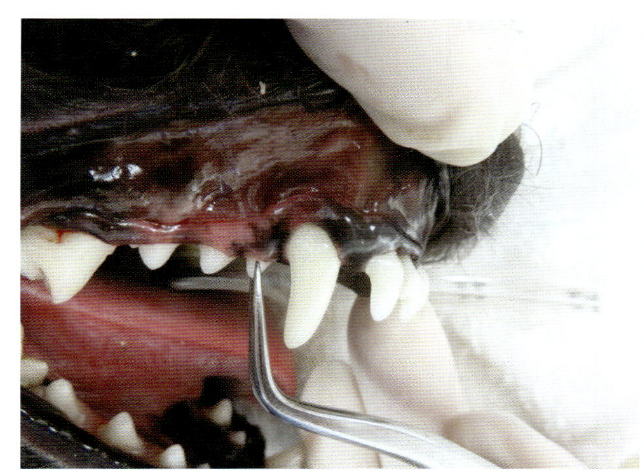

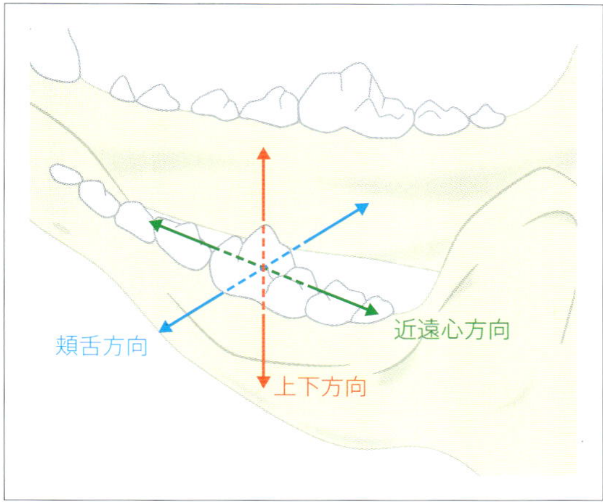

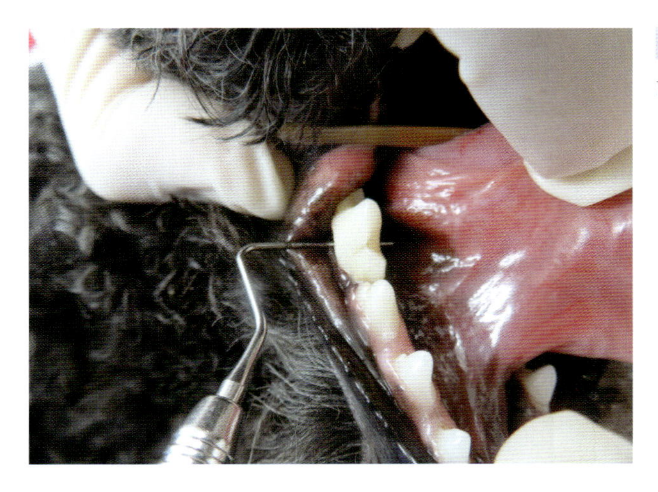

図 90 根分岐部病変の評価

歯周プローブを用いて根分岐部の露出程度を評価する。

図 91 多根歯における根分岐部病変の分類[47]

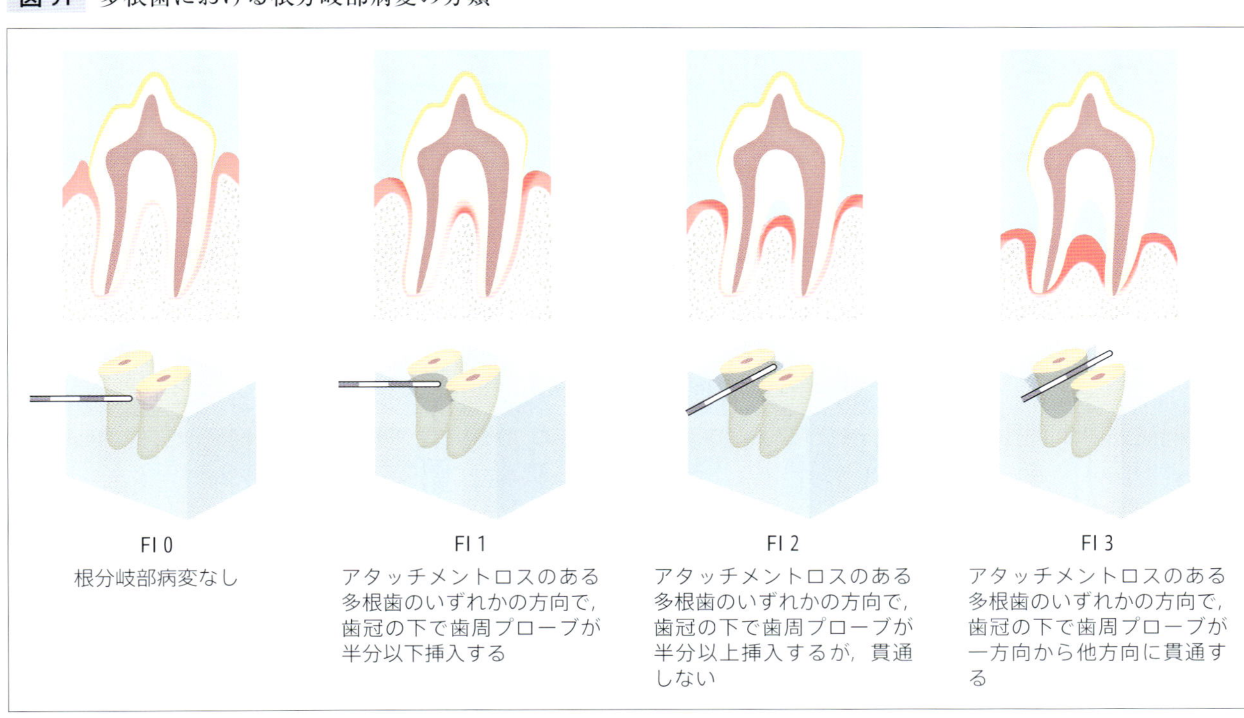

6-1-7 歯周病のステージ［(Periodontal desease：PD)］[47,48]

以上の検査に加え，口腔内X線検査の結果を総合的に判断して，歯周病の重症度を評価する(**図92**)。アメリカ獣医歯科学会では，歯周病のステージを以下のように分類している。なお，1頭の動物において様々なステージの歯周病罹患歯が存在する可能性があるため，1本1本の歯で歯周病の程度を評価する。

- **正常(PD 0)**：臨床的に正常

  歯肉炎や歯周炎がみられない。

- **ステージ1(PD 1)**：歯肉炎のみ(アタッチメントロスがない)

  歯槽骨縁の高さと構造が正常である。

- **ステージ2(PD 2)**：初期の歯周炎

  臨床的アタッチメントレベルの測定，またはX線画像での比較において歯根長に対しセメント-エナメル境から歯槽骨縁までの距離(すなわちアタッチメントロス)が25%未満である。あるいは多根歯において根分岐部病変のステージ1(FI 1)が存在するもの。

- **ステージ3(PD 3)**：中程度の歯周炎

  同様の測定でアタッチメントロスが25〜50%である。あるいは多根歯で根分岐部病変がステージ2(FI 2)であるもの。

- **ステージ4(PD 4)**：進行した歯周炎

  同様の測定でアタッチメントロスが50%以上である。多根歯で根分岐部病変がステージ3(FI 3)であるもの。

図92 X線学的なアタッチメントロスの評価

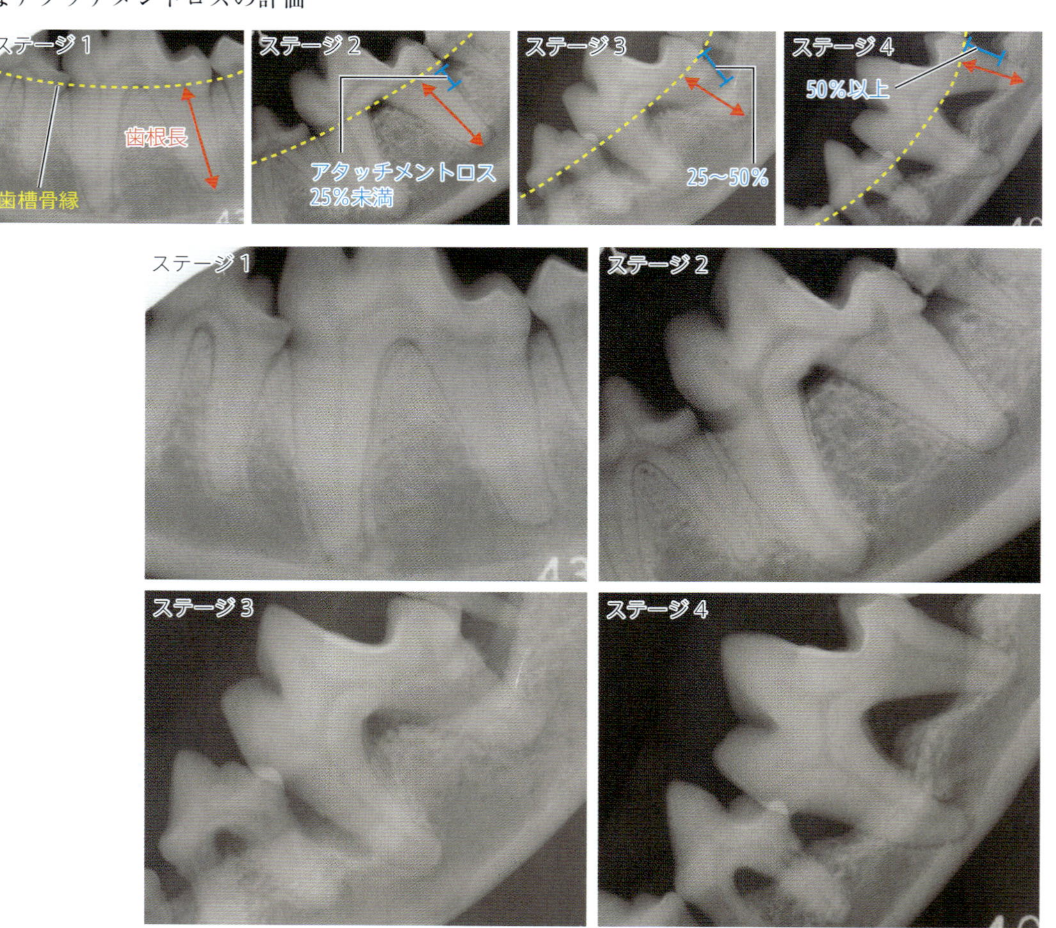

6-2 その他の口腔内検査

6-2-1 透照診(光透過試験)

透照診とは，光透過器(トランスイルミネーター)を用いて歯の後方から強力な光を当て，歯を透過する光の程度を観察して調べる検査である(**図 93**)。歯髄損傷を疑う歯が生活歯か失活歯か(歯髄が生きているか否か)を簡易的に評価することができ，特に変色歯を認めた際の評価に有用な検査法である。通常，生活歯は光の透過がよく，歯髄はピンク色を呈するが，失活歯は光の透過が不良で歯髄は暗くくすんでみえる。

図 93 透照診

トランスイルミネーターを用いて変色歯である左第 1 切歯(←)の状態を評価している。正常な左第 2 切歯(◀)の所見と比較して光の透過性が悪く，左第 1 切歯はすでに失活していると考えられる。

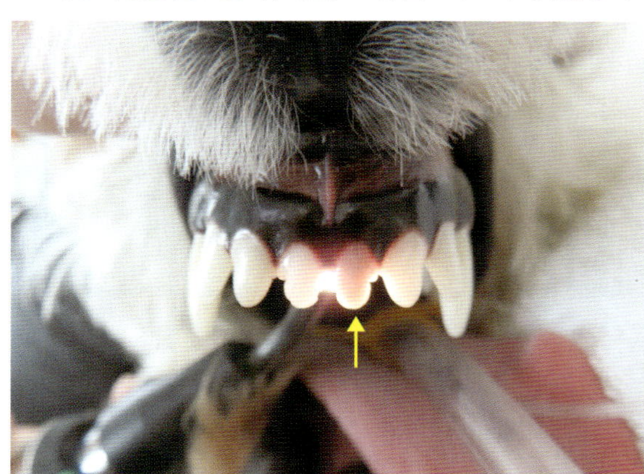

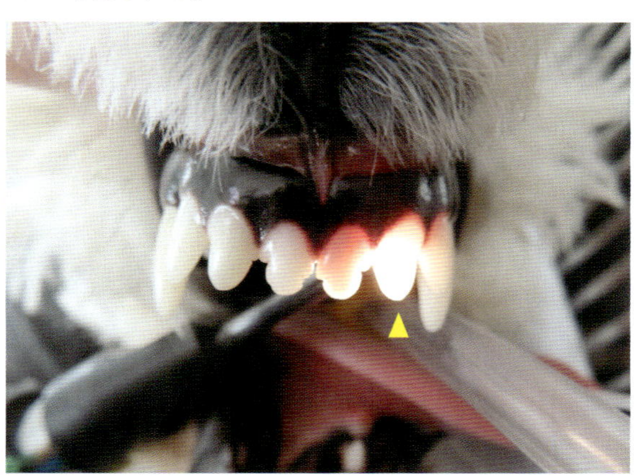

6-2-2 歯垢染色検査

歯垢染め出し剤を用いて歯面に付着した歯垢を染め出し，歯垢を検出しやすくする(**図 94**)。人医歯科では，効果的な口腔内清掃法の指導のために用いられることが多い。現在，歯垢染め出し剤には食用色素が用いられることが一般的で，その成分としてエリスロシン，中性紅(ニュートラルレッド)，フロキシンやローズベンガルなどが挙げられる。

図 94 歯垢染め出し剤と歯垢の評価

DENT. リキッドプラークテスター(ライオン歯科材㈱)。歯の表面への塗布は，あらかじめ染色部位の水分を少なくしてから液を綿球や綿棒に含ませて行う。歯垢・歯石の付着が認められた右下顎第 1 後臼歯に対し，歯垢染め出し剤を使用すると赤く染め出された歯垢が認められる。

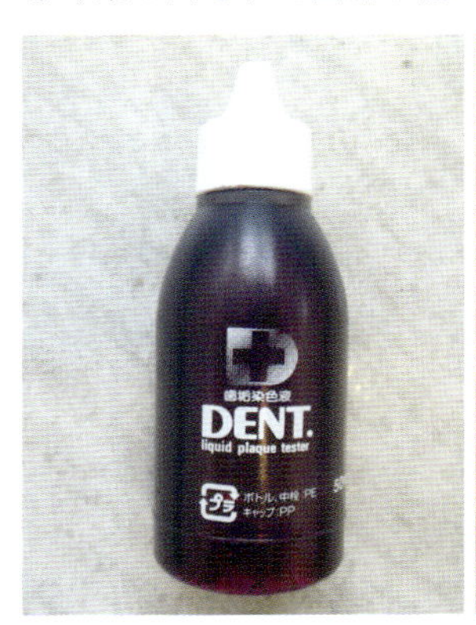

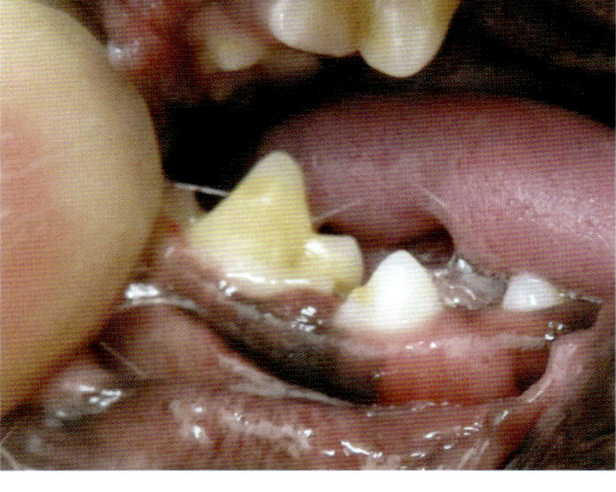

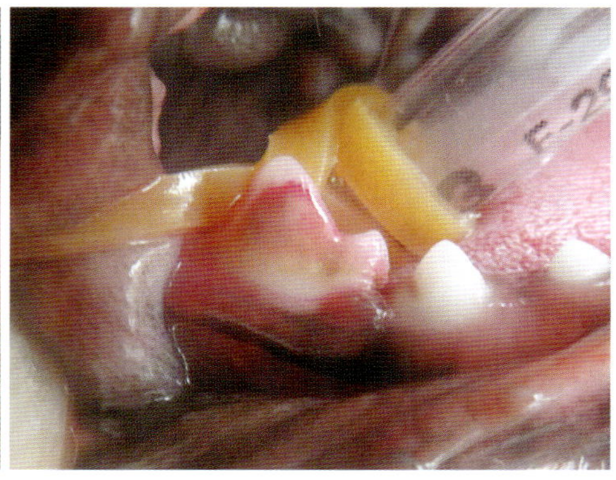

6-2-3 歯垢検査用ライトを用いた検査

高強度の青色可視光(405±20 nm の波長)を用いた歯垢検査用ライトを歯面に照射し，歯垢の付着程度を評価する(**図 95**，光誘導蛍光定量法)。ライトの照射により，清潔な歯面では緑色蛍光の反射光が認められる。一方で成熟した歯垢・歯石は，細菌代謝産物(鉄を含まないポルフィリン)の存在により，赤〜橙色蛍光の反射光として認められる。

図 95 歯垢検査用ライトと歯垢の評価

歯垢・歯石の付着が認められた右下顎第 1 後臼歯に対しライトを当てると，赤色蛍光に反射される歯垢が認められる。

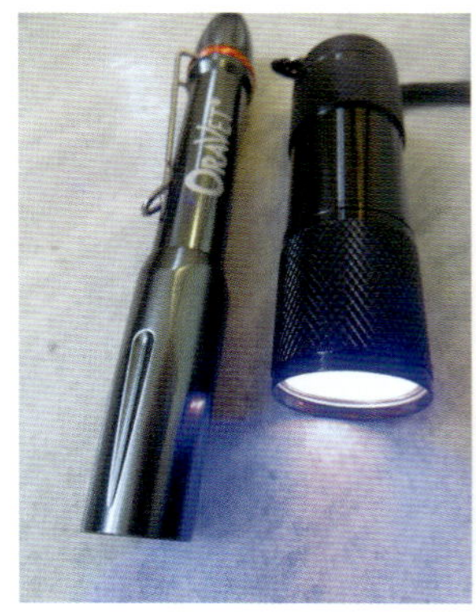
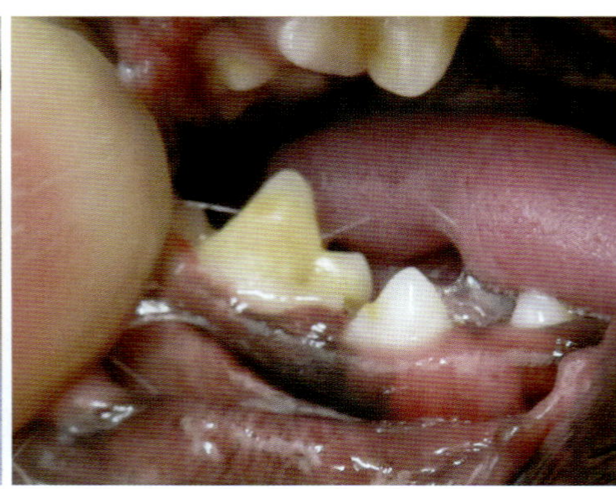
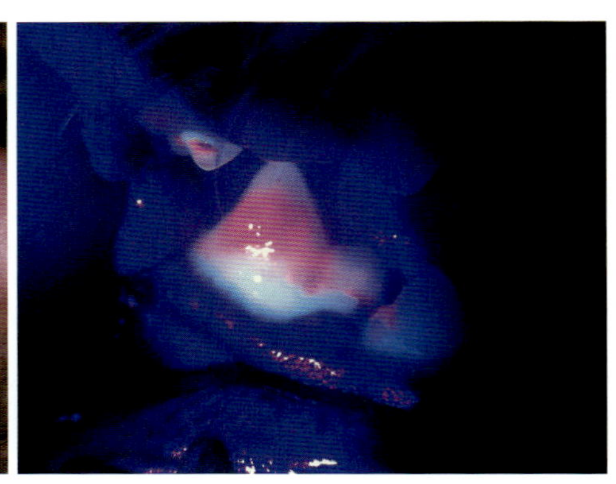

6-3 口臭検査

病的な口臭は，口腔内疾患に由来するものと口腔以外の全身性疾患(消化器疾患，腎疾患，糖尿病など)に由来するものに大別されるが，日常診療で遭遇する口臭の大部分は口腔由来であると思われる。口腔由来の口臭は歯周病をはじめ，重度の口内炎，口腔内腫瘍，う蝕，口腔内異物などあらゆる口腔内疾患から生じる可能性がある。口臭の原因物質は，硫化水素(H_2S)，メチルメルカプタン(CH_3SH)，ジメチルサルファイド［$(CH_3)_2S$］に代表される揮発性硫黄化合物(volatile sulfur compounds, VSC)が主体であり，その他に低級脂肪酸や揮発性窒素化合物も口臭の原因となり得る。

口臭は，口臭測定分析器(**図 96**)を用いて測定するのが正確な方法であるが，通常，獣医師が口腔に鼻を近づけて官能的に評価する方法が一般的であろう。硫化水素は卵の腐敗臭，メチルメルカプタンは野菜の腐敗臭や生臭さ，ジメチルサルファイドはゴミ臭として感知される。人医歯科における口臭の官能検査判定基準を参考にすると以下のように評価できる[46]。その他の口臭評価法として，歯肉溝滲出液を染み込ませて VSC の濃度を評価する小動物用の口臭測定チェック検査紙(**図 97**)も使用が可能である。

口臭の官能検査判定基準(人医歯科)[46]

- **スコア 0**：においなし
- **スコア 1**：やっと感知できるが，悪臭と認識できない
- **スコア 2**：悪臭であることが分かる(軽度の口臭)
- **スコア 3**：楽ににおいが分かる(中程度の口臭)
- **スコア 4**：強度の口臭
- **スコア 5**：我慢できないにおい(非常に強い口臭)

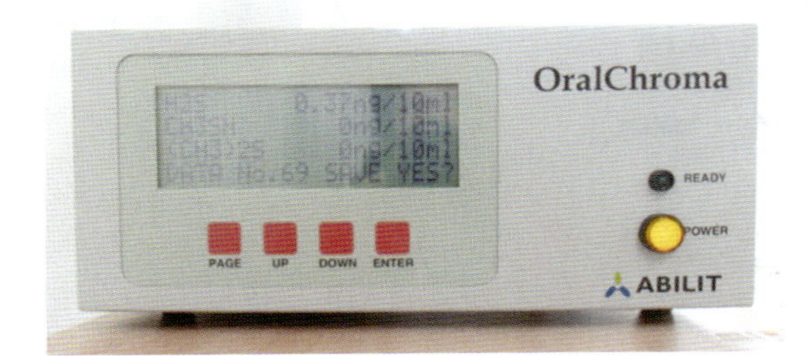

図 96 口臭測定分析器(オーラルクロマ™，アビリット㈱)
ガスクロマトグラフィー。採取した口腔内ガスを測定部から注入し，硫化水素，メチルメルカプタン，ジメチルサルファイドの3種から構成されるそれぞれのVSC濃度を測定する。

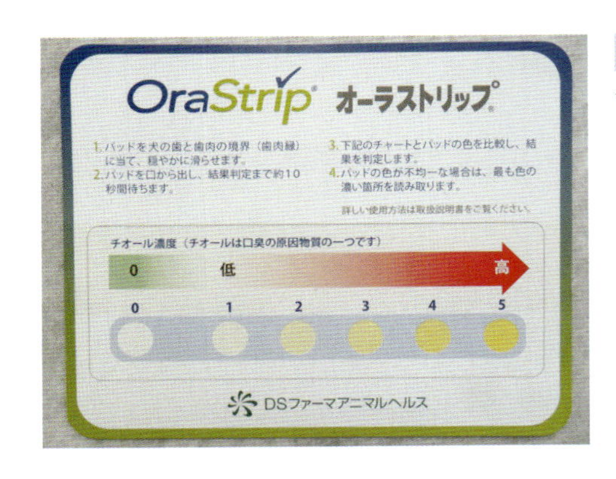

図 97 口臭測定チェック検査紙(DSファーマアニマルヘルス㈱)
VSCの濃度を視覚化して評価する。

6-4 口腔内X線検査

口腔内検査においてX線検査が占める役割は非常に大きく，口腔内病変を適切に診断するためには必須の検査である。口腔内X線検査の実施により，通常の口腔内検査では異常がみつからなかった犬の27.8%，猫の41.7%で臨床的に重要な病変がみつかり，病変を有した犬の50%，猫の53.9%でさらなる異常部位がみつかったと報告されている[49,50]。治療すべき箇所の見落としを避けるためにも，歯科治療を実施する際には歯科用X線撮影装置と歯科用フィルムを用いた口腔内X線検査を行うことが強く推奨される[51]。

6-4-1 口腔内X線検査に用いる機器

診断に適した撮影像を得るためには専用のものを用いることが望ましい[51]。歯科用X線撮影装置(**図 98**)，歯科用フィルムに加え，現像機器あるいは歯科用デジタルX線画像診断システム(**図 99**)などを準備する。歯科用X線撮影装置は60～90 kVp・7～15 mAの容量で，電圧と電流が予め設定されており，照射時間の変更により線量の調節を行う[52,53]。歯科用インスタントフィルムは，標準用フィルムを基本として小児用や咬合用を使用することができ，撮影対象の大きさに合わせ選択する。これらの機器を使用して口内法で撮影を行う場合，撮影条件は通常，小型犬・猫では約0.2～0.3秒，中型犬で約0.3～0.4秒，大型犬で約0.4～0.6秒で良好な結果が得られる。歯科用デジタルX線画像診断システムを用いた場合，通常の歯科用フィルムを使用した場合と比較し，照射線量を大幅に低減できるためX線被曝量の低減に役立つ[53]。

図 98　口腔内 X 線検査

歯科用 X 線撮影装置，歯科用フィルムを使用して検査を実施している。撮影者は X 線防護衣ならびに防護手袋を着用し，フィルムバッジも身につけている。

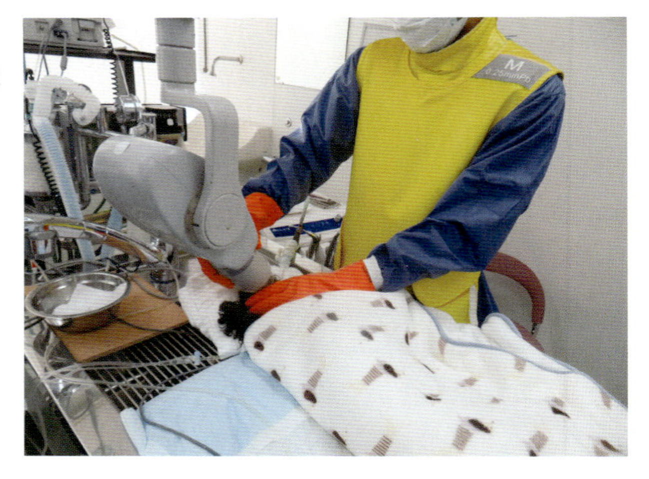

図 99　歯科用デジタル X 線画像診断システム

CCD センサーを X 線フィルムの代わりに口腔内に置き撮影する。X 線被曝量を低減できる，フィルム現像に伴う廃棄物が生じない，画像の処理や管理が簡便であるといった利点がある。

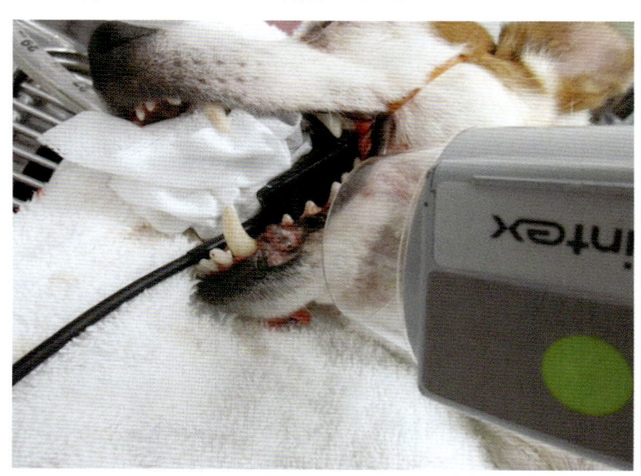

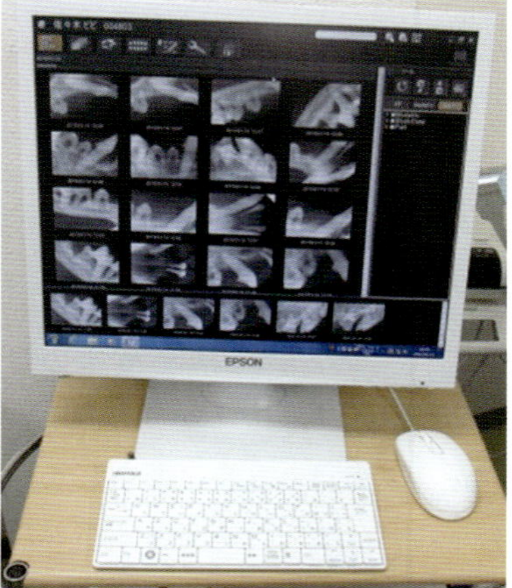

6-4-2　口腔内 X 線検査の撮影法

口腔の X 線撮影は，フィルムを口腔外に置いて撮影する口外法と，口腔内に入れて撮影する口内法に大別される[52]。猫や短頭種の犬では解剖学的特徴により，通常の口内法での撮影では頬骨弓が上顎の尾側臼歯部と重なり評価が困難となる場合があるため，口外法が有益である場合もある。

口内法で撮影を行う場合，平行法ないしは二等分面法を用いて撮影を行う（**図 100**）。フィルムを歯軸に平行に置き，フィルムに対して垂直に X 線を照射する平行法は，容易な撮影法であるが口腔内で適用できる部位は下顎の尾側臼歯部に限定される[52]。二等分面法はフィルムと歯軸を二等分する仮想面に対して垂直に X 線を照射する。評価に適切な撮影像を得るために多少の訓練が必要であるが，平行法を用いることが困難な部位でも撮像の歪みを最小限にすることが可能である。適切な開口と X 線照射角度を用いることで，一般的な X 線撮影装置を用いた場合でも上下顎の評価を行うことができる。

口外法による全体的な評価は，顎顔面のスクリーニング検査としては有用である。しかしながら上記のように専用の機器を用いた場合と比較し，画像の鮮明度は劣り，診断的な画像が得られない可能性があるため注意を要する。

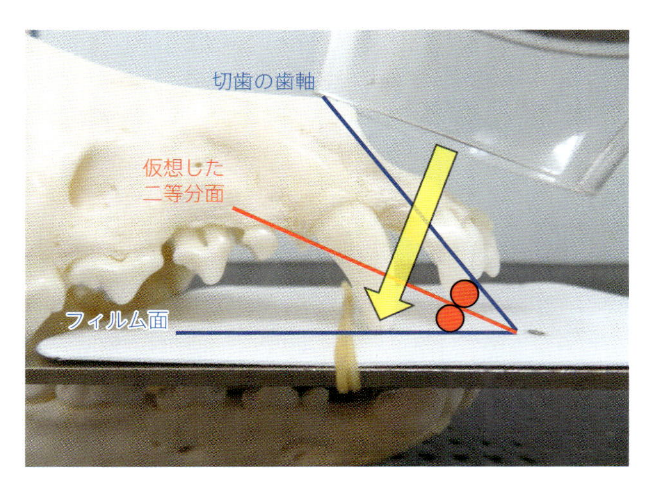

図 100 口内法：二等分面法を用いた上顎切歯部のX線撮影

上顎切歯の歯軸とフィルムのなす角度の二等分面を仮想し，その面に対して垂直にX線を照射している。

6-4-3 歯と歯周組織のX線解剖

歯のX線画像では，エナメル質・象牙質・セメント質・歯槽骨・歯髄腔・歯根膜などの状態を評価する(**図 101**)。歯冠の表層はX線不透過性のエナメル質で覆われる。歯根の表層を覆うセメント質のX線透過性は象牙質と同等で，X線検査では判別できない[15]。歯質の大部分を構成する象牙質のX線透過性は，エナメル質と歯槽骨の中間である。歯の中心部に存在する歯髄腔と根管は，X線透過性の高い腔として認められる。歯根の周囲には歯根膜腔がX線透過性領域として認められる。歯槽硬線は，歯根膜腔に隣接する歯槽骨にX線不透過性の線状構造として認められ，組織学的にはシャーピー線維が埋入する固有歯槽骨の部位である。

加齢に伴い，X線学的にも歯と歯周組織の状態に変化が生じる。X線画像における根尖の閉鎖は通常1歳齢までに生じるが，根尖三角の形成はその後も継続される[15]。また永久歯の歯髄腔は，加齢に伴う象牙質の肥厚により徐々に狭くなり，根管も狭窄して認められる。幼齢期に外傷などにより歯髄が失活すると，これらの変化が生じず，隣接歯と比較して広い歯髄腔と根管が認められる。

図 101 歯と歯周組織のX線解剖

セメント質は象牙質のX線透過性と同等なため，境界を判別することはできない。根尖部に認められる三角形のX線透過性領域は，シェブロン透亮像(Chevron lucency，◄)とよばれる正常所見で，歯根膜領域の著しい拡張部分である[54]。根尖周囲病巣で生じる典型的な所見とは異なり，なだらかに尖った円弧状のX線透過性領域として根尖部に認められるため，鑑別に注意を要する[54]。

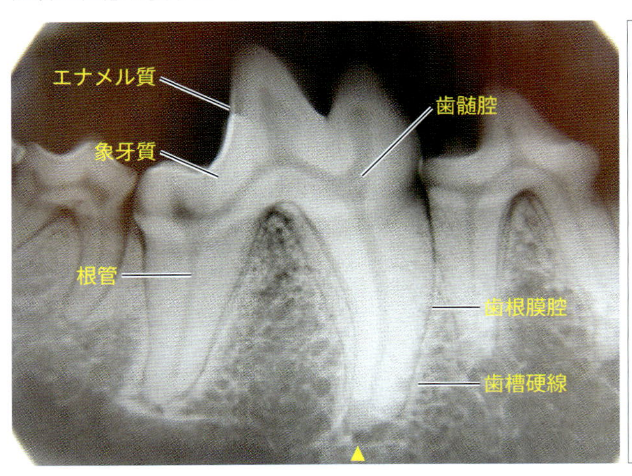

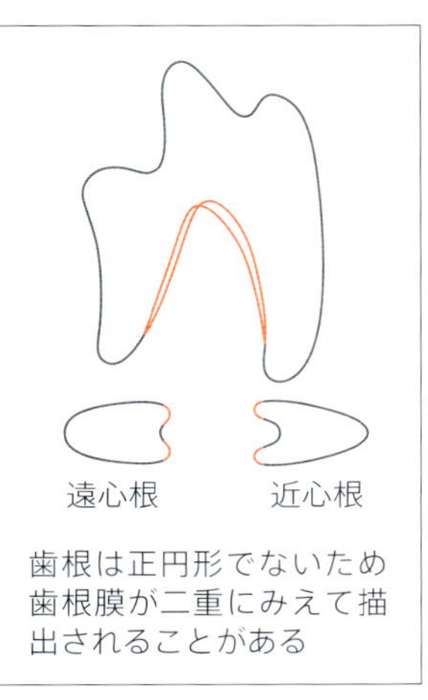

6-4-4 上下顎のX線解剖(図102)

上顎のX線画像では，頬骨弓や鼻中隔はX線不透過性の構造物として認められる。第1，第2切歯の尾側に位置する口蓋裂と，上顎第3前臼歯あるいは第4前臼歯近心根の背側に位置する眼窩下孔はX線透過性を示すが，眼窩下孔は頬骨弓の不透過像により確認しづらい[15]。X線不透過性の頬骨弓の重なりを避けて上顎臼歯部の評価を行うために，歯根を伸張させた撮影像(通常の二等分面法よりも浅い角度でX線を照射する)や，口外法での撮影像が有用である場合もある。上顎犬歯から前臼歯部にかけての二等分面法によるX線検査像で，歯根付近に吻側から尾側へと縦断して存在するX線不透過性ラインは，上顎歯槽骨の鼻腔表面(鼻腔の外腹側面)を示す[54]。

下顎のX線画像では，下顎管，中・後オトガイ孔，下顎結合がX線透過性領域として認められる。下顎管は下顎骨の下縁と平行に存在するX線透過性領域として観察される。中オトガイ孔や後オトガイ孔の円形の透過性陰影は，付近の歯根と重なり根尖周囲病巣と誤認される可能性があるため注意が必要である[15]。左右の下顎骨が線維性結合で結合する下顎結合は，通常X線透過性のラインとして認められる。

図102 上下顎のX線解剖

左右上顎第3切歯ならびに左右下顎犬歯の先端に一部破折と咬耗が認められる。眼窩下孔は頬骨弓と重なり評価しづらい。撮影角度により，中オトガイ孔が下顎第2前臼歯の根尖と重なる点に注意が必要である。

後臼歯(M)，前臼歯(P)，犬歯(C)，切歯(I)

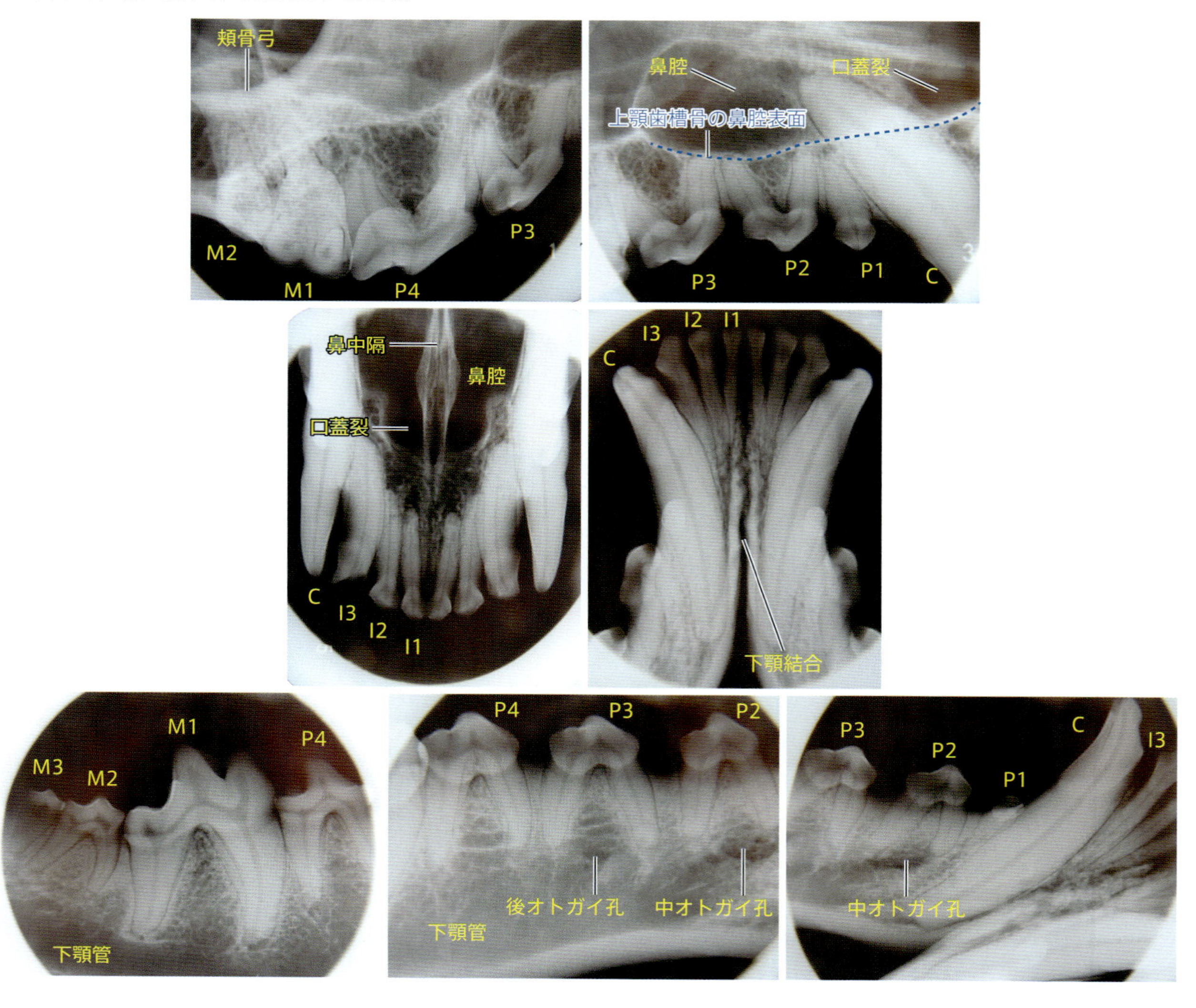

6-5 抜歯が必要となる代表的な口腔内疾患とその X 線画像

6-5-1 歯周病(図 103，104)

歯周病治療を行う際は，個々の歯について歯周組織の破壊程度を評価し，治療の方針を決定する必要がある。前述した口腔内検査に加え，口腔内 X 線検査を実施することで治療が必要な歯を見極める。

X 線検査においては，歯周病の進行に伴い，歯槽骨頂の陰影度の喪失や歯根膜腔の拡大，歯槽硬線の不透過性減少などの所見が顕在化する[55]。歯槽骨頂が複数歯にわたり均一に後退する水平骨吸収では，病変の進行により本来の歯槽骨と平行な面が認められる。歯槽骨の吸収が単一の歯根に沿って進行する垂直骨吸収では，歯根膜腔の拡大が顕著に認められる。ただし，歯周病症例ではこれらが同時に生じていることも少なくなく，その他の口腔内検査の結果も踏まえて治療方針を決定する。

評価を行う上で注意が必要なことは，X 線検査における画像上の変化が，実際の骨質の 40％以上が吸収されて初めて生じる点である[55]。また口腔内 X 線検査では，頬舌方向の歯槽骨吸収を評価することが困難である点も考慮する必要がある。特に上顎歯については，歯根同士や周囲の正常な骨構造との重なりも生じやすく，読影に多少の経験を要する場合もある。病変の誤った評価を避けるため，臨床検査所見とあわせて総合的に評価を行うことが重要である。

図 103 歯周病の症例の X 線画像 1

トイ・プードル，5 歳齢，去勢雄

歯周病の治療を目的に全身麻酔下で歯科治療を実施した。肉眼上中程度～重度な歯垢・歯石の付着を認め，歯肉の発赤，腫脹と一部で歯肉退縮と歯根の露出を認めた。右上顎第 1 切歯と右上下顎第 2 後臼歯は欠歯であった。右下顎第 3 後臼歯は歯垢・歯石の除去中に脱落した。歯周プローブによる検査ならびに口腔内 X 線検査にて重度な歯周組織の破壊を認めた計 17 本の抜歯を行った。左上顎犬歯は歯周プローブにより鼻腔への交通が認められ，口腔鼻腔瘻を生じていた。

抜歯：102-105，108，109，201，202，204，208-210，308，309，311，409

a，b．歯科治療前

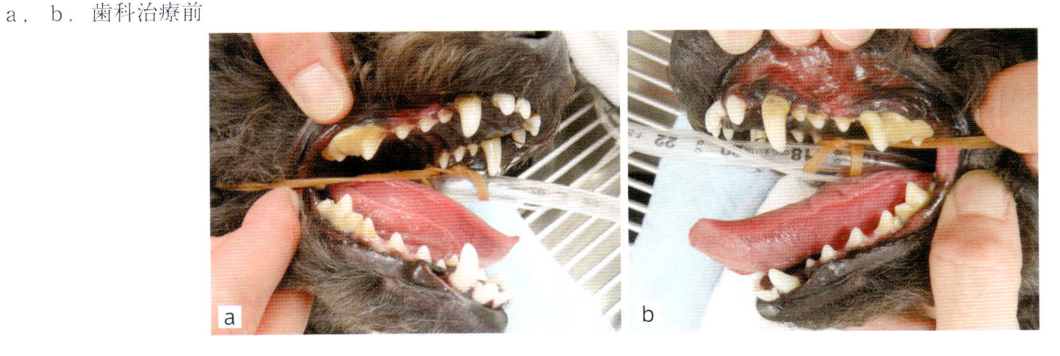

c～e．歯垢・歯石除去後

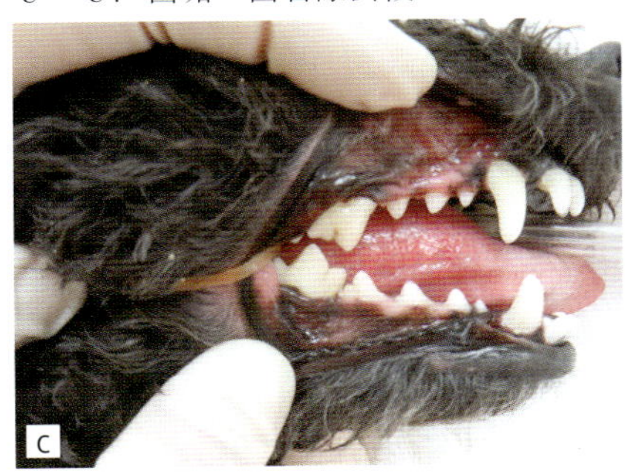

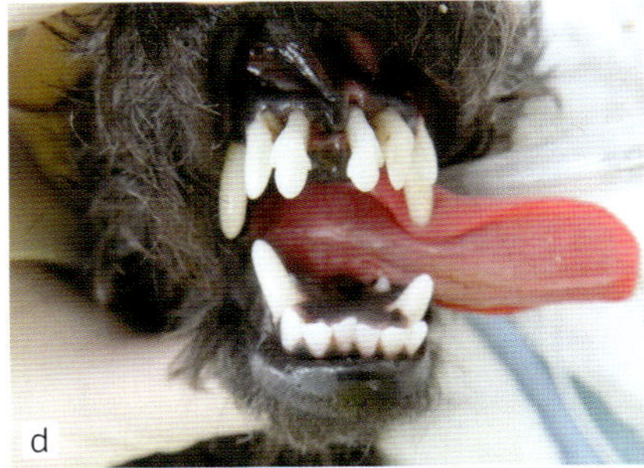

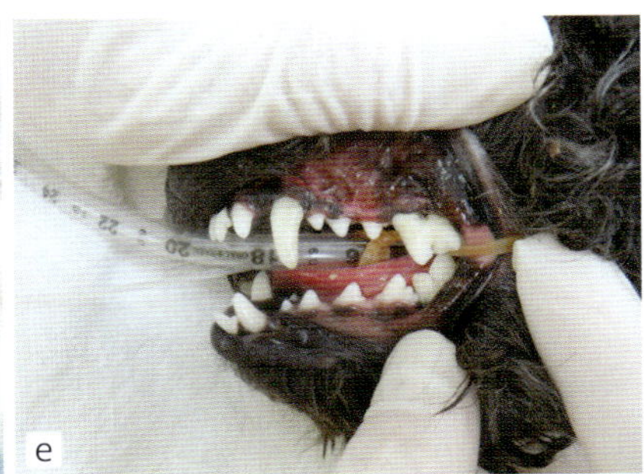

（次ページへつづく）

ｆ～ｏ．口腔内Ｘ線検査
複数の歯で歯槽骨頂の陰影度の喪失や歯根膜腔の拡大，歯槽硬線の不透過性減少など歯周病の進行を示唆する所見が顕著に認められた。左上顎犬歯の口腔鼻腔瘻（頬舌方向の歯槽骨吸収）を口腔内Ｘ線検査で直接描出することは困難であった。

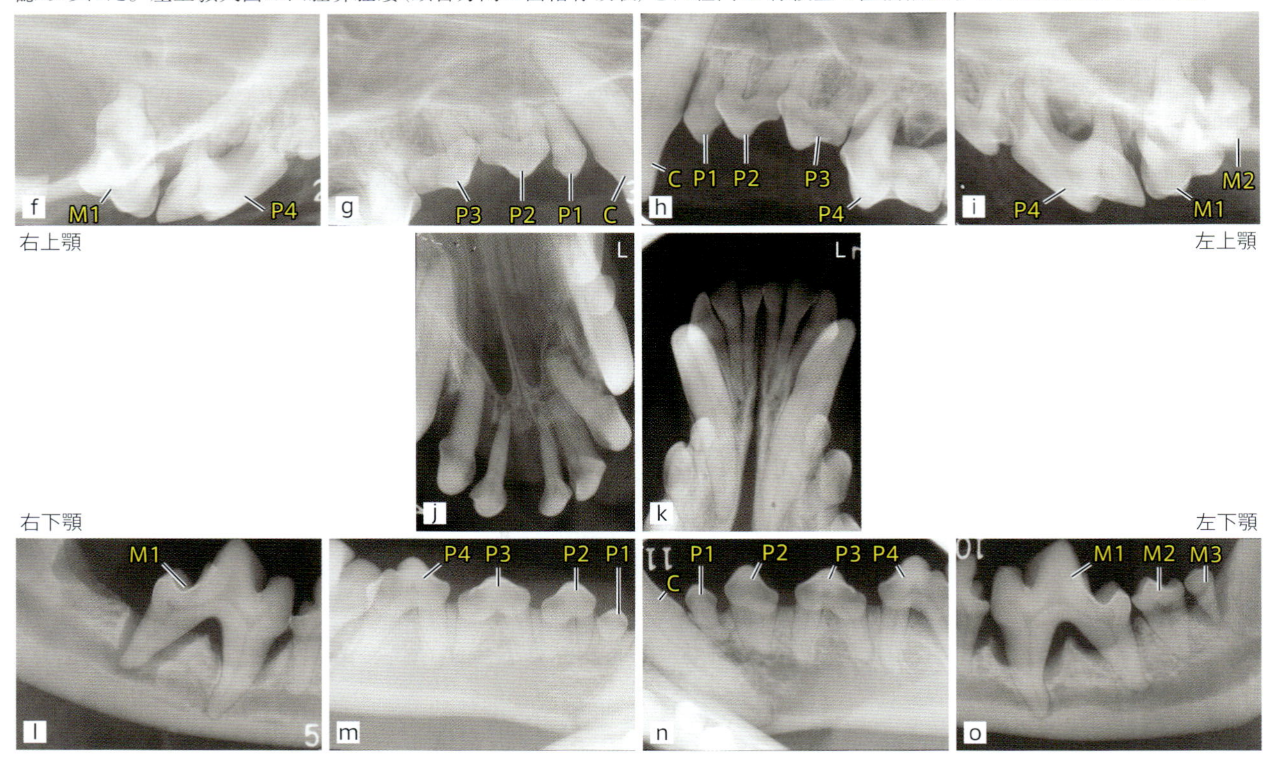

図 104　歯周病の症例のＸ線画像２

雑種犬（トイ・プードル×マルチーズ），９歳齢，避妊雌
歯周病の悪化と切歯の動揺を主訴に来院され，全身麻酔下で治療を行った。中程度の歯垢・歯石の付着と歯肉の発赤，腫脹を認めた他，左右上下顎の犬歯と裂肉歯など多数の歯に，露髄を伴わない歯冠先端の破折あるいは咬耗を疑う所見を認めた。左右上顎第２後臼歯，右下顎第１前臼歯ならびに左下顎第１切歯は欠歯であった。歯周プローブによる検査，ピンセットを用いた動揺度の評価ならびに口腔内Ｘ線検査にて抜歯が必要であると判断された計 11 本の抜歯を行った。右上顎第２，左上顎第１切歯はわずかな動揺（動揺指数：M1）を認めたが保存した。
抜歯：101，105，109，202，203，209，302，303，401-403

ａ～ｃ．歯科治療前

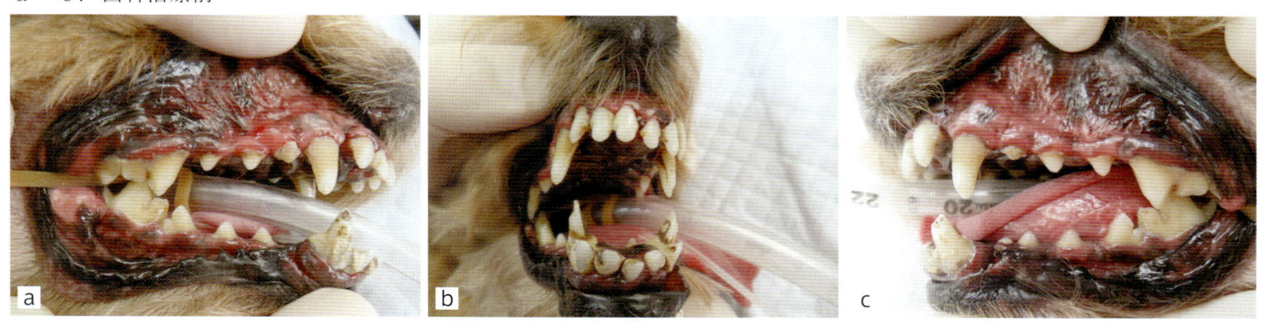

（次ページへつづく）

d～f．歯垢・歯石除去後

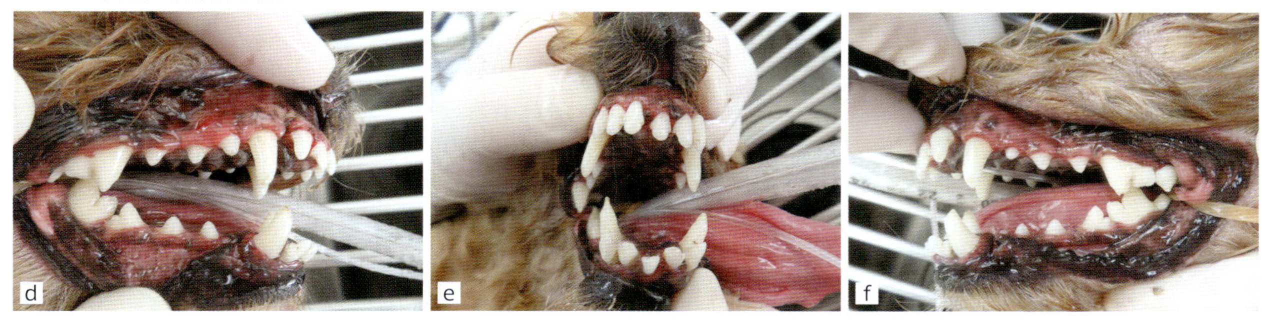

g～p．口腔内X線検査
下顎切歯部に重度な骨吸収を認めた他，複数の上顎切歯，右上顎第1切歯，左右上顎第1後臼歯に歯周病の進行を示唆する所見を認めた。わずかな動揺を認めた右上顎の第2および左上顎第1切歯は，X線検査において比較的健常な歯周組織が認められた。左右下顎第2後臼は歯根の癒合が認められた。

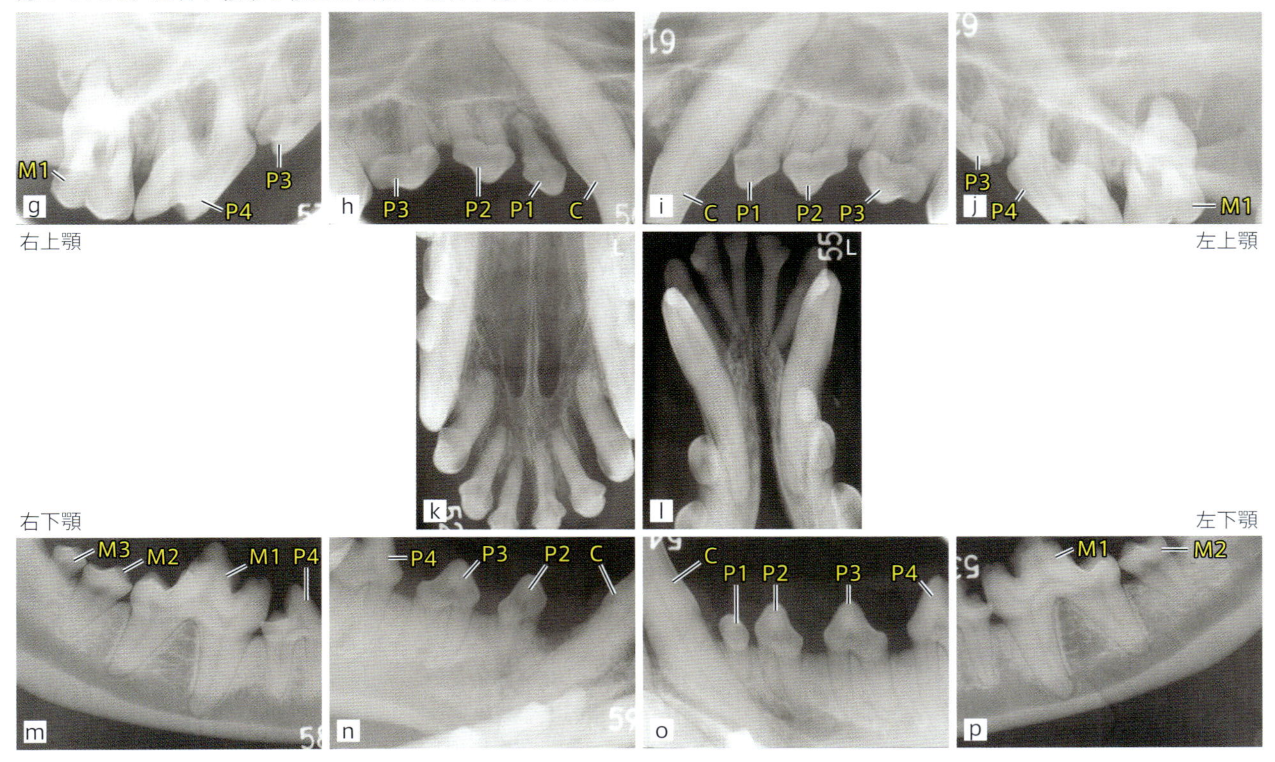

6-5-2 吸収病巣（図105）

吸収病巣は，その病変が歯肉縁下のみに存在している場合もあり，口腔内X線検査による評価が必須である。口腔内X線検査の実施により，臨床的に吸収病巣を認めた猫の98.4％で病巣範囲に関するさらなる情報が得られ，臨床的に吸収病巣を認めなかった猫の8.7％で吸収病巣の徴候が明らかになったとも報告されている[50]。本疾患は，歯根が骨に置換されているか否かでタイプ1およびタイプ2に分類される（タイプ3は，多根歯でタイプ1および2の両方が生じているものをいう）。歯根が骨に置換されていないタイプ1の吸収病巣は，X線検査において罹患歯の歯根膜腔と歯槽硬線が明瞭で，歯根のX線透過性が正常な隣接歯と同等である[56]。一方，歯根が骨に置換されているタイプ2の吸収病巣は，罹患歯の歯根膜腔と歯槽硬線が不明瞭で，歯根のX線透過性が周囲の歯槽骨と同等である[56]。

➡歯の吸収病巣のタイプ分類
CHAPTER-2
「2-6 歯の吸収病巣」を参照

図 105　歯周病と吸収病巣の症例の X 線画像

日本猫，8 歳齢，避妊雌

歯周病の治療を目的に全身麻酔下で歯科治療を実施した。肉眼所見にて，左上顎臼歯部に重度な歯垢・歯石の付着と歯肉退縮を認めた。また，右上顎犬歯の先端に露髄を伴わない破折および軽度の挺出を，左上顎犬歯にも軽度な挺出を認めた。エキスプローラーを用いた歯面の検査にて，右上顎第 3 前臼歯ならびに左右下顎の第 4 前臼歯，第 1 後臼歯に吸収病巣を疑う歯質の欠損を認めた。

X 線検査にて，左右下顎の第 4 前臼歯および第 1 後臼歯はタイプ 1 の吸収病巣であると判断され，歯周病罹患歯であった左上顎第 3，第 4 前臼歯とともに抜歯を行った。欠歯であった左右下顎第 3 前臼歯は歯槽骨の膨隆が認められ，タイプ 2 の吸収病巣により歯冠の消失と歯根の骨への置換が生じた可能性があると考えられた。右上顎第 3 前臼歯はタイプ 3 の吸収病巣であると判断され，近心根の抜歯と遠心根の歯冠切除を実施した。

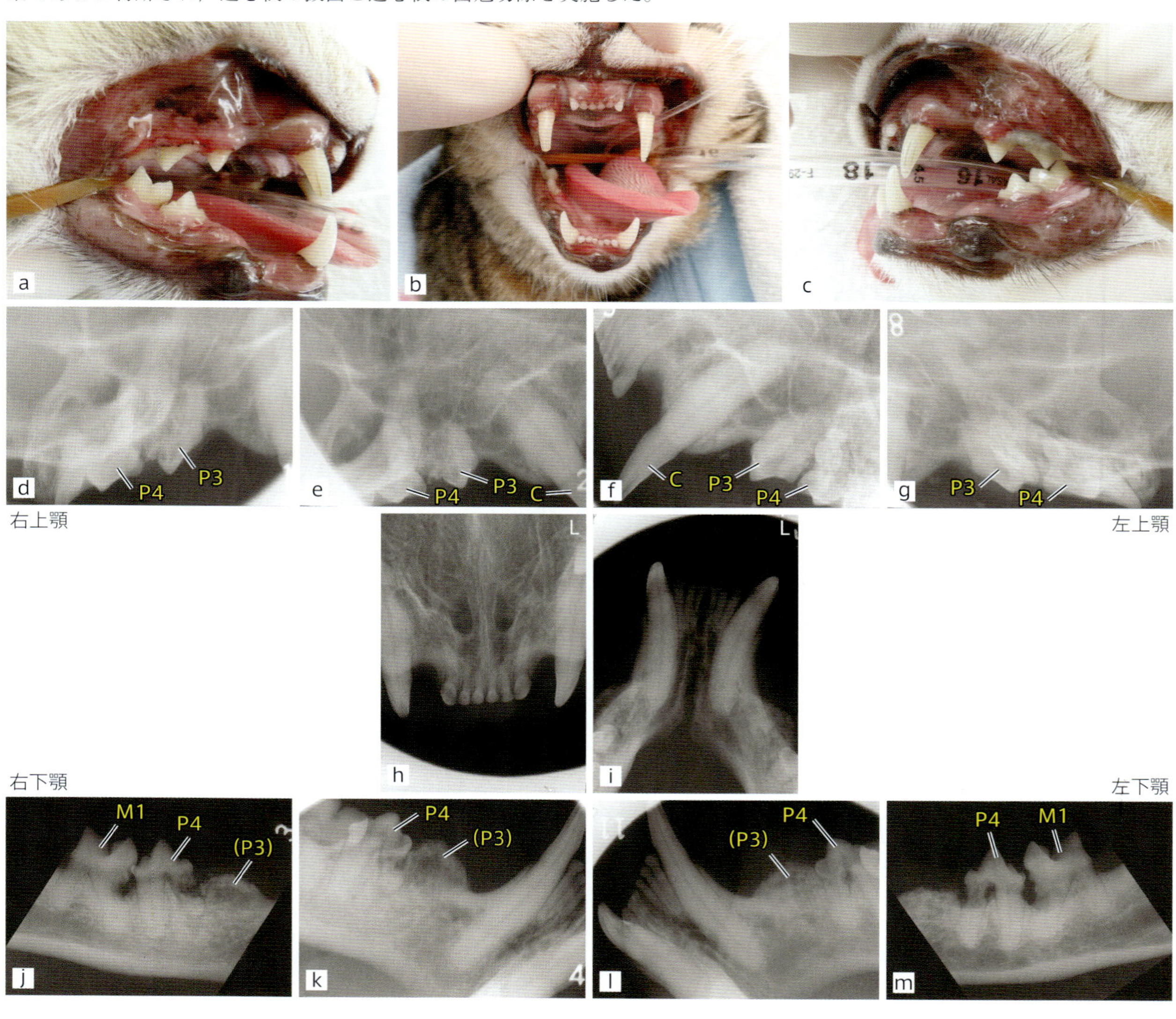

6-5-3 挺出(図 106)

挺出とは，歯が押し出されあたかも伸長したようにみえる病変のことで，特に中高齢の猫の上下顎犬歯で認められる。肉眼的な歯の伸長に加え，本来歯肉縁下に存在するセメント-エナメル境が露出して認められる。本病変の原因は明らかにはされていないが，吸収病巣との関連性を示唆する報告もなされている[57]。挺出自体の進行や歯周病の併発などにより歯の支持が損なわれた場合，抜歯の対象となる。挺出した歯のX線検査所見では，周囲歯槽骨の膨隆や併発する歯周病の程度による骨透過性の亢進所見などが認められることが多い。

⇨挺出
CHAPTER-2
「2-18 挺出」もあわせて参照

図 106 挺出，歯周病，吸収病巣の症例の X 線画像

日本猫，13 歳齢，避妊雌

歯周病，挺出の治療のために全身麻酔下で歯科治療を実施した。挺出した左右上顎犬歯は動揺が認められ，複数の臼歯に歯周病ならびに吸収病巣を疑う所見が確認された。また左下顎犬歯の歯冠先端に，露髄を伴わない破折が認められた。

X 線検査にて，挺出した左右上顎犬歯は根尖部の歯槽骨の陰影に顕著な異常は認めなかったが，歯槽骨歯冠側に歯根膜腔の拡大や歯槽骨の透過性亢進像など，歯周病の併発を疑う所見が認められた。歯周病が重度であった右上顎第 4 前臼歯，左上顎の第 3 および第 4 前臼歯とともに左右上顎犬歯の抜歯を行った。また，左右下顎第 3 前臼歯はタイプ 2 の吸収病巣が疑われ，歯冠が存在した右下顎第 3 前臼歯は歯冠切除を実施した。さらに左下顎第 1 後臼歯はタイプ 1 の吸収病巣であると判断され抜歯を行った。

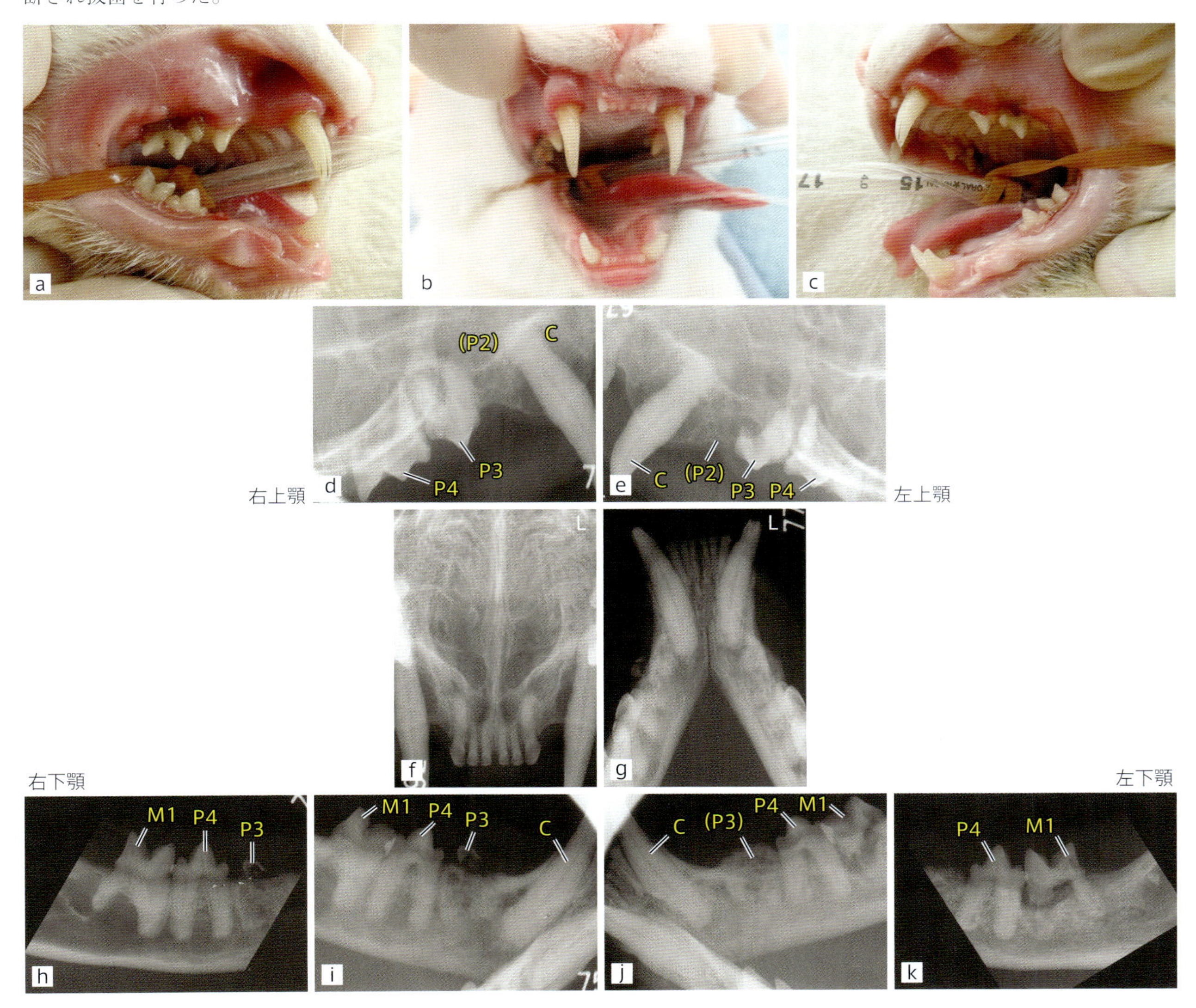

6-5-4 乳歯遺残（図 107）

永久歯の萌出が完了する通常の 7 カ月齢を過ぎても遺残する乳歯は，永久歯の萌出を阻害し，不正咬合の原因となる可能性がある。また，永久歯と近接する乳歯が歯周病の悪化要因となる可能性もあるため，口腔内 X 線検査を行い，後継歯が存在する乳歯は原則として抜歯が適応となる。

図 107 乳歯遺残の症例の X 線画像

シー・ズー，7 カ月齢，雌

乳歯遺残が多数認められ，避妊手術と同時に全身麻酔下で歯科治療を実施した。肉眼上，左右上顎ならびに右下顎乳臼歯をはじめ，複数の乳臼歯の遺残といくつかの永久歯の欠歯を認めた。

X 線検査にて，左右上顎乳犬歯と右下顎乳犬歯は歯根が明瞭に確認された。その他，歯根が不明瞭な右上顎第 3，第 4 乳臼歯，左上顎第 2，第 4 乳臼歯が認められた。また，左右上顎第 3 切歯ならびに左右下顎第 1，第 2 前臼歯は欠歯で，それぞれ左右上顎第 3 乳切歯と左右下顎第 2 乳臼歯の遺残が認められた。さらに左右下顎第 2 後臼歯は欠歯，左右上顎第 2，第 3 前臼歯は回転歯であった。後継歯が存在せず，動揺も認めなかった左右上顎第 3 乳切歯と左右下顎第 2 乳臼歯を除き，遺残した乳歯の抜歯を行った。

抜歯：504，507，508，604，606，608，804

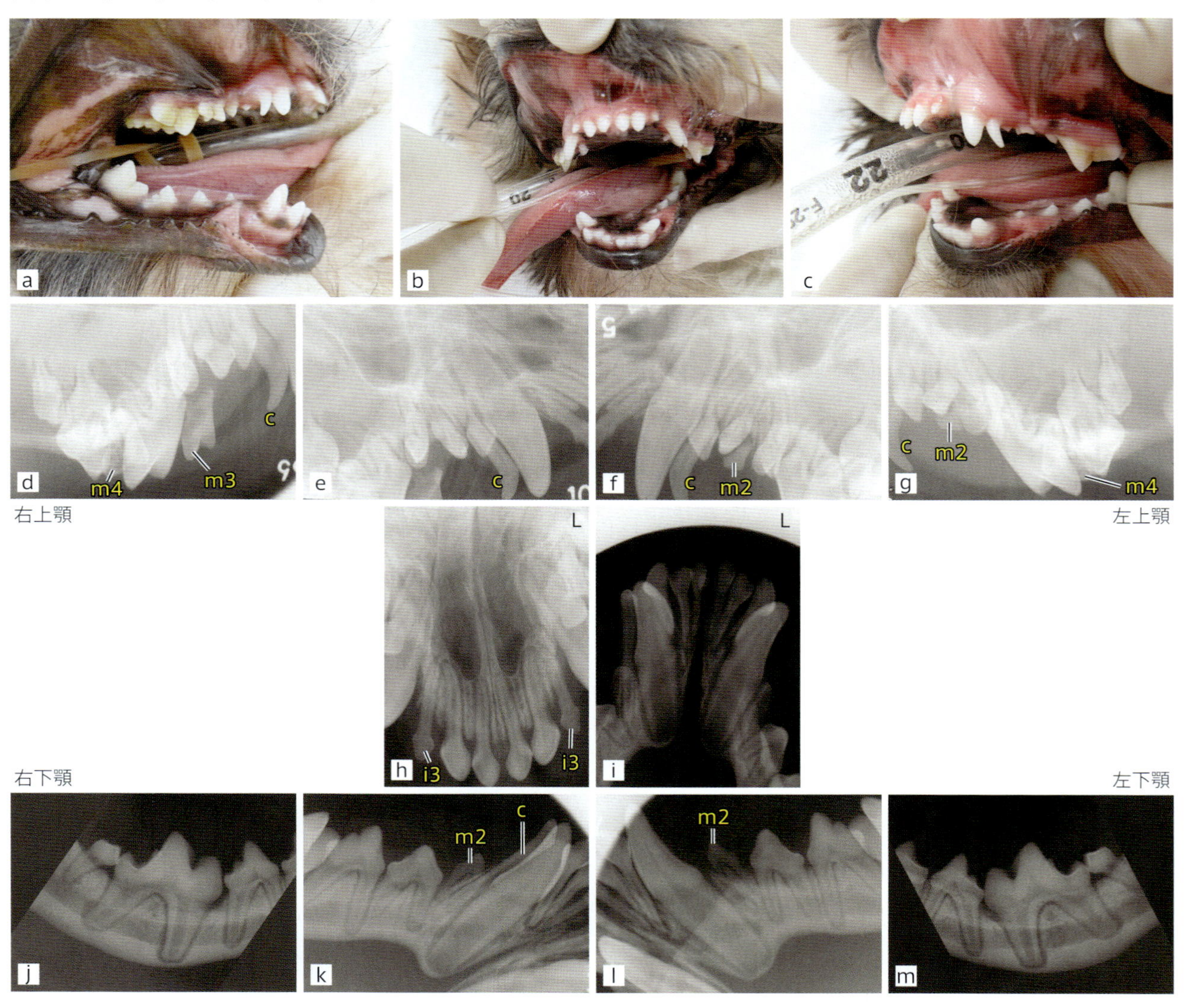

6-5-5 破折・咬耗

露髄を伴う破折歯は，口腔内細菌の感染により容易に失活し，歯髄炎から歯髄壊死を生じ，根尖周囲病巣の形成へと進行する。根尖周囲病巣を生じた歯では，X 線検査上，根尖周囲の歯根膜腔の拡大や X 線透過性亢進所見が認められる。露髄した破折歯は，歯内治療または抜歯を行う必要があるが，根尖周囲病巣を生じている破折歯は，原則として抜歯が適応となる。

➡破折・露髄における抜歯
CHAPTER-1
「3-2-13 歯の破折・露髄」
CHAPTER-2
「2-16 破折歯」もあわせて参照

6-6 CT 検査

CT 検査は，歯科治療を行う際の必須の検査であるとはいえないが，口腔内 X 線検査に加えて実施することで有益な情報が得られる場合がある。特に上顎の異常の検出に関しては，頭蓋の X 線検査と比較して有用性が示されており，上顎の外傷症例における異常部位の検出は，犬で 1.6 倍，猫で 2 倍優れていたと報告されている[58]。また口腔鼻腔瘻症例において，CT 検査の併用により診断に有益な画像を得たとも報告されている[59]。口腔内 X 線検査は，適切な方法で撮影した場合でも，頬舌方向の歯槽骨吸収を直接描出することは非常に困難である。それに対し，CT 検査は三次元的な空間分解能に長けており，口腔内 X 線検査では判断が難しい病変であっても明瞭に描出できる可能性がある。したがって，歯周病に関連した重度な骨吸収や口腔鼻腔瘻（**図 108**），外歯瘻，顎顔面の外傷などの評価で診断的な画像を得られる場合がある。

図 108 CT を用いた口腔鼻腔瘻の評価（犬歯部横断像）

a．健常犬　b．口腔鼻腔瘻の犬

b では犬歯口蓋側の骨欠損（←），歯周から鼻腔へと連続する軟部組織陰影（◁）など，歯周病に起因する口腔鼻腔瘻を疑う所見が明瞭に描出されている。

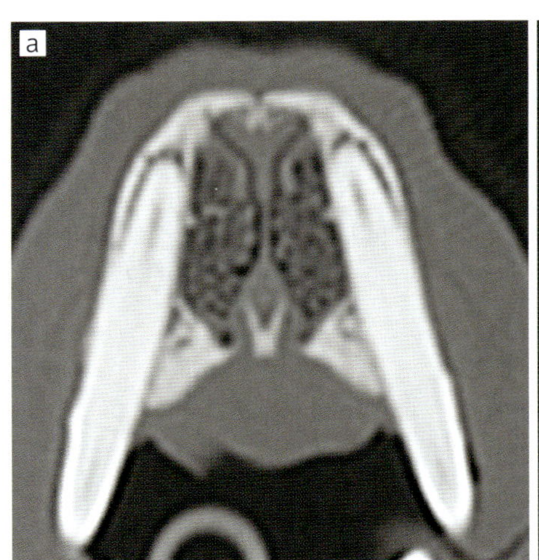

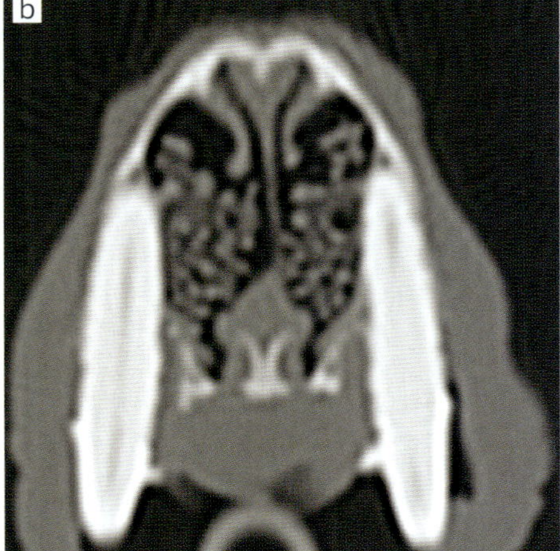

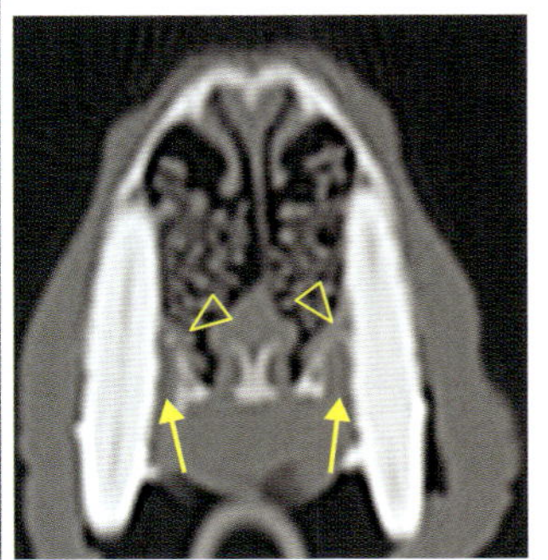

■参考文献

1. 加藤嘉太郎，山内昭二 改著．家畜比較解剖図説．上巻．養賢堂，1995.
2. Wensing DS. 獣医解剖学 第 2 版．山内昭二，杉村 誠，西田隆雄 監訳．近代出版，1998.
3. 奥田綾子．イヌとネコの臨床歯科学①顎顔面の発生と解剖．ファームプレス，2009.
4. Gioso MA, Carvalho VGG. Oral anatomy of the dog and cat in veterinary dentistry practice. *Vet Clin Small Anim* 35, 763-780, 2005.
5. Stiles J, Weil AB, Packer RA, et al. Post-anesthetic cortical blindness in cats. *Vet J* 193, 367-373, 2012.
6. Martin-Flores M, Scrivani P, et al. Maximal and submaximal mouth opening with mouth gags in cats: implications for maxillary artery blood flow. *Vet J* 200, 60-64, 2014.
7. Bojrab MJ, Tholen M. 小動物歯科の基礎と臨床．林 一彦 訳．LLL Seminar, 1992.
8. Gil J, Gimeno M, Laborda J, et al. 写真とイラストでみる犬の臨床解剖．武藤顕一郎 監訳．インターズー，2016.

9. Eubanks DL. Oral soft tissue anatomy in the dog and cat. *J Vet Dent* 24, 126-129, 2007.
10. Eubanks DL, Woodruff KA. The basics of saliva. *J Vet Dent* 27, 266-267, 2010.
11. Gorrel C. Veterinary dentistry for the general practitioner 2nd ed, pp43-55, Elsevier Saunders, 2013.
12. Niemiec BA. 小動物の実践歯科学―歯，口腔，上顎顔面部の治療，橋本善春 監訳，緑書房，2013.
13. Bellows JE, Dumais Y, et al. Clarification of veterinary dental nomenclature, *J Vet Dent* 22, 272-279, 2005.
14. Verstraete FJ, Terpak CH. Anatomical variations in the dentition of the domestic cat. *J Vet Dent* 14, 137-140, 1997.
15. DeForge DH, Colmery BH. An atlas of veterinary dental radiology. pp117-119, Iowa State University Press, 2000.
16. Kressin D. Oral examination of cats and dogs. Compendium: Continuing Education for Veterinarians, pp72-85, 2009.
17. 藤田桂一. 臨床のための小動物歯科，インターズー，2008.
18. 中原 泉，藤井一維. 常用歯科辞典 第4版，医歯薬出版，2016.
19. Kyllar M, Witter K. Gingival thickness in dogs: association with age, gender, and dental arch location. *J Vet Dent* 25, 106-109, 2008.
20. 山本浩正 監著. Dr. Hiroの実践！歯周治療，クインテッセンス出版，2012.
21. AVDC(American Veterinary Dental College). Nomenclature: Periodontal Disease Stages; Furcation index, https://www.avdc.org(2019年3月現在).
22. 和泉雄一，沼部幸博，山本松男ほか. ザ・ペリオドントロジー，永末書店，2009.
23. 網本昭輝. 今さら聞けない歯石除去 3. 歯垢・歯石除去，動物臨床医学 24, 57-63, 2015.
24. Oda S, Nitta H, Setoguchi T, et al. Current concepts and advances in manual and power-driven instrumentation. *Periodontology* 36, 45-58, 2004.
25. Lea SC, Felver B, Landini G, et al. Three-dimensional analyses of ultrasonic scaler oscillations. *J Clin Periodontol* 36, 44-50, 2009.
26. Muhney KA, Dechow PC. Patients' perception of pain during ultrasonic debridement: a comparison between piezoelectric and magnetostrictive scalers. *J Dent Hyg* 84, 85-89, 2010.
27. Walker CB, Karpinia K, Baehni P. Chemotherapeutics: antibiotics and other antimicrobials. *Periodontol 2000* 36, 146-165, 2004.
28. Eming SA, Martin P, Tomic-Canic M. Wound repair and regeneration: mechanisms, signaling, and translation. *Sci Transl Med* 6, 265sr6, 2014.
29. Szpaderska AM, Zuckerman JD, DiPietro LA. Differential injury responses in oral mucosal and cutaneous wounds. *J Dent Res* 82, 621-626, 2003.
30. Aijima R, Wang B, Takao T, et al. The thermosensitive TRPV3 channel contributes to rapid wound healing in oral epithelia. *FASEB J* 29, 182-192, 2015.
31. Iglesias-Bartolome R, Uchiyama A, Molinolo AA, et al. Transcriptional signature primes human oral mucosa for rapid wound healing. *Sci Transl Med* 10, 1-14, 2018.
32. 藤野浩子. 歯周病をきちんと治そう：口腔内疾患の稟告の取り方と口腔内検査. *InfoVETS* 164, 14-24, アニマル・メディア社，2013.
33. Clarke DE, Caiafa A. Oral examination in the cat: a systematic approach. *J Feline Med Surg* 16, 873-886, 2014.
34. Stookey GK. Soft rawhide reduces calculus formation in dogs. *J Vet Dent* 26, 82-85, 2009.
35. Quest BW. Oral health benefits of a daily dental chew in dogs. *J Vet Dent* 30, 84-87, 2013.
36. Takahashi K. 歯が折れてしまいました！ さあ，どうしよう？ 1. 犬と猫の破折歯の疫学的特徴. 動物臨床医学 22, 84-87, 2013.
37. Matthews NS, et al. Factors associated with anesthetic-related death in dogs and cats in primary care veterinary hospitals. *J Am Vet Med Assoc* 250, 655-665, 2017.
38. Bowersock TL, Wu CC, Inskeep GA, et al. Prevention of bacteremia in dogs undergoing dental scaling by prior administration of oral clindamycin or chlorhexidine oral rinse. *J Vet Dent* 17, 11-16, 2000.
39. 西村亮平，藤井康一，伊東輝夫 監. 何から何までこなさなければならない開業医のための小動物外科診療ガイド. 学窓社，2017.
40. 伊丹貴晴 著，山下和人 監. 犬と猫の麻酔モニタリング. 緑書房，2018.
41. Stepaniuk K, Brock N. Anesthesia monitoring in the dental and oral surgery Patient. *J Vet Dent* 25, 143-149, 2008.
42. 馬場 亮. 全身麻酔下での犬の歯科処置における低体温症に対する加温洗浄水の効果. 動物臨床医学 25, 93-96, 2016.
43. Niemiec BA. Veterinary Periodontology. Wiley-Blackwell, 2013.
44. Hansen DL, Goldstein GS. Oral examination in the canine patient. *J Vet Dent* 26, 258-263, 2009.
45. Theuns P, Niemiec BA. Periodontal hand instruments. *J Vet Dent* 29, 130-133, 2012.
46. 和泉雄一，沼部幸博，山本松男ほか. ザ・ペリオドントロジー 第2版，永末書店，2014.
47. AVDC(American Veterinary Dental College). Veterinary Dental Nomenclature, Available from: www.avdc.org/(2019年3月現在).
48. Lobprise HB. 小動物臨床のための5分間コンサルト 診断治療ガイド 歯科学，第2版，藤田桂一 監訳，インターズー，2014.
49. Verstraete FJ, Kass PH, Terpak CH. Diagnostic value of full-mouth radiography in dogs. *Am J Vet Res* 59, 686-691, 1998.
50. Verstraete FJ, Kass PH, Terpak CH. Diagnostic value of full-mouth radiography in cats. *Am J Vet Res* 59, 692-695, 1998.
51. Holmstrom SE, Bellows J, Juriga S, et al. 2013 AAHA dental care guidelines for dogs and cats. *J Am Anim Hosp Assoc* 49, 75-82, 2013.
52. Coffman CR, Brigden GM. Oral and dental imaging equipment and techniques for small animals. *Vet Clin Small Anim* 43, 489-506, 2013.
53. Bailey M. Veterinary dental radiology - an overview. *Veterinary Focus* 22, 38-44, 2012.
54. DuPont GA, DeBowes LJ. Atlas of dental radiography in dogs and cats. Saunders, 2008.
55. Bannon KM. Clinical canine dental radiography. *Vet Clin Small Anim* 43, 507-532, 2013.
56. Lemmons M. Clinical feline dental radiography. *Vet Clin Small Anim* 43, 533-554, 2013.
57. Lewis JR, Okuda A, et al. Significant association between tooth extrusion and tooth resorption in domestic cats. *J Vet Dent* 25, 86-95, 2008.
58. Bar-Am Y, Pollard RE, Kass PH, et al. The diagnostic yield of conventional radiographs and computed tomography in dogs and cats with maxillofacial trauma. *Vet Surg* 37, 294-299, 2008.
59. Mulherin BL, Ewing JR, Miles K. Diagnostic imaging of oronasal fistulas in a dachshund. *J Small Anim Pract* 59, 373-377, 2018.

CHAPTER 5

スケーリング・ルートプレーニングの方法と術後管理

CHAPTER

5 スケーリング・ルートプレーニングの方法と術後管理

歯周病のコントロールは，歯周病の程度にもよるが，スケーリング・ルートプレーニングからポリッシング，その後の管理までを通して行われる。本章ではこの一連の治療について解説するが，その適応は軽度な歯周病に限られる。また，これらの治療のみで管理できた症例に関しては，飼い主にデンタルホームケアの重要性を説明し，今後，抜歯を必要とするような進行した歯周病にならないようにコントロールしていくことも我々獣医師の役割であると考える。しかしながら実際には，犬や猫の歯周病はすでに重度に進行しているものも多くあり，この一連の治療では不十分な場合があるだろう。そのような進行した歯周病では，歯周外科治療や抜歯を含む口腔外科治療が必要となる。

Point

- □スケーリングの適応と手順
- □ルートプレーニングの適応と手順
- □ポリッシングの適応と手順
- □麻酔覚醒時の注意点
- □術後の投薬
- □術後のデンタルホームケアの開始時期

1 ● スケーリング・ルートプレーニングとは

スケーリング・ルートプレーニング(scaling・root planning：SRP)は，歯周病治療の一環として，歯冠から歯根面に付着した歯垢，歯石，バイオフィルムなどを機械的に除去することで歯周組織の環境を改善する目的で行われる。なお最近は，歯垢そのものをプラークバイオフィルムということもある。

スケーリングはスケーラーを用いて歯面に付着した歯垢や歯石などを機械的に除去する操作である。スケーリングを行う際に覚えておきたい用語として，歯肉辺縁から歯冠側を歯肉縁上(supragingival)，歯肉辺縁から歯根側を歯肉縁下(subgingival)とよぶ。一方ルートプレーニングは，このスケーリングによって除去しきれなかった歯垢や歯石，細菌などが残存するセメント質の歯根面をキュレットを用いて滑沢化することである。しかし，人ではポケットの深さがほとんどない場合にルートプレーニングを実施すると，歯周組織の歯根面への付着をむしろ喪失させてしまうことが報告されている[1]。したがって，犬と猫においてもポケットがほとんどない症例(ステージ1の歯周病)に対してはルートプレーニングを積極的に行わずに，スケーリングのみにとどめておくことが重要である。また，スケーリングの際に歯根面に人工的な損傷を生じてしまうことがあり，この損傷部が歯垢の付着や歯石の再形成の原因となるため，このような損傷部を滑沢化する役割もルートプレーニングにはある[2]。

➡**歯周病と歯垢の関係**
CHAPTER-1
「1 歯周病の発生とその進行」を参照

歯周病の直接的な要因と考えられている歯垢は「細菌と唾液中の糖タンパクを主成分とする有機質のマトリックスから構成され，歯面などに付着する石灰化していない細菌性粘着堆積物」と定義されており[2]，実際には剥離した上皮細胞や白血球，細菌などが含まれている。さらに，特に歯肉縁下に形成された歯垢は各種薬剤や宿主の免疫防御機能に強い抵抗性を有するバイオフィルムを形成し，歯周病の進行や悪化の要因となっている。こうした歯垢やバイオフィルムに対する治療は物理的，機械的な除去が原則であり，そのためSRPは歯周病治療において非常に重要な役割を担う。

2 スケーリング

2-1 スケーリングの適応

現在の獣医歯科領域では，主に超音波スケーラーを用いたスケーリングが主流となっている。超音波スケーラーによるスケーリングがハンドスケーリングよりも優れている点としては，**表1**のような点が考えられている[3,4]。

ある程度の技術的な熟練が必要とされるハンドスケーリングに対して，超音波スケーリングは操作が簡単であり，歯垢・歯石の除去に要する時間も短くて済む。また超音波スケーラーの冷却用の注水が**キャビテーション効果**と**イリゲーション効果**(灌水洗浄)を生じさせ，細菌やバイオフィルムの除去を期待できる。近年，超音波スケーラーでは様々な形状をしたチップが開発されており，根分岐部病変に対して有用であることが報告されている[3]。また，先端に刃部をもつキュレットにくらべて，超音波スケーラーのチップの先端はポケット内の軟組織を損傷しにくいことも使いやすい理由として挙げられる。

アメリカ獣医歯科学会が分類する歯周病のステージにおいて推奨される治療を**表2**に示す[5]。ステージ1の歯周病においてはスケーリングが推奨されている。そして，ステージ2の歯周病ではスケーリングに加えて，ルートプレーニングが推奨されている。また，3～4 mm以上の深さをもつ歯周ポケットでは，スケーリングやルートプレーニングだけでは完全に歯垢・歯石を取り切れないとの指摘がある[3]ため，比較的深い歯周ポケットを伴うステージ3の歯周病では，キュレッタージ(歯肉縁下掻爬)や歯肉剥離掻爬術(歯肉粘膜フラップを作成して行う方法)などの歯周外科治療が必要となる(後述)。ステージ4の歯周病では，原則として抜歯が適応されるが，飼い主がデンタルケアを適切に実施できるようであれば，上記の治療(**表2**：△)を行い歯を残す場合もある。

■キャビテーション効果
注水された水滴内で発生した気泡がぶつかり合うことで大きなエネルギーが生じること。その作用がポケット内に残った歯石や破砕片の除去を助け，またチップを施術部位に直接当てなくともポケット内のバイオフィルムを破壊できるともいわれている。

■イリゲーション効果
作業部位に水流を生じることで，ポケット内を洗浄しやすくする。

⇨歯周病のステージ
CHAPTER-4
「6-1-7 歯周病のステージ(Periodontal desease：PD)」を参照

表1 超音波スケーリングの利点

①時間短縮
②操作が容易
③注水により生じるキャビテーション効果やイリゲーション効果による洗浄の効果
④根分岐部に対する効果
⑤ポケット内の軟組織を傷つけにくい

表2 歯周病のステージと推奨される治療[5]

	スケーリング	ポリッシング(歯面研磨)	ルートプレーニング	キュレッタージ(歯肉縁下掻爬)	歯肉剥離掻爬術(歯肉粘膜フラップ)	抜歯
ステージ1	○	○				
ステージ2	○	○	○			
ステージ3	○	○	○	○	○	
ステージ4	△	△	△	△	△	○

2-2 スケーリングの方法

⇨スリーウェイシリンジ
CHAPTER-4
「2-2-4 歯科用ユニット：②スリーウェイシリンジ」を参照

■フィンガーレスト
CHAPTER-4，p111 参照

1：スリーウェイシリンジのウォータースプレーを使用して，口腔内を大まかに洗浄し，被毛や食渣などの汚れを洗い流す(**図1**)。術者の邪魔にならないように，助手にバキュームを適切な位置に置いてもらい，余分な洗浄水は吸引する。

2：超音波スケーラーを歯に当てる前に，超音波スケーラーの注水がチップの先端に当たって噴霧状になっているかを確認する(**図2**)。スケーラーを執筆状で把持し，施術歯，その隣接歯あるいは対合歯に**フィンガーレスト**(支持指)を置く(**図3**)。

図1 口腔内の洗浄

スリーウェイシリンジのウォータースプレーを使って口腔内の洗浄を行う。洗浄水や被毛，食渣などの汚れはバキュームで吸引する。

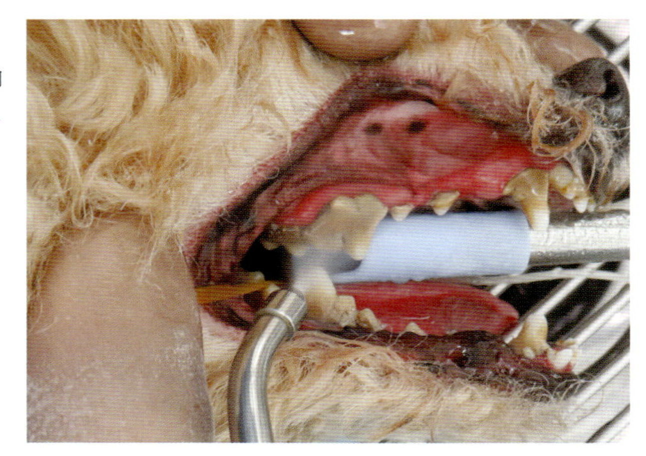

図2 注水の確認

注水がチップの先端に当たって噴霧状になっていることを確認する。もし，きちんとチップに当たっていない場合は，チップ装着の不具合かチップが曲がっている可能性などがあるため確認する。

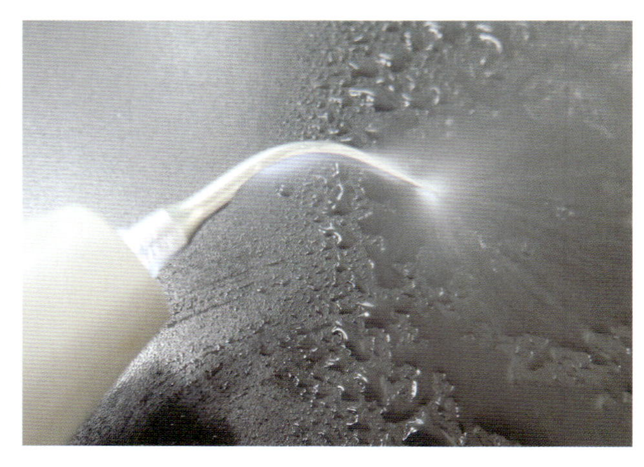

図3 フィンガーレストの置き方

薬指を，施術歯(a)あるいは隣接歯(b)や対合歯(c)にフィンガーレストとして当てる。フィンガーレストをきちんと置くことでスケーラーの先端がブレたり，歯に余計な力(側方圧)がかからないようにすることができる。フィンガーレストは超音波スケーラーだけでなく，歯科処置中の様々な操作において重要となるため，常に意識することが重要である。

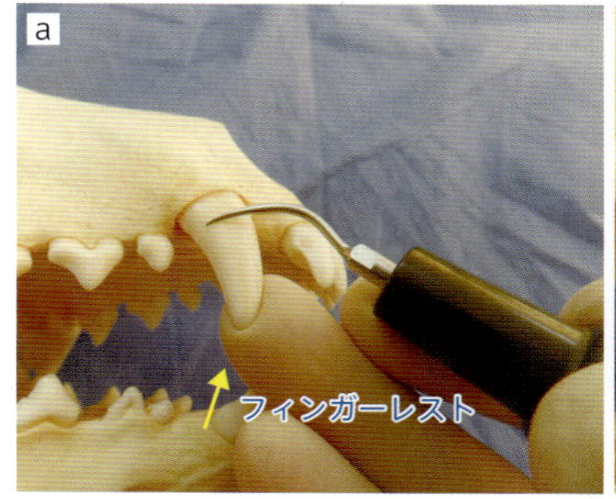

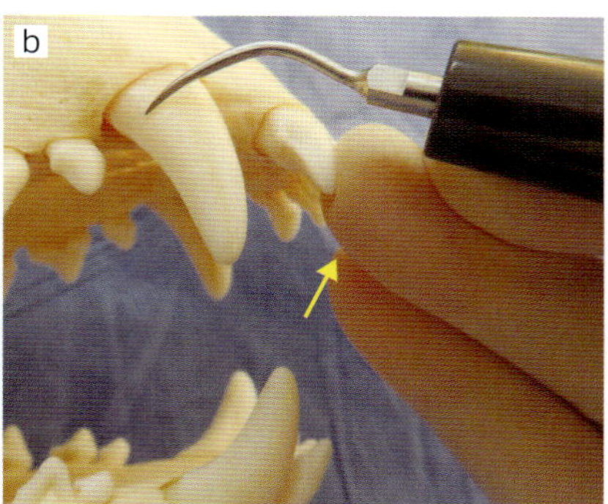

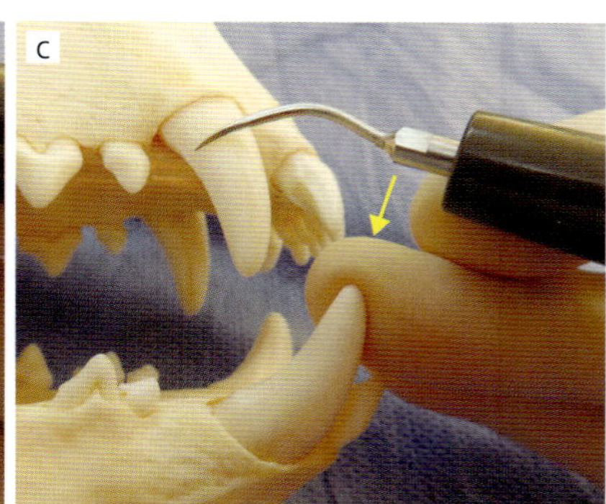

3：フットペダルを踏んでから歯にチップを当てる。チップを当てる角度は歯面に対して平行～15°以内が最も作業効率がよく（**図4**），一方で角度を大きくしすぎると歯面に余計な負担（側方圧）がかかり損傷する可能性があるため注意する。

4：チップの先端1～2 mmの部分を歯石に接触させて，小刻みに歯石の表面をなでるように動かし，振動で歯石を破砕する（**図5**）。超音波スケーラーは，チップに強い側方圧がかかるほど超音波振動が抑制され，作業効率が低下することが報告されている[6]ため（**図6**），歯面に対する側方圧は極力かけずに，いわゆる「フェザータッチ」を心がける。

図4　超音波スケーラーと歯面の角度

スケーラーのチップの先端1～2 mmが歯面に対して15°以内となるように当てる。歯面との角度が15°以上になると作業効率が悪くなるばかりか，歯に余計な負荷（側方圧）がかかってしまうため注意する。
一般的に，スケーラーと歯面との角度が大きくなるほどにチップから発せられる音は高音となるため，スケーラーを当てたときの音にも注意して角度を意識する。

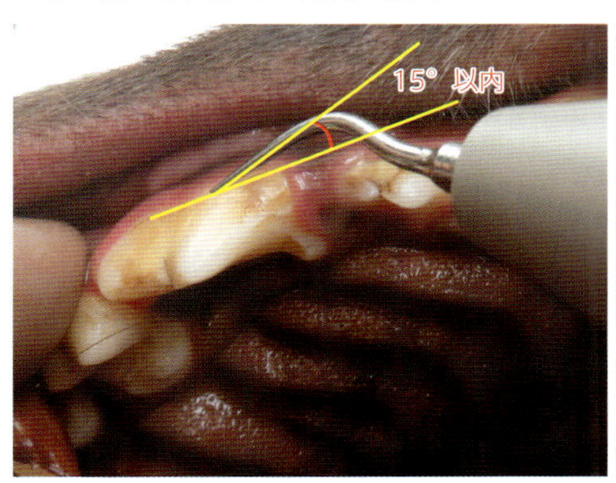

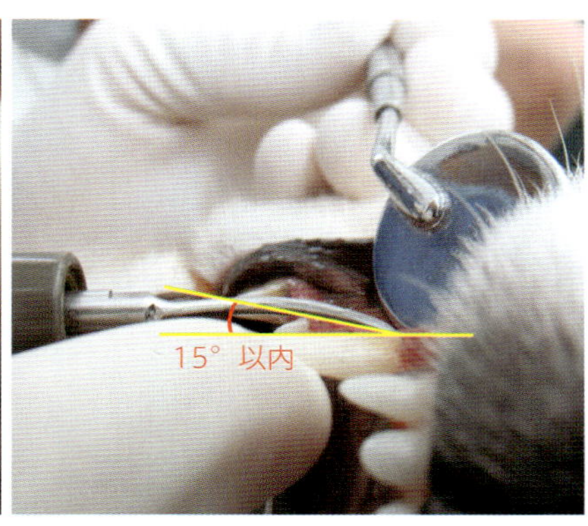

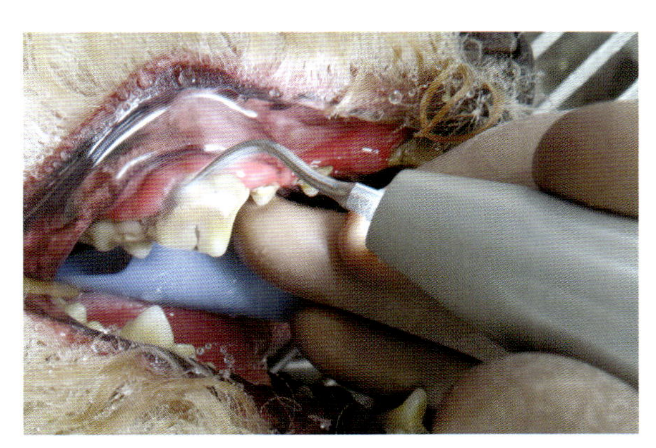

図5　フェザータッチ

スケーラーは軽く把持し，チップの先端を歯石の表面に軽く接触させて小刻みに動かす。チップの先端に側方圧がかかるほど作業効率が悪くなる。

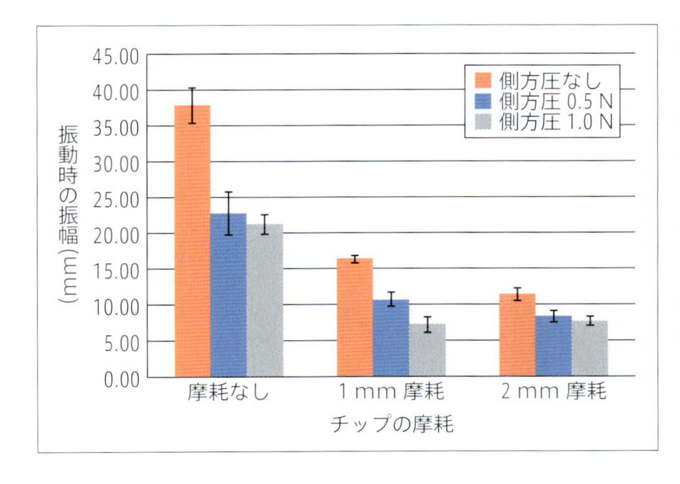

図6　側方圧によるチップの振動幅の変化

グラフはチップの摩耗程度（横軸）とチップの振動幅（縦軸）の関係を表している。また，側方圧の程度による振動幅の変化もチップの各摩耗状態でくらべている。側方圧が増えるほどにチップ先端の振動幅は低下するため，超音波スケーラーの作業効率は低下する。さらに，チップの摩耗によってもチップの振動幅は大きく低下するため，摩耗した古いチップは交換することが望ましい。
参考文献6より引用・改変

5：指の先端で超音波スケーラーを左右に回転させながら，様々な角度からチップを当てるように動かしていく（**図7**）。超音波チップは一箇所にとどまってはならず，絶えず動かすようにする。大きな歯石では抜歯鉗子で歯石を把持して大まかに破壊したり，チップの先端で歯石の端を叩くようにスケーラーを動かす（タッピングストローク，**図8**）。ただし，重度な歯周病で歯槽骨の吸収が激しい場合には医原性骨折を生じてしまうおそれがあるため，通常のスウィーピングストロークの方法を用いるとよい。それ以外の細かな歯石では，数mmの幅でチップを横や斜めに往復運動させるようにスケーラーを動かす（スウィーピングストローク，**図9**）と効率よく歯石を除去することができる。また超音波スケーラーによる歯への温熱刺激を避けるために，1つの歯にスケーラーを当てている時間は15秒以内（理想的には5秒以内）とする。そのため，1歯1歯の付着している歯垢・歯石をしっかりと除去していくのではなく，5〜15秒間隔で当てる歯を変えながら，付着している歯垢・歯石を少しずつ除去していくようにする。

6：スケーラーから注水される冷却水はバキュームを使って吸引しながら作業する（**図10**）。しかし，過度に冷却水を吸引してしまうと，施術歯への冷却効果が不十分となり，温熱刺激が加わりやすくなるため注意する。

7：スケーリングを行う順序は，上下顎歯の頬側面→反対側の上下顎歯の口蓋側（舌側）面の順で行っていくと効率がよい。例えば，動物の左側からスケーリングをは

図7　超音波スケーラーの当て方

一定の角度からだけでなく，歯面の形に合わせて様々な角度からスケーラーを当てるように指を動かす。

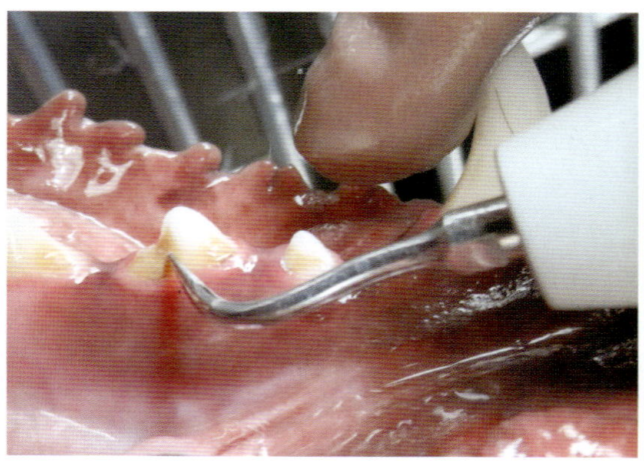

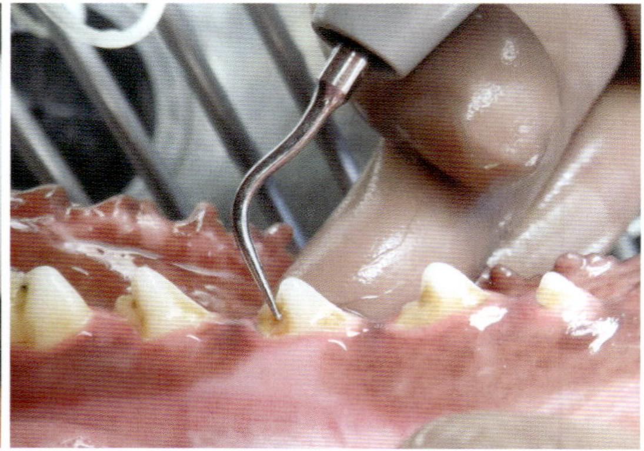

図8　タッピングストローク

大きな歯石では，抜歯鉗子で歯石を把持して大まかに破壊したり，歯石の端にチップの先端を軽く叩くように当てる。チップを歯石から離さず，小刻みかつ歯石をつつくように当て，様々な角度から行う。

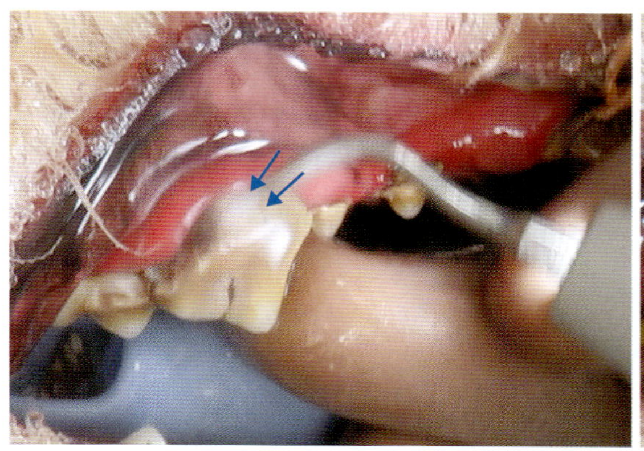

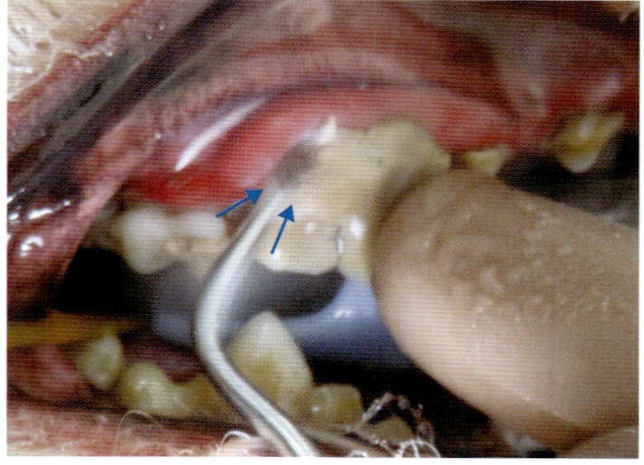

じめる場合は，左上下顎歯の頬側面を行い，続いて右上下顎歯の口蓋側（舌側）面を行う。動物の体位を反転した後に，右上下顎歯の頬側面→左上下顎歯の口蓋側（舌側）面を行う（**図 11**）。

図 9　スウィーピングストローク

細かい歯石などを除去する際には，歯面をなでるようにチップを当て細かいストロークとなるようにスケーラーを動かす。

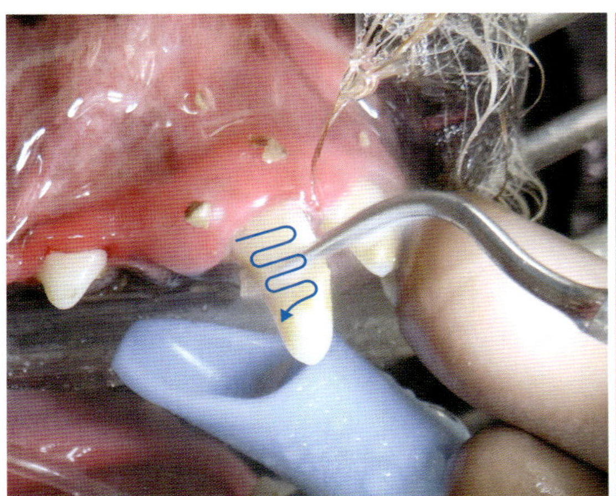

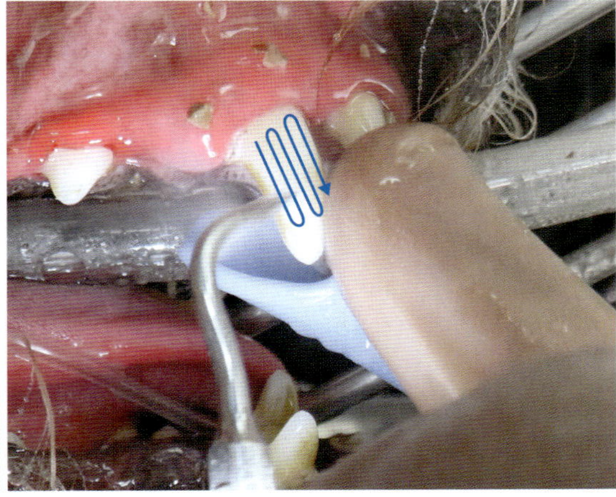

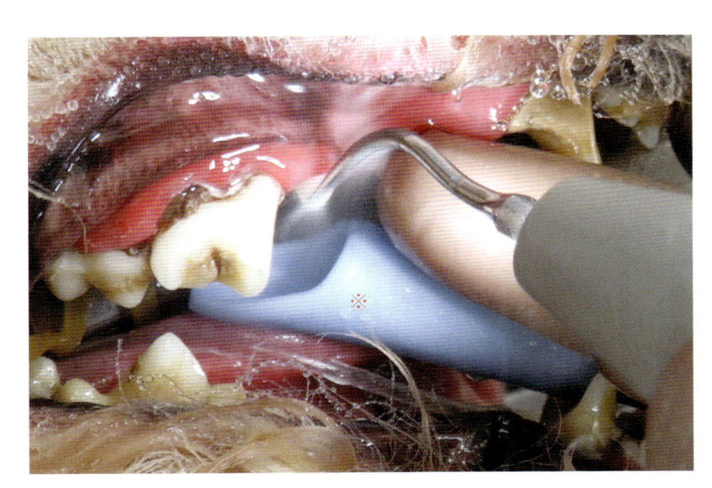

図 10　バキュームによる吸水

超音波スケーラーやスリーウェイシリンジから注水される冷却水（洗浄水）は，バキューム（※）で適宜吸引する。また，砕けた歯石の破片も抜管時に誤嚥することがあるためできるだけ吸引する。バキューム操作を助手が行う場合は，術者の視界や操作の邪魔にならないように注意する。

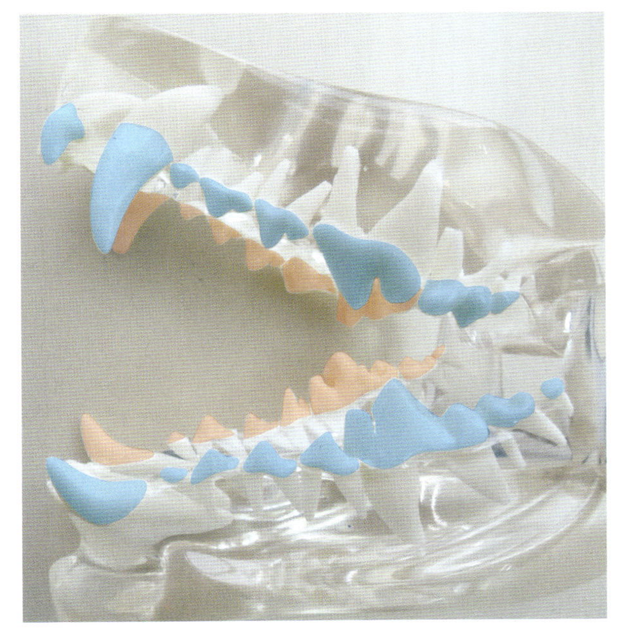

図 11　スケーリングを行う順序

動物の左側からスケーリングを行う場合は，左上下顎歯の頬側面（青い部分）を行い，次いで右上下顎歯の口蓋側あるいは舌側面（オレンジの部分）を行う。その後，動物の体位を反転し，同様に右上下顎歯の頬側面，左上下顎歯の口蓋側あるいは舌側面の順序で行う。この順序で行うことで歯垢・歯石の取り残しを防ぐとともに，動物の身体を反転する回数を少なくすることができる。

8：犬や猫のスケーリングでは，歯肉縁上であっても歯石を取り残しやすい箇所がいくつかあるため注意する。特に，犬の上顎第1，2後臼歯（**図12**）や下顎前臼歯と後臼歯の舌側遠心面（**図13**）は，肉眼的に見えにくい位置にあるため取り残しやすい。また上顎口蓋襞が深い個体では，上顎前臼歯口蓋側の歯石が口蓋襞に隠れてしまうために取り残しやすい（**図14**）。

図12　犬の上顎第2後臼歯部の歯石

上顎第2後臼歯は上顎歯の最後列に位置し，また第1後臼歯に隠れてしまうために歯石を取り残しやすい。この部位では写真のように口唇交連部を尾側に十分牽引したり，デンタルミラーなどを使って視野を確保する必要がある。

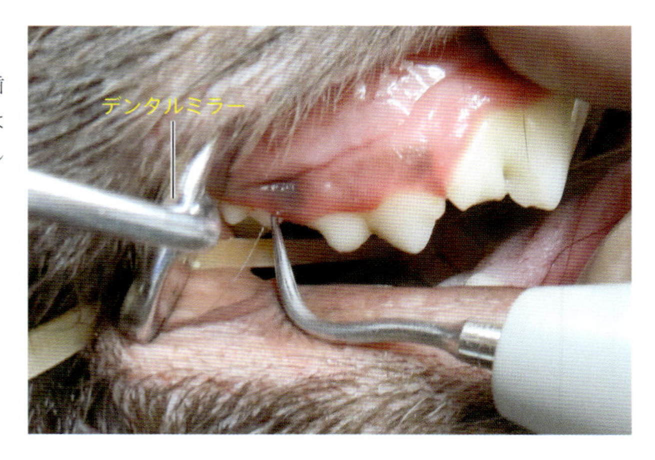

図13　下顎前臼歯舌側遠心面の歯石

下顎第1～4前臼歯の舌側遠心面の歯石は見にくく，取り残しやすい。デンタルミラーを使用して歯石を視認するとともに，歯面の凹凸に合わせてスケーラーを操作する必要がある。

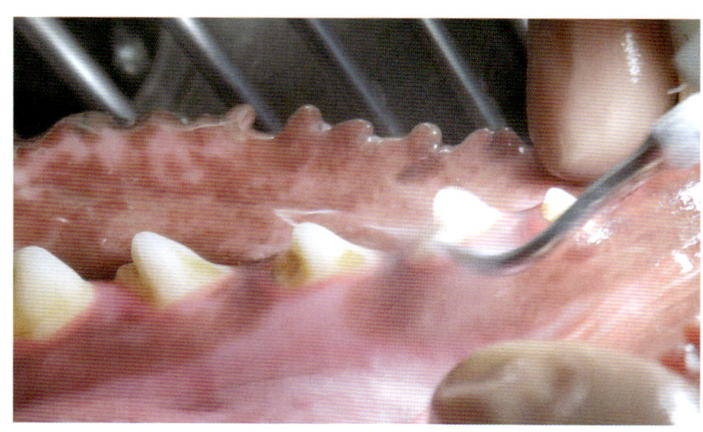

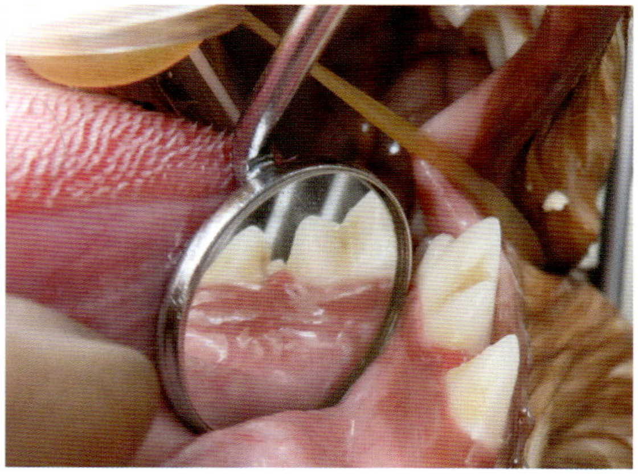

図14　上顎口蓋襞に隠れやすい部位

上顎口蓋襞が深い犬では，上顎第1～3前臼歯の口蓋側の一部が口蓋襞に隠れやすい（◀）ため，その部位の歯石（←）を見落としやすく，取り残しやすい。口蓋襞に隠れた部位もしっかりと視認しスケーリングを行う必要がある。

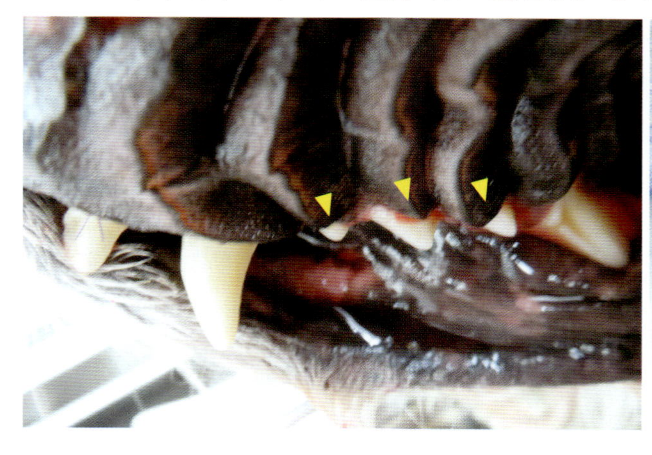

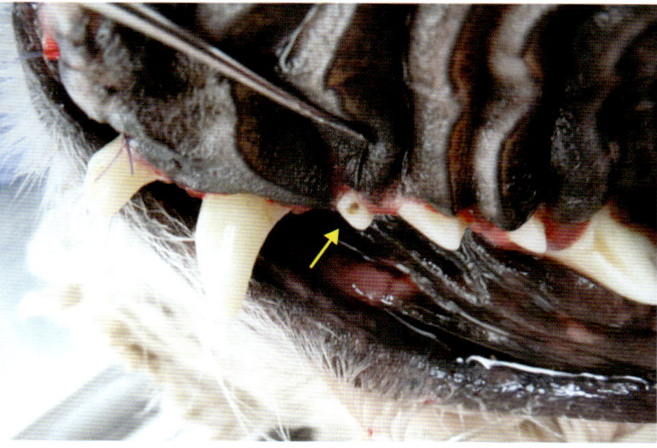

9：比較的，切歯列は歯間が狭くなっていることがあり，その場合には超音波スケーラーとあわせて，シックルスケーラー（鎌型スケーラー）などによるハンドスケーリングも行うとよい（**図 15**）。

10：歯や歯肉にスリーウェイシリンジのエアーを当てて，歯肉縁上および歯肉縁下の歯石の取り残しがないかを確認する（**図 16**）。特に前述した上下顎の前臼歯部と後臼歯部の口蓋側（舌側）や，上顎第 1，2 後臼歯部などの歯石の取り残しに注意する。

➡**シックルスケーラー**
CHAPTER-4
「2-2-2 シックルスケーラー（鎌型スケーラー）」を参照

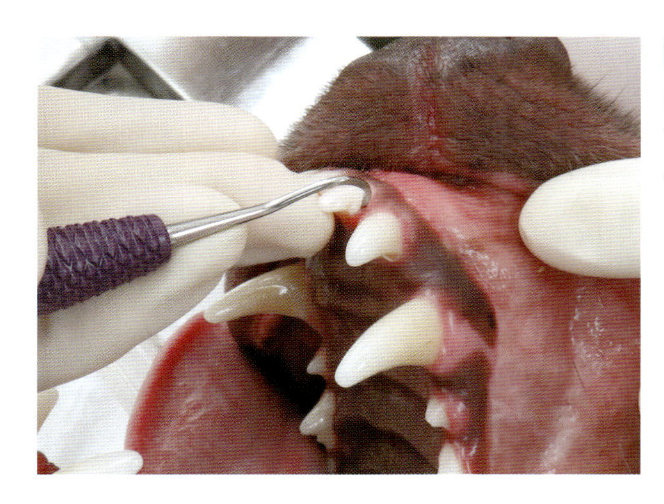

図 15　切歯歯間部のハンドスケーリング
歯間が狭く，超音波スケーラーの太いチップ先端が入りにくいなどの場合には，シックルスケーラー（鎌型スケーラー）を用いると効率よく歯石を除去することができる。

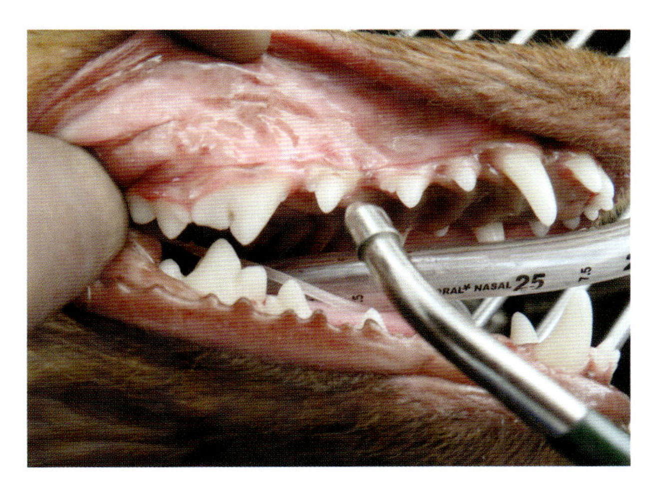

図 16　エアーによる歯石の取り残しの確認
スリーウェイシリンジのエアーを使用して，歯肉縁下の歯石の残存の有無を確認する。

3 ● ルートプレーニング

3-1　ルートプレーニングの適応

比較的深い歯周ポケット内の根面には，スケーリングでは取り切れなかった歯垢・歯石や不良な肉芽組織，細菌などが残存していることが多い。そのため，ルートプレーニングは，これらを取り除き根面を滑沢化する目的で行われる。ルートプレーニングはキュレットを用いて行われることが多いが，近年では超音波スケーラーにおいても歯肉縁下に使用できる先端が細長いタイプのチップが開発されており，ルートプレーニングの際に使用することができる。

3-2 ルートプレーニングの方法

1：歯肉縁下や歯周ポケット内の歯垢・歯石は，先端が細長いタイプのチップを使用して除去を行う(**図17**)。

2：やや深めの歯周ポケット内には比較的多くの歯垢・歯石が付着している。それらを超音波スケーラーだけで取り切れない場合は，キュレットを用いて除去して，さらにルートプレーニングを行う(**図18**)。

3：また，ルートプレーニング後のやや深めの歯周ポケット(4～5 mm 以下)に対しては，歯周ポケットの深さの減少と歯肉の根面への再付着を期待して，**キュレッタージ(歯肉縁下掻爬)**を行う場合もある[7](**図19**)。ただしキュレッタージは，強い炎症などによって収縮が期待できないような線維性歯肉や，キュレットによって掻爬しきれないような深いポケットでは基本的に行わない[2]。

4：深さが5 mm 以上の歯周ポケットである場合や，ポケット内の歯石が多く超音波スケーラーやハンドスケーラーでは除去できない場合は，歯周外科治療である歯肉剥離掻爬術(歯肉粘膜フラップ)を行う場合がある(**図20**)。歯肉剥離掻爬術は歯肉粘膜フラップを作成し歯槽骨と歯根を露出させることで病変部を直接観察できるため，深いポケットでも根面の清掃が可能であり，多くの症例で適応できる。一般的には，垂直骨吸収による歯周ポケットや歯肉歯槽粘膜境(粘膜歯肉境)を超えるような深い歯周ポケット，根分岐部病変がある場合などでも適応することができる[2]。

■**キュレッタージ(歯肉縁下掻爬)**
CHAPTER-3，p80を参照

⇨**ルートプレーニングにおけるフラップ作成**
CHAPTER-6
「3-2-4 歯周外科治療のための歯肉粘膜フラップ」もあわせて参照

図17 超音波スケーラーによるルートプレーニング

先端の細長いタイプのチップを使用して，スウィーピングストローク(a)やタッピングストローク(b)などの動作(CHAPTER-5の図8，9も参照)により，歯肉縁下の歯垢・歯石を除去する。

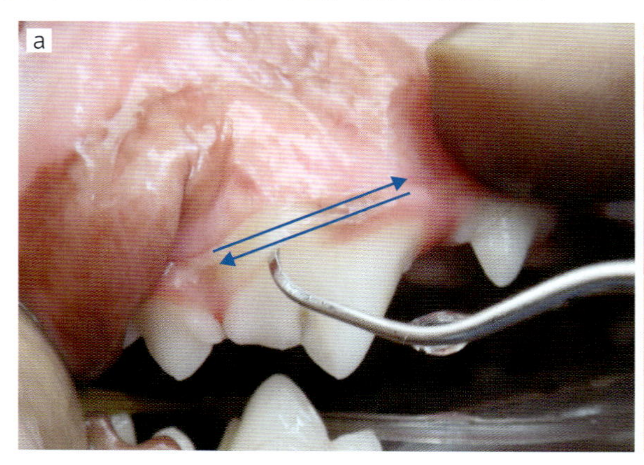

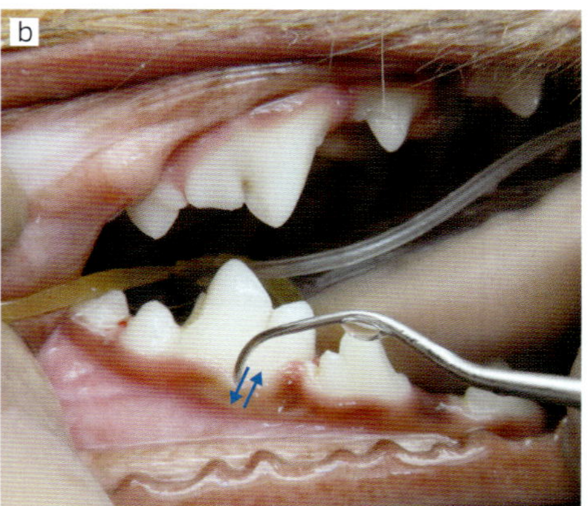

図18 キュレットによるルートプレーニング

キュレットを歯周ポケット内に挿入し，前腕回転運動(ロッキングモーション)や手指屈伸運動(フィンガーストローク)，引く動きなどによって歯垢・歯石を掻き出す。

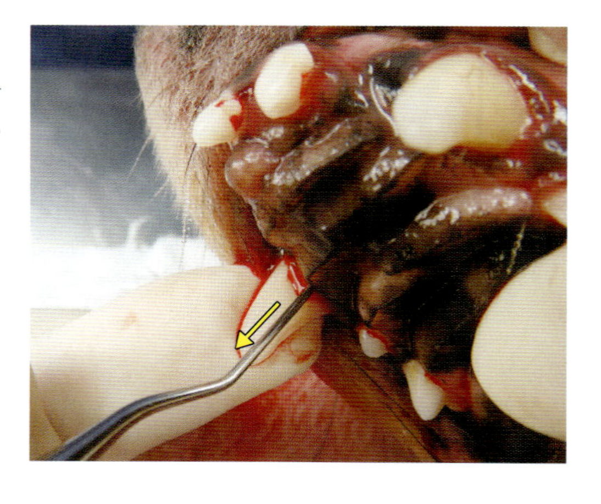

⇨**キュレットの動かし方**
CHAPTER-4
「2-2-1 キュレットスケーラー(鋭匙型スケーラー)」を参照

図 19　キュレッタージ(歯肉縁下掻爬)

スケーリング・ルートプレーニングによって根面を清掃した後に，歯周ポケット内にキュレットの刃を下に向けて挿入し(a)，刃部を歯肉側に向け，指で歯肉を根面へ押しつけながらキュレットを歯肉に沿って動かし，ポケット内壁の上皮と炎症のある結合組織を掻爬して除去する(b)。ポケットを洗浄し，歯肉を根面へ密着させて必要に応じて縫合を行う(c)。やがて歯肉が収縮し，掻爬した部分が根面に上皮性再付着を起こし，ポケットの深さの減少が得られる(d)。

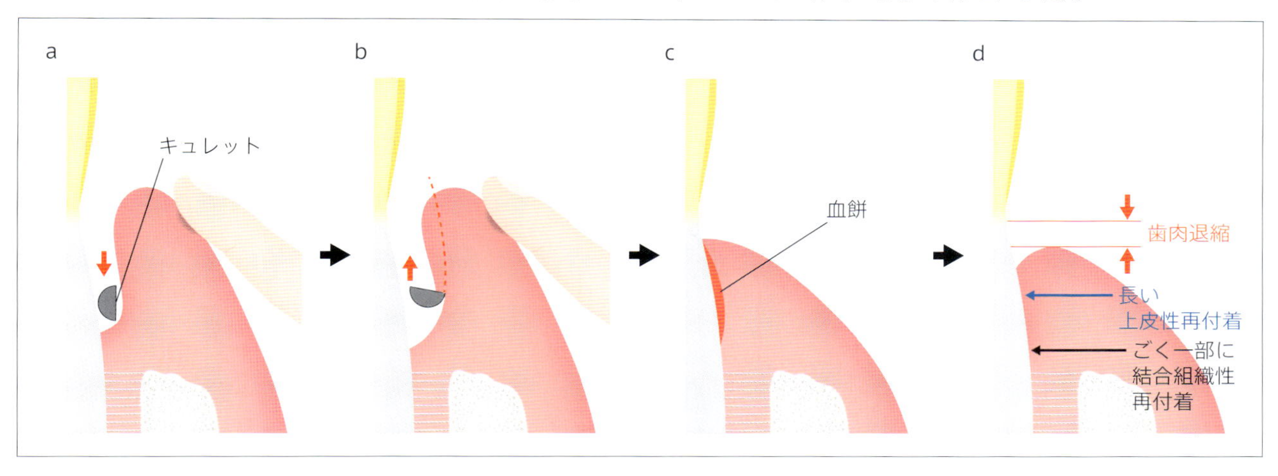

図 20　歯肉剥離掻爬術(歯肉粘膜フラップの作成)

左下顎第 4 前臼歯，第 1 後臼歯における歯肉剥離掻爬術。写真では歯肉付着部に水平切開と歯間部に 1 本の縦切開を加えてトライアンギュラーフラップ(三角形のフラップ)を作成した後に，超音波スケーラーやハンドスケーラーを用いて根面の歯石や不良な肉芽組織の除去を行っている。根面の滑沢化がなされたらフラップを元に戻し，吸収性縫合糸にて縫合する。

作成するフラップはこの他に，状態によって歯肉の水平切開を行い封筒状に翻転して作成するエンベロープフラップ(封筒型フラップ)や，歯肉の水平切開と両側の縦切開によって作成するフルフラップ(四角形のフラップ)を選択する場合もある。

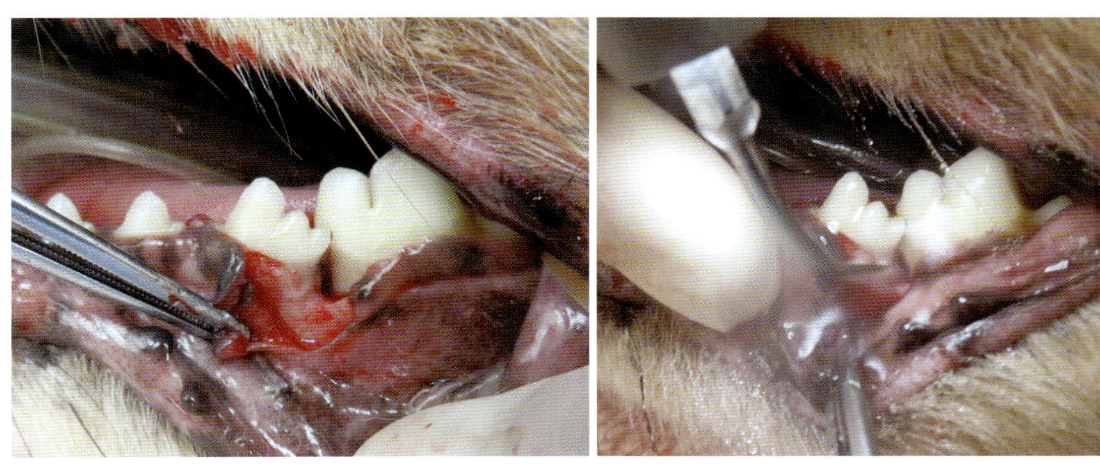

4 ● ポリッシング

4-1　ポリッシングの適応

スケーリングやルートプレーニングを行ったばかりの歯面や根面は，顕微鏡学的には滑沢ではないため歯垢・歯石の再付着が起きやすい。また，硬いものを噛む癖のある犬では歯面に多数の傷が形成され，歯垢・歯石が付きやすい状態となっていることがある。そのため，そのような歯面をできるだけ滑沢化し，歯垢・歯石の再付着を防ぐためにポリッシング(歯面研磨)を行う。さらに，ポリッシングは歯肉縁上のバイオフィルムを除去する効果もあり，近年，人の歯科領域では PMTC(professional mechanical tooth cleaning)の１つ，いわゆる“歯のクリーニング”としてプラークコントロールの一環で行われている。

4-2　ポリッシングの方法

⇨ポリッシングの器具
CHAPTER-4
「2-2-4 歯科用ユニット：③マイクロエンジン」を参照

1：マイクロエンジンにコントラアングルハンドピースを装着し，ハンドピースにポリッシングブラシを取り付ける。通常，犬でのポリッシングはポリッシングブラシとラバーカップを使い，粒子の異なる２種類の研磨剤ペーストによって行うことが多い(**図 21**)。また，歯垢・歯石の付着が軽度で，比較的エナメル質の薄い猫や子犬では，ラバーカップのみを用い，粒子の細かい研磨剤を使ってポリッシングを行うこともある。

⇨研磨剤の種類
CHAPTER-4
「2-3-3 研磨剤ペースト(ポリッシングペースト)」を参照

2：研磨剤を歯にまんべんなく塗布する。当院におけるスケーリングの仕上げとして行われるポリッシングは犬では，まず RDA170 程度の研磨剤を使用し，その後に RDA120 程度の研磨剤を使用している。一方，猫や幼若な小型犬では，RDA120 程度の研磨剤を使用してラバーカップのみでポリッシングを行っている。また，硬いものを噛む癖のある犬では歯面に無数の傷が形成されていることがあるため，そのような症例では RDA250 程度の粒子の大きい研磨剤を使用することもある。

3：ハンドピースを超音波スケーラーと同じように執筆状で把持して(**図 22**)，薬指をフィンガーレストとして施術歯(あるいは隣接歯，対合歯)やその周囲に置く(**図 23**)。

4：ポリッシングブラシは先に回転させてから歯に当てるようにする。また，ポリッシングブラシは歯肉に当たらないように操作する。マイクロエンジンは比較的強い**トルク**が生じるために，歯に当ててから回転させると過度なトルクがかかり，歯に過剰な熱を発生させたり，歯面を痛めたりする可能性がある。

■トルク
CHAPTER-4，p118 参照

5：歯面に当てたポリッシングブラシやラバーカップは，歯頸部から歯冠に向かって一定の方向で丁寧になでるように動かす(**図 24**)。ラバーカップの場合は，カップの端が歯肉縁下にやや入るように動かし，歯肉縁下の歯面も研磨する(**図 24，25**)。

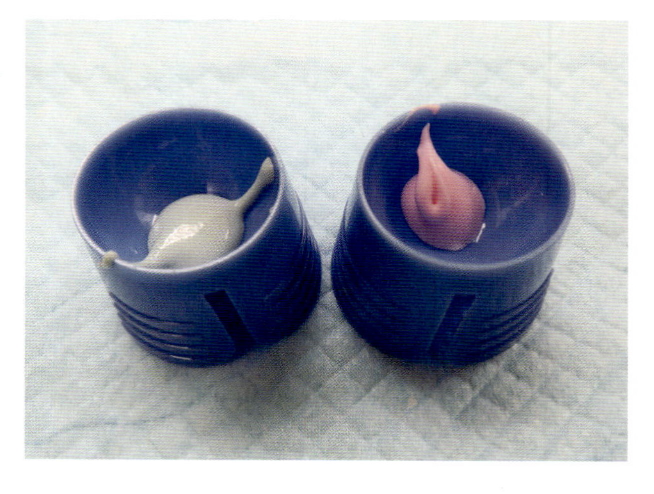

図 21　ダッペンディッシュ(研磨剤入れ)
ダッペンディッシュにそれぞれの研磨剤を入れ，ポリッシングブラシやラバーカップに付着させて歯面に塗布する。

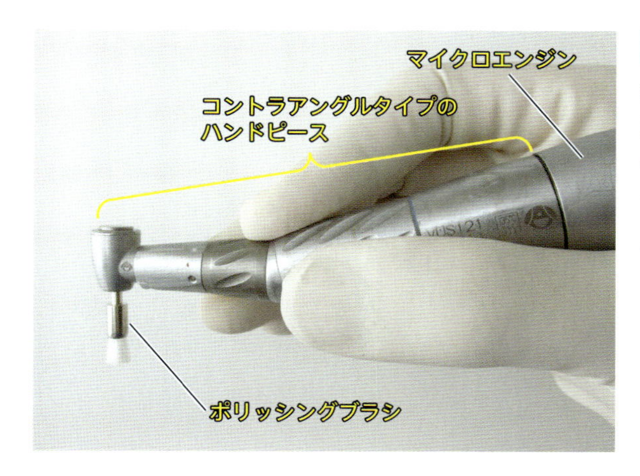

図 22　コントラアングルハンドピースとポリッシングブラシ

超音波スケーラーと同様に執筆状で把持する。マイクロエンジンに取り付けたコントラアングルハンドピースにポリッシングブラシを装着している。通常，犬のポリッシングでは 1 次研磨ではポリッシングブラシを使用し，2 次研磨でラバーカップを使用することが多い。

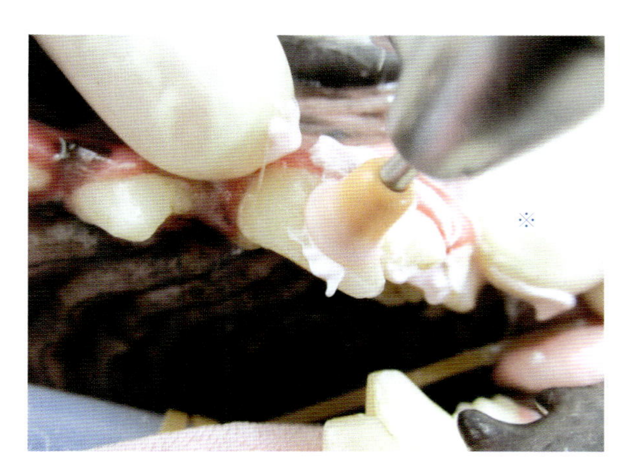

図 23　ポリッシングにおけるフィンガーレスト

薬指をフィンガーレストとして施術歯の隣接歯やその周囲に置いている(※)。隣接歯以外にも超音波スケーラーの場合と同様に施術歯や対合歯に置いてもよい(CHAPTER-5 の図 3 参照)。

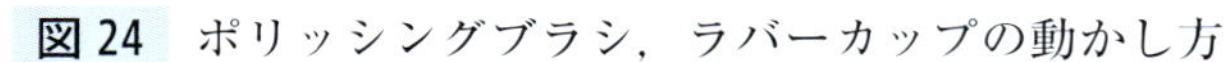

図 24　ポリッシングブラシ，ラバーカップの動かし方

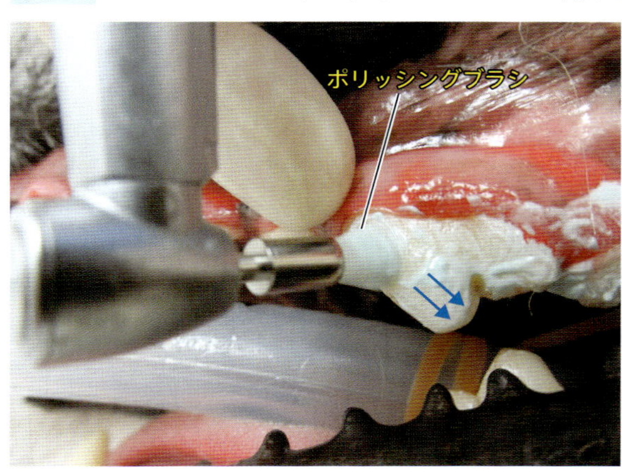

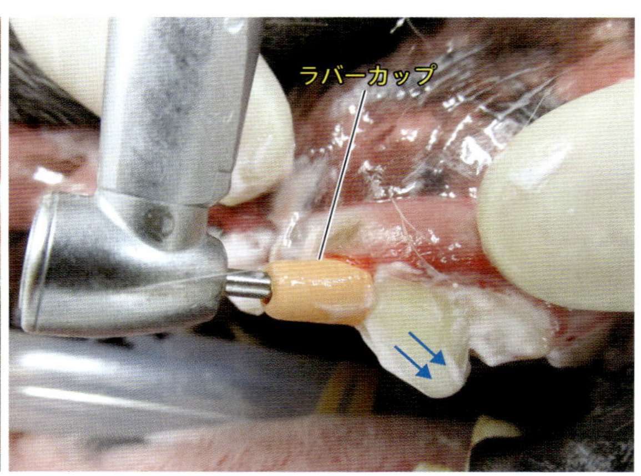

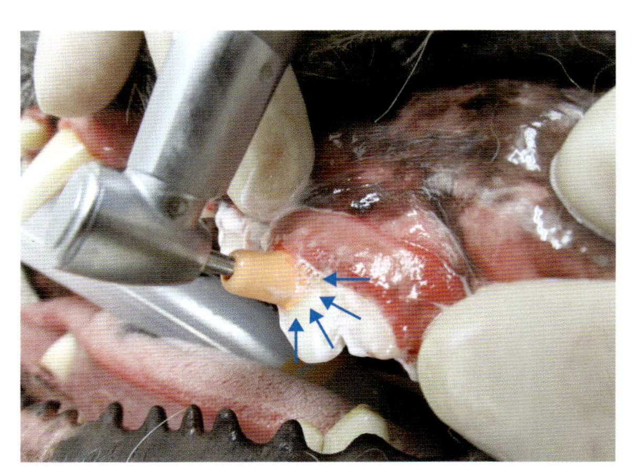

図 25　ラバーカップによる歯肉縁下の研磨

左上顎第 4 前臼歯のポリッシング(歯面研磨)。ラバーカップの辺縁を使用して，歯肉縁下のポリッシングを行っている。ラバーカップの辺縁が広がる程度に押し当て，歯肉縁下にわずかに挿入して操作する(←)。

6：ポリッシングを行う順序は，スケーリングの場合と同様で歯面ごとに行うようにすると効率がよい(CHAPTER-5の図11参照)。

7：ポリッシングを行ったら，スリーウェイシリンジのウォータースプレーを使ってしっかりと洗浄する(**図26**)。研磨剤が口腔内に残存すると炎症の原因になるため，歯肉縁下の研磨剤までしっかりと洗い流す。

図26 洗浄

スリーウェイシリンジのウォータースプレーを使用して，歯面に付いた研磨剤などを洗い流す。

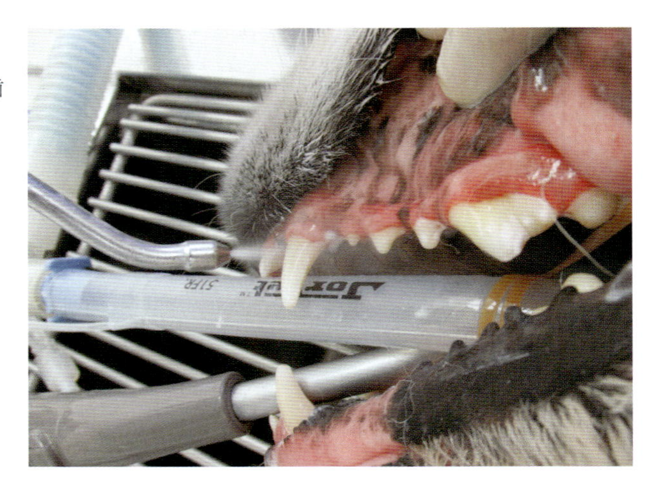

5 ● スケーリングの実際

図27，28 に実際のスケーリングの流れとルートプレーニングを示す。

図27 スケーリングの手順

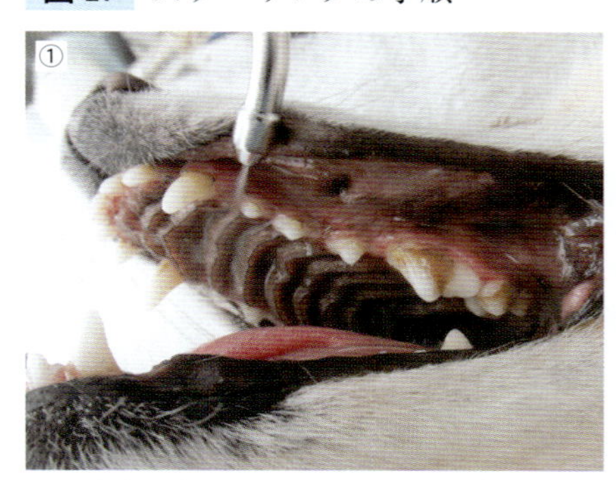

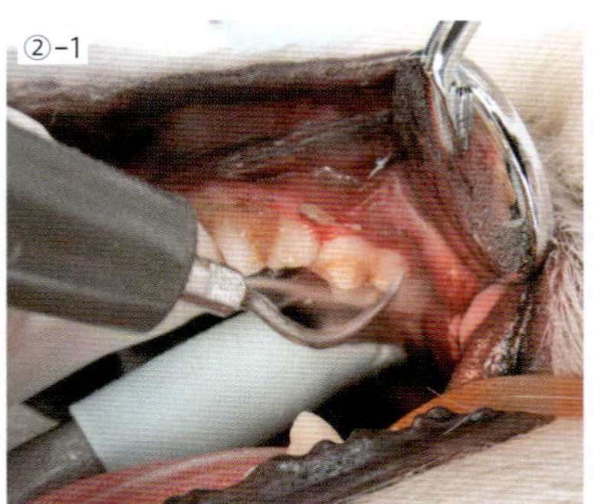

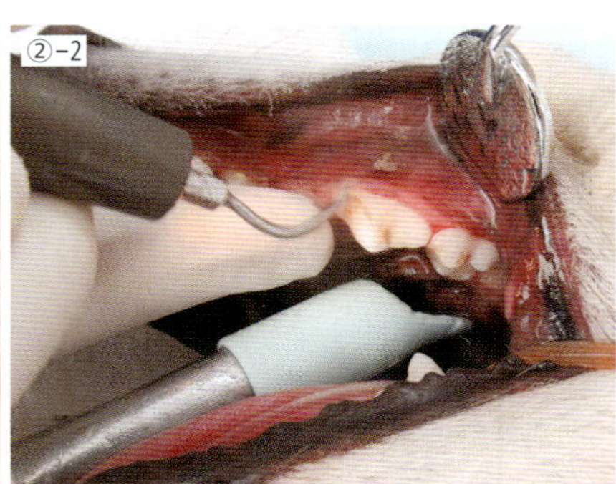

①口腔内全体を洗浄し，食渣や被毛などの汚れを洗い流す。
②左上顎の切歯から後臼歯部までの頬側面の歯肉縁上の歯垢・歯石除去を行う。犬の上顎第1後臼歯および第2後臼歯部の歯垢・歯石は観察しづらく，取り残すことも多いため，しっかりと目視しながら除去する。

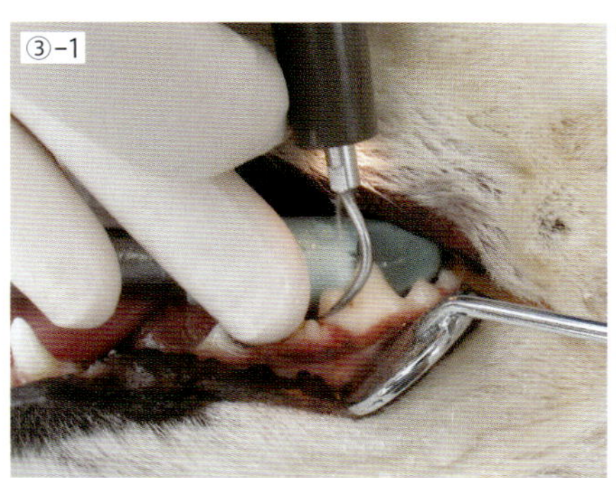

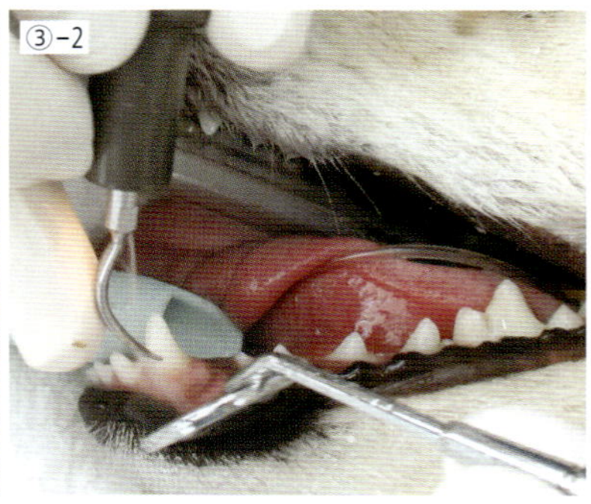

③左下顎の切歯から後臼歯部までの頬側面の歯垢・歯石除去を行う。

(次ページへつづく)

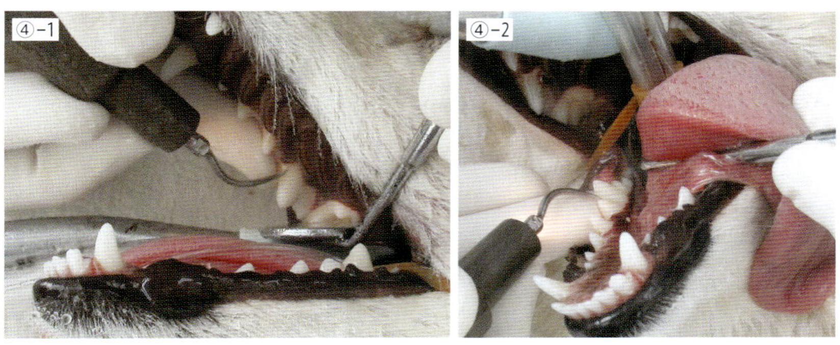

④右上下顎歯の口蓋側および舌側面の歯垢・歯石除去を行う。

↓体位の変換

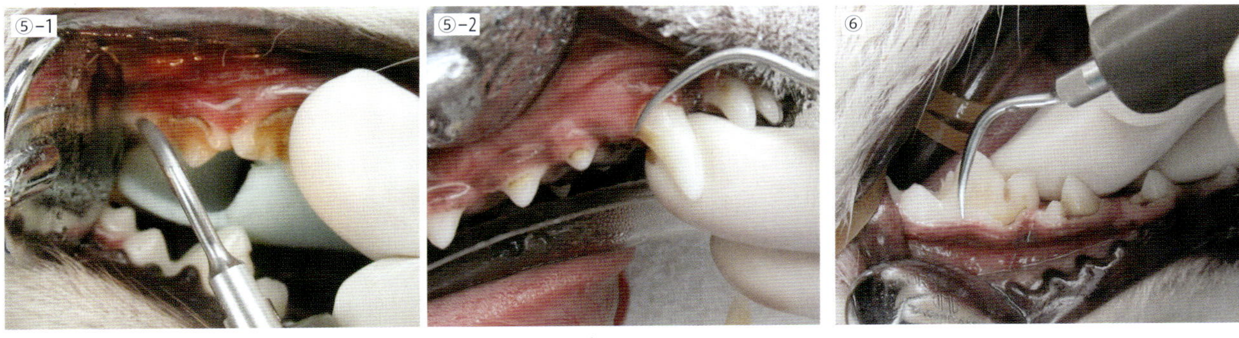

⑤右上顎の切歯から後臼歯部までの頬側面の歯垢・歯石除去を行う。
⑥右下顎の切歯から後臼歯部までの頬側面の歯垢・歯石除去を行う。

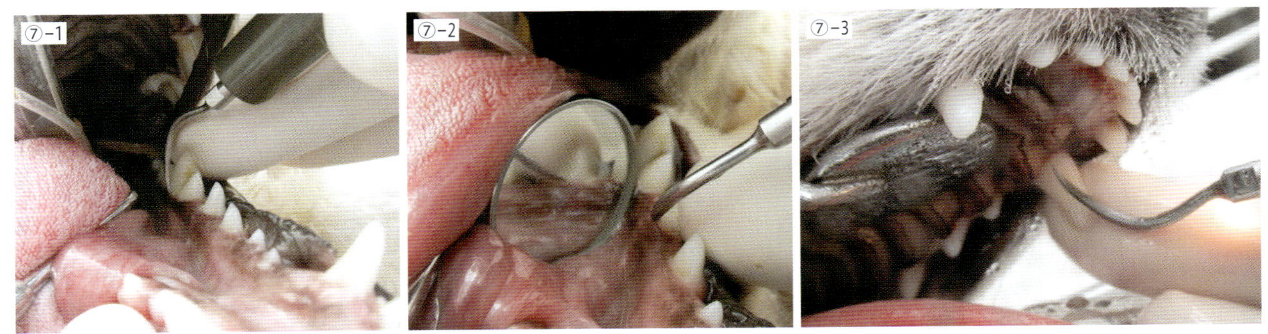

⑦左上下顎の切歯から後臼歯部の口蓋側，舌側面の歯垢・歯石除去を行う。下顎第 2 前臼歯から第 4 前臼歯の舌側面は目視しにくいため，デンタルミラーを用いるなどして取り残しのないように注意する。

図 28　シックルスケーラーによるハンドスケーリングとルートプレーニング

全体的な歯垢・歯石除去を行った後，超音波スケーラーでは除去しにくい切歯歯間の歯垢・歯石が付着している場合はシックルスケーラーを使用する（a）。また，軽度な歯周ポケットのある歯ではキュレットを使用してルートプレーニングを行う（b，c）。

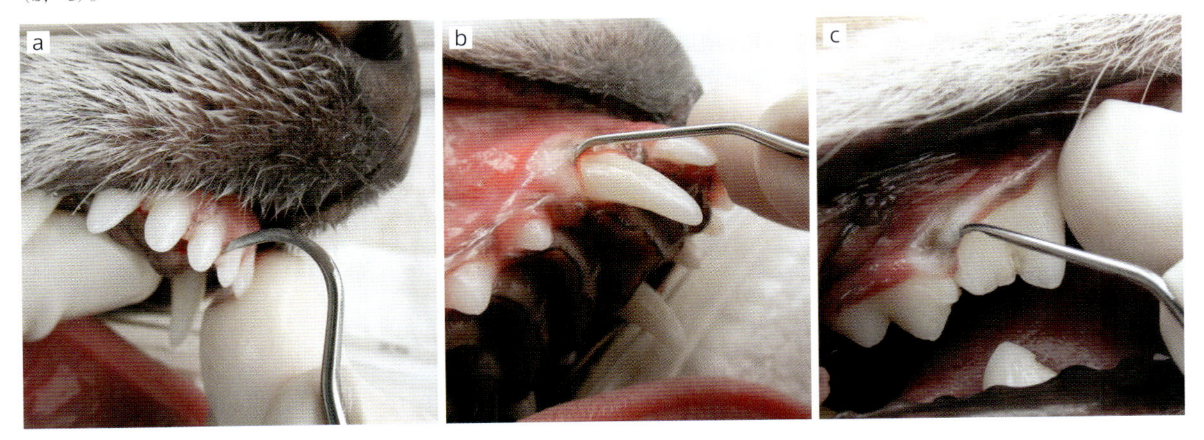

6 ● 術後管理

獣医歯科領域ではスケーリング・ルートプレーニングは必ず全身麻酔下にて行われるため，その術後管理としては，全身麻酔からの覚醒時にかかわる管理と，その後の自宅でのデンタルケアに関する管理の2つがある。これらの術後管理における注意点や当院で行っていることを以下に解説する。

6-1 全身麻酔後の管理

⇨低体温症への対策
CHAPTER-4
「5-2-1 歯科処置における低体温症への注意」を参照

歯科治療を受ける犬や猫は，全身麻酔による体温調節機能の障害や，口腔内の洗浄に多量の水を使用することで口周りや頭部が濡れるために，身体から熱が失われやすく，術中から術後にかけて低体温症になることが多い[8]。また，術中にこの低体温症を完全に予防することは困難である[9]ことから，術後の体温管理は重要である。当院では，術中に低体温症の兆候が認められた症例では温風式加温装置を使用して体温の復温を行っており，術後も動物の状態により復温処置を続けている。また，術後の回復を促進する目的で簡易型のICUを使用している（**図29**）。

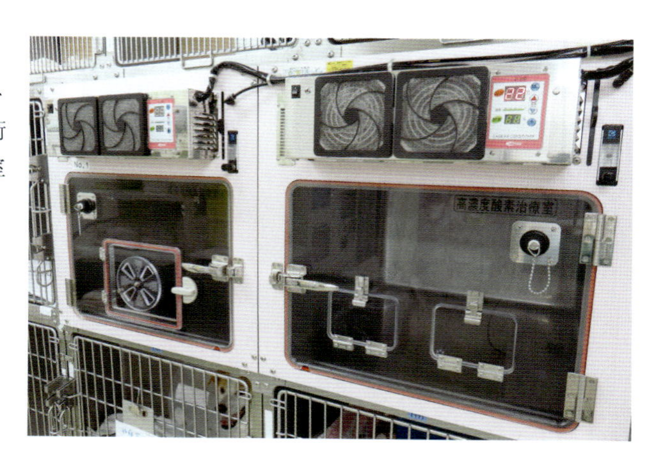

図29 簡易ICUペルパ㈱東京メニックス）
既存のケージに設置することで，温度と酸素濃度がコントロール可能なICUとして使用することができる。当院では術後の体温維持も兼ねて，全身麻酔から覚醒した動物の回復室として使用している。

6-2 デンタルホームケアの注意点

スケーリング・ルートプレーニング後のデンタルホームケアにおける注意点として特別なことはあまりないが，当院では以下の点を飼い主に説明している。

6-2-1 歯磨きの再開と継続

歯磨きなどのホームケアは術後2，3日より行う。これはスケーリング・ルートプレーニング直後は歯肉から出血しやすいことと，3日〜1週間以上ケアを行わないと歯垢から歯石へと変化してしまうためである。そして，今後のホームケアの重要性を説明し，必要であれば歯磨きのやり方を記載したリーフレットを渡したり歯磨き教室への参加を提案している。

6-2-2 抗生剤の投与

⇨術前術後の抗生剤投与
CHAPTER-3
「5-6 菌血症」もあわせて参照

術後の歯周炎の緩和や菌血症の予防を目的に，数日間，抗生剤の全身投与を行う。スケーリング・ルートプレーニングを含む歯科治療を行った犬では，菌血症を起こすことが血液培養の結果から知られており[10,11]，術前術後に抗生剤の血中濃度を上げておくことは重要であると考えられる[12]。犬と猫の歯科治療の際に使用される抗生剤を**表 3** に示す。

表 3 犬と猫の歯科治療で一般的に使用される抗生剤[13]

薬剤	薬用量（犬／猫）
アモキシシリンクラブラン酸	11〜22 mg/kg PO BID
クリンダマイシン	5.5〜33 mg/kg PO BID
ドキシサイクリン	3〜5 mg/kg PO BID
メトロニダゾール	25〜50 mg/kg PO BID
テトラサイクリン	22 mg/kg PO TID

PO：経口投与　BID：1 日 2 回　TID：1 日 3 回

■参考文献

1. Lindhe J, Socransky SS, Nyman S, Haffajee A WE. “Critical probing depths” in periodontal therapy. J Clin Periodontol 1982;Jul;9:323-36.
2. 和泉雄一，沼部幸博，山本松男ほか．ザ・ペリオドントロジー，永末書店，2009.
3. Oda S, Nitta H, Setoguchi T, et al. Current concepts and advances in manual and power-driven instrumentation. *Periodontology* 36, 45-58, 2004.
4. 山本浩正 監著．Dr. Hiro の実践！歯周治療，クインテッセンス出版，2012.
5. AVDC（American Veterinary Dental College）. Nomenclature: Periodontal Disease Stages. https://www.avdc.org（2019 年 3 月現在）.
6. Lea SC, Landini G, Walmsley AD. The effect of wear on ultrasonic scaler tip displacement amplitude. *J Clin Periodontol* 33, 37-41, 2006.
7. 網本昭輝．今さら聞けない歯石除去 3．歯垢・歯石除去，動物臨床医学 24, 57-63, 2015.
8. Stepaniuk K, Brock N. Anesthesia monitoring in the dental and oral surgery Patient. *J Vet Dent* 25, 143-149, 2008.
9. 馬場 亮．全身麻酔下での犬の歯科処置における低体温症に対する加温洗浄水の効果．動物臨床医学 25, 93-96, 2016.
10. Harari J, Besser TE, Gustafson SB, et al. Bacterial Isolates from Blood Cultures of Dogs Undergoing Dentistry. *Vet Surg* 22, 27-30, 1993.
11. Nieves MA, Hartwig P, Kinyon JM, et al. Bacterial isolates from plaque and from blood during and after routine dental procedures in dogs. *Vet Surg* 26, 26-32, 1997.
12. Bowersock TL, Wu CC, Inskeep GA, et al. Prevention of bacteremia in dogs undergoing dental scaling by prior administration of oral clindamycin or chlorhexidine oral rinse. *J Vet Dent* 17, 11-16, 2000.
13. Niemiec BA. Veterinary Periodontology. Wiley-Blackwell, 2013.

CHAPTER 6

抜歯法とトラブルへの対応

1 抜歯の前に

2 挺子（エレベータ）と抜歯鉗子

3 抜歯創と歯肉縫合

4 抜歯の際の注意すべき部位

5 歯科処置における局所麻酔

6 各抜歯法の実際

7 抜歯における合併症とトラブル

CHAPTER 6 抜歯法とトラブルへの対応

犬や猫の歯垢・歯石の除去や抜歯を行う際には，多くの器具・器材を用意する必要があり，各処置によってその種類は異なる。本稿では，抜歯の基本ならびに器具・器材の適切な使用法，抜歯創の治癒や処置に関する知識，抜歯法については歯種別または状態によって異なる注意点，そして抜歯で起こりやすい合併症とトラブルについて紹介する。

Point

- □挺子(ていし)(エレベータ)と鉗子
- □抜歯創の治癒
- □各歯種における抜歯時の注意点
- □合併症とトラブル対応

1 ● 抜歯の前に

1-1 術中に必要な環境

➡必要な環境
CHAPTER-3
「5 術中に考慮すべき諸問題」もあわせて参照

1-1-1 術者側の環境

口腔を扱う処置では，超音波スケーラーやマイクロモーターを使用する機会が多い。そのため処置中に，口腔内細菌，歯や骨の小片あるいは削られた金属バーの微細破片が飛散し，処置室全体が汚染される。したがって，無菌状態に近い一般手術室とは別の処置室で歯科処置を行うことが勧められる。

また同じ理由により術者や助手も汚染され，目などを損傷する可能性がある。そのため眼鏡(本来必要ない人も目を保護するために必要)，グローブ，帽子，マスク，術衣を装着すべきである。

➡術中の体温管理
CHAPTER-3
「2-2 麻酔による併発症」
CHAPTER-4
「5-2-1 歯科処置における低体温症への注意」もあわせて参照

1-1-2 動物側の環境

頭蓋の下にはマットと厚手のタオルを敷き，頭蓋が直接，硬いシンクなどの表面に当たらないように工夫する(**図1**)。

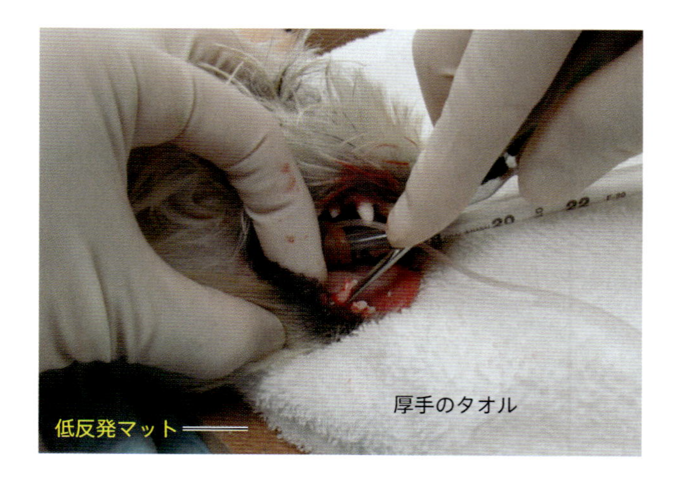

図1 抜歯時の頭蓋の保護

抜歯時，低反発マットや厚手のタオルを頭蓋の下に敷く。

歯科処置は外科的処置になるため全身麻酔が必要となり，必ず気管チューブを挿管してカフを膨らませて行う。また，処置中の口腔内は水で頻繁に浸され体温が低下するため保温マットが必要である。可能であれば温風式加温装置を用いることが望ましい。処置前には，細菌感染の予防と乾燥を防ぐ目的で眼球に抗生剤の眼軟膏を点眼する。

1-2 抜歯の基本

抜歯ではまず口腔内の消毒を行った後，歯垢・歯石を大まかに除去し歯肉付着部をメスで切開して，その歯根に沿って歯根膜腔にエレベータを挿入する。そしてエレベータで歯を歯槽窩から脱臼させ，次に抜歯鉗子で歯を抜去して歯肉を閉じることが基本である（クローズド・テクニックによる抜歯法）。このエレベータの挿入を，歯垢・歯石の除去されていない歯冠部および歯根部で行うと，ポケット内の歯垢・歯石や汚染物質をさらに根尖に近い歯根膜腔に押し込んでしまうおそれがあるため，抜歯前の口腔内の消毒と歯垢・歯石除去は大切である。

➡クローズド・テクニック
CHAPTER-6
「6-1 クローズド・テクニックによる抜歯法」を参照

ちなみに，エレベータと形状の似ているラグゼータも歯根膜腔に挿入して用いるものであるが，これは歯根膜線維を切離するためだけの器具である。エレベータのように楔(くさび)作用，軸回転作用，梃子(てこ)作用を使って歯根膜線維を断裂して歯を脱臼させる器具ではない。

状況により抜歯予定の歯の歯周靭帯が強固の場合は，メスで歯肉付着部を切離する必要があり，通常メス刃はNo.11かNo.15を用いる[1]。No.11のメス刃は，表面の切開長と深部の切開長のギャップをほとんど生じないことから繊細な部位での切開，例えば膿瘍の切開，皮膚と皮下織の切開などに有用である[1]。一方，No.15のメス刃は腹部で直接，顎骨に当てて切開を加えるので，安定した骨膜切開が可能である[1]。

しかし実際に獣医領域では，歯肉を切開して歯肉粘膜フラップを作成し，頬側歯槽骨を切削して歯根をある程度露出させてから抜歯することも少なくない（オープンフラップ・テクニックによる抜歯法）。

➡オープンフラップ・テクニック
CHAPTER-6
「6-2 オープンフラップ・テクニック（歯槽骨除去）による抜歯法」を参照

2 ● 挺子(ていし)（エレベータ）と抜歯鉗子

2-1 挺子（エレベータ）

2-1-1 エレベータの大きさと形状

挺子（エレベータ）は前述のとおり，歯根膜線維の断裂により歯の脱臼を行うための器具で，嘴部(しぶ)，支柱，把柄(はへい)の3部分から構成されている[1,2]（**図2**）。このうち最も重要

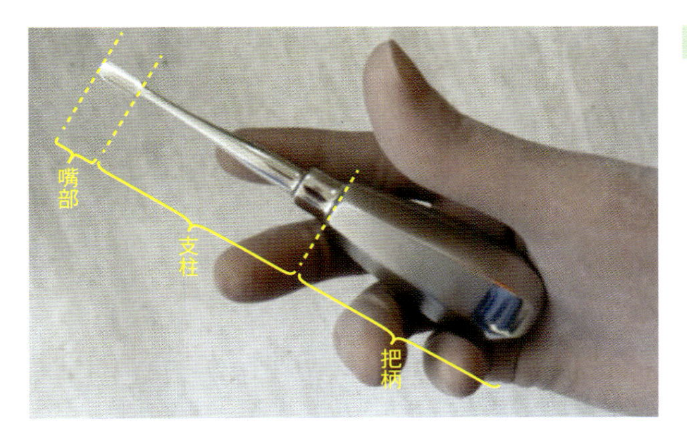

図2 エレベータ

図 3 エレベータの適切な大きさと形状

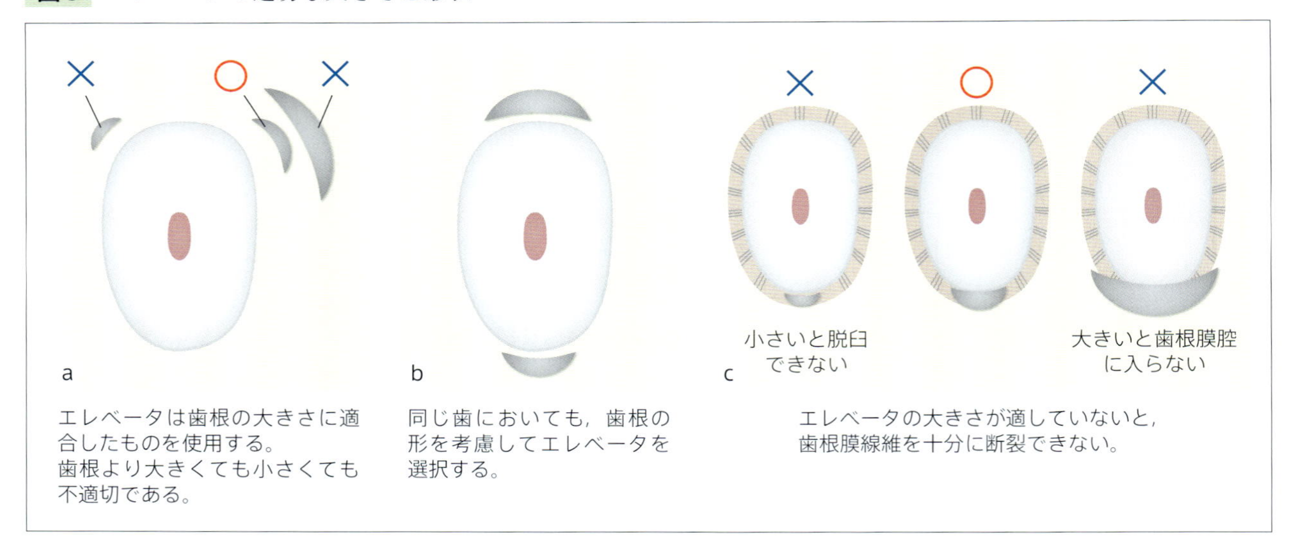

エレベータは歯根の大きさに適合したものを使用する。歯根より大きくても小さくても不適切である。

同じ歯においても，歯根の形を考慮してエレベータを選択する。

エレベータの大きさが適していないと，歯根膜線維を十分に断裂できない。

な部分は嘴部で，その作業面は浅い溝状で先端はブレードになっている。ブレードは，刃の破損(刃こぼれ)や刃のめくれを起こさないように，ある程度の厚さと鋭さが必要であるが，抜歯の際に狭い歯根膜腔に挿入する必要があるため，厚すぎるものも適切でない。硬度と粘り(刃こぼれや変形がしにくく切れ味が長く保てる性質)を備えた材質を選び，そして歯根の大きさに嘴部を合わせられるよう数種類用意する(**図 2，3**)。言わば，エレベータと歯根の大きさが適合しているものを選ぶ必要がある。

➡**エレベータの種類**
CHAPTER-4
「2-4-1 挺子(エレベータ)」を参照

特に犬では最小約 1 kg の個体から約 80 kg の個体まで存在するため，歯の大きさも様々である。さらに同じ個体であっても犬では上下顎切歯や上下顎第 1 前臼歯，下顎第 3 後臼歯のように非常に小さな歯から，上下顎犬歯や上顎第 4 前臼歯，下顎第 1 後臼歯のように大きな歯もある。したがって，エレベータの嘴部の幅が直径約 1 mm のものから 5 mm のものまで，少なくとも 5 段階くらい揃えておく必要がある。

犬や猫の抜歯においてエレベータは，嘴部と支柱がストレート型のものが使用しやすい(直嘴状挺子)。人用のエレベータには，嘴部と支柱がカーブしているもの(上顎智歯(ちし)の脱臼に使用)，あるいは嘴部の形が異なる羊足状(ようそくじょう)挺子や鉤状(こうじょう)歯根挺子，また支柱が屈曲した銃槍状(じゅうそうじょう)挺子や屈曲(くっきょく)嘴(し)挺子，支柱と把柄が T 字型の T 字型挺子，そして回転挺子などがある[1,2]が，犬や猫ではいずれも使用しにくい。

■**智歯**
「親知らず」のこと。

2-1-2 エレベータの研ぎ方[3]

エレベータはハンドスケーラーと同様に，使用し続けると先端のブレードの切れ味が低下するため研磨する必要がある。その基本的な方法を**図 4** に示す。しかし通常，エレベータの研ぎは歯科器材を扱っている専門業者に依頼することが基本である。各メーカーによってエレベータのブレードの形状や大きさが様々であるからである。

2-1-3 エレベータの正しい持ち方[1,2]

エレベータは様々なものが市販されているが，日本人の手の大きさから判断すると大きすぎるものを使用している傾向がある。術者の手掌の大きさに合った適切なエレベータは，把柄を手掌で把持して伸ばした人差し指の先端部位から嘴部が出ている程度の長さのものがよい。**図 5** のように正しい持ち方をすることで，嘴部の位置を微妙

図4 エレベータの研ぎ方[3]

砥石は，平らなものと円錐型のものを用意するとよい。研磨剤については，砥石の種類やメーカーによって使用する場合と使用しない場合がある。そのため，使用する砥石の取扱い説明書に従って行うとよい。

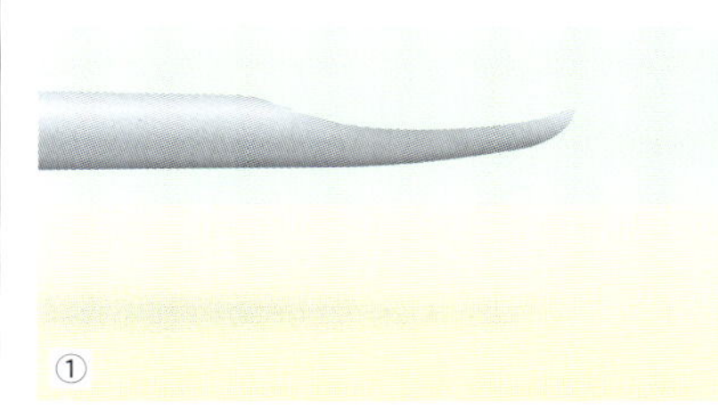

①平らな砥石で，エレベータの摩耗面の辺縁背部から研磨する。

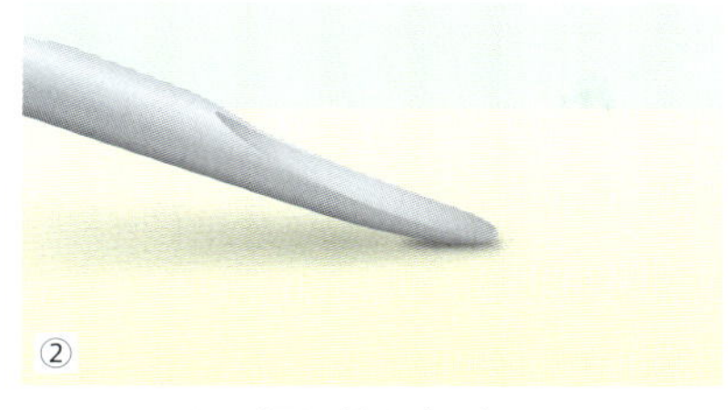

②エレベータの柄を持ち上げて，エレベータの斜面と先端を砥石と接触させる。

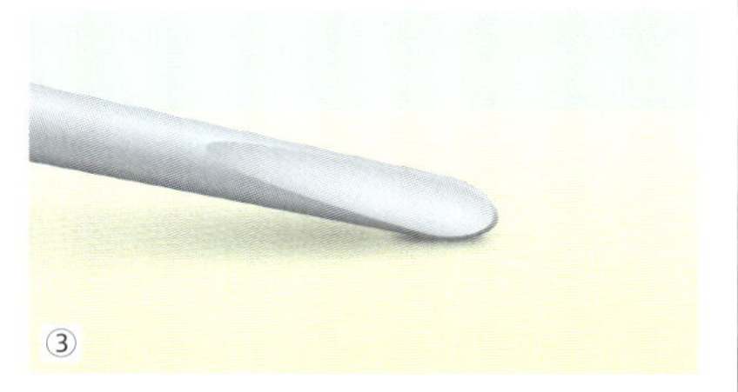

③エレベータを安定した状態で維持し，短いストロークで前方と後方に砥石を動かして研磨を行う。均一な斜面と先端を作成するように，エレベータを交互に左右にローリングさせる。

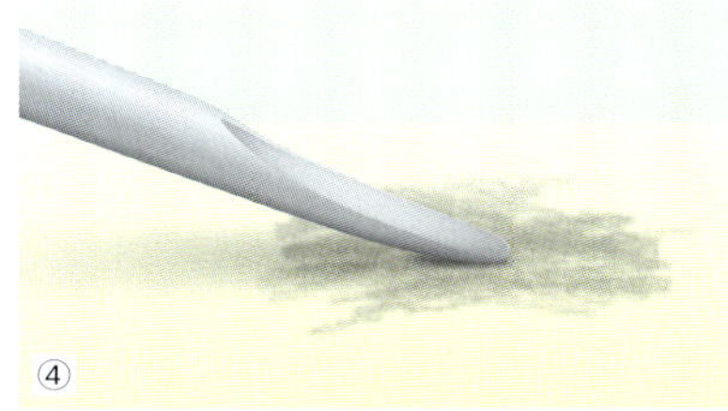

④研磨していると金属片（金属のバリ）ができる。

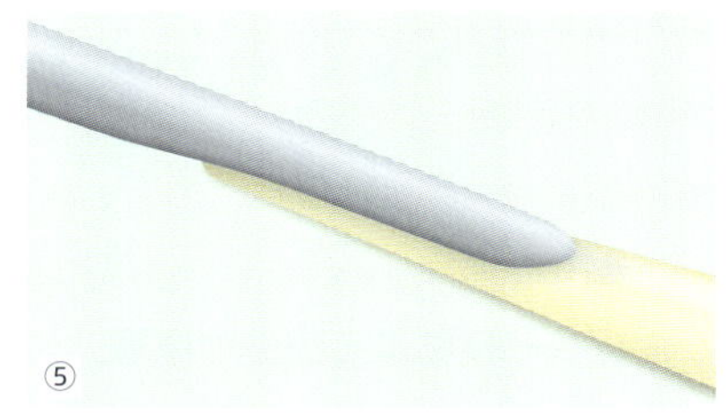

⑤研磨後，金属のバリや削りカスを除去するために，円錐型の砥石をエレベータの摩耗面の表面に当てて丁寧に引く。

図5 エレベータの正しい持ち方

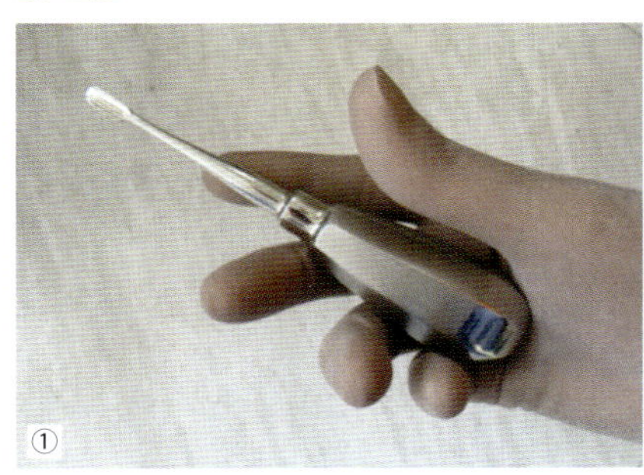

①把柄の部分を手掌の中央の生命線に沿って置く。

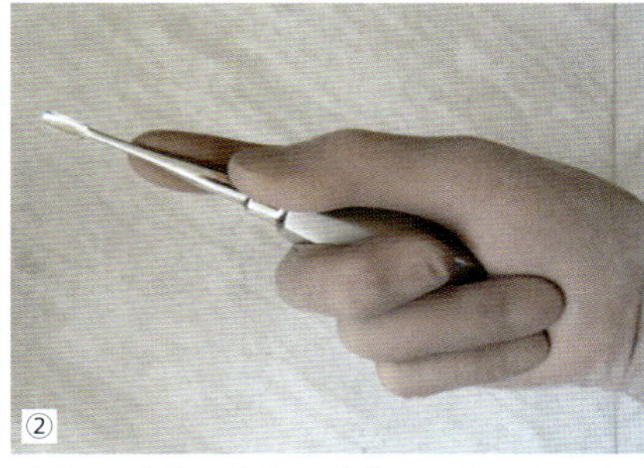

②親指，中指，薬指，小指の4指でしっかりとエレベータを握り，人差し指はまっすぐ伸ばして嘴部の先に添える。把柄の先が手掌の中央に位置することにより，エレベータが滑脱することを防ぐ。

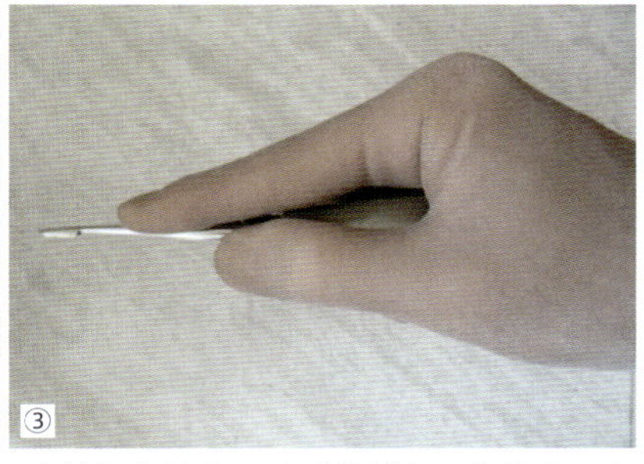

③人差し指はまっすぐ伸ばし，指先をエレベータの作業刃に近い位置に添えることで，あたかもその指の延長のようにエレベータを使用できる。

な力で調整することが可能となり，エレベータの滑脱もしにくくなる。万が一滑脱する場合を想定し，添えた人差し指よりはみ出た嘴部分の距離内には，その先にある眼窩や下顎管などが到達しないように人差し指の位置を設定することが大切である。眼窩や下顎管に対して損傷を与えないようにするためである。

●よくある間違った持ち方

エレベータの間違った把持例として，ペングリップで把持したり，エレベータの把柄の先が手掌に収まらずにはみ出ていることが多い。このような場合，エレベータが滑脱しやすく，適切に力も入らないため作用効率がよくない。また，歯根膜腔に対して正しく方向づけができないのみならず，歯根膜線維を適切に断裂させるだけの十分な力も入らない。

2-1-4 エレベータ挿入時の注意点

➡抜歯時のトラブル
CHAPTER-6
「7 抜歯における合併症とトラブル」
を参照

エレベータは歯根と歯槽骨の間の歯根膜腔に確実に挿入させなければならないが，手さぐりで行うと適切に挿入されずトラブルとなることがある。エレベータの挿入部位により抜歯力の加わる方向と周囲組織に与える損傷が決まるため，挿入部位を適切に評価し，**表 1** に挙げる項目を考慮することが重要である。

➡オープンフラップ・テクニック
CHAPTER-6
「6-2 オープンフラップ・テクニック（歯槽骨除去）による抜歯法」を参照

エレベータでの対応が難しい場合は基本的に，歯肉粘膜フラップを作成して頬側歯槽骨を切削し，歯根を目視下で確認して行う外科的抜歯で対応すべきである（オープンフラップ・テクニックによる抜歯法）。また，歯根辺縁が肉眼的に不明瞭の場合は，歯根を覆っている歯肉や不良肉芽を除去して歯根膜腔を明確にしてから行うとよい。

表 1 エレベータの挿入部位の評価

①歯根膜腔の広さ	④隣接歯の状態
②歯槽骨の吸収状態	⑤鼻腔，眼窩，眼窩下孔や下顎管との距離
③歯根の形状（湾曲，収束）	⑥歯槽骨の厚さ（非常に薄い歯槽骨部分に挿入することは禁忌）

2-1-5 エレベータによる抜歯の原理

エレベータを歯根膜腔に挿入してからの作用方法は，楔（くさび）作用，軸回転作用，梃子（てこ）作用の組み合わせとなる。基本的にはエレベータを作用させている際，挿入したままの位置で数秒間維持することにより，歯根膜線維が断裂して歯根膜から出血し歯根膜腔が拡大して歯が動揺してくる。

エレベータ使用時の注意として，右効きの術者は左手で頭蓋（顎や歯）を固定することによりエレベータの滑脱を防止する。抜歯する際は，歯の動揺を触知することでエレベータの動きと力加減を感じとったり，滑脱を防ぐためにできる限り抜歯する歯あるいはその周囲を左手の指で挟んで支える。歯の動揺や歯槽骨に加わる力を触知することで，歯槽骨の医原性骨折を生じないようにする。

エレベータによる処置は，常に抑制された力で焦らずに行うことを心がけ，場合により好きな音楽を聴きながらリラックスして行うとよいだろう。

●楔作用（図 6）

エレベータの嘴部を歯根に沿って歯根膜腔に挿入し，根尖方向に押し進めることで歯槽骨の弾性により歯根膜線維が断裂して歯根膜腔が拡大する。エレベータを決して急激な力で押し込まず，ゆっくり押し込んでいくことで歯根膜線維は断裂し，出血がみられ，次第に歯根は浮き上がるようになることが多い。

●軸回転作用（図 7）

楔として挿入したエレベータを左右にゆっくり軽度に回転させることで，歯根膜線維の伸張により断裂していく。特に円錐形の歯根に有効である。エレベータの回転により歯根は回転する方向に圧しつけられ，歯根自体も軽度に回転する。このエレベータの軸回転作用は，抜歯鉗子で歯根を把持して回転させるほどの力がかかることはなく，歯根膜腔の拡大に有効である。楔作用，軸回転作用，梃子作用の中で，最も効果的な作用である。

●梃子作用(図8)

エレベータを歯根膜腔に挿入した後は，梃子作用で歯根を挙上させる。この際，厚い歯槽骨を支点にする。原則として隣接歯を支点にしてはならない。また歯槽骨が薄い箇所は骨折のおそれがあるため支点にしてはならない。

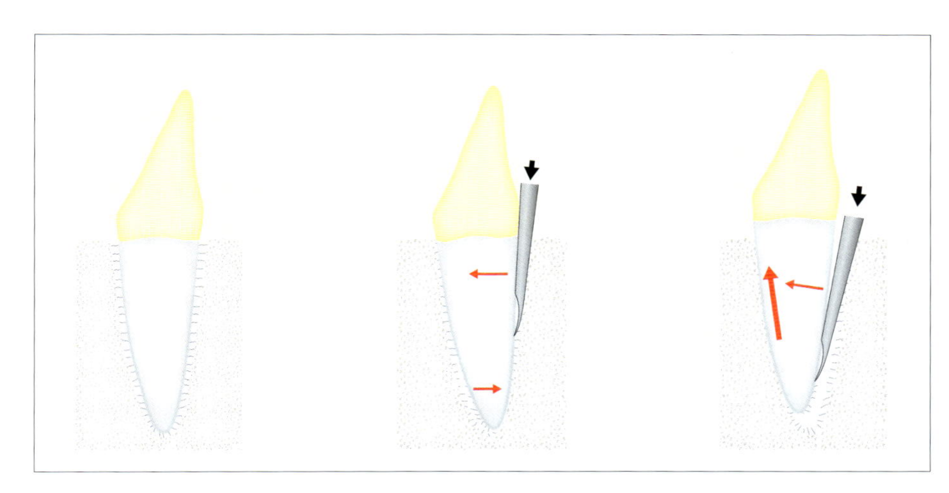

図6 エレベータの楔作用
エレベータを歯根膜腔に挿入して，根尖方向に押し進める。その結果，楔作用により赤矢印の方向に歯根が動いてくる。すなわち，歯根膜腔が拡大することにより歯根膜線維は断裂して歯が挙上してくる。

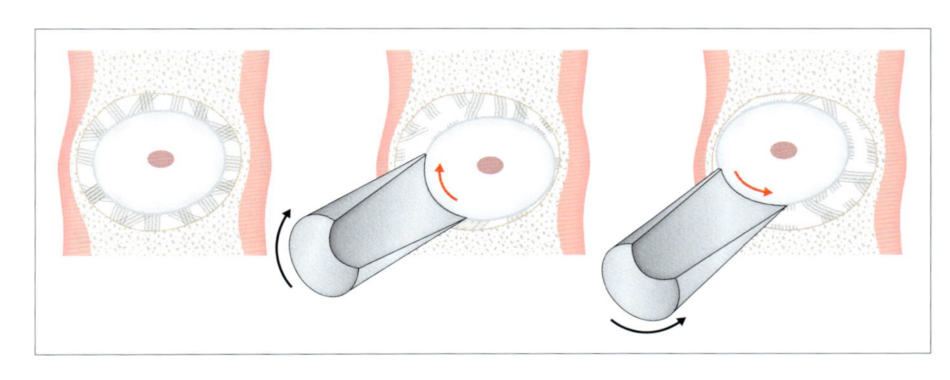

図7 エレベータの軸回転作用
エレベータを歯根膜腔に沿って左右にゆっくり回転させることにより，歯根膜腔が拡大し線維が断裂する。

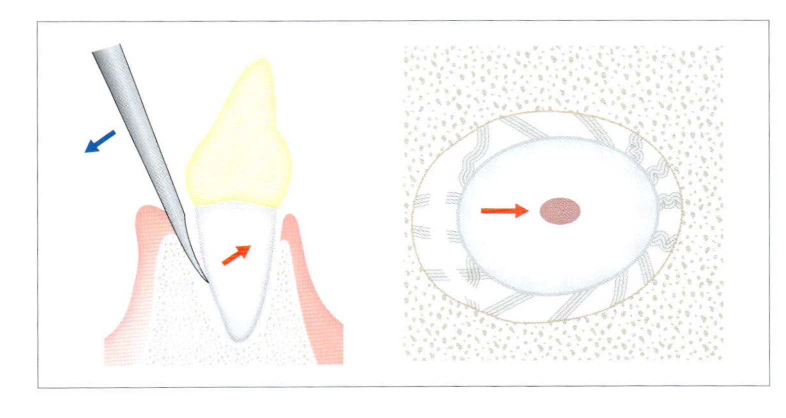

図8 エレベータの梃子作用
厚い歯槽骨に支点を置いて梃子作用を利用することでエレベータに大きな力が加わり，歯根膜腔が拡大し，線維が断裂する。

2-1-6 エレベータ使用時の注意点

①エレベータの軸を歯根面の軸と合致させる(図9)

エレベータの軸を歯根面の軸と平行に合致させることで，歯の脱臼の作業効率が上がる。歯根面の軸とエレベータの嘴部の角度がずれていると歯に力が加わらなくなる。

図9　エレベータの軸と歯根面の軸の合致

エレベータの軸を歯根面の軸と平行に合致させることで，歯の脱臼の作業効率が増す。

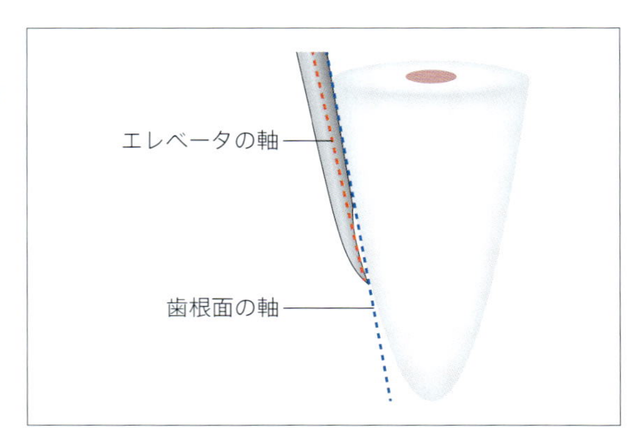

②湾曲している歯根への挿入

歯根が湾曲している場合は，主として内湾側でなく外湾側から歯根に沿ってエレベータを挿入し，楔作用と軸回転作用および梃子作用により歯根が挙上しやすくなる。反対に内湾側にエレベータを挿入すると歯根を押し込むように力がはたらいてしまい，抜歯しにくくなる(**図10**)。しかし，決して内湾側にエレベータを挿入してはならないというわけでなく，内湾側の歯根膜線維の断裂をある程度行うと抜歯しやすくなる。大切なのは，主に外湾側からエレベータを作用させるようにすることである。

なお，外湾側の歯根膜線維を十分断裂せずに内湾側にエレベータを挿入し，その部位に梃子作用を施すと**図11**のように歯根先端で破折を起こしてしまう場合があるので要注意である。

図10　湾曲している歯根への挿入は主に外湾側から

主に外湾側から歯根に沿ってエレベータを挿入して，楔作用と軸回転作用および梃子作用を用いることで歯根が挙上しやすくなる。ただし，内湾側にエレベータを挿入してはいけないということではない。

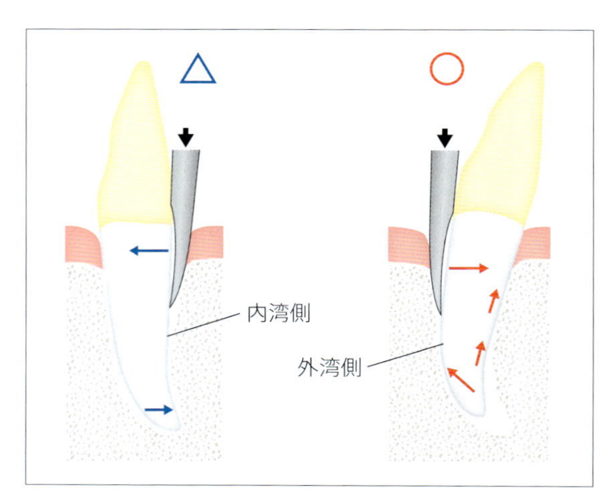

図11　湾曲している歯根では十分に線維を断裂させる

歯根膜線維を十分断裂せずに内湾側にエレベータを挿入すると，歯根先端を破折させる場合がある。

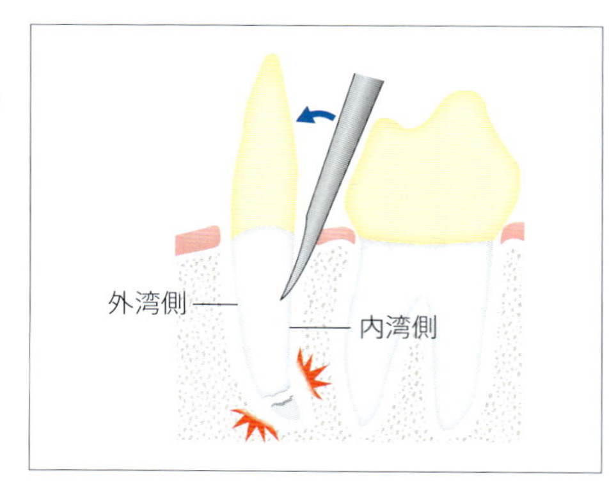

③梃子の支点箇所の選択（図 12）

エレベータを歯根膜腔に挿入した後，薄い歯槽骨を支点として梃子作用をはたらかせると歯槽骨縁を骨折させるおそれがある。したがって，梃子の支点にしても問題のない，十分に厚い歯槽骨の部分を選ぶことが大切である。

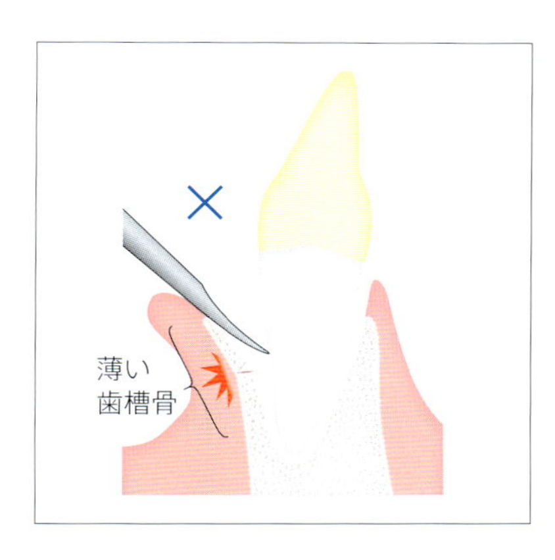

図 12　薄い歯槽骨を梃子の支点にしない

薄い歯槽骨を支点にすると，歯槽骨縁を骨折させる可能性がある。

④歯冠の膨隆部が大きい歯への対処（図 13）

歯冠の膨隆部が比較的大きな歯は，歯根辺縁と歯冠膨隆部が一直線でないため，エレベータを歯根膜腔に挿入しづらい。この場合，歯冠の膨隆している部分をテーパーシリンダーバーなどのバーで切削あるいは切除して，歯根辺縁までを一直線にしてからエレベータを挿入するとよい。

図 13　歯冠の膨隆部が大きい場合

歯根辺縁と歯冠が一直線になるように，歯冠の膨隆部をテーパーシリンダーバーなどで切削あるいは切除する。多根歯の場合は必ず，根分岐部から歯冠に向かってテーパーシリンダーバーなどで 1 本の歯根に分割してからエレベータを挿入する。

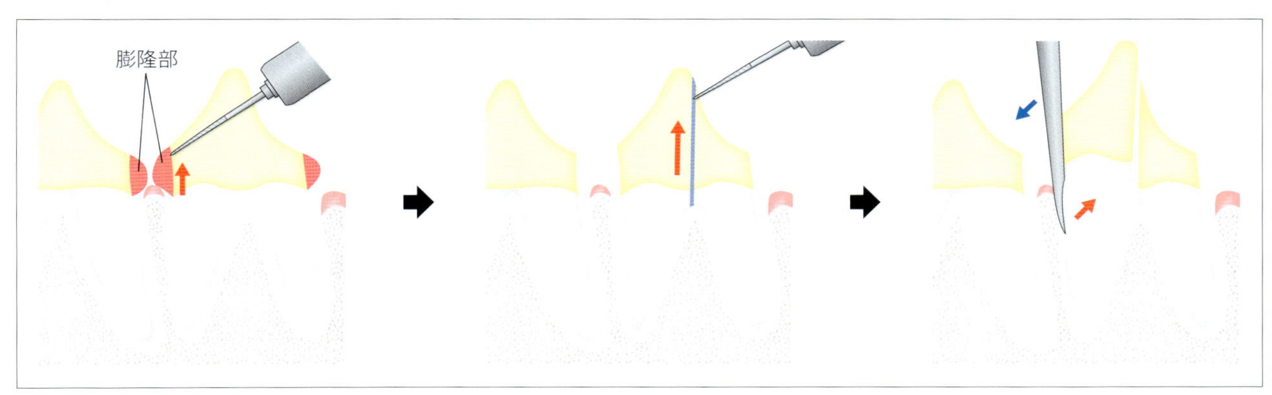

⑤残根除去の原則（図 14）

抜歯の最中に残根を生じた場合，歯根周囲の頬側歯槽骨を切削して目視下で抜歯することを原則とする。その際は，歯根周囲の歯槽骨を小さなラウンドバーやテーパーシリンダーバーなどでさらに切削してエレベータを挿入できるスペースを作成するとよい。この際，その先にある下顎管や眼窩下管のある位置まで挿入してはならない。

図 14　残根除去法

残根を生じた場合は，歯根周囲の頬側歯槽骨を切削したら，小さなラウンドバーやテーパーシリンダーバーなどでさらに一部に切削を加えてエレベータを挿入できるスペースを作成する。残根は目視で確認してから抜歯する。

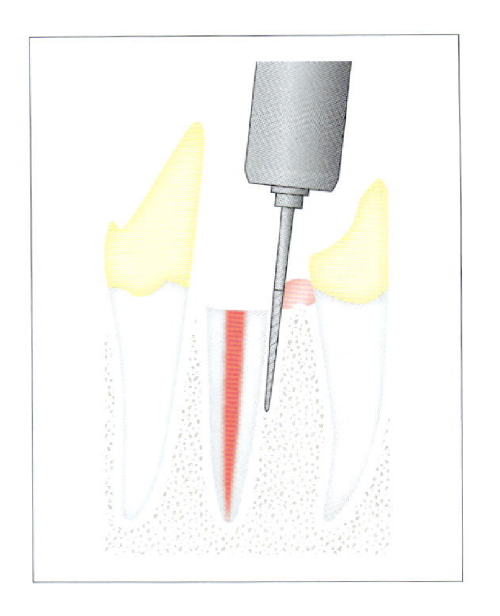

2-2　抜歯鉗子

➡**抜歯鉗子の種類**
CHAPTER-4
「2-4-2 抜歯鉗子」を参照

抜歯鉗子は，抜歯する際に用いる基本器具で，嘴部，関節部，把柄部からなり（**図 15**），通常，エレベータで歯根膜線維を断裂させ，脱臼させた歯に対して用いる。抜歯力を歯のみに加える器具であり，抜歯に伴う歯周組織の損傷を最小限にすることが可能である。抜歯鉗子は歯根に適合した大きさのものを選択する（**図 16**）。

図 15　抜歯鉗子

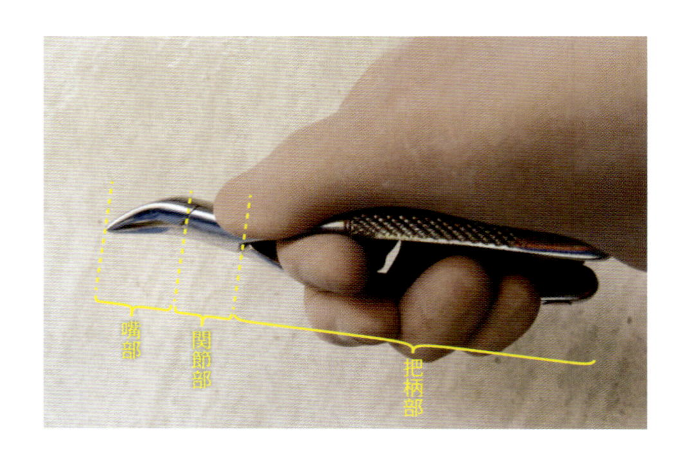

図 16　抜歯鉗子の適切な大きさ

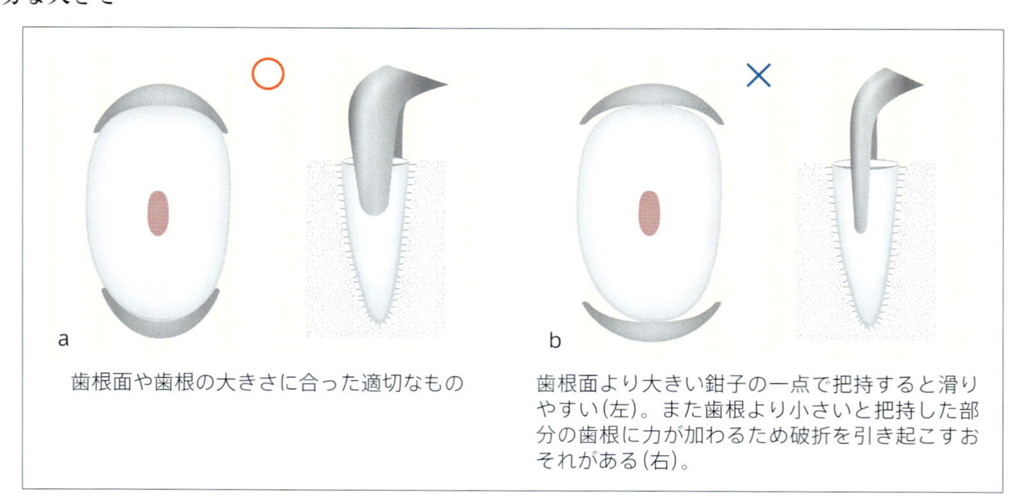

a　歯根面や歯根の大きさに合った適切なもの

b　歯根面より大きい鉗子の一点で把持すると滑りやすい（左）。また歯根より小さいと把持した部分の歯根に力が加わるため破折を引き起こすおそれがある（右）。

2-2-1 抜歯鉗子の握り方と使用法

抜歯鉗子の握り方は，シェッツ法とパルチュ法が基本となる[1]（**図17，18**）。歯を把持するときに開閉操作が行いやすく，しっかり歯を把持できる持ち方がよい。人の歯科医療では逆手法も用いられる[1]が，獣医領域ではほとんど使われない。

抜歯の際は抜歯鉗子の軸と歯軸を一致させて，できる限り歯根の深い位置を把持し，左右に軽度に軸回転させながら歯根と反対方向に抜去する（**図19**）。

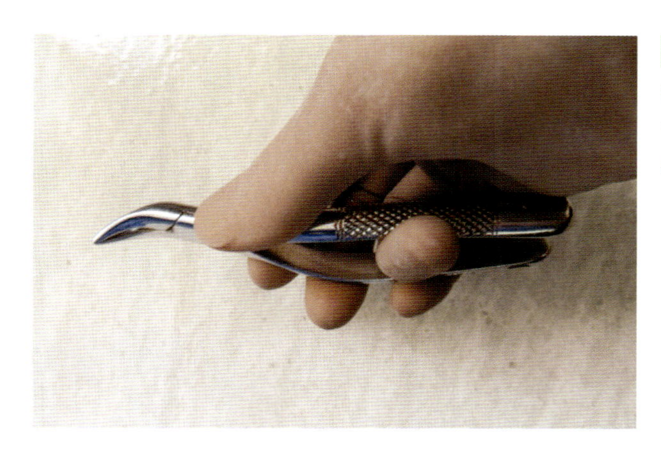

図17 シェッツ法

親指を抜歯鉗子の関節部の後方に，薬指を両把柄部間に置いて，歯を把持したらすべての指を使用して鉗子を握る方法である。

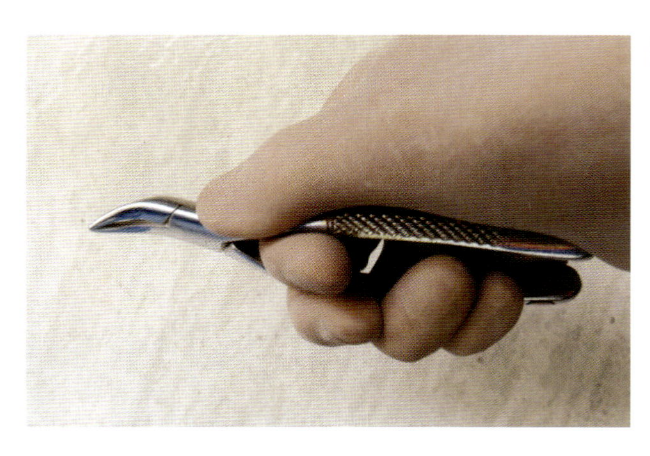

図18 パルチュ法

親指を抜歯鉗子の関節部の後方に，人差し指と中指を両把柄部間に置いて，歯を把持したら中指・薬指・小指で鉗子を握り，人差し指は常に両把柄部間に置く方法である。

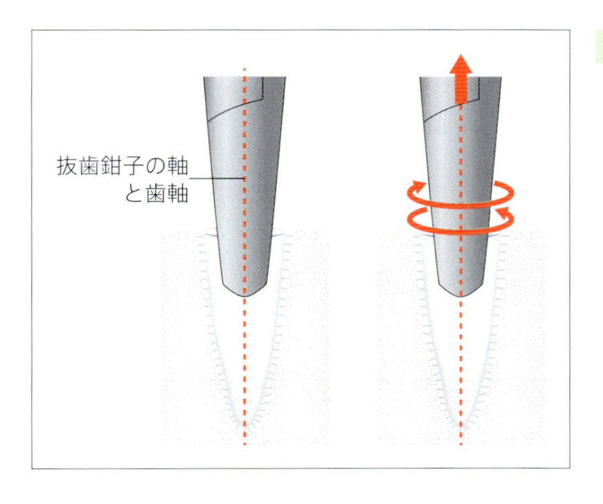

図19 抜歯鉗子で歯を把持する際のポイント

3 ● 抜歯創と歯肉縫合

3-1 抜歯創の治癒について[2]

3-1-1 歯肉粘膜による閉鎖

抜歯が終了したら原則，歯肉粘膜で抜歯創を覆う。通常，抜歯創は血餅期，肉芽組織期，仮骨期，治癒期を経て治癒に向かうが，閉創することで治癒は早まる(**図 20**)。

図 20 抜歯創の歯肉粘膜による閉鎖
抜歯創では，骨芽細胞から新生骨が早期に形成され治癒していく。

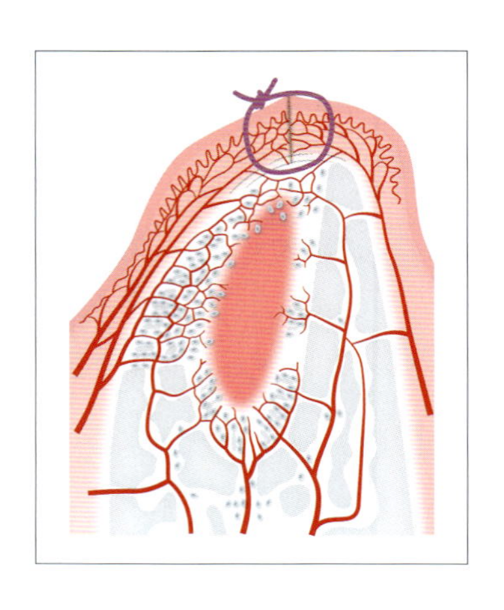

3-1-2 抜歯創の一般的な治癒過程

単純抜歯の際に炎症を引き起こしていない抜歯創であれば，創縁がフィブリンで閉鎖されて**図 21** のような治癒機転を示す。

①抜歯直後～1 日後まで

抜歯創は血餅で満たされ，創縁は血餅の上部に滲出したフィブリンで閉鎖される。歯槽壁では，残存した歯根膜の血管が拡張して好中球などが遊走してくる。

②抜歯 1～3 日後まで

表面は 1 層のフィブリンで覆われ，その下部に白血球が集まる。歯肉縁血管や抜歯創に存在する血管から血管新生がはじまり，血餅の中に侵入する。歯根膜の中の間葉系細胞は骨芽細胞に分化する。

③抜歯 3 日～1 週後まで

抜歯創の歯肉部では，血管網が線維芽細胞とともに抜歯窩の中央部まで増殖する。新生血管は血餅の中へ深く樹枝状に侵入し，血餅周辺部は肉芽形成される。抜歯窩底や抜歯窩壁付近では仮骨形成が開始される。

④抜歯 1～2 週後まで

歯肉上皮の再生が進み，上皮が被覆される。抜歯窩底や窩壁の仮骨形成が盛んに行われ，仮骨が配列されてくる。

⑤抜歯 2～4 週後まで

抜歯創を覆う再生された歯肉では，固有層や上皮層が肥厚する。抜歯創では仮骨形成が進行して，血管網も粗となる。

⑥抜歯 4 週以後

再生組織は再構築される。抜歯創を覆う歯肉は厚さを増してほぼ正常な構造となる。抜歯創では新生骨の改造が進行して骨密度，骨梁の配列がほぼ正常な歯槽骨になる。

図 21 抜歯創の治癒過程

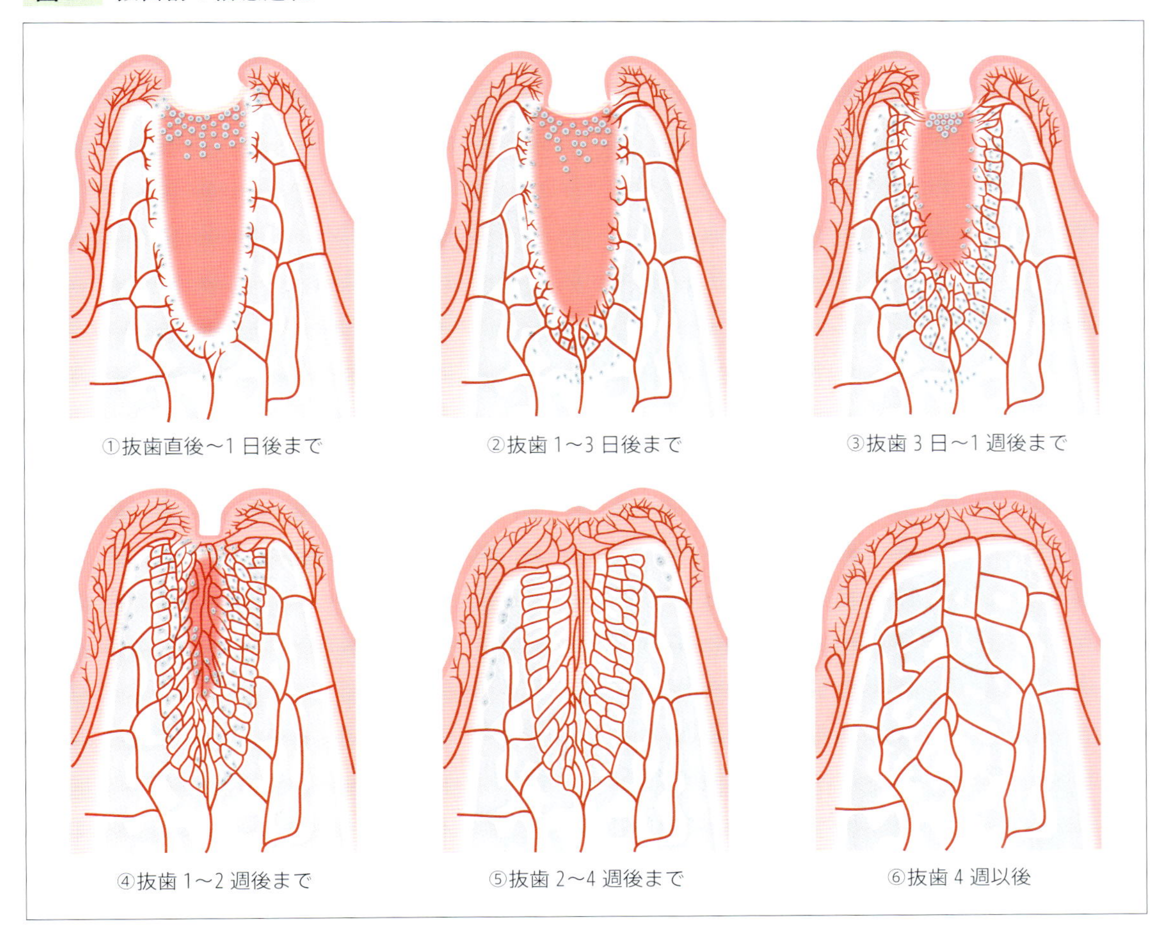

3-1-3 ドライソケット

通常，抜歯した後の抜歯創では，約 55％の歯根膜が歯に付着して除去され，残りが残存する[4]。抜歯による外科的侵襲の後，歯根膜細胞が約 6 倍に再生増殖してくる[4]。しかし抜歯創の歯根膜が萎縮して，抜歯窩壁に歯根膜組織がほとんど残らない場合，新生血管や骨芽細胞の供給源が窩壁の小孔に限られることになる[2]。その結果，血餅の器質化が遅れ，血餅は融解，脱落してドライソケットとなってしまう[2](**図 22**)。このような状態の抜歯創は，変性壊死した窩壁部が吸収されるか除去されるまで治癒しない[2]。しかし，改めて新鮮創を作成することにより，新鮮血が促され治癒が期待できるようになる。

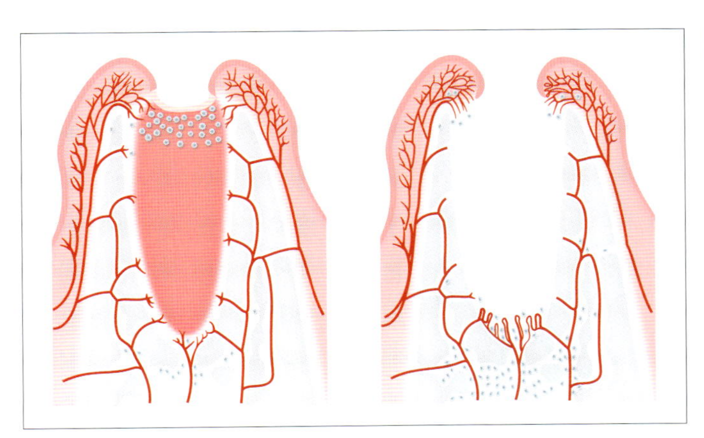

図 22 ドライソケット

抜歯窩壁に歯根膜組織がほとんど残らない場合，ドライソケットになりやすい。

3-2　歯肉粘膜フラップ[2]

外科的抜歯は，歯肉を歯槽骨から剥離して歯肉粘膜フラップを作成し，多くは頬側歯槽骨を切削して歯根の一部を露出させて目視下で抜歯を行うことが基本である。外科的抜歯はエレベータと抜歯鉗子のみによる通常の抜歯が困難と判断された際に行うことが勧められる。例えば，骨性癒着した歯や歯槽骨が強固な場合などに有用である。抜歯後は，歯肉粘膜フラップで創縁を縫合して閉鎖する。歯肉粘膜フラップには，主にエンベロープフラップ(封筒型フラップ)，三角形のフラップ(トライアンギュラーフラップ)，四角形のフラップ(フルフラップ)がある(**図 23**)。そのうちエンベロープフラップは比較的小さな抜歯創を覆う場合に有用であるが，フラップの自由度は小さいという短所がある。しかし，短時間での処置が可能である。一方，三角形および四角形のフラップは，抜歯予定の歯の近心や遠心の歯間部歯肉と歯槽粘膜に縦切開を入れるため，フラップの自由度は大きくなるが処置に時間がかかる。

3-2-1　抜歯時の歯肉粘膜フラップ

●エンベロープフラップ(封筒型フラップ)

抜歯予定の歯の歯肉付着部をメスで切開して骨膜剥離子で歯肉粘膜フラップを歯槽骨から剥離して封筒型のフラップを作成する方法である。歯肉と歯槽粘膜の縦切開は行わない。**図 24** にエンベロープフラップを用いた抜歯法を行った症例を示す。

●三角形のフラップ(トライアンギュラーフラップ)

抜歯予定の歯の歯肉付着部と歯の近心または遠心の歯間部歯肉と歯槽粘膜に縦切開を入れて，三角形の歯肉粘膜フラップを作成する方法である(CHAPTER-6 の図 42，48 参照)。

●四角形のフラップ(フルフラップ)

抜歯予定の歯の歯肉付着部と歯の近心および遠心の歯間部歯肉と歯槽粘膜に縦切開を入れて，四角形の歯肉粘膜フラップを作成する方法である。その際，歯肉粘膜フラップの血液供給が維持できるようにフラップの基部が末広がりになるように切開する(CHAPTER-6 の図 25，26，46，49，51，52 参照)。

図 23　抜歯時の歯肉粘膜フラップの種類

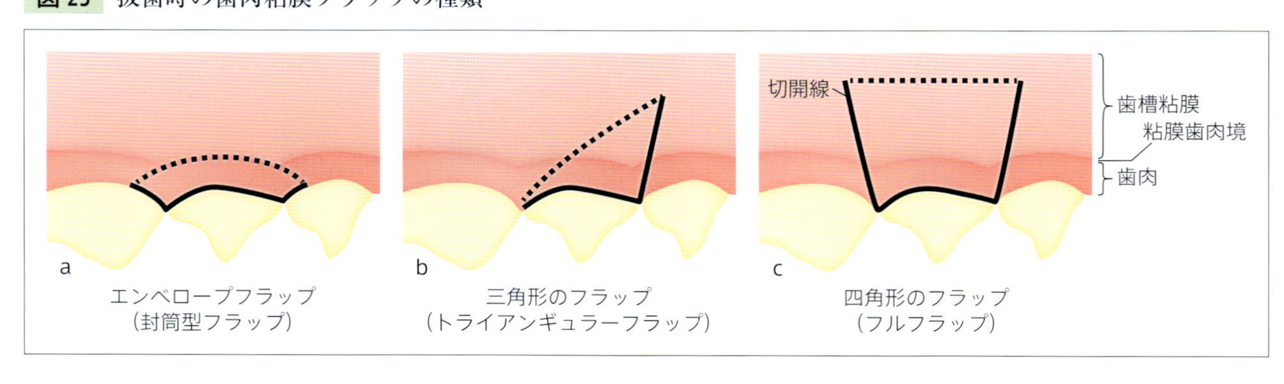

図 24 エンベロープフラップを用いた抜歯法

ミニチュア・ダックスフンド，9 歳齢，避妊雌

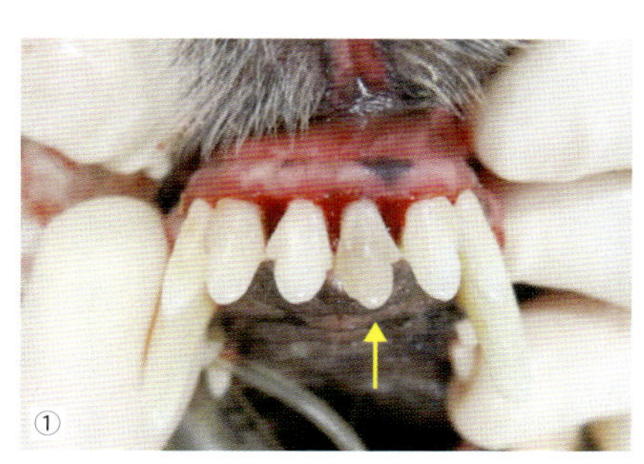

左上顎第 1 切歯の変色(←)とわずかな動揺を認める。すでに，大まかに歯垢・歯石を除去している状態。

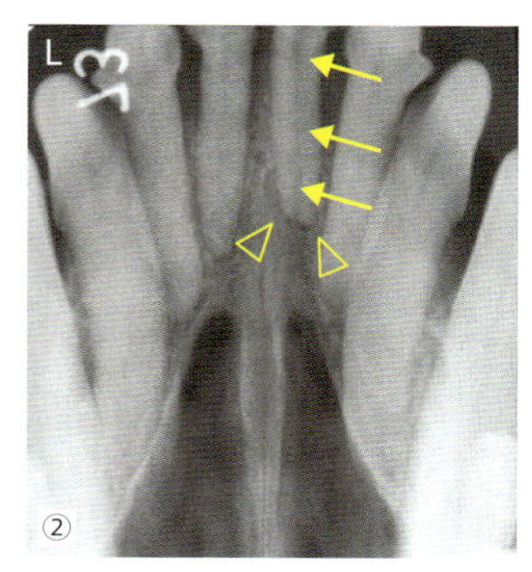

X 線検査。右上顎第 1 切歯の根管が左上顎第 1 切歯の根管と比較して太く(←)，根尖は短く，歯根吸収を生じていることが考えられる(◁)。また，左上顎第 1 切歯と第 2 切歯の間の歯槽骨の吸収が著しい。したがって右上顎第 1 切歯は抜歯適応と判断した。

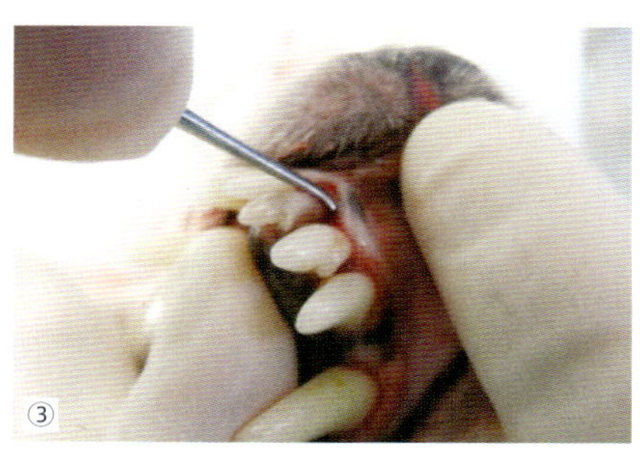

歯肉付着部をメスで切開した後に，骨膜剥離子を用いて歯肉粘膜を歯槽骨から剥離している。

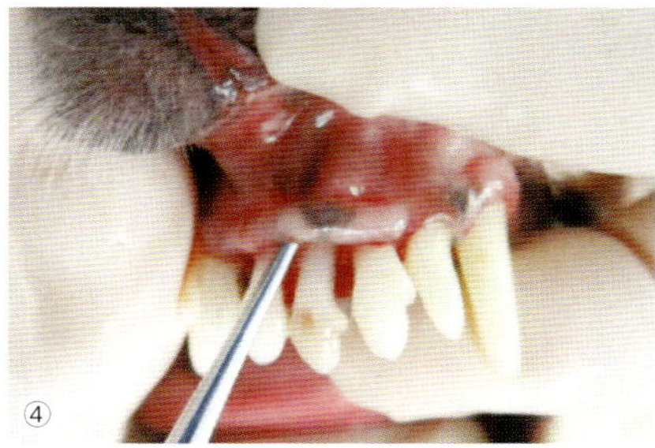

さらに根尖周囲まで拡大して剥離している。

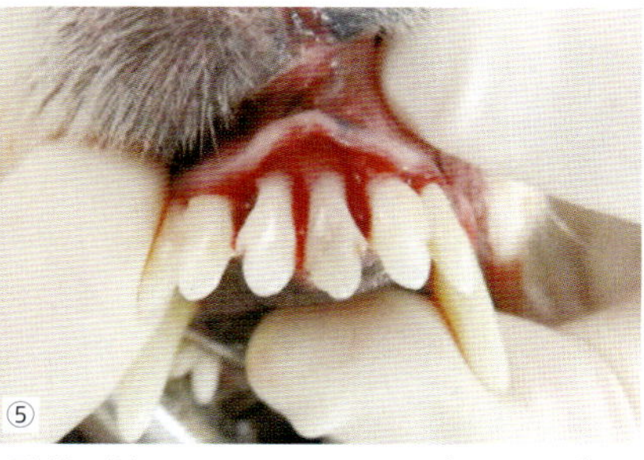

剥離が終了し，エンベロープフラップの形にしたところ。

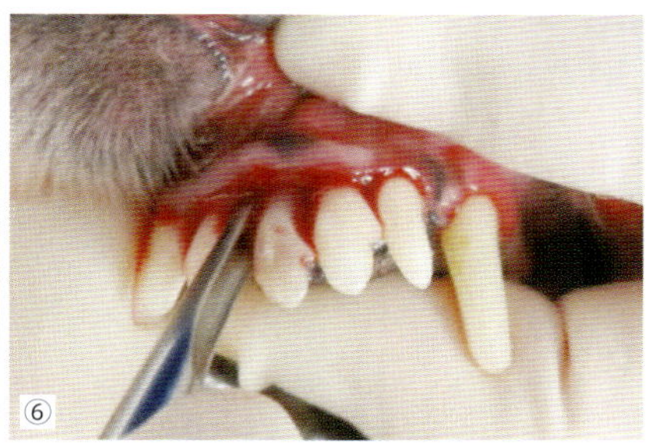

エレベータで歯根膜線維を断裂する。

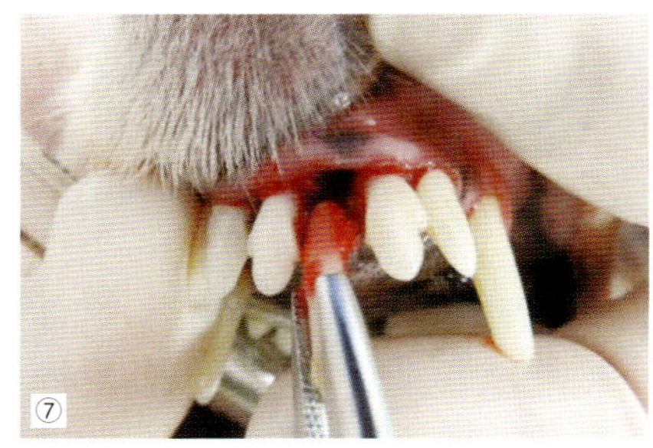

抜歯鉗子で罹患歯を把持し，歯根と反対方向に抜去する。

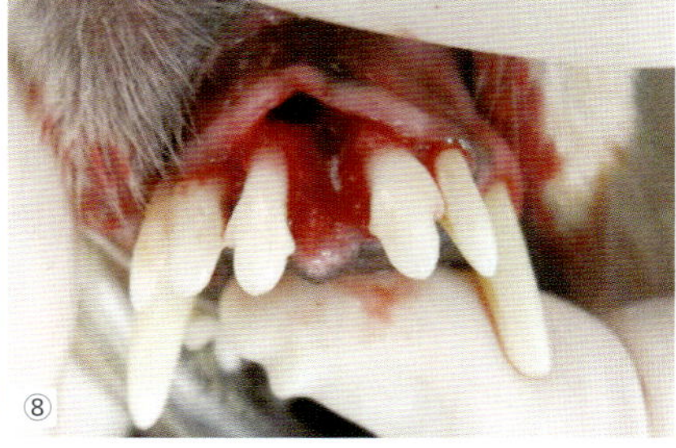

抜歯後の抜歯窩。唇側歯肉粘膜フラップと口蓋側歯肉を縫合する際にテンションのかからないエンベロープフラップが作成できたことを確認する。

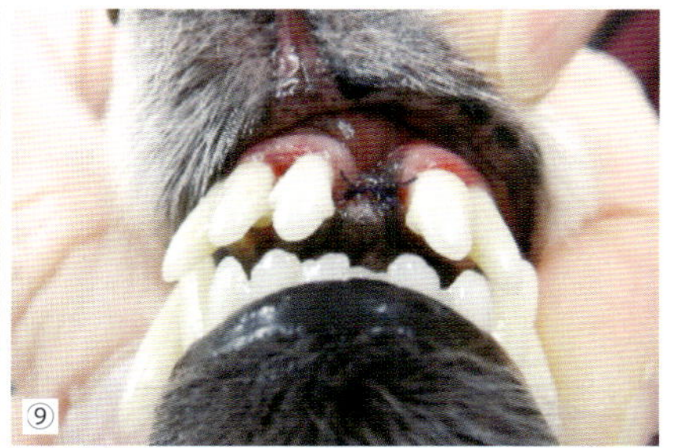

唇側歯肉粘膜フラップと口蓋側歯肉を吸収性縫合糸で縫合して終了。

3-2-2 フラップ作成の原則

歯肉粘膜フラップで縫合閉鎖された抜歯創は，通常血餅の保持が良好である。歯槽骨の一部は消失していることが多いが，その部位は骨膜で覆われ抜歯創では骨の形成がなされてくる。しかし抜歯では歯肉粘膜フラップを翻転(剥離して反転)し，頬側歯槽骨を除去することが多いために，フラップの作成は血液供給を丁寧に保ちながら行う必要がある。

図 25 に示すように，歯肉粘膜フラップは粘膜下に平面的に分布する血管，および骨を貫きこれと吻合する穿通する血管とにより栄養供給されているが，剥離・翻転された歯肉粘膜フラップは平面的に分布する血管のみで血液供給されることになる。したがって，特に四角形のフラップ作成時にはフラップの基部が十分に末広がりになるように歯肉粘膜を切開する。また，歯肉粘膜フラップの先端で血行障害を生じないように，フラップには鋭角な部分ができないように切開する。さらに，フラップの縫合部位が抜歯窩でなく歯槽骨の上になるようにフラップを作成すると，歯槽骨からの血液供給がより期待でき，縫合部位が癒合しやすくなる。

図 25 歯肉粘膜フラップ(四角形のフラップ)の作成

剥離・翻転する歯肉粘膜フラップは血液供給が確保できるように，その基部が十分に末広がりになるように切開する。

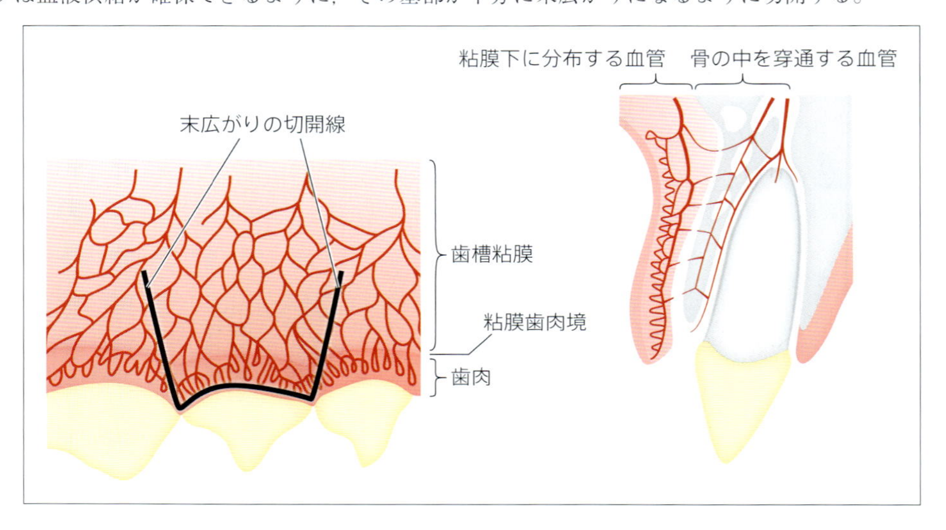

3-2-3 フラップの減張と伸展

抜歯後は歯が存在していた部位に歯がなくなるために，その頬側の歯肉粘膜フラップと口蓋側の粘膜は離開してしまう。通常であると，歯肉粘膜フラップの剥離面に硬組織である骨膜が付着しているためにフラップは伸展できない(**図 26 ①**)。そこで，このフラップの剥離面の骨膜をメスで歯頚部に対して平行に切開して(**図 26 ②**)，メッツェンバウムや骨膜剥離子などでこの切開部を分離することで歯肉粘膜フラップが伸展できるようになる(**図 26 ③**)。これによりフラップに緊張がかからず縫合でき，その結果，適切な癒合を促すことができる。フラップに緊張がかかっていると虚血を生じて縫合部位が離開してしまうため，この処置は非常に大切である。

図 26 歯肉粘膜フラップの剥離面における骨膜切開

歯肉粘膜フラップの剥離面の骨膜を切開することにより硬組織が除去され，フラップを減張・伸展することができる。

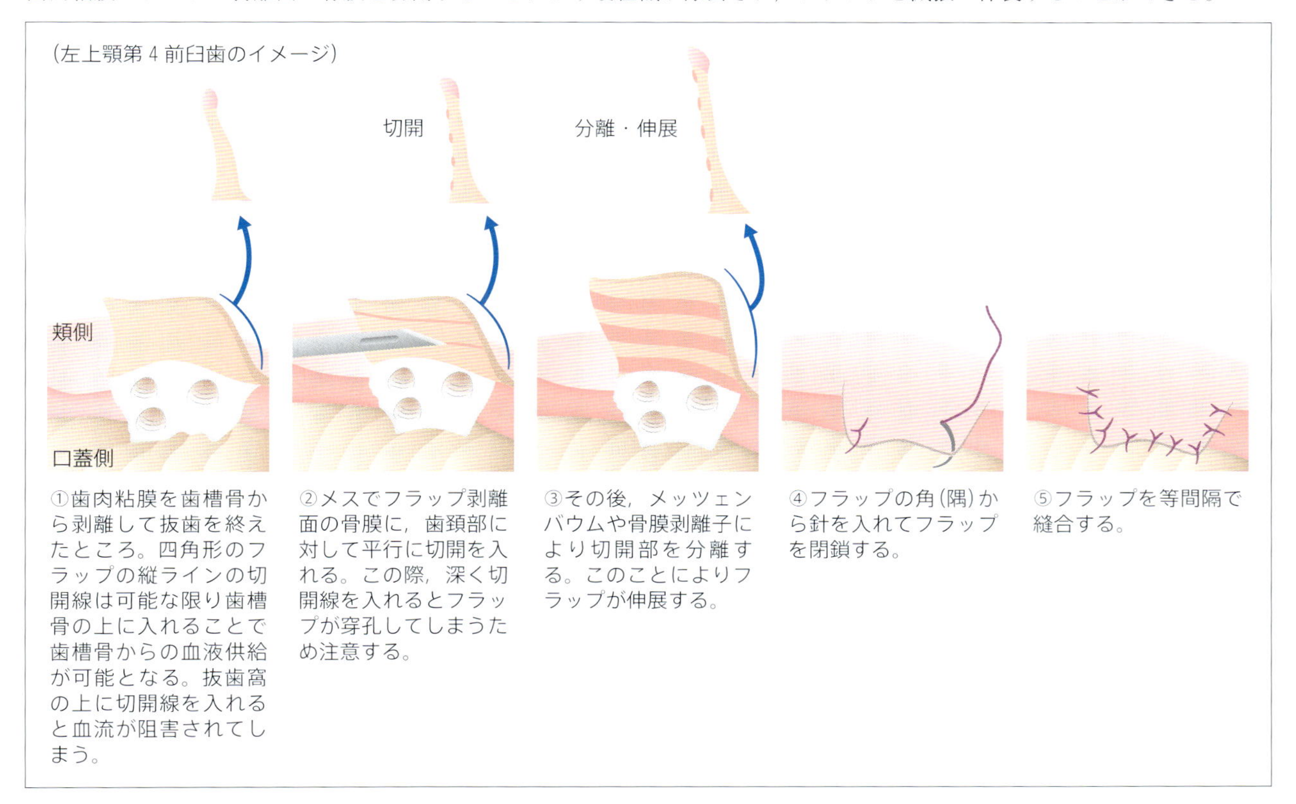

3-2-4 歯周外科治療のための歯肉粘膜フラップ

歯周病に罹患している動物の場合，通常の歯垢・歯石除去では歯面や歯周ポケットを清掃できないことがある。5 mm 以上の歯周ポケットでは通常，盲目的となり，スケーリング(歯垢・歯石除去)やルートプレーニングによる完全な清掃は困難である。そのために外科的に歯肉粘膜フラップを作成し，歯槽骨と歯根を露出させて目視下で歯面を清掃してからその歯を残してフラップを元に戻す方法がある。これは歯周外科治療のひとつである。歯周外科治療とは，通常のスケーリングを行っても歯周ポケットが残存している場合や歯肉や口腔粘膜の状態がよくなく，そのままでは歯周組織の破壊が進行する危険性が高い場合に，これらを改善するとともに破壊された歯槽骨や歯と歯周組織の付着を可能な限り再生させるために行う処置である。**キュレッタージ(歯肉縁下掻爬)**，歯肉切除術，歯肉整形術，**組織再生誘導(GTR)**，**エナメルマトリックスデリバティブ(EMD)**，粘膜歯肉移動術，骨整形術などが挙げられる。

以上のように，抜歯が目的ではなく，歯を残して歯周組織の改善をはかるために歯肉や歯槽粘膜を剥離する場合もエンベロープフラップ，三角形のフラップあるいは四角形のフラップの作成が可能である(**図 27**)。

縦の切開線の位置

歯を残す歯周外科治療を目的とした歯肉粘膜フラップ(三角形あるいは四角形)の作成において，歯肉と歯槽粘膜に入れる縦切開は歯の**稜角**の位置で行う(**図 27，28**)。これは抜歯を目的とした歯肉粘膜フラップ作成の際の位置(歯間部)とは異なる点に注意する。すなわち，歯と歯の間の歯間部，根尖部，根分岐部以外の歯の稜角に縦の切開線を入れる(**図 28**)。**図 29** は，歯と歯の間に歯周ポケットを認める歯周病罹患歯において，歯肉粘膜フラップ(四角形のフラップ)を作成して歯周外科治療を行った症例である。

■キュレッタージ(歯肉縁下掻爬)，組織再生誘導(GTR)，エナメルマトリックスデリバティブ(EMD)
CHAPTER-3，p80 を参照

■稜角
曲面である歯を便宜的に平面にたとえ(頬側面，口蓋側面，舌側面，近心面，遠心面，隣接面，咬合面など)，同一歯において面と面が交わる部位をいう。

図 27 歯周外科治療の際の歯肉粘膜フラップ

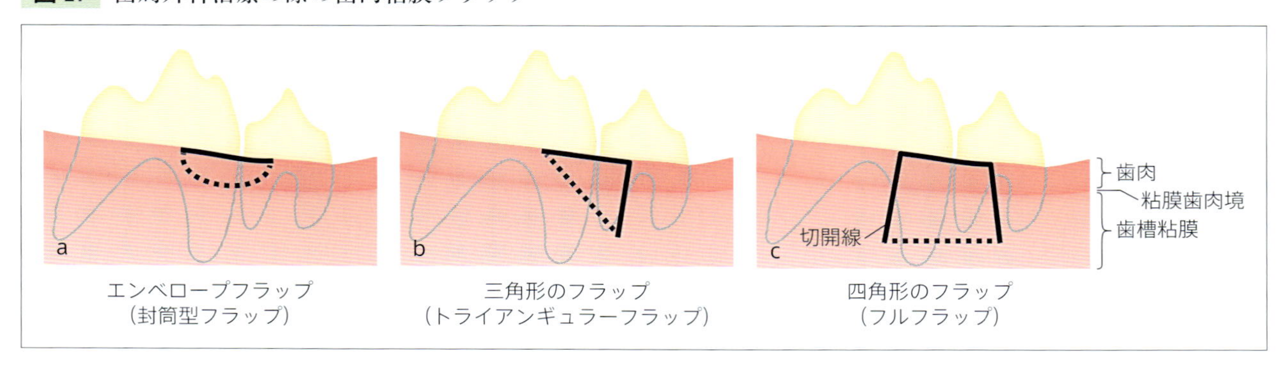

図 28 歯肉粘膜フラップ作成時の縦切開部位

歯周外科治療を行う歯と歯の間（歯間部）を中心にして，それぞれの歯の 2，4，6，8 のいずれかの稜角に切開線を入れる。つまり歯周外科治療の際の縦切開として 1，3，5，7，9 は不適切である。

一方，抜歯の際の切開線は，例えば 1 本の歯を抜歯する場合は 1 と 9 の歯間部に切開を入れる。連続した複数の歯を抜歯をする場合（四角形のフラップ作成の場合）は，抜歯するすべての歯の最も近心側にある歯の近心と，最も遠心側にある歯の遠心の歯間部に切開線を入れる。

歯間部（1，9）：抜歯時の切開部

稜角（2，4，6，8）：歯周外科治療の際の切開部

根尖部（3，7）

根分岐部（5）

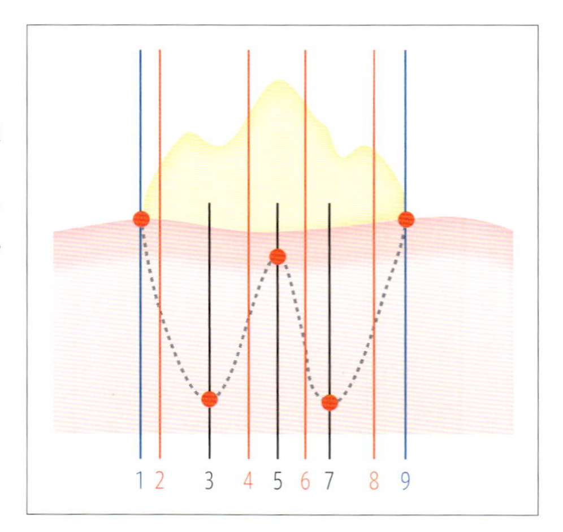

図 29 四角形のフラップ作成による歯周外科治療

ウェルシュ・コーギー，8 歳齢，雌

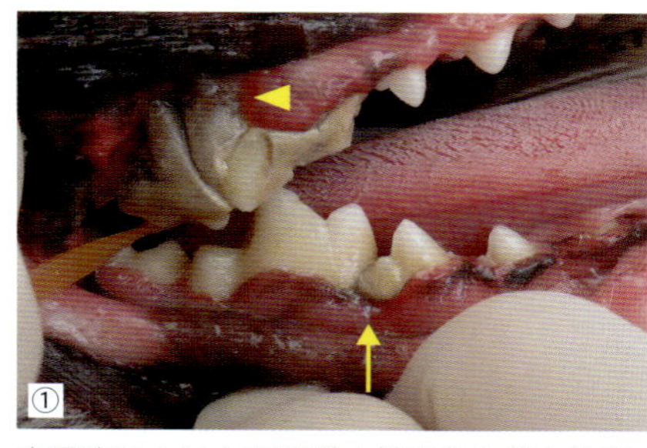

①歯周病により右下顎第 4 前臼歯と第 1 後臼歯の間の歯肉が退縮している（←）。これらの下顎臼歯では，中程度の歯垢・歯石の付着を認める。一方，上顎第 4 前臼歯と第 1 後臼歯は重度の歯垢・歯石の付着と歯肉退縮ならびに歯根露出がみられる（◀）。

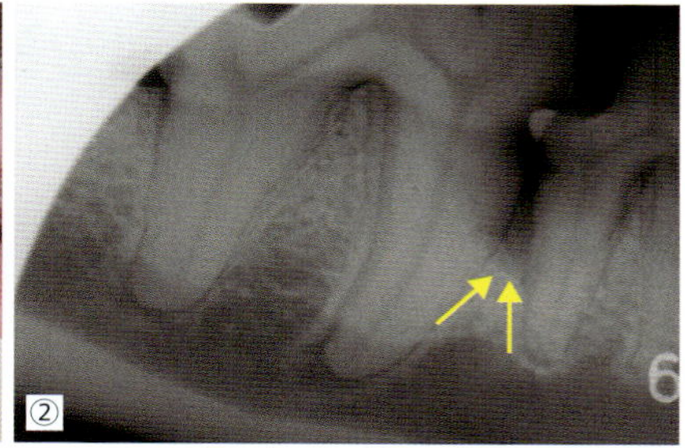

②X 線検査（処置前）。下顎第 4 前臼歯と第 1 後臼歯の間の歯槽骨に，中程度の垂直骨吸収を認める（→）。

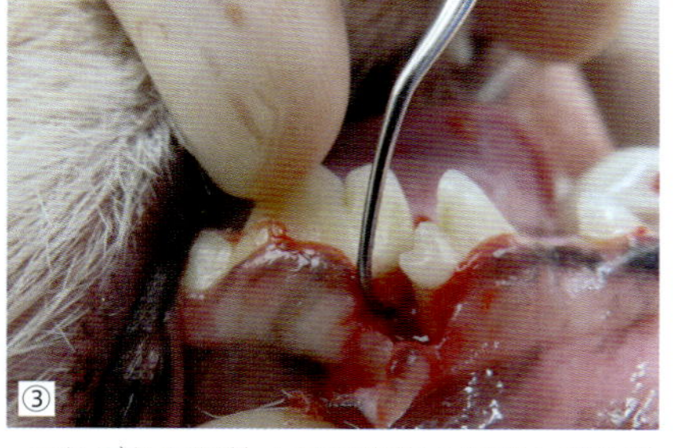

③それぞれ下顎第 4 前臼歯近心根部と第 1 後臼歯遠心根部の稜角の歯肉と歯槽粘膜にメスで縦切開を入れてから，骨膜剥離子で歯肉と歯槽粘膜を剥離してキュレットによる歯垢・歯石除去とルートプレーニングを行っている。

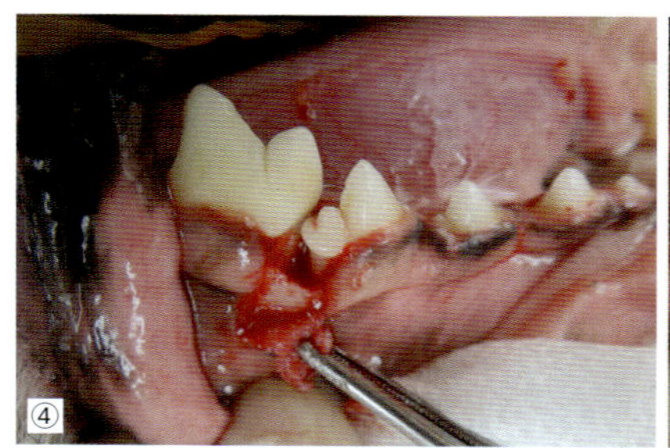

④根面の清掃を終えた口腔内。

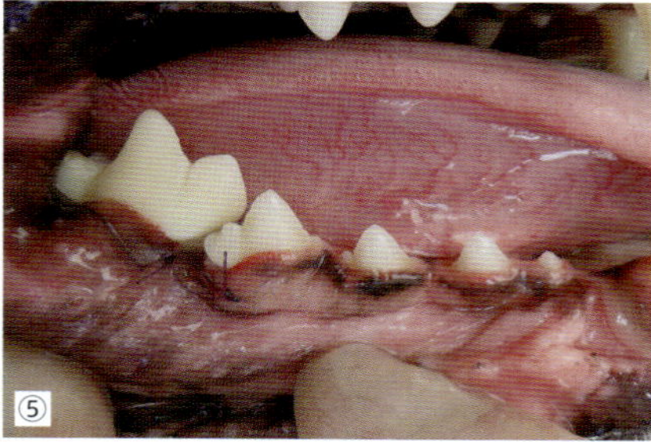

⑤歯肉粘膜フラップの辺縁をデブライドメントした後，歯肉と歯槽粘膜を元に戻して 4-0 のモノフィラメントで縫合した。

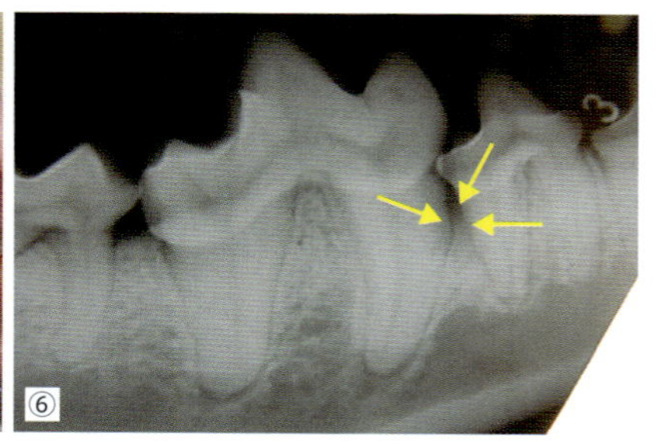

⑥X 線検査（1 カ月半後）。下顎第 4 前臼歯と第 1 後臼歯の間の歯槽骨における垂直骨吸収が改善傾向になった（→）。

3-3 歯肉の縫合[2]

3-3-1 針

歯肉は角化重層扁平上皮で覆われており，丸針では針が通りにくいため角針を用いる。一般的に4-0～5-0の角針を用いると縫合しやすい。

3-3-2 縫合糸[6]

➡縫合糸の選択
CHAPTER-4
「2-4-7 吸収性縫合糸」もあわせて参照

口腔内の細菌などにより縫合糸が汚染されると歯肉が炎症を引き起こすようになるため，できるだけ汚染されにくい縫合糸を使用する必要があり，原則として吸収性縫合糸がよい。

また，マルチフィラメントの縫合糸は通常，その先を染色液につけると毛細管現象により他の部位に浸潤する。加えてこの縫合糸は組織反応性があり，毛細管現象により細菌が繊維内の隠れた部位に貯留しやすい。一方，モノフィラメントの縫合糸は毛細管現象を認めない。したがって，多くの細菌が存在する口腔内ではモノフィラメントの縫合糸を使用すべきである。

下記に代表的な吸収性縫合糸を挙げる。現在，日本で使用できる縫合糸のうち，吸収が早く，モノフィラメントで組織反応性がよいものとしてモノクリル®が適切である。吸収される時期は組織学的には90日以上となっているが，肉眼的には約30日前後である。

- **クロミック・カットグット**

マルチフィラメント，約60日で吸収，抗張力はあまりない，組織反応性は中程度～重度。

- **デキソン**

マルチフィラメント，約120日で吸収，抗張力はほどよい，組織反応性はわずか。

- **バイクリル®**

マルチフィラメント，約56～70日で吸収，抗張力はよい，組織反応性はわずか。

- **モノクリル®(図30)**

モノフィラメント，約90～119日で吸収，抗張力はかなりよい，組織反応性はわずか。

- **PDS®**

モノフィラメント，約182～238日で吸収，抗張力はよい，組織反応性はわずか。

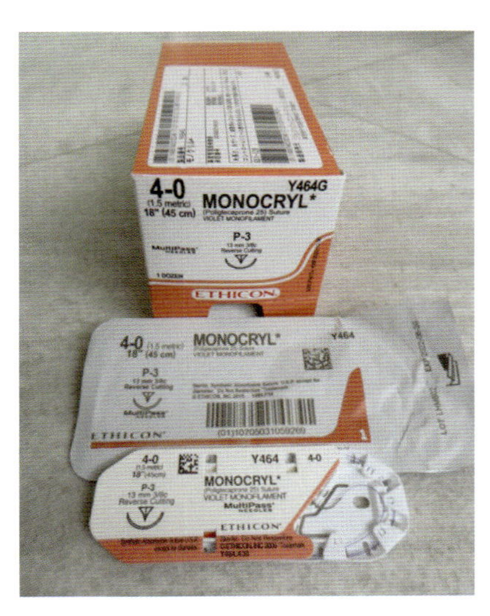

図30 モノクリル®(合成吸収性縫合糸)
歯肉粘膜の縫合には，吸収性縫合糸付きの角針4-0～5-0のモノクリル®が適切である。

3-3-3 歯肉縫合の基本手順

歯肉を縫合しやすくするため，縫合前に歯肉粘膜の骨膜を骨膜剥離子あるいは粘膜剥離子で針が入るスペースほど剥離しておく。そうすると針による粘膜の断裂を防ぐことができる。

まず，鈎なしのピンセット(デベーキ)で歯肉粘膜骨膜弁を把持して固定し，粘膜に対して直角に針を刺入したら(**図 31 ①**)，針先の方向を 90 度変更して粘膜面に対して直角に引き抜く(**図 31 ②**)。つまり全体的には 180 度回転することになる。続けて反対側の粘膜面に針を直角に刺入したら，粘膜に対して直角に引き抜く(**図 31 ③**)。針を通す位置は創縁から 2〜3 mm，縫合間隔は 3〜4 mm ほどが適当である。縫合部位は歯肉縁の高さを合わせ，縫合はきつすぎず，緩すぎず，創縁が正確に密着するくらいがよい(**図 31 ④**)。きつく締めすぎると組織の血行障害を引き起こし，組織が壊死するおそれがある。また，結び目を大きくするとその部位が汚染されやすくなるために注意する。3 回結び程度が適当である。

図 31 歯肉縫合の基本手順

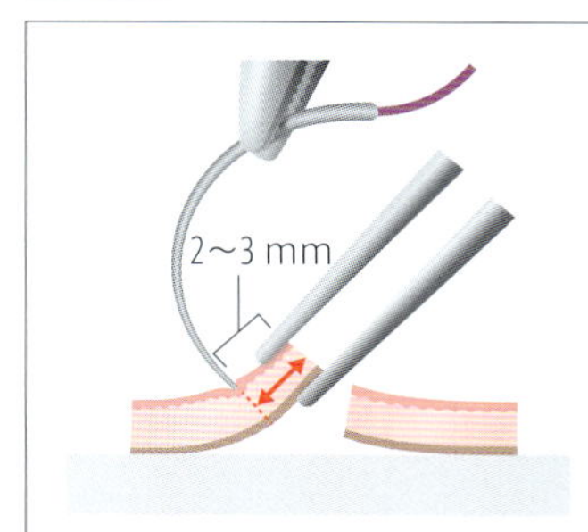

①創縁より 2〜3 mm の位置から，粘膜に対して直角に針を刺入する。

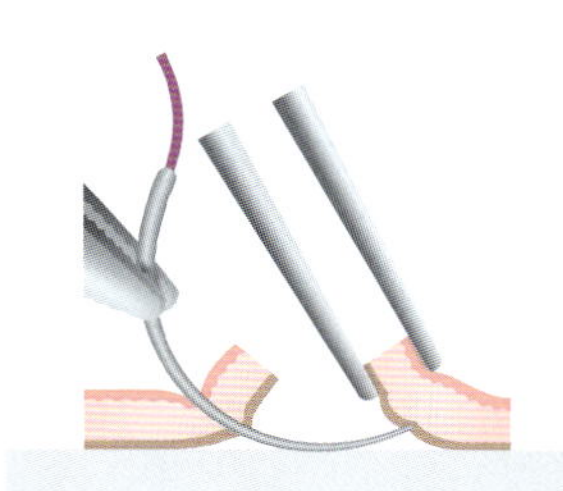

②針先の方向を 90 度変更して粘膜面に対して直角に引き抜き，次に反対側の粘膜面に直角に刺入する。

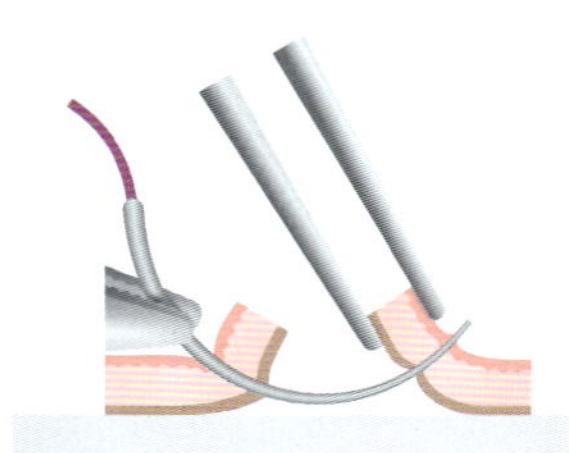

③刺入した粘膜から針を粘膜に対して直角に引き抜く。

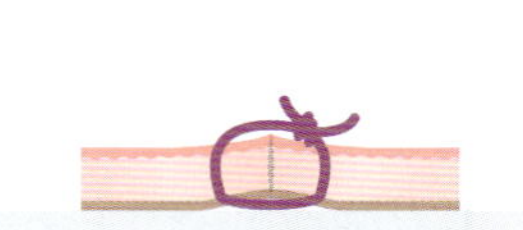

④創縁が正確に密着する程度に，縫合はきつすぎず，緩すぎないようにする。

4 ● 抜歯の際に注意すべき部位

⇨歯の周囲の解剖
CHAPTER-4
「1-4 口腔を構成する骨組織」
「1-6 口腔に分布する血管系・末梢神経系」もあわせて参照

⇨エレベータの適切な使用
CHAPTER-6
「2-1-5 エレベータによる抜歯の原理」を参照

抜歯を含め口腔外科処置を行うにあたっては，歯の周囲組織における血管や神経の走行，各唾液腺の開口部の位置，各歯と近接する部位(眼窩，上顎陥凹，眼窩下孔，眼窩下管，鼻腔，下顎管，下顎孔，各オトガイ孔など)との位置関係を把握しておく(**図 32，33**)。抜歯ではこれらに注意するのはもちろんであるが，やはりエレベータを上手に使用できるか否かもポイントとなる。

●眼窩

通常，眼窩は，中頭種と長頭種の犬では上顎の第 1 および第 2 後臼歯の直上に(**図 32**)，短頭種の犬あるいは小型犬では上顎第 4 前臼歯の直上に，猫では上顎第 4 前臼歯，第 1 後臼歯の直上にある(**図 33**)。そのため，これらの歯を抜歯する際は眼球損傷に注意する。

●眼窩下孔

犬も猫も上顎第 3 前臼歯の遠心根根尖付近に眼窩下孔がある(**図 32，33**)。そこから上顎骨外に眼窩下動静脈・神経，分岐した血管(鼻背動脈，外側鼻動脈など)や神経が走行するため注意する(**図 34a**)。

図 32 犬の頭蓋

中頭種や長頭種の犬では，上顎の第 1 および第 2 後臼歯の直上に眼窩が位置する。眼窩下孔は，上顎骨の中の眼窩下管から走行している眼窩下動静脈・神経が骨外に出る部位であり，上顎第 3 前臼歯の遠心根根尖付近に位置する。

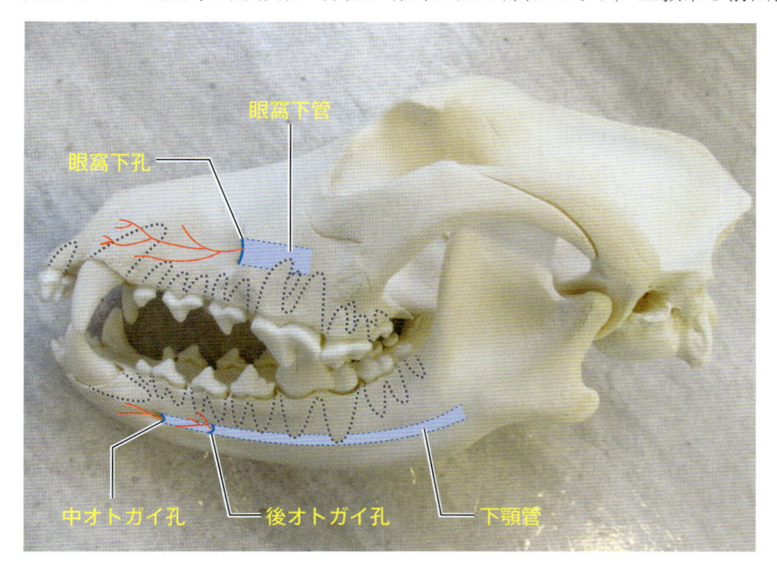

図 33 猫の頭蓋

猫では上顎の第 4 前臼歯，第 1 後臼歯の直上に眼窩が位置する。眼窩下孔は，上顎第 3 前臼歯の遠心根根尖付近に位置し，眼窩下管はきわめて短い。

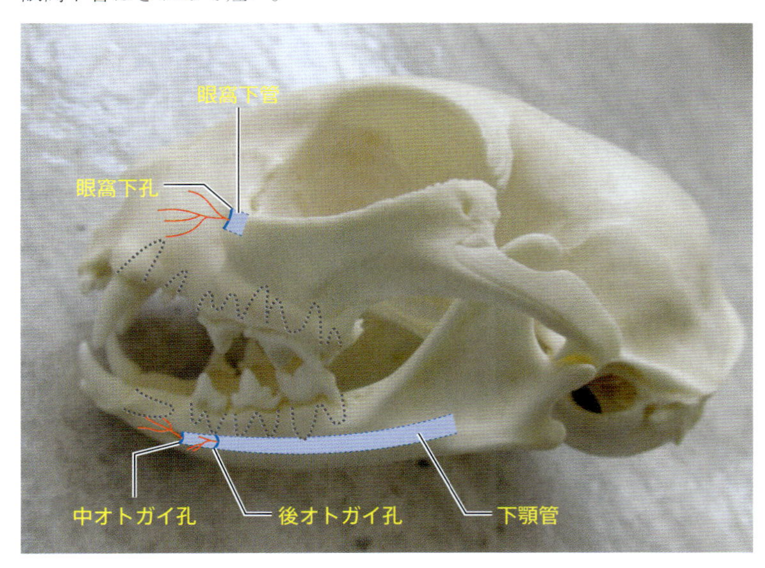

●眼窩下管内の血管・神経

眼窩下孔から出てその吻側部位の組織に分布する眼窩下管内の眼窩下動静脈・神経は，犬において個体によっては上顎第 4 前臼歯の近心頬側根根尖の舌側や遠心根根尖の舌側，あるいは近心口蓋根の頬側に沿って存在する。そのため上顎第 4 前臼歯において，頬側歯槽骨を切削して外科的抜歯をする際には注意を要する（**図 34**）。

●中オトガイ孔

中オトガイ孔は犬では下顎第 2 前臼歯の下方の顎骨の高さの中央付近に，猫では犬歯と第 3 前臼歯から等距離の下唇小帯腹側に位置する。そのため，下顎犬歯を抜歯するために頬側歯槽骨を切削する際には，中オトガイ孔から出ているオトガイ動静脈・神経に十分に注意する（**図 32，33，35**）。

図 34 眼窩下孔と眼窩下管内の血管・神経

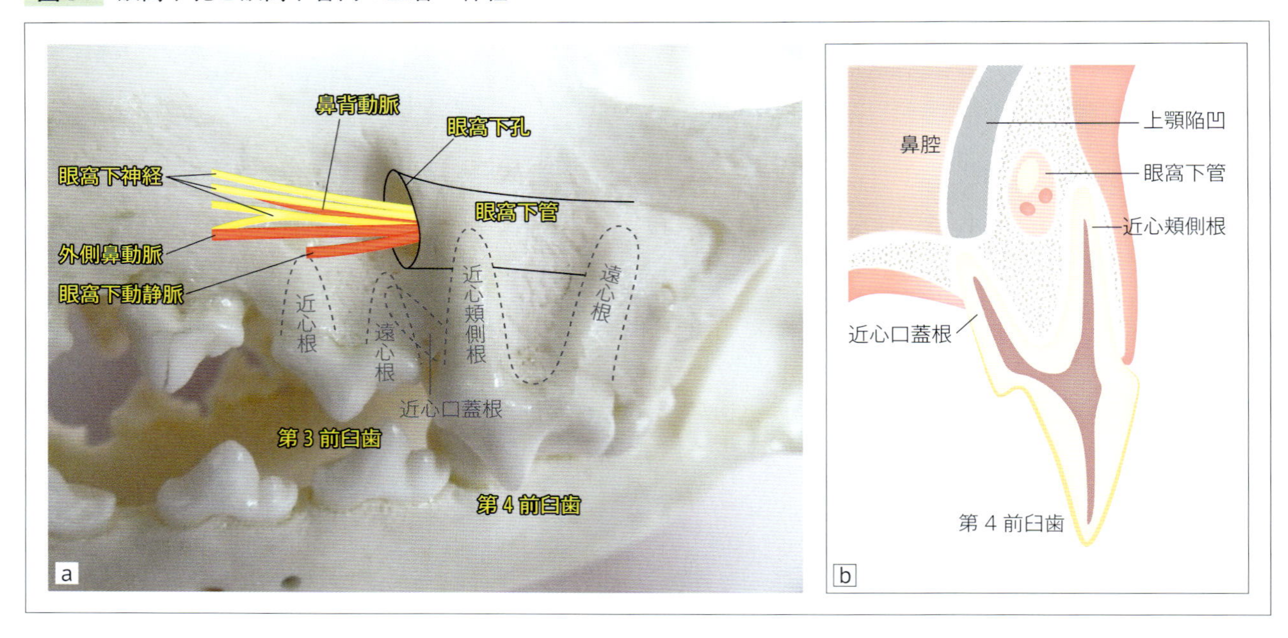

図 35 下顎犬歯の抜歯における中オトガイ孔の位置

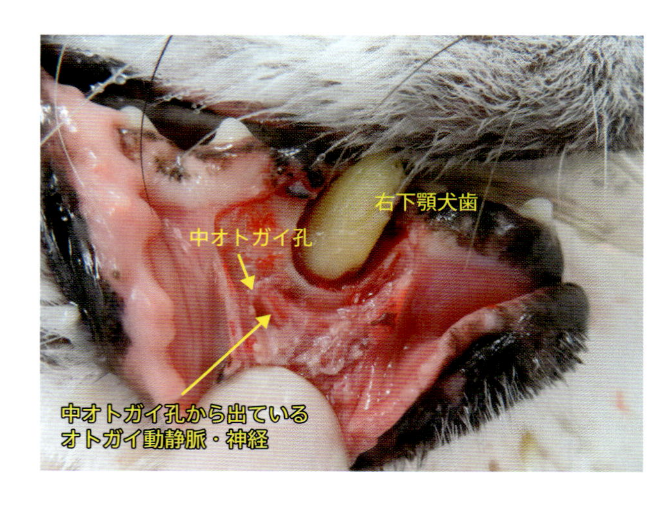

➡医原性の口腔鼻腔瘻
CHAPTER-1
「4-1 口腔鼻腔瘻」
CHAPTER-6
「7-4 眼球の損傷，医原性口腔鼻腔瘻」
もあわせて参照

●口腔鼻腔瘻が起きやすい部位

口腔鼻腔瘻が最も生じやすい部位は上顎犬歯であり，その他，上顎の第 3 切歯，第 2 前臼歯遠心根および第 3 前臼歯近心根，第 4 前臼歯口蓋根(**図 34b**)である。しかし，上顎第 1 後臼歯以降の歯以外の上顎歯であればいずれの部位においても生じる可能性がある。上顎犬歯の口蓋側の歯槽骨は非常に薄く，その厚さは 1～2 mm ほどである。また，上顎第 2 前臼歯は上顎の中で最も歯肉と上顎骨が薄く医原性の口腔鼻腔瘻をつくりやすいため，エレベータの操作に気をつける(CHAPTER-6 の図 50 参照)。

➡外歯瘻
CHAPTER-1
「4-2 歯瘻(外歯瘻，内歯瘻)」を参照

●外歯瘻が起きやすい部位

外歯瘻は抜歯における残根にも起因して生じる。そのため特に外歯瘻の原因歯になりやすい上顎第 4 前臼歯をはじめ，下顎第 1 後臼歯，上顎犬歯，上顎第 1 後臼歯の残根には注意する。

●上顎第 1 後臼歯の近心根と遠心根

これらの歯根は細く長いため抜歯の際に破折しやすい。そのため，分割したこれらの歯根の脱臼は丁寧に行って抜歯する。

●小型犬の下顎第１後臼歯根尖の部位

歯周病などにより歯槽骨の垂直骨吸収を認めた場合，小型犬では下顎第１後臼歯根尖が下顎皮質骨の中まで入り込んでいることがある。その場合，下顎骨が著しく薄くなっていることがあるため歯周病性の下顎骨骨折に注意する(**図 36**)。

➡歯周病性／医原性顎骨骨折
CHAPTER-2
「2-10 骨折線上にある歯周病罹患歯」
CHAPTER-6
「7-5 医原性顎骨骨折」を参照

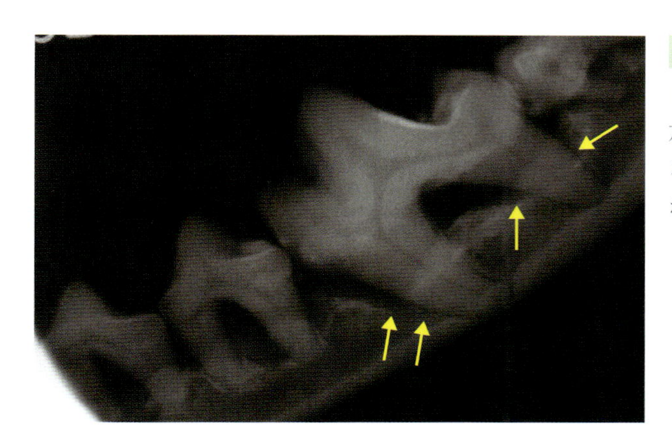

図 36 歯周病性の下顎骨骨折を生じやすい状態

トイ・プードル，14 歳齢，雌
左下顎臼歯部では，すべての歯槽骨が重度に吸収されている。下顎第１後臼歯では，歯周病による垂直骨吸収がみられ，歯槽骨が薄くなっている(←)ことが分かる。

5 ● 歯科処置における局所麻酔

日常の歯科処置において局所麻酔を施す機会はよくある。特に歯周外科処置(歯肉剥離掻爬術や歯肉切除・整形術など)や口腔外科処置(抜歯や顎骨切除，顎骨骨折整復など)を行う際に局所麻酔をすることは多く，この場合は全身麻酔薬の量を軽減できる。抜歯では通常，NSAIDs やオピオイドを使用するとともに，頭蓋に存在する眼窩下孔，中オトガイ孔，上顎孔，下顎孔からリドカインやブピバカインを注入して局所神経ブロックする(**図 37**)。1 cc のシリンジと 27 G 程度の細い針を用い，投与部位に挿入したらいったん吸引し，血液が入ってこないことを確認できたら局所麻酔薬を注入する。注入後は投与部位を圧迫して，心拍や血圧などを確認する。

➡全身麻酔と局所麻酔
CHAPTER-3
「5-7 処置が長時間に及ぶ場合の麻酔」
CHAPTER-4
「5 処置前後の投薬および麻酔管理」
もあわせて参照

5-1 局所麻酔薬を注入する部位

5-1-1 眼窩下孔

眼窩下孔は，犬・猫ともに上顎第３前臼歯遠心根の直上に位置する(**図 37a，38a，39a**)。孔の位置を触知して針を吻側から尾側へ挿入し，眼窩下管内に刺入して薬剤を注入する。ただし猫では，眼窩下管が非常に短いために(**図 33**)，挿入部位から針を入れる距離に注意が必要であり(**図 39a**)，わずか 1 mm 程度挿入して薬剤を注入するとよい。

5-1-2 中オトガイ孔

犬では下顎第２前臼歯歯根の下方の顎骨の高さの中央付近に中オトガイ孔が位置する(**図 38a**)。猫では犬歯と第３前臼歯から等距離の下唇小帯腹側に位置する(**図 39a**)。したがって下唇小帯吻側から尾側に向かって針を刺入する(**図 37b**)が，比較的小型の猫では中オトガイ孔が細いために注入できないこともある。中オトガイ孔の局所麻酔では，主に犬歯と切歯部が神経ブロックされる。また，中型犬や大型犬では下顎第３前臼歯の下方に存在する後オトガイ孔が局所麻酔に利用できる(**図 38a**)。

図 37 薬剤の注入

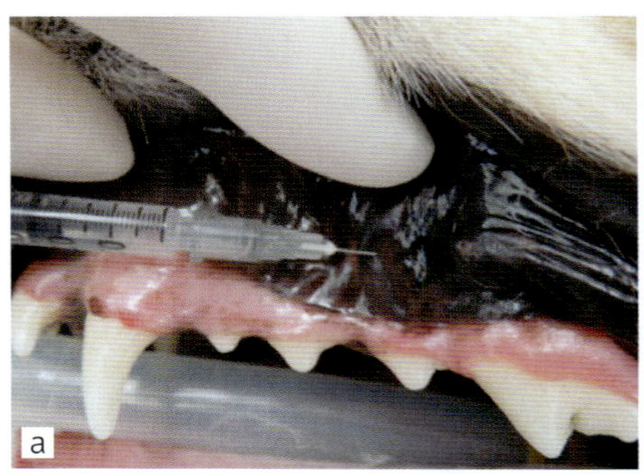

a 眼窩下孔から薬剤を注入：上顎第3前臼歯遠心根の直上の眼窩下管内に薬剤を注入するために，眼窩下孔を触知して，吻側から尾側に向かってへ針を挿入する。

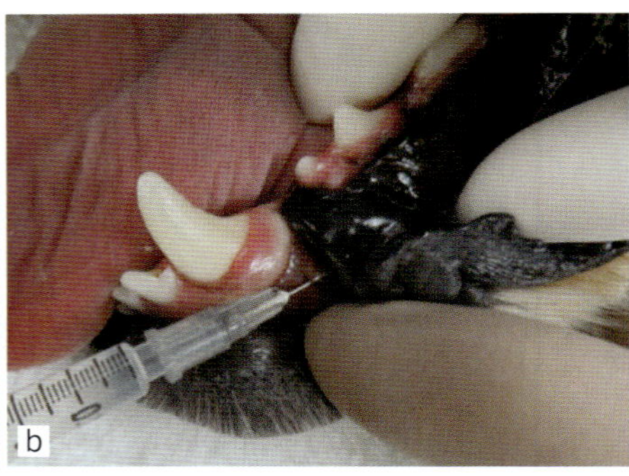

b 中オトガイ孔から薬剤を注入：下唇小帯吻側から針を挿入して，中オトガイ孔の中に針を刺入，薬剤を注入する。

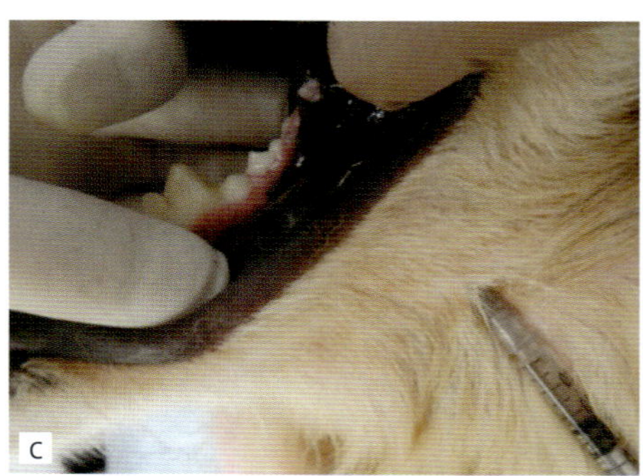

c 下顎孔に向かって薬剤を注入：左手の指で下顎骨舌側に存在する下顎孔を確認しながら，下顎骨下縁の切痕部位から背側に向けて下顎骨に沿って針を刺入することで下歯槽神経に薬剤を浸潤させる。

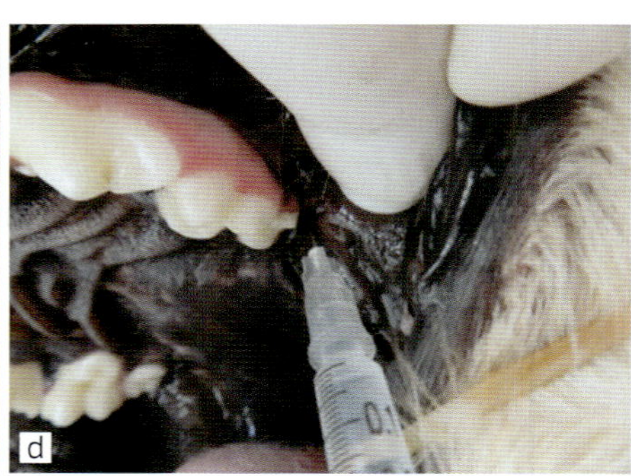

d 上顎孔に向かって薬剤を注入：最後臼歯尾側の軟部組織に針を刺入する。このことにより，眼窩下神経に薬剤を浸潤させる。

5-1-3 下顎孔

犬・猫ともに最後臼歯の尾側下方に下顎孔が存在する（**図 38b，39b**）。下顎骨舌側の粘膜より下顎孔を指で触知し，下顎骨下縁の切痕部位から背側に向けて下顎に沿って針を入れる（**図 37c**）。下歯槽神経に薬剤を浸潤させることで，同側の下顎歯を神経ブロックする。

5-1-4 上顎孔

犬・猫ともに上顎孔は，上顎最後臼歯の尾側直上の軟部組織内の翼口蓋窩に存在する。眼窩下動静脈・神経が入り込む領域のことである（**図 38c，39c**）。同側の上顎歯全体を神経ブロックでき，特に上顎第4前臼歯より尾側のブロックを行う。この軟部組織に向かって薬剤を投与することで，これらの神経に浸潤される（**図 37d**）。軟部組織に針を深く刺入すると眼球損傷を生じるため注意する。

5-2 主な局所麻酔薬

2％リドカインの場合は約2分で麻酔が作用し，1～2時間継続する。犬で最大5 mg/kg（0.25 mℓ/kg）以下，猫で最大2 mg/kg（0.1 mℓ/kg）以下で投与する。

0.5％ブピバカインの場合は4～8分で麻酔が作用し，4～8時間継続する。犬で最大2 mg/kg（0.4 mℓ/kg）以下，猫で最大1 mg/kg（0.2 mℓ/kg）以下で投与する。またブピバカインでは，静脈内投与すると痙攣や呼吸抑制を生じることがあり，まれに死に至ることもあるため注意が必要である。

臨床的に1箇所の投与量は，猫や小型犬では0.05〜0.1 mℓ 以下，中型犬では0.2 mℓ 以下，大型犬では0.3 mℓ 以下である。

図 38 犬における局所麻酔薬の注入部位

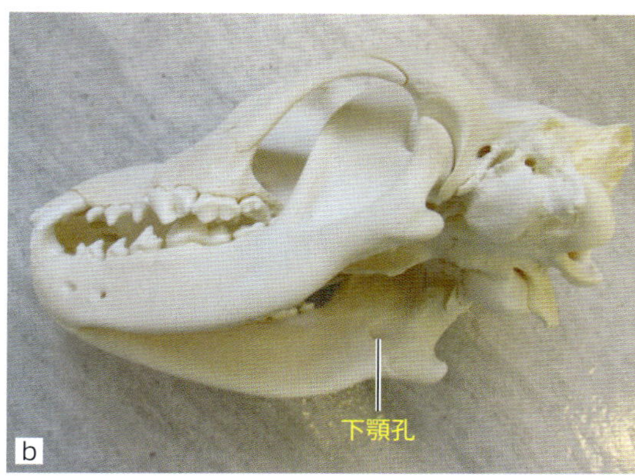

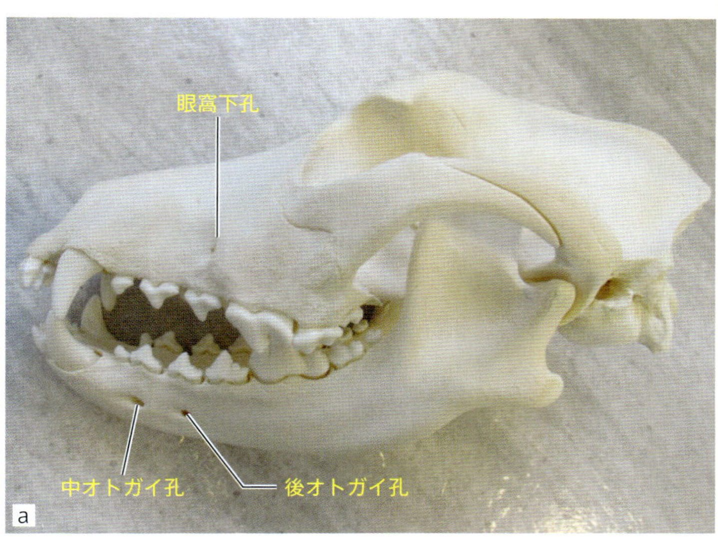

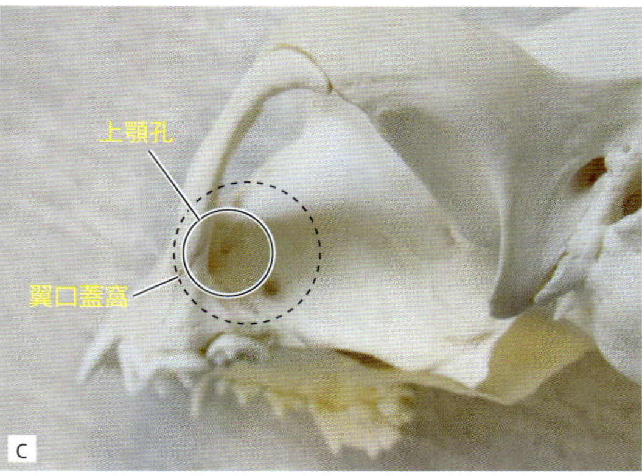

図 39 猫における局所麻酔薬の注入部位

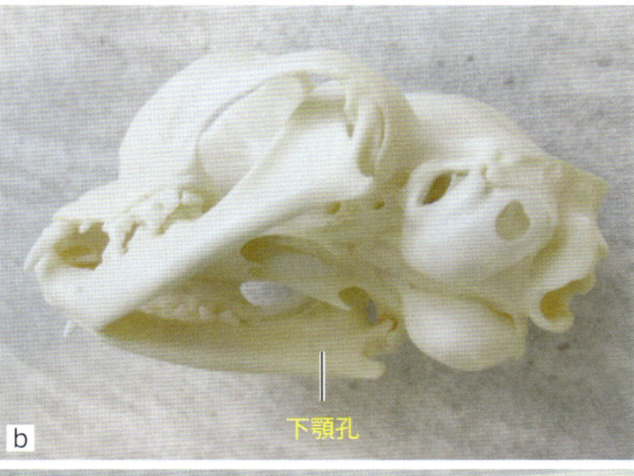

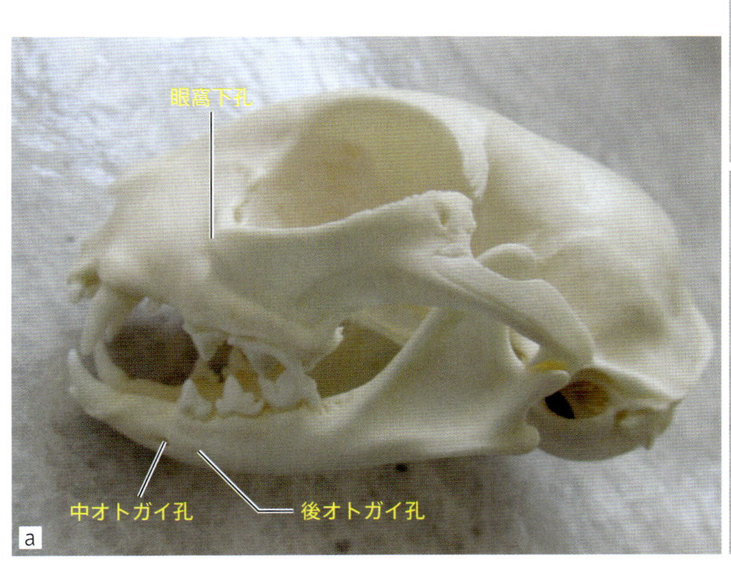

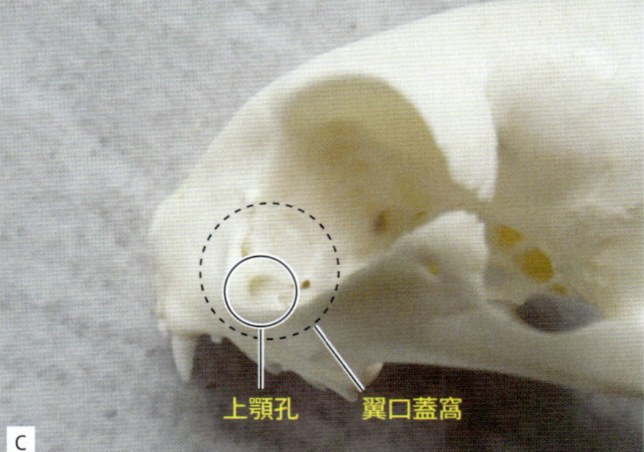

6 各抜歯法の実際

⇨エレベータの挿入部位
CHAPTER-6
「2-1-4 エレベータ挿入時の注意点」
を参照

■骨性癒着(アンキローシス)
CHAPTER-2，p48 参照

抜歯はエレベータで歯根膜線維を十分に断裂させ，歯を歯槽骨から脱臼させて抜歯鉗子で抜去する手順が基本で，抜歯創はデブライドメントして原則，縫合により閉創する。これはクローズド・テクニックとよばれ，動揺している単根歯が対象になりやすい。しかし，エレベータの挿入部位によっては抜歯力の加わる方向により周囲組織を損傷させてしまうこともあるため，各歯と歯周組織の状態を考慮しなければならない。また，エレベータによる歯の脱臼時に，重度の歯周病などにより下顎骨の医原性骨折を招く可能性が高い下顎臼歯あるいは下顎犬歯を抜歯するときや，歯槽骨の吸収が重度ではないとき，歯の動揺がないとき，**骨性癒着(アンキローシス)**や吸収病巣，歯根破折を認めるとき，あるいは歯根が大きかったり歯根先端が湾曲または肥大しているときは，オープンフラップ・テクニックで対応する。これは抜歯すべき歯の歯肉粘膜に対し，エンベロープフラップや四角形のフラップまたは三角形のフラップを作成し，多くは頬側あるいは唇側歯槽骨を切削してから抜歯する方法である。

このように，歯種や状態によって抜歯の難易度は変わり，その方法も同様ではない。難抜歯や残根，歯肉や歯槽骨などの損傷を避けるためには，抜歯法を適切に選択する必要がある。

6-1 クローズド・テクニックによる抜歯法

6-1-1 単根歯(乳犬歯)の抜歯法

口腔内を消毒して，エレベータまたはメスにより歯肉付着部を切断し，エレベータを歯根と歯槽骨の間(歯根膜腔)に挿入して，歯根膜腔の拡大と歯根膜線維の断裂を行う。歯が完全に動揺するようになったら，歯根の大きさに適した抜歯鉗子を用い，その軸と歯軸を一致させてできるだけ歯根の深い位置を把持し，左右に軽度に軸回転させながら歯根と反対方向に抜去する(**図 40**)。抜歯窩に化膿液や壊死組織がある場合は除去して新鮮血を促す。抜歯窩に骨補填材などを注入することもある。

永久歯の萌出があとに続く場合の乳歯抜歯では，抜歯窩の縫合は基本的にしなくてもよい。その他の場合で抜歯窩を縫合する必要がある際には，鋭利な状態の歯槽骨縁はラウンドバーで平滑にし，吸収性縫合糸で歯肉を縫合する。

6-1-2 多根歯の抜歯法[7-10]

歯周病を生じた多根歯では，歯根膜をはじめ歯槽骨が破壊されていることが多く，動揺を生じている症例も多い。このような多根歯では高速ハンドピースにテーパーシリンダーバー，あるいはクロスカットフィッシャーバーを装着して根分岐部から歯冠に向かって分割して，その後は単根歯の抜歯と同様に行う。歯周病が著しい場合は歯を分割せずに容易に抜歯可能なときもあるが，歯根の方向がそれぞれ異なるためこのような場合においても原則として分割抜歯を行い，周囲歯槽骨にさらなる為害性損傷を引き起こさないようにする(**図 41**)。その後，鉗子などで抜歯窩の不良肉芽組織を除去して新鮮血を促す。この新鮮血と残存した歯根膜中の間葉系細胞が骨芽細胞となり，次第に骨細胞となり骨新生される。歯槽骨縁が鋭利な場合，ラウンドバーなどで平滑にしてから吸収性縫合糸で歯肉を縫合する。

図 40 乳歯（単根歯）の抜歯

ミニチュア・ダックスフンド，9カ月齢，雌

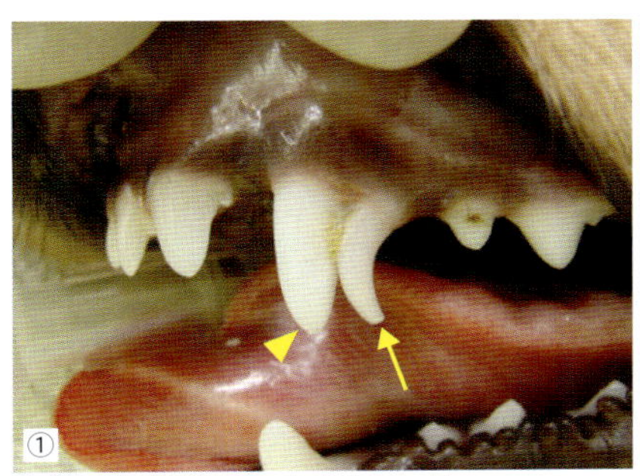

処置前。左上顎乳犬歯（←）が残存しており，隣接する永久犬歯（◀）との間に歯垢が付着している。

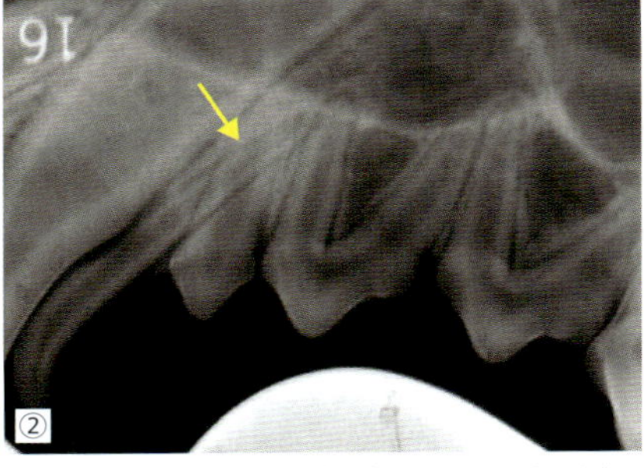

X線検査。乳犬歯は根尖までしっかりと残存している（←）。

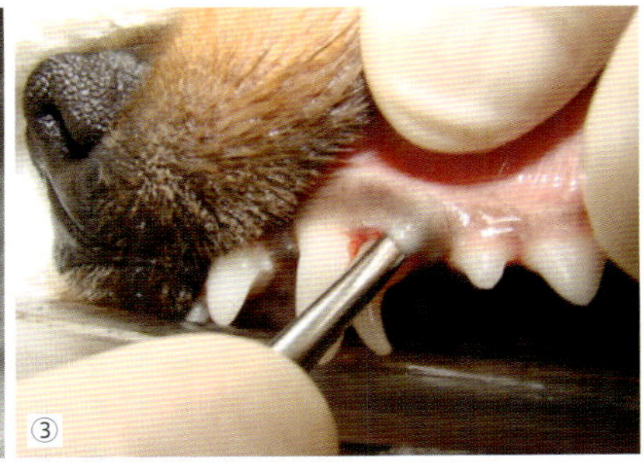

メスで歯肉付着部を切開した後，エレベータを乳犬歯の歯根に沿って歯根膜腔に挿入し，歯根膜線維を断裂する。このとき，楔作用，軸回転作用，梃子作用を組み合わせて実施するが，永久犬歯をできるだけ動かさないように注意する。

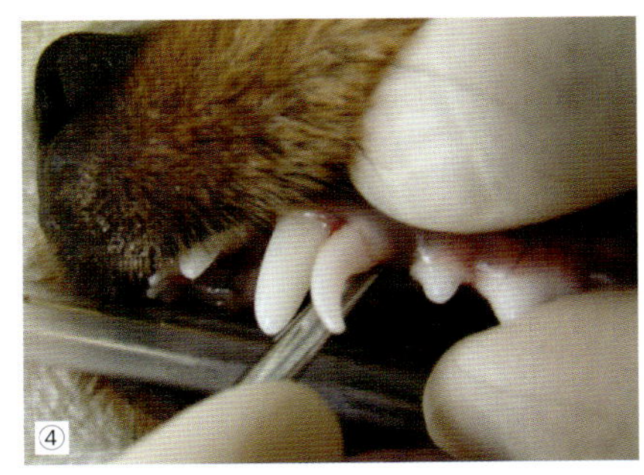

エレベータを乳犬歯の尾側～口蓋側に挿入して脱臼させる。このとき，エレベータの先を口蓋側へ過度に傾斜させると，医原性の口腔鼻腔瘻を作成してしまうため注意する。

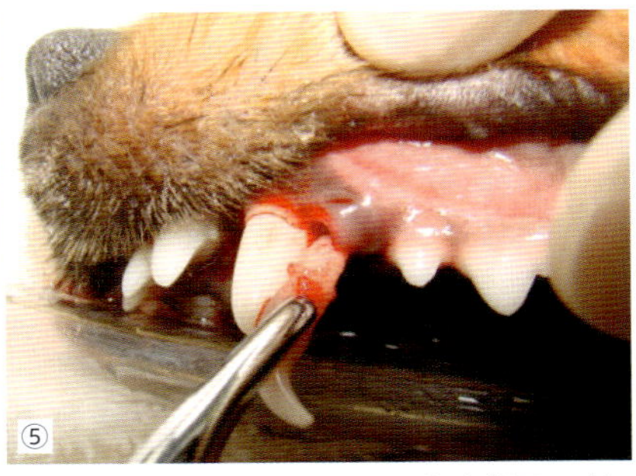

歯を十分に脱臼させたら，抜歯鉗子の軸と歯軸を一致させてできる限り歯根の深い位置を把持し，左右に軽度に軸回転させながら歯根と反対方向に抜去する。

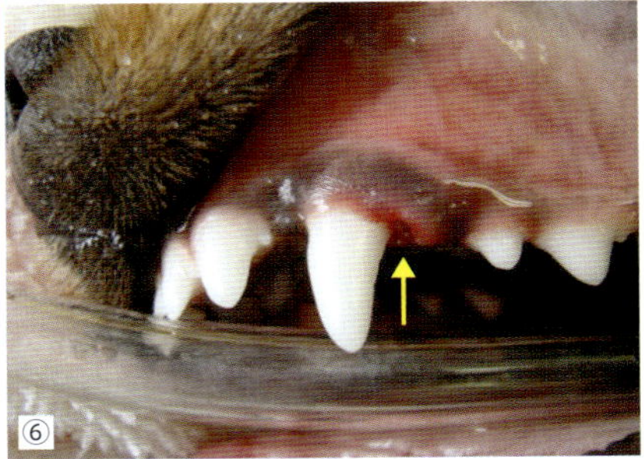

抜歯後。乳歯（単根歯）の場合は，原則として抜歯窩の縫合はしなくてよい（←）。

図 41 重度の歯周病で動揺のある多根歯の抜歯

ポメラニアン，10歳齢，雌

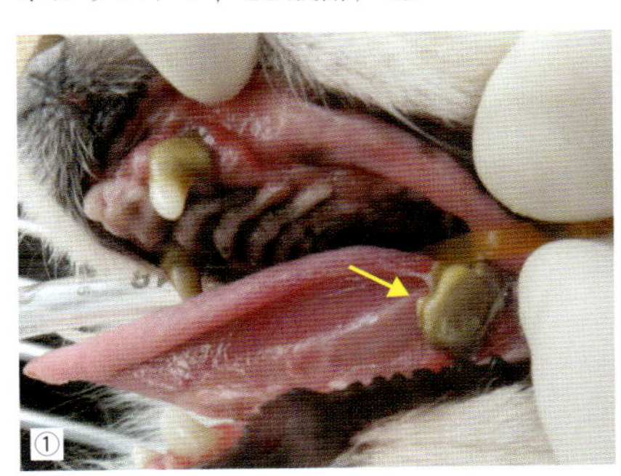

欠如している歯が多いが，残存歯には重度に歯垢・歯石が付着している。左下顎第1後臼歯（←）は動揺を認める。

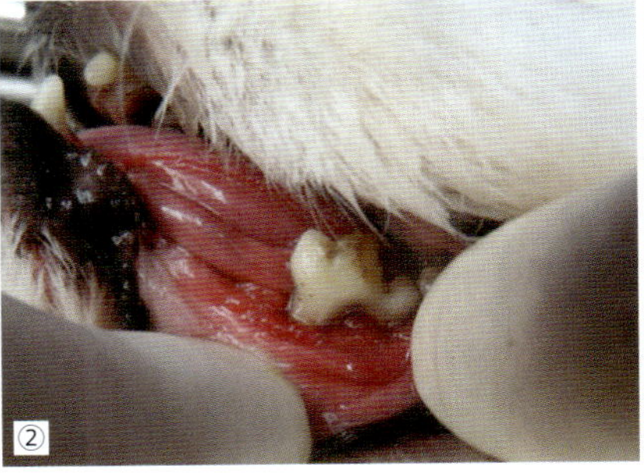

歯垢・歯石を大まかに除去したところ。

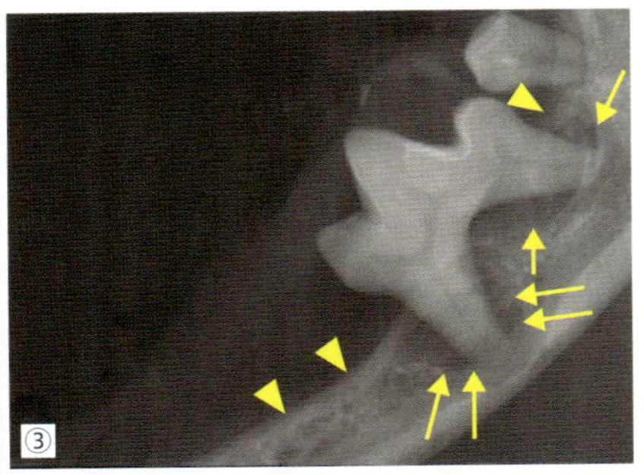

X線所見。左下顎第1後臼歯部における重度の垂直骨吸収（←）と，全体的に中程度～重度の水平骨吸収（◀）を認める。

（次ページへつづく）

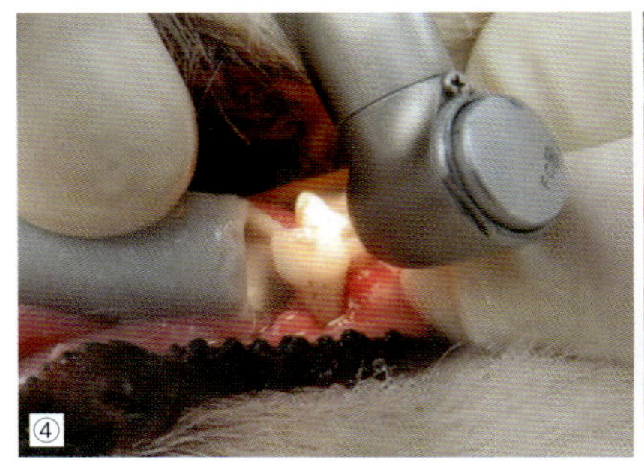

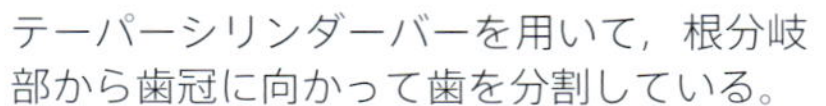
テーパーシリンダーバーを用いて，根分岐部から歯冠に向かって歯を分割している。

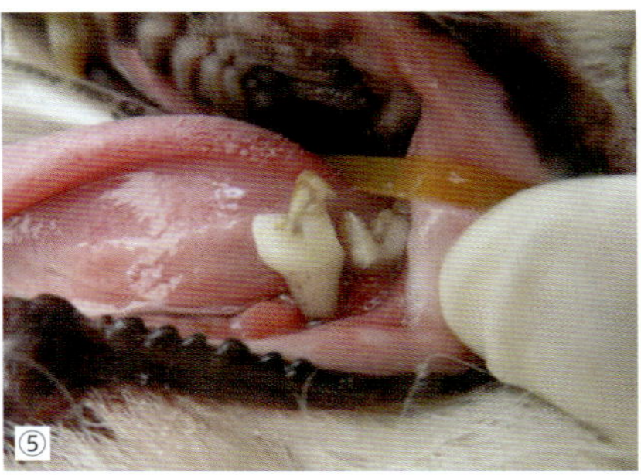

2 根歯をそれぞれ単根にしたところ。

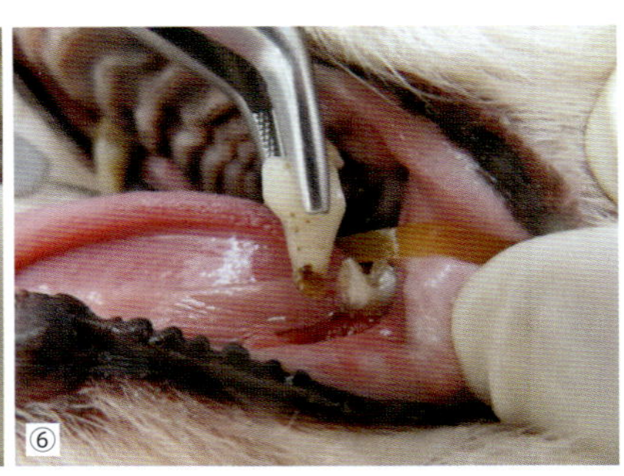

歯肉付着部をメスで切開して，歯根の大きさに適合した抜歯鉗子の軸と歯軸を一致させてできる限り歯根の深い位置を把持し，左右に軽度に軸回転させながら歯根と反対方向に抜去する。その後，抜歯窩の不良肉芽組織を除去して歯肉同士を縫合する。

6-2　オープンフラップ・テクニック(歯槽骨除去)による抜歯法[7-10]

通常，歯根が吸収されていない，歯槽骨の吸収がほとんどみられない，歯根が大きい，歯根が湾曲している，動揺のない単根歯などの場合，クローズド・テクニックでは抜歯が困難である。このような場合はオープンフラップ・テクニックで対応する。オープンフラップ・テクニックは基本的に歯と歯の間(歯間部)に縦切開を入れて四角形のフラップや三角形のフラップを作成して，多くは頬側あるいは唇側歯槽骨を切削して抜歯するが，歯槽骨の多くの切削が必要ないと判断した場合はエンベロープフラップで対応することもある。ここでは四角形のフラップを作成して抜歯する方法を示す。

まず抜歯する歯を覆っている歯肉付着部をメスで切開して，その歯根より広めに根尖に向けて末広がりに歯肉と歯槽粘膜を切開する。次いで骨膜剥離子を用いて歯肉と歯槽粘膜から歯槽骨を剥離して翻転し，歯肉粘膜フラップを形成する。適切な粘膜の癒合を得るためのポイントとして，フラップには鋭角な部分がなく，また根尖に向かって末広がりに切開線を入れることで粘膜下の血行不良を起こさないようにする。

その後，ラウンドバーを用いて頬側歯槽骨を切削する。歯槽骨の切削は，歯根長の約 1/2～2/3 を歯根に沿って根尖方向へ進める。多根歯の場合はここで，テーパーシリンダーバーやクロスカットフィッシャーバーなどで単根歯に分割する。次いで，切削した歯槽骨縁あるいは分割線にエレベータを挿入して歯根膜線維の断裂を行い，歯が脱臼したら抜歯鉗子で抜歯する。

抜歯後，歯槽骨縁の鋭利な部位をラウンドバーで切削して平滑にする。フラップには必要な減張切開を加え伸展させ，辺縁をデブライドメントして新鮮創にする。最後に吸収性縫合糸で等間隔に単純結節縫合する。

6-2-1　下顎犬歯の抜歯法(図 42)

下顎犬歯と小型犬の下顎第 1 後臼歯は下顎骨下縁までその根尖が存在しているために，エレベータを用いた通常の歯の脱臼を行うと医原性下顎骨骨折を生じやすい。したがって，重度の歯周病に罹患したこれらの歯を抜歯する際の歯の脱臼(歯根膜線維の断裂)には，歯根膜剥離チップあるいは超音波スケーラを用いるとよい。歯根膜に丁寧に挿入して上下に動かしながら歯根膜を剥離すると安心である。ただし，骨性癒着を生じている場合もあり，歯根膜が分かりにくいことがある。その場合は歯根周囲の歯槽骨を剥離する。

図 42 下顎犬歯の抜歯

トイ・プードル，12 歳齢，去勢雄

本症例は下顎犬歯周囲の歯槽骨の吸収が重度であるため，歯を脱臼させるためのエレベータをほとんど使用せず行った。エレベータを無理に使用すると，舌側歯槽骨を医原性に骨折させるおそれがある。

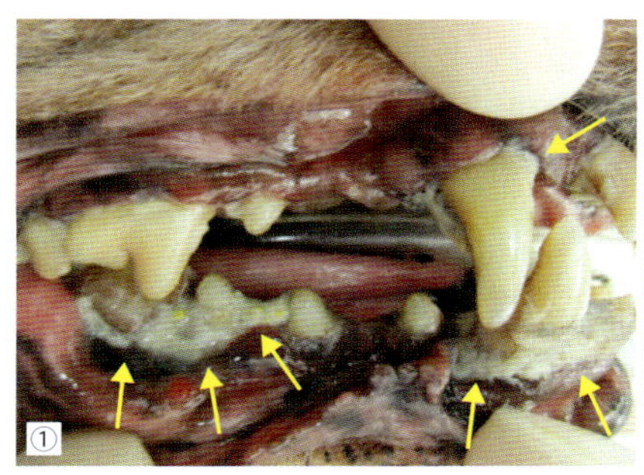

処置前。全体的に歯垢・歯石の付着が重度で，歯肉の腫脹，歯頚部からは排膿を認める（←）。

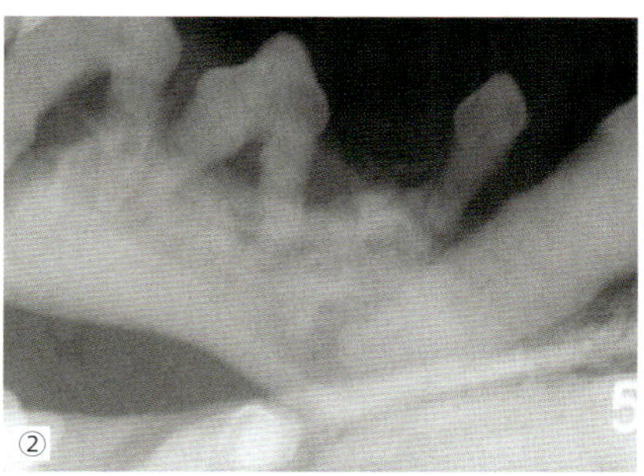

X 線検査（ラテラル像）。歯槽骨の重度の吸収を認め，ほとんどの歯において根尖周囲の X 線透過性亢進を認める。

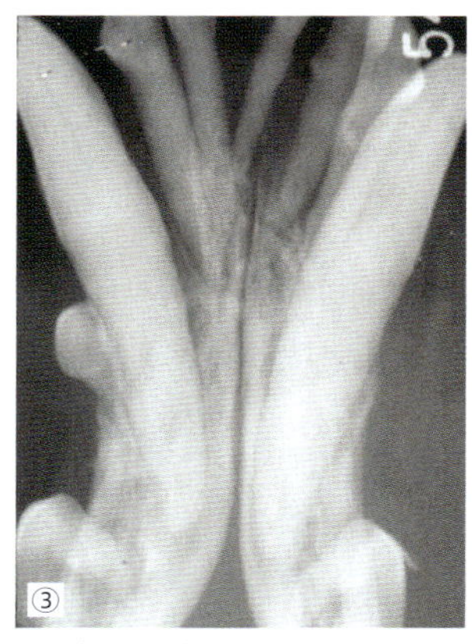

X 線検査（背腹像）。歯槽骨の重度の吸収を認め，ほとんどの歯において根尖周囲の X 線透過性亢進を認める。

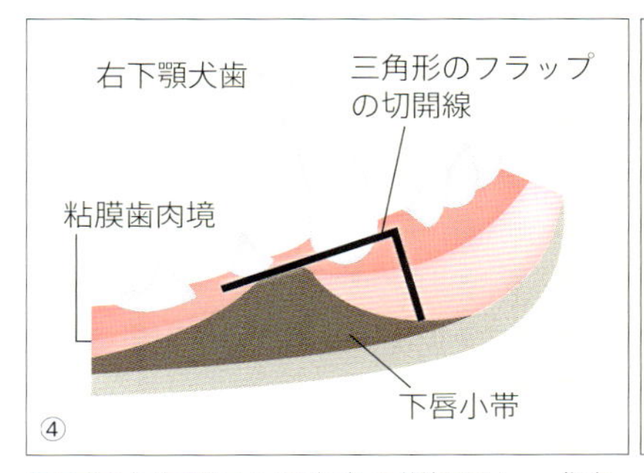

右下顎犬歯部近心の歯肉の縦切開と，犬歯尾側の歯列に沿った歯頚部の切開をメスで行う（三角形のフラップ）。

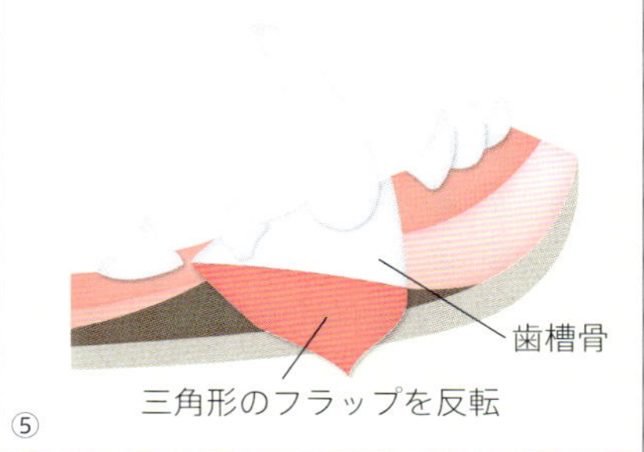

次いで，骨膜剥離子で三角形のフラップを剥離して反転させる。

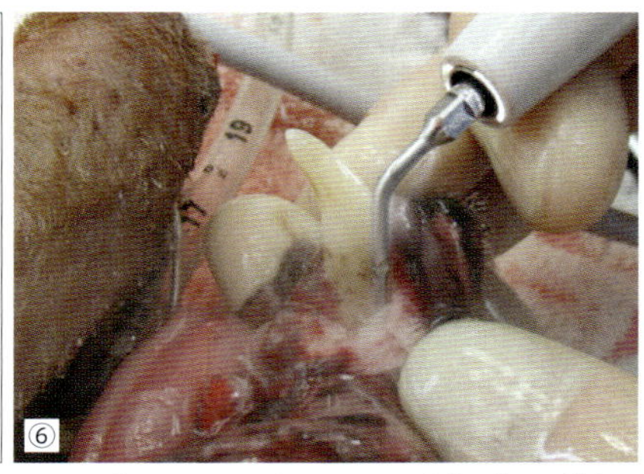

歯根膜剥離チップを用いて歯根膜を剥離する。なお，本症例では犬歯周囲の歯槽骨の吸収が顕著であるため頬側歯槽骨を切削しなかった。すでにこの時点で下顎切歯は抜歯済みである。

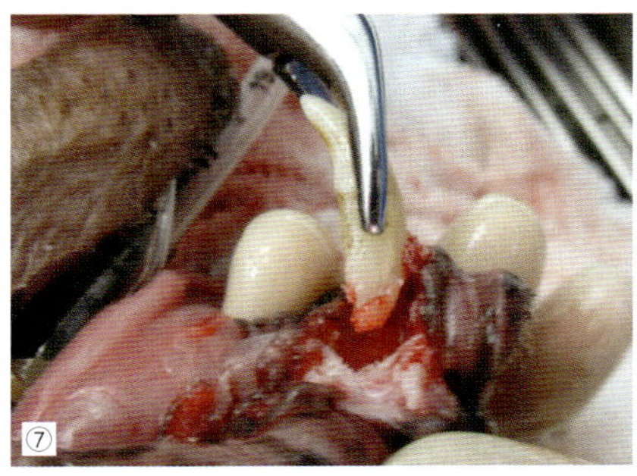

歯を十分に脱臼させたら，歯根の大きさに適合した抜歯鉗子を用い，その軸と歯軸を一致させてできる限り歯根の深い位置を把持し，左右に軽度に軸回転させながら歯根と反対方向に抜去する。

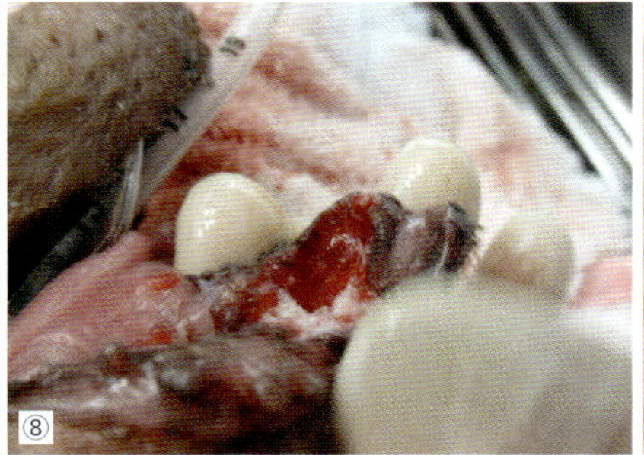

抜歯後の抜歯窩。

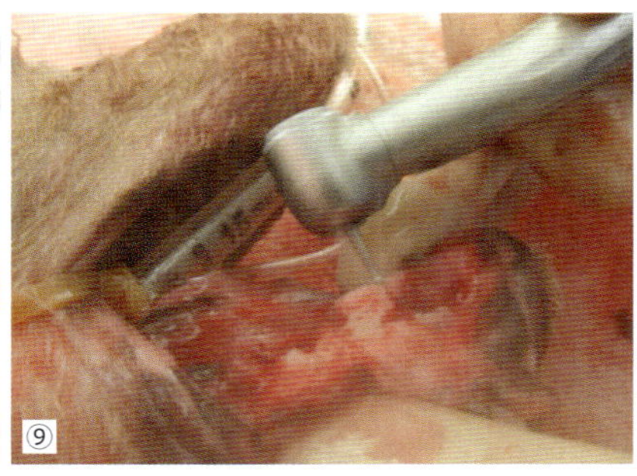

骨棘を認めた歯槽骨縁をラウンドバーで平滑にする。

（次ページへつづく）

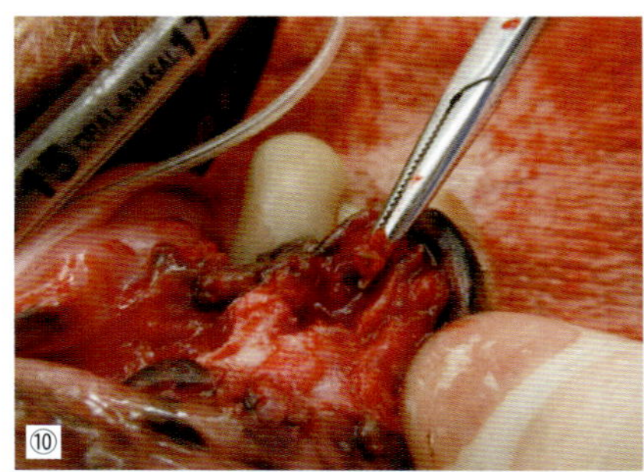
⑩
抜歯窩の不良肉芽組織を鉗子で除去する。

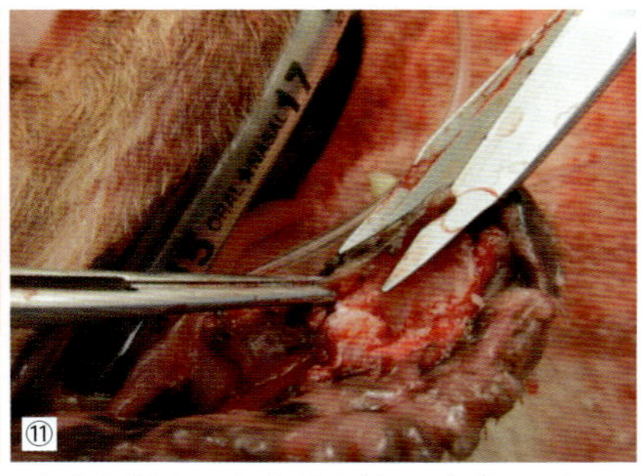
⑪
炎症を認める歯肉縁を鋏でデブライドメントする。

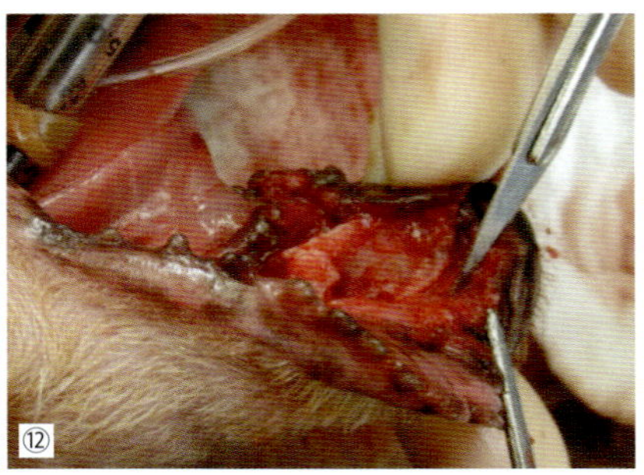
⑫
作成したフラップ頬側の粘膜剥離面にある骨膜に，メスで減張切開を加えて伸展させる。

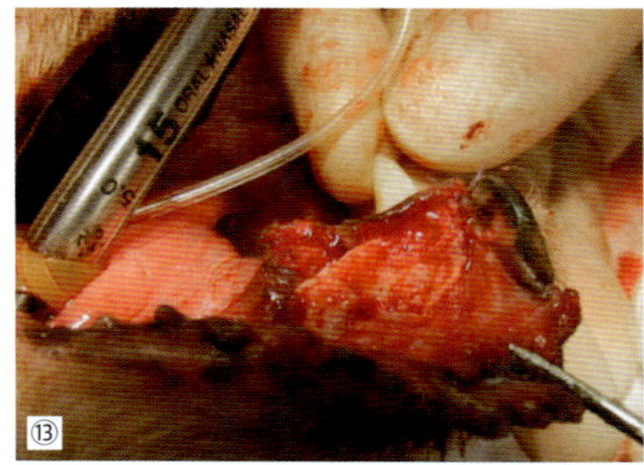
⑬
歯肉粘膜フラップは，抜歯窩を十分に閉鎖できるほど伸展している。

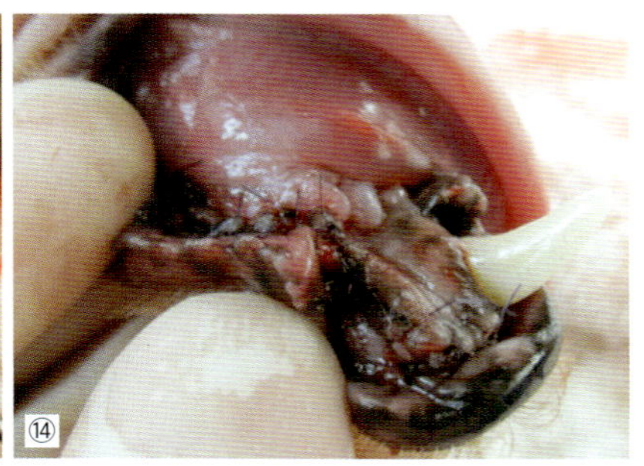
⑭
処置後。過度な緊張がかからないように等間隔で粘膜同士を吸収性縫合糸で単純結紮縫合する。

6-2-2 上顎第4前臼歯の抜歯法

通常，正常な上顎第4前臼歯は近心咬頭が高く，遠心咬頭との高さが異なる(**図43**)。そのため上顎第4前臼歯における破折のうち平板破折は最も多く，この近心咬頭が平板破折して咬頭の高さがなくなり，露髄することが多い(図46①参照)。

上顎第4前臼歯は3根(近心頬側根，近心口蓋根，遠心根)あるので，それぞれ単根に分割してから抜歯する(**図44**)。また，犬の上顎第4前臼歯と第1後臼歯の直上の口腔粘膜には，唾液腺の開口部(耳下腺および頬骨腺の開口部)が存在する。これらの抜歯において歯肉粘膜フラップ(四角形のフラップ)の作成で歯肉と歯槽粘膜を縦切開する際は，歯槽粘膜を背側や尾側に持ち上げながら切開して，それぞれの開口部を損傷しないように注意する(**図45**)。

図46に上顎第4前臼歯の平板破折および露髄を認めた犬に対する，オープンフラップ・テクニックによる抜歯の方法を示す。

図43 正常な形態の上顎第4前臼歯

ラブラドール・レトリーバー，1歳齢，避妊雌
近心咬頭が高い(←)。

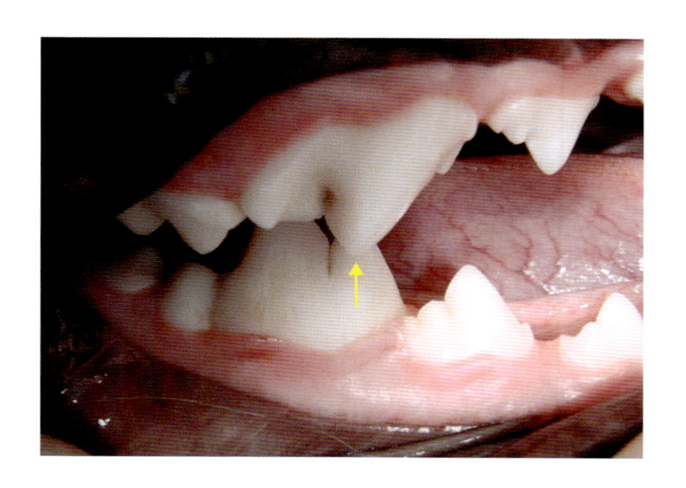

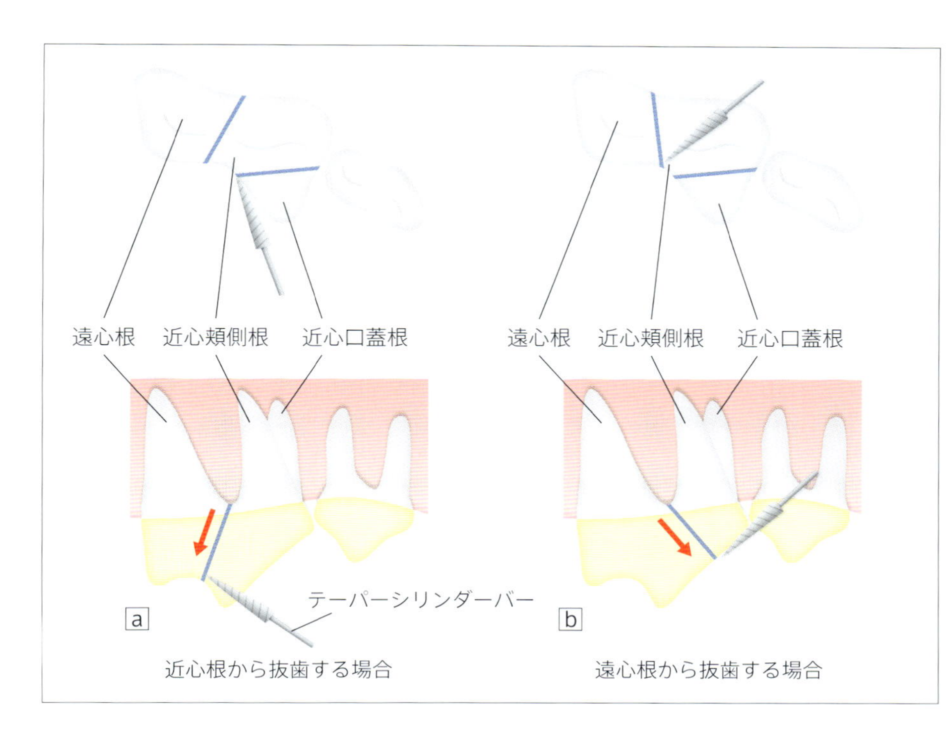

図 44 上顎第 4 前臼歯の分割位置

図は右上顎を示す。上顎第 4 前臼歯は，図のようにそれぞれ 3 根に分割する。ただし，近心根から抜歯する場合は a の方向，遠心根から抜歯する場合は b の方向に分割する。

例えば，遠心根の方が歯槽骨の吸収が激しい場合，最初に遠心根を抜歯しておいた方が次の抜歯が行いやすい。すなわち，歯槽骨の吸収が重度である頬側根の歯根（近心頬側根か遠心根）から抜歯するとよい。

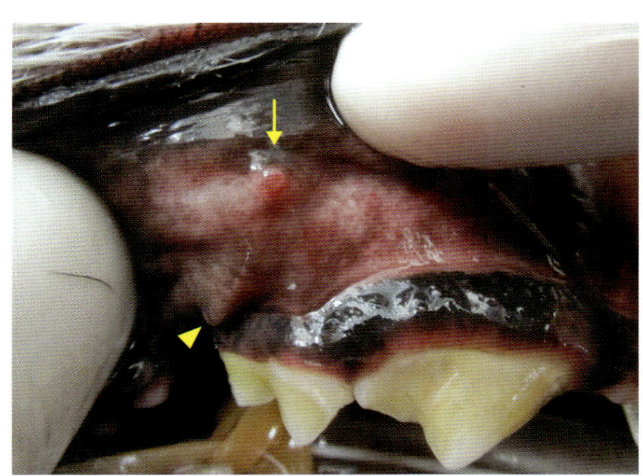

図 45 唾液腺の開口部

唾液腺の開口部付近で歯肉粘膜フラップを作成する際は，歯槽粘膜を背側や尾側に持ち上げながら切開して，耳下腺の開口部（←）および頬骨腺の開口部（◀）を避けるようにする。

図 46 上顎第 4 前臼歯の抜歯

ゴールデン・レトリーバー，5 歳齢，避妊雌

1 週間前に右上顎第 4 前臼歯の破折に気づいたとの主訴で来院。日ごろから硬いデンタルガムを与えており，散歩中も硬い物を咬む癖があるとのことであった。飼い主は歯内治療ではなく抜歯を希望された。

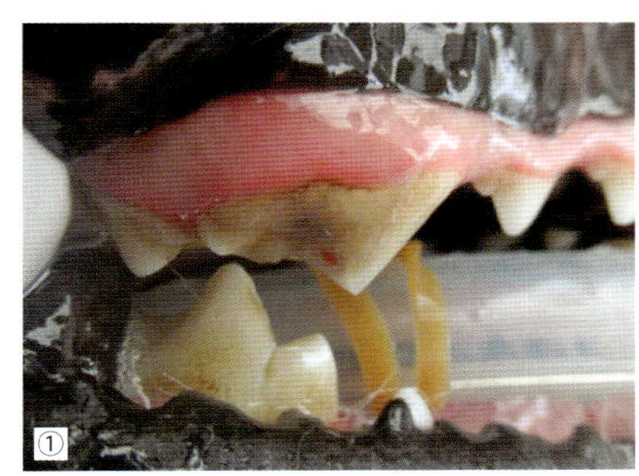

処置前。全体的に中程度の歯垢・歯石付着と，右上顎第 4 前臼歯の平板破折を認め，頬側の破折片は完全に剥離し露髄が認められた。近心咬頭は低い。

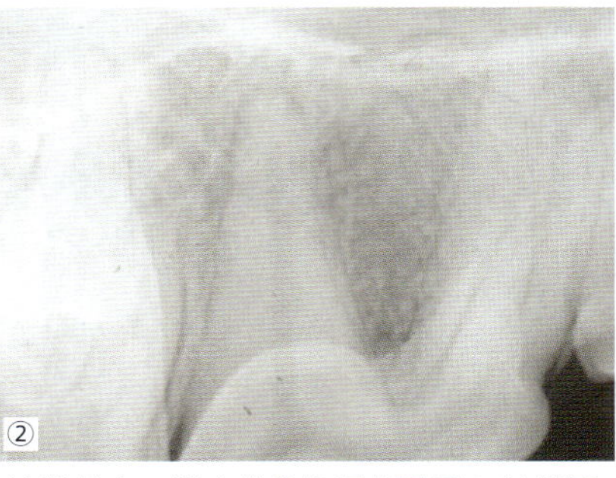

X 線検査。第 4 前臼歯根尖周囲の X 線透過性の明らかな亢進はみられない。

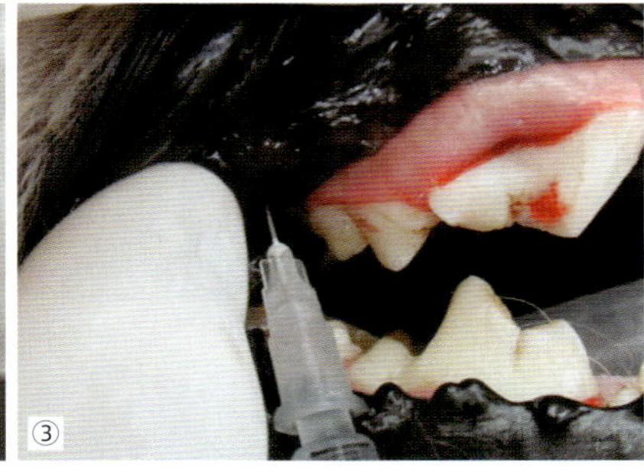

歯垢・歯石を除去した後，平板破折した頬側の破折片を除去し，最後臼歯尾側の軟部組織から上方に向かってブピバカインで局所麻酔する。

（次ページへつづく）

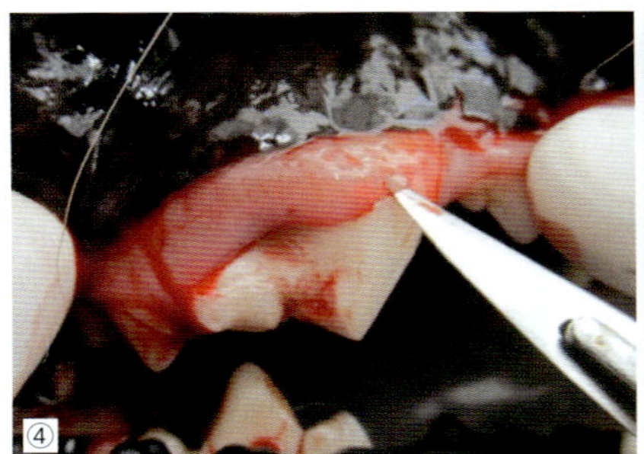

メスで歯肉付着部を切開する。

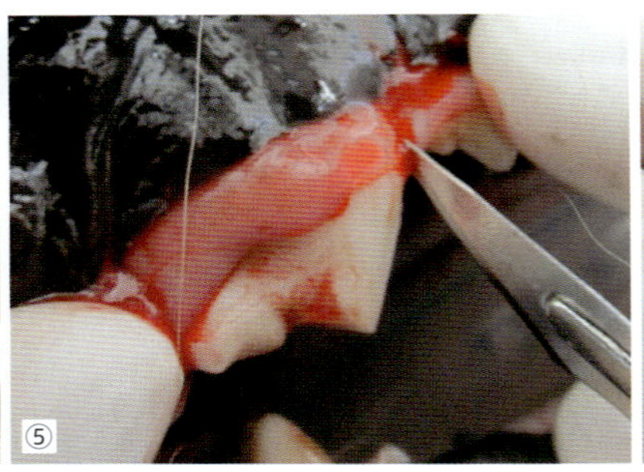

第 4 前臼歯の近心根吻側と遠心根尾側に対し，メスで垂直方向に切開線を入れる。切開線は根尖に向かって軽度に末広がりになるように入れる。

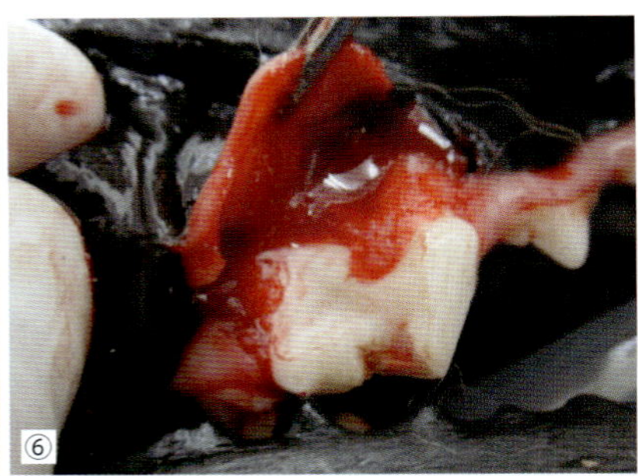

骨膜剥離子を用いて歯肉と歯槽骨を剥離し，歯肉粘膜フラップ（四角形のフラップ）を作成する。

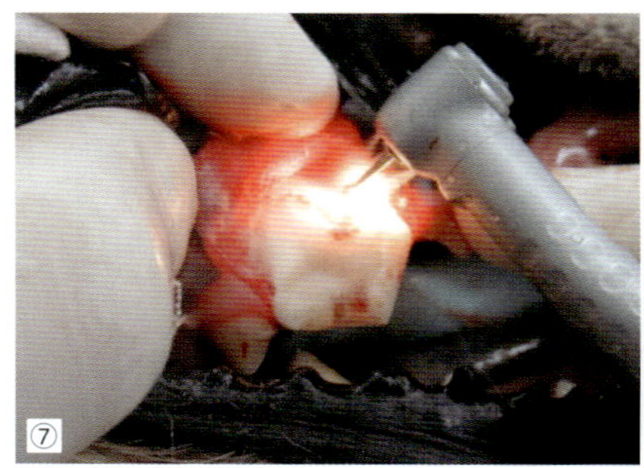

歯根の長さの約 1/2〜2/3 の頬側歯槽骨をラウンドバーで切削する。

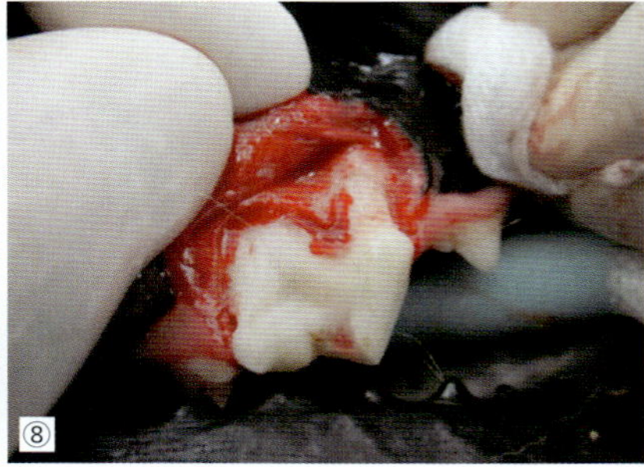

頬側歯槽骨の切削を終えたところ。

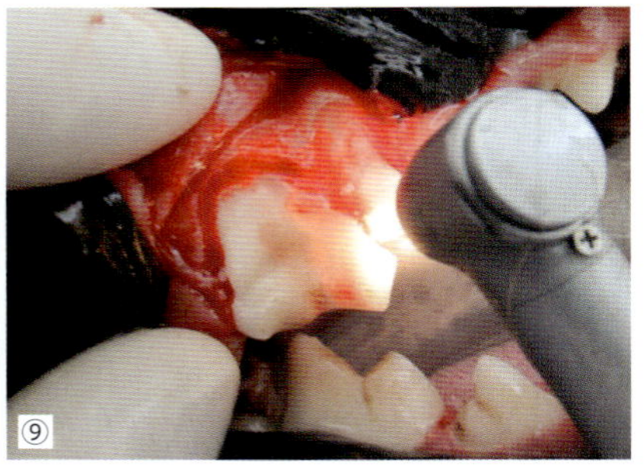

テーパーシリンダーバーを用いて，根分岐部から歯冠に向かって近心頬側根と遠心根を分割する（本症例は遠心根から抜歯を行っている。図 44b 参照）。

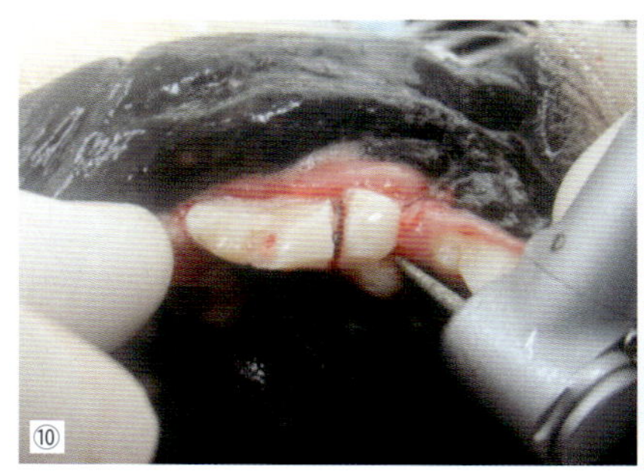

同様に，近心頬側根と近心口蓋根の根分岐部にテーパーシリンダーバーを斜めに挿入して歯冠方向にこれらの歯根を分割する。

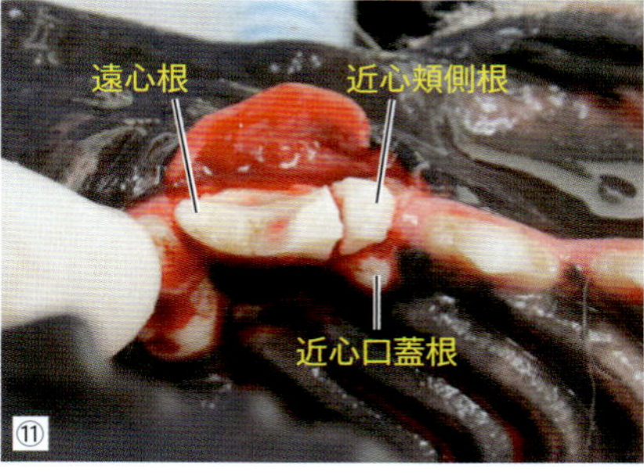

3 根をそれぞれ単根に分割したところ。

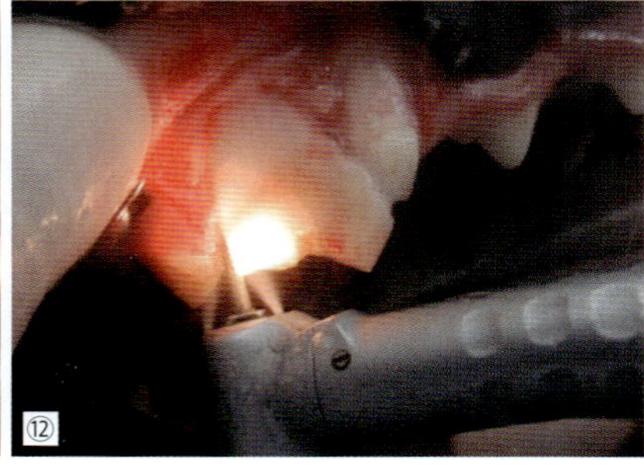

第 4 前臼歯の遠心根辺縁と歯冠が一直線となるように，テーパーシリンダーバーで遠心根の歯冠膨隆部を切削する。

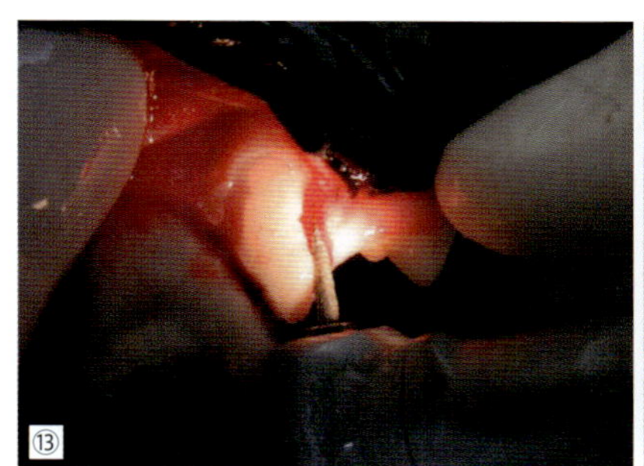

同様に，近心根辺縁と歯冠が一直線となるように，近心根の歯冠膨隆部を切削する。

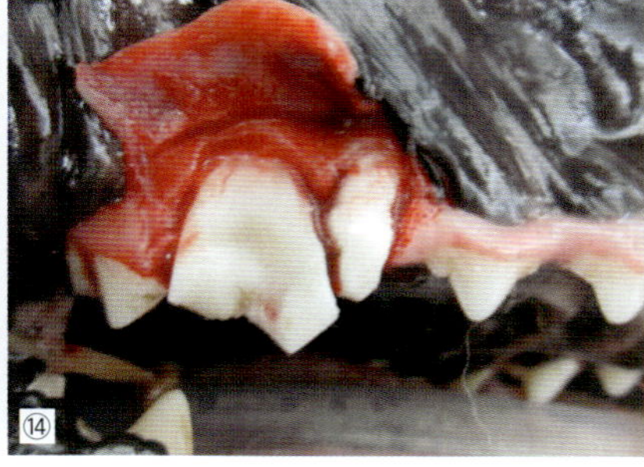

それぞれの歯冠膨隆部がなくなり歯根辺縁までが一直線になることで，エレベータが挿入しやすくなる。

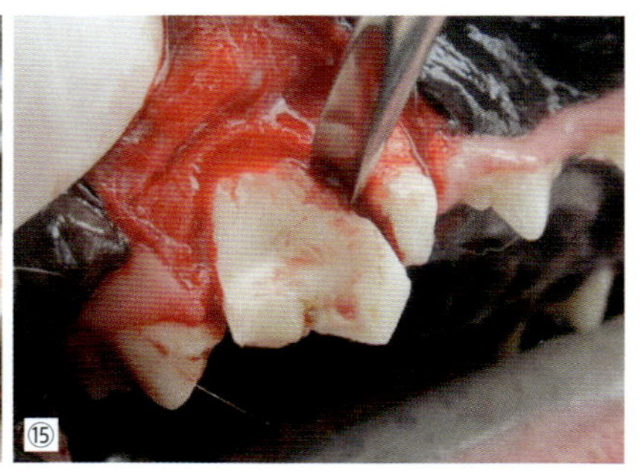

歯根の大きさに適合したエレベータを用い，歯軸に対して垂直に挿入して歯を脱臼させる（楔作用，軸回転作用，梃子作用）。

（次ページへつづく）

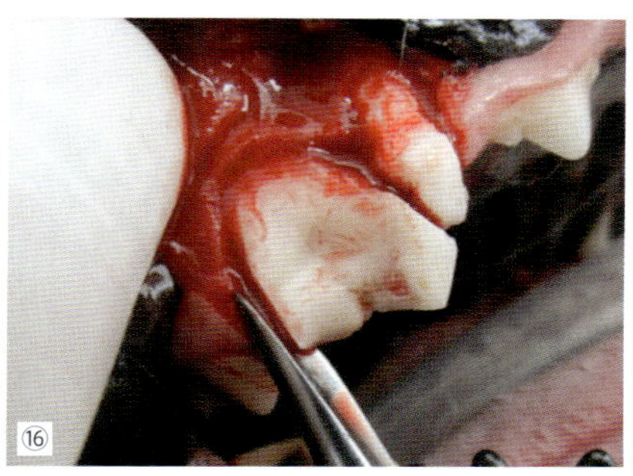

⑯ 次に，歯軸に対してエレベータの軸を平行にして歯根に沿って挿入し，歯を脱臼させる（回転作用，軸回転作用，梃子作用）。

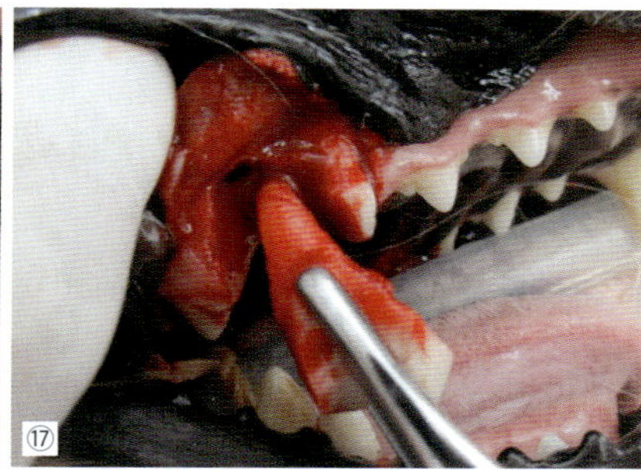

⑰ 歯を十分に脱臼させたら，歯根の大きさに適合した抜歯鉗子を用い，その軸と歯軸を一致させてできる限り遠心根の深い位置を把持し，左右に軽度に軸回転させながら歯根と反対方向に抜去する。

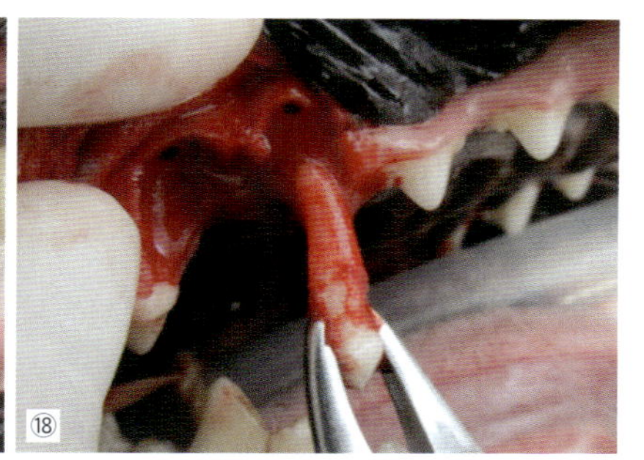

⑱ 同様に，近心頬側根を抜去する。

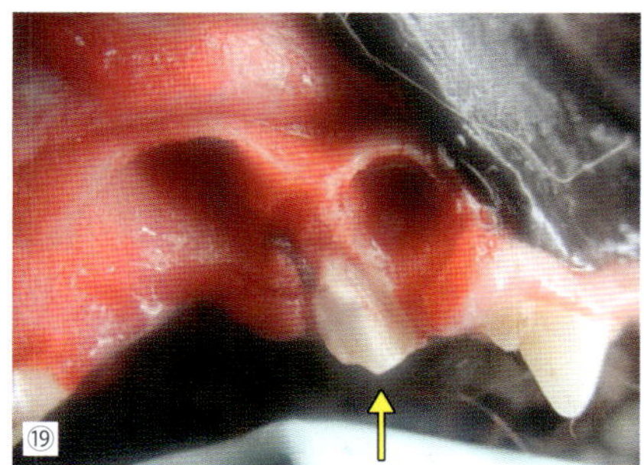

⑲ 近心口蓋根だけが残っている状態となる（←）。

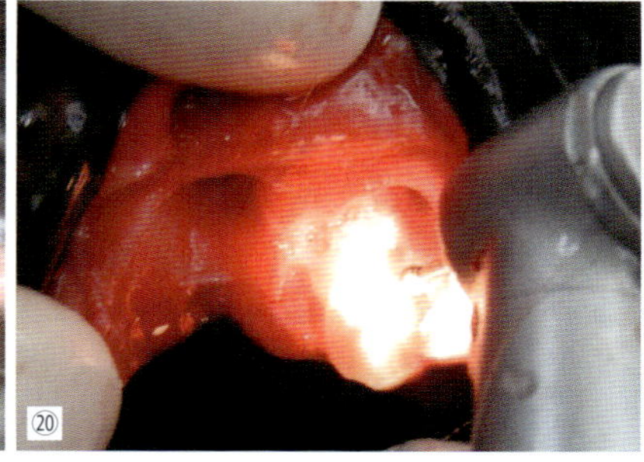

⑳ 近心口蓋根周囲にエレベータを挿入しやすくするために，ラウンドバーで歯槽骨を切削する。

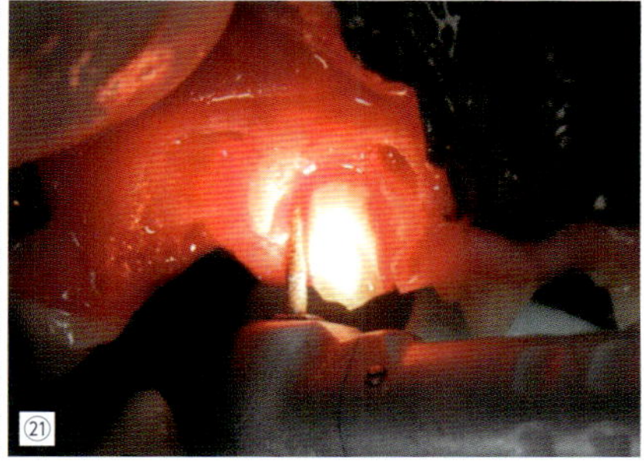

㉑ 近心口蓋根周囲の歯槽骨を細いテーパーシリンダーバーでさらに切削している。

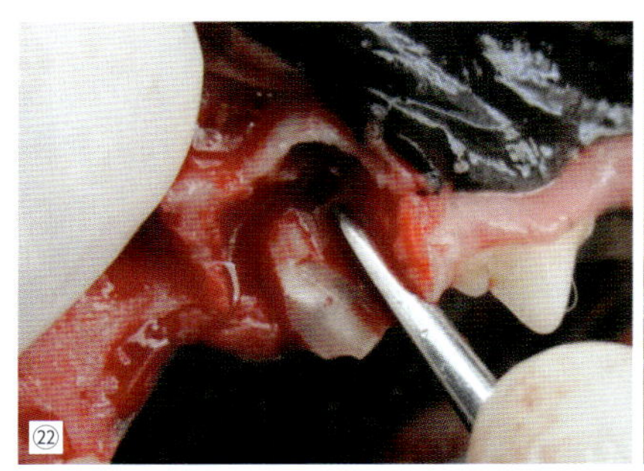

㉒ エレベータを近心口蓋根の歯根膜腔に挿入して歯根膜線維を断裂する。

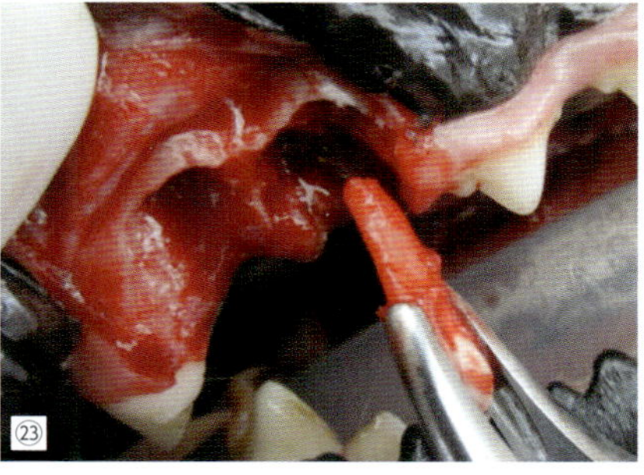

㉓ 歯根の大きさに適合した抜歯鉗子を用い，その軸と歯軸を一致させてできる限り近心口蓋根の深い位置を把持し，左右に軽度に軸回転させながら歯根と反対方向に抜去する。

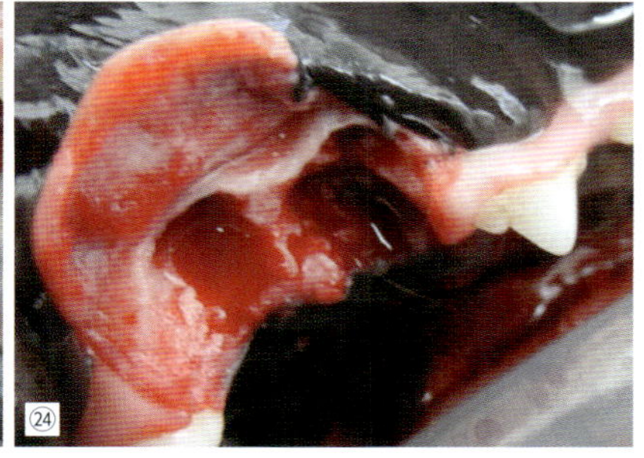

㉔ 3 根の抜歯直後。すべての抜歯窩に新鮮な血液が貯留していることを確認する。

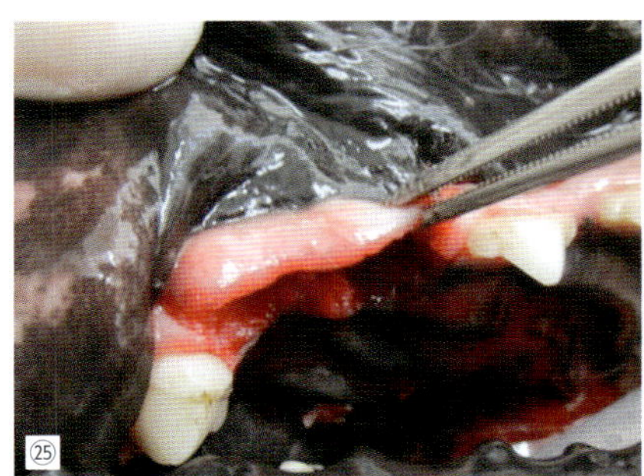

㉕ 歯肉粘膜フラップの大きさを確認する。現状の大きさでは口蓋粘膜との距離があり抜歯窩を覆うことができない。

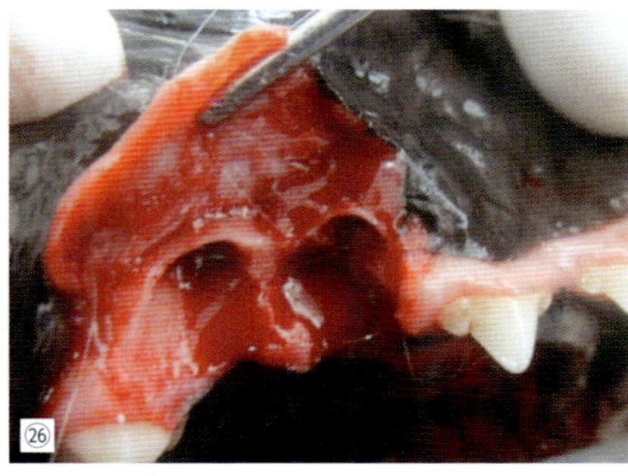

㉖ フラップを翻転し，剥離面の大きさを確認する。

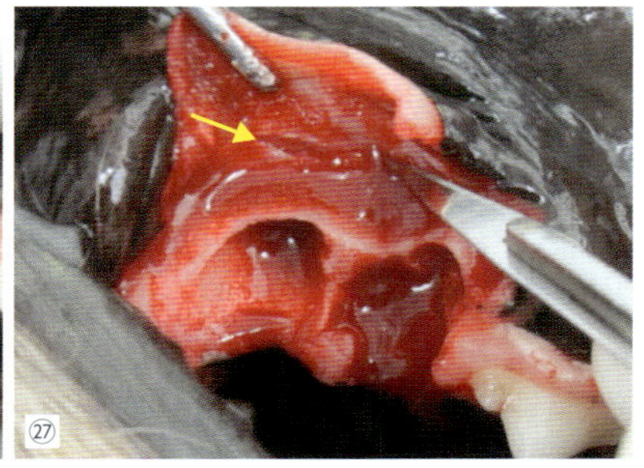

㉗ フラップの剥離面の骨膜に，歯肉縁に対し平行にメスを入れ減張切開する（←）。

（次ページへつづく）

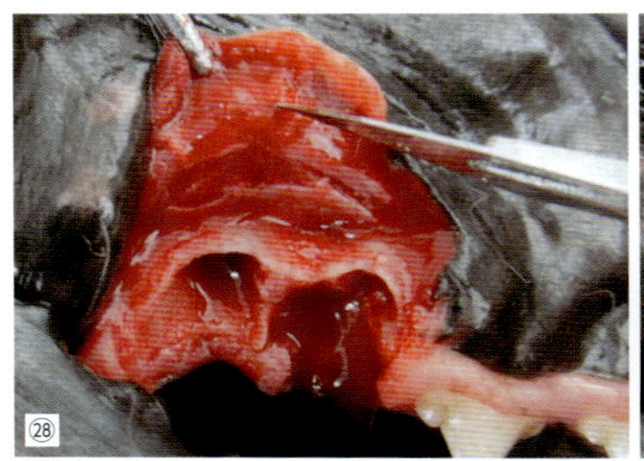

フラップを伸展させるために，剥離面の骨膜にメスでさらに１本切開を加えている。

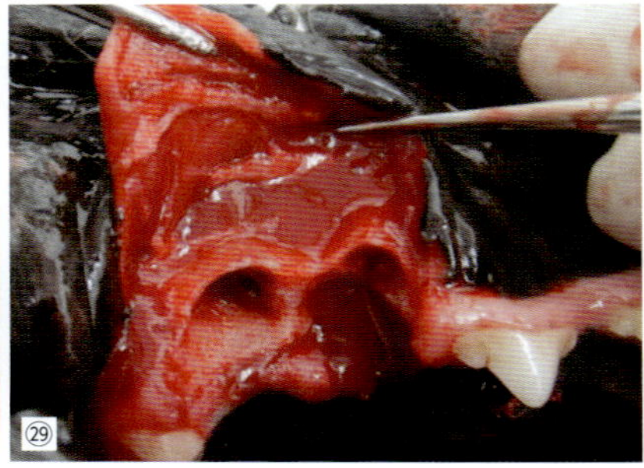

骨膜剥離子やメッツェンバウムで切開部位をさらに剥離する。

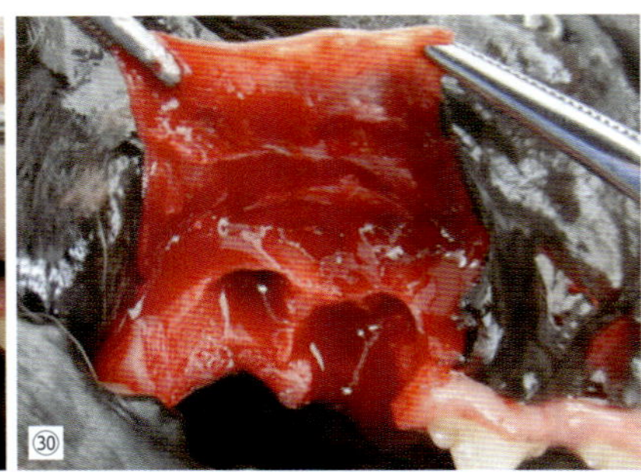

伸展したフラップを確認する。

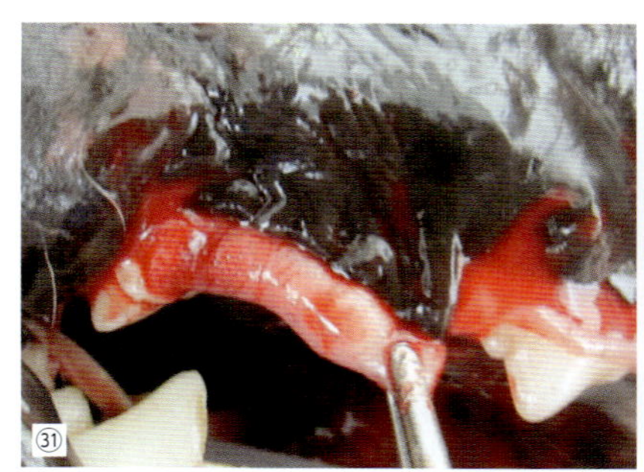

抜歯窩を十分に覆えるほどに伸展したフラップが作成できている。

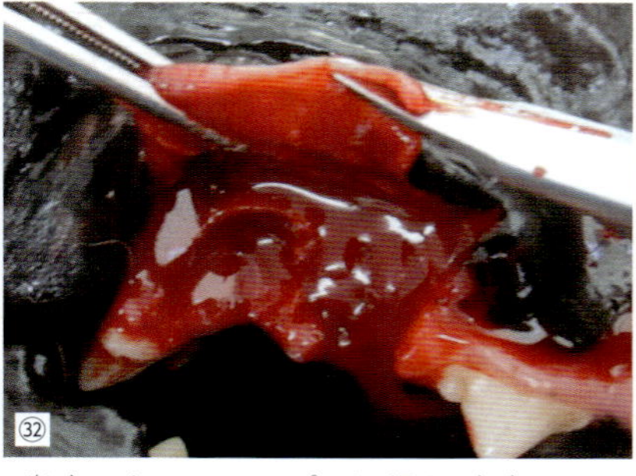

炎症のあるフラップの辺縁をデブライドメントして新鮮創にする。

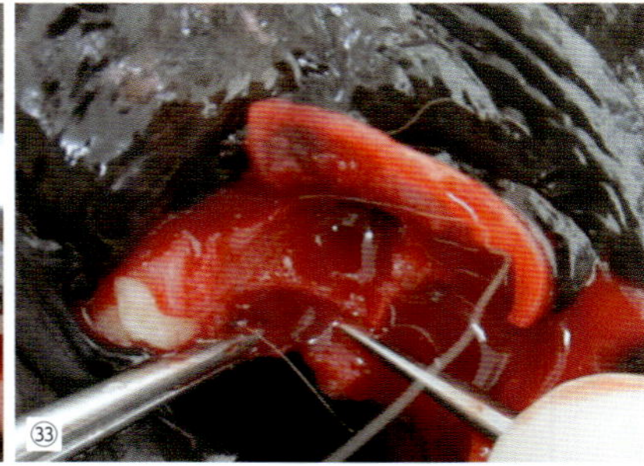

縫合する口蓋側粘膜を上顎骨から骨膜剥離子で剥離し，縫合スペースを作成する。

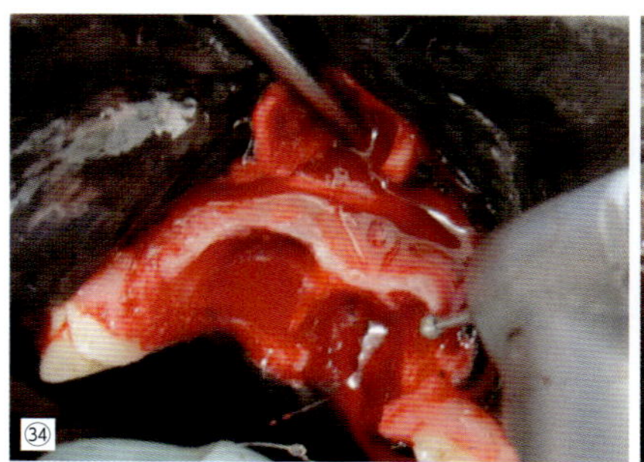

不整な歯槽骨縁をラウンドバーで平滑にする。この処置により，フラップを戻したときに粘膜が当たらず炎症を防ぐことができる。

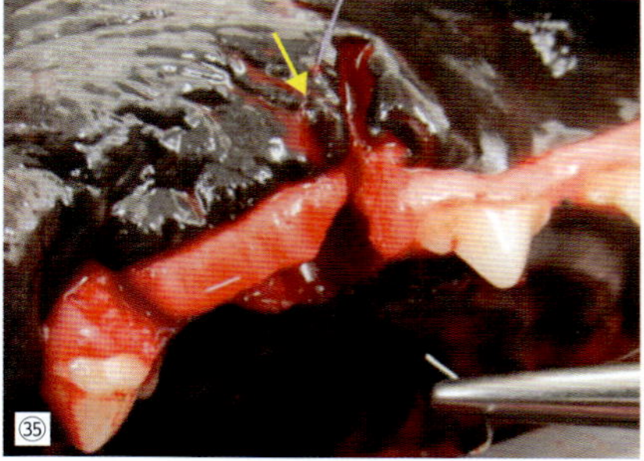

針をフラップの近心側の隅から刺入し（←），口蓋粘膜に通す。

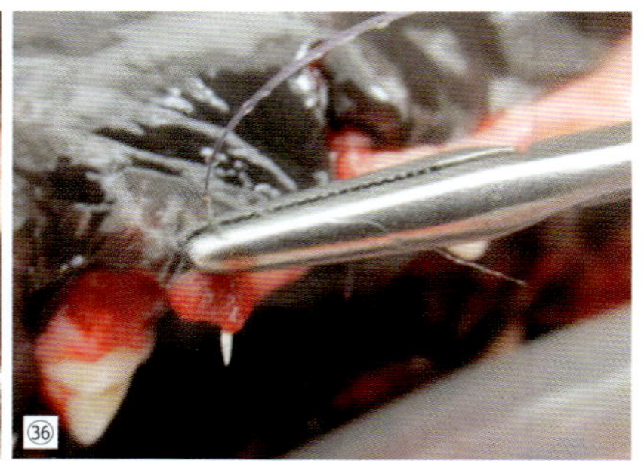

針をフラップの遠心側の隅から刺入し，口蓋粘膜に通す。

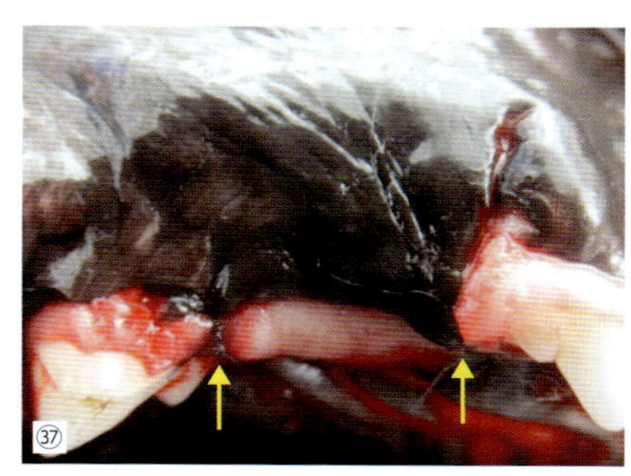

このようにフラップの両隅から縫合をはじめる（←）と不均衡にならない。

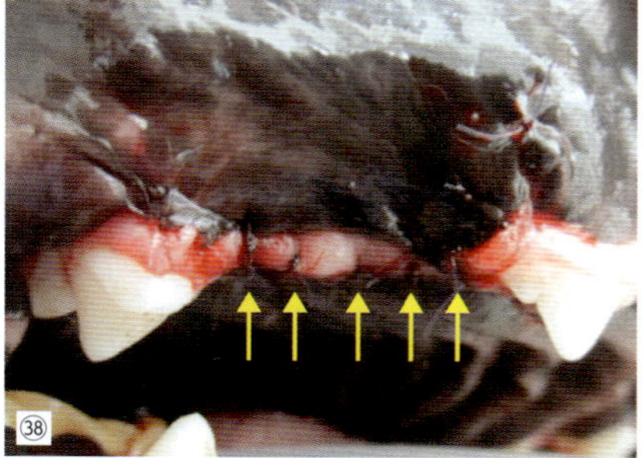

等間隔（←）で単純結紮縫合して終了。

6-2-3 上顎第1後臼歯の抜歯法

上顎第1後臼歯には3つの歯根があるので，近心根，口蓋根，遠心根に分割してから抜歯する(**図47**)。特に上顎第1後臼歯の近心根と遠心根は細く長いため，抜歯の際に医原性の歯根破折を生じないように注意する[11]。

図48は，右上顎第1後臼歯の重度歯周病を認めた犬に対するオープンフラップ・テクニックによる抜歯の方法である。

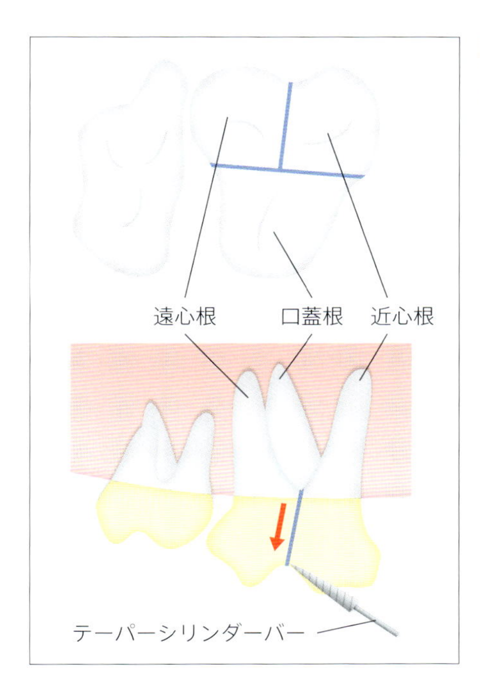

図47 上顎第1後臼歯の分割位置

図は右上顎を示す。上顎第1後臼歯は3根に分割して抜歯する。

図48 上顎第1後臼歯の抜歯

ミニチュア・シュナウザー，4歳齢，雌

中程度の歯垢・歯石付着を主訴に来院。重度歯周病であり，右上顎第1後臼歯は各歯根の根尖周囲のX線透過性が亢進していることから抜歯適応と判断した。

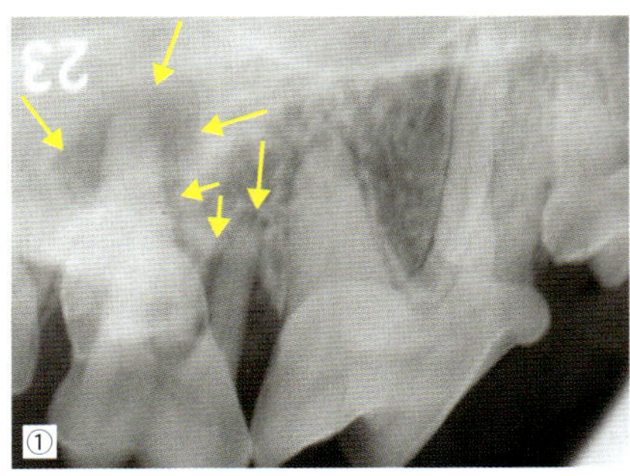

①X線検査(歯垢・歯石の除去後)。第1後臼歯の近心根，口蓋根，遠心根すべてで根尖周囲のX線透過性亢進を認めた(←)。

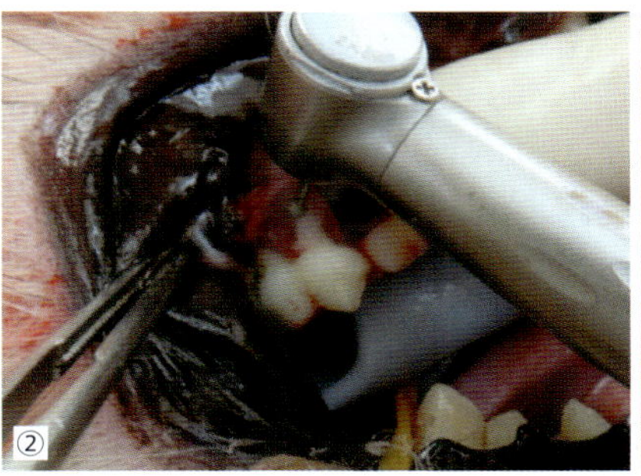

②この症例は，抜歯しやすいように上顎の第4前臼歯と第1後臼歯の間の歯肉にメスで縦切開を入れた(三角形のフラップ作成)。その後，ラウンドバーで右上顎第1後臼歯の頬側歯槽骨を歯根の長さ約2/3まで切削した。

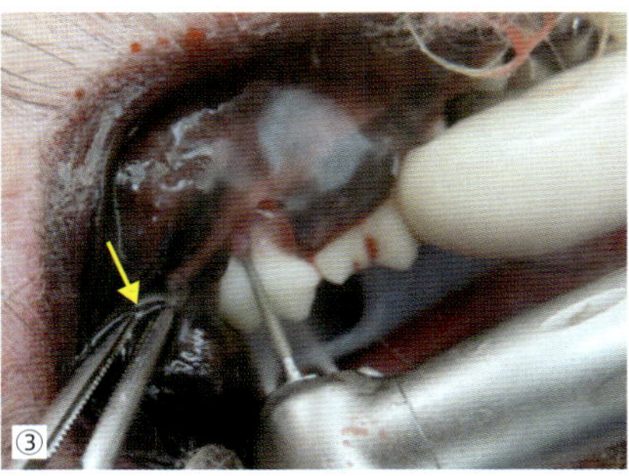

③テーパーシリンダーバーを用いて，近心根と遠心根の間を根分岐部から歯冠に向かって分割する。この際，口角の皮膚や粘膜をバーで巻き込まないように口角をよけておく(←)。

(次ページへつづく)

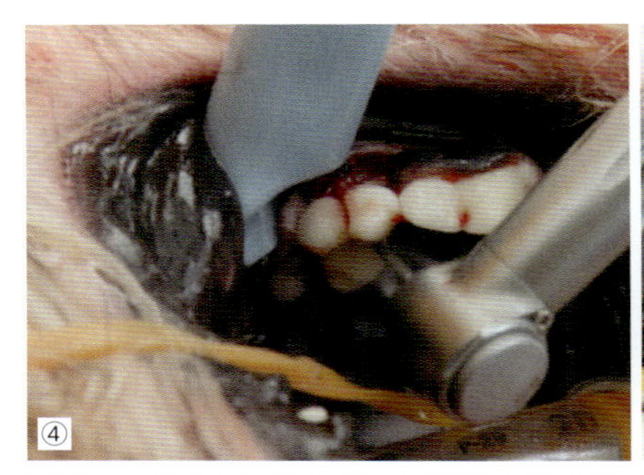

④ 同様に，近心根・遠心根と口蓋根の間の根分岐部にテーパーシリンダーバーを挿入して，歯冠に向かって分割する。

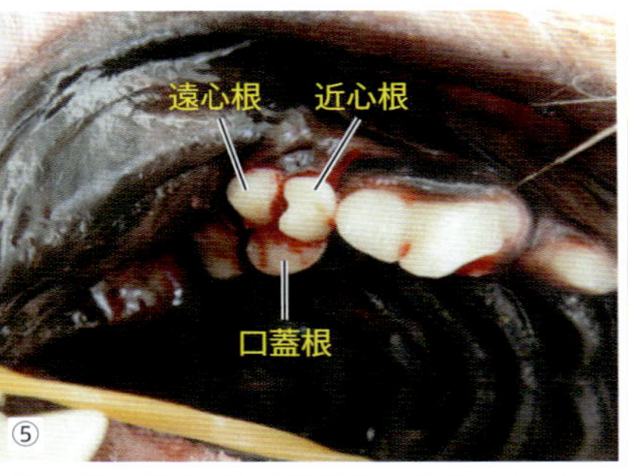

⑤ 近心根，遠心根，口蓋根に分割されている状態。

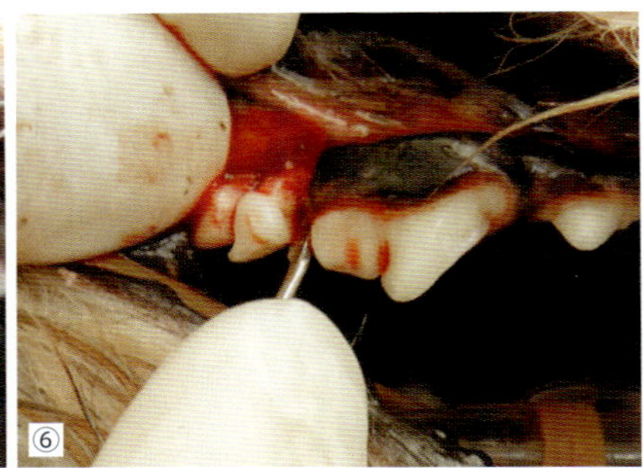

⑥ エレベータで近心根の歯根膜線維を断裂して脱臼させる。もし脱臼させにくい場合は，歯根膜剥離チップを用いて歯根膜を剥離するとよい。上顎第１後臼歯の近心根と遠心根は非常に細く，無理をすると医原性の歯根破折を生じるおそれがあるため，十分に脱臼させることが大切である。

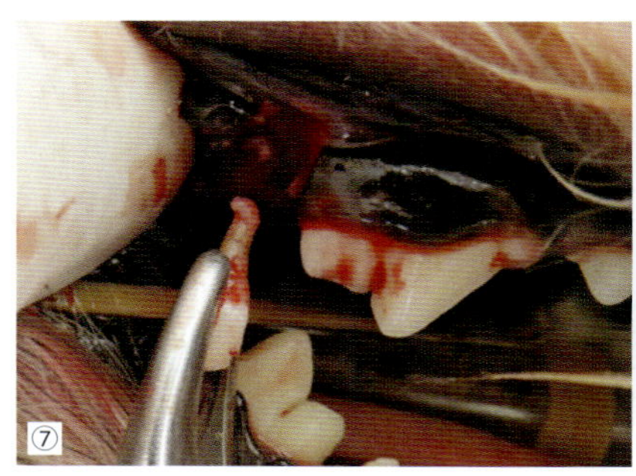

⑦ 近心根を十分に脱臼させたら，抜歯鉗子でできる限り歯根の深い位置を把持して抜去する。遠心根と口蓋根も同様に抜去する。口蓋根は根尖に近づくにつれて円錐形に収束しているが，太いので抜歯しやすい。

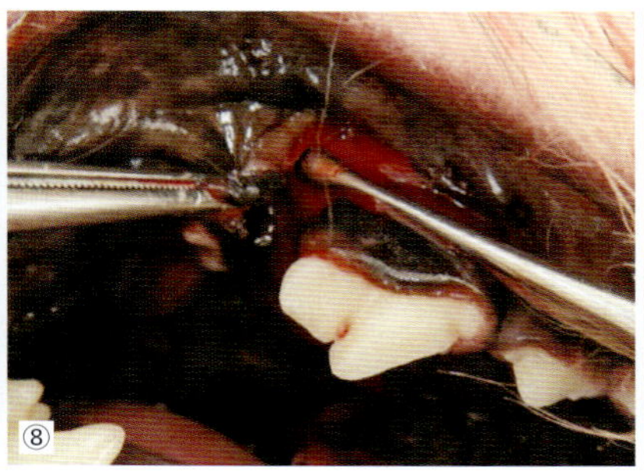

⑧ 抜歯後，歯槽骨縁をラウンドバーで平滑にしてから，骨膜剥離子を用いて歯肉と歯槽粘膜を歯槽骨から剥離し，テンションのない歯肉粘膜フラップを作成する。この際，上顎第１後臼歯の上方に位置する耳下腺および頬骨腺の開口部を損傷しないように注意する。

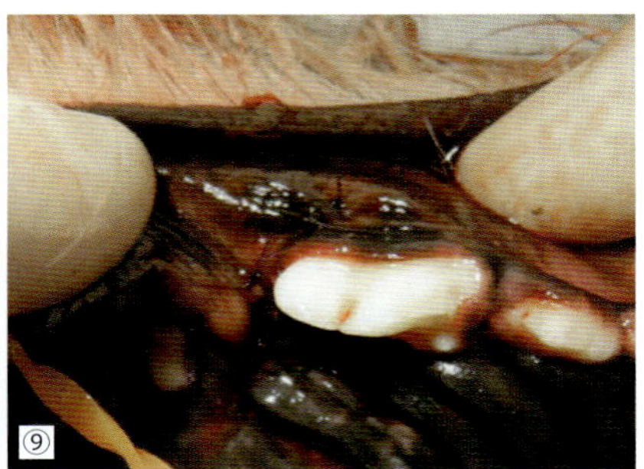

⑨ フラップを縫合して終了。

6-2-4 下顎第１後臼歯の抜歯法（下顎骨の重度の吸収を伴う）

下顎第１後臼歯の抜歯において，下顎骨の重度の吸収を認める，あるいは特に小型犬では，エレベータを歯根膜腔にむやみに挿入すると医原性の下顎骨骨折を生じるおそれがある。そのためエレベータは極力使用せず，注水機能の備わった歯根膜剥離チップや超音波スケーラーで歯根膜線維を断裂するとよい。歯根膜剥離チップを使用する場合は，下顎骨に力がかからないように歯根膜腔の中で上下に動かしながら操作することが重要である。**図 49** は下顎の第１後臼歯および第４前臼歯の抜歯を行ったチワワの症例である。

図 49 下顎第 1 後臼歯および第 4 前臼歯の抜歯

チワワ，12 歳齢，去勢雄

右下顎第 4 前臼歯と第 1 後臼歯は，歯根周囲の X 線透過性が重度に亢進していることから抜歯適応と判断した。

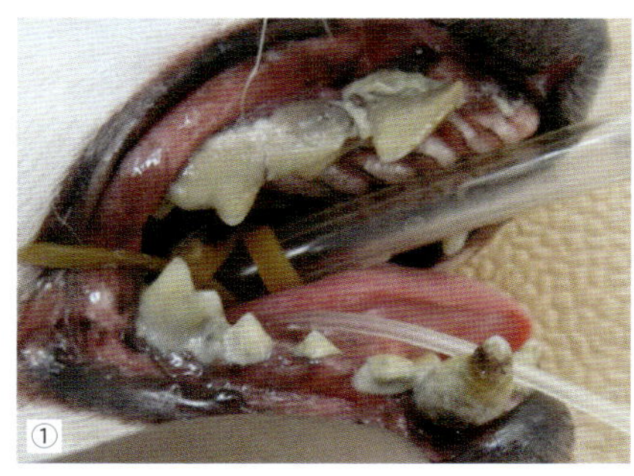

① 処置前。歯垢・歯石が重度に付着している。

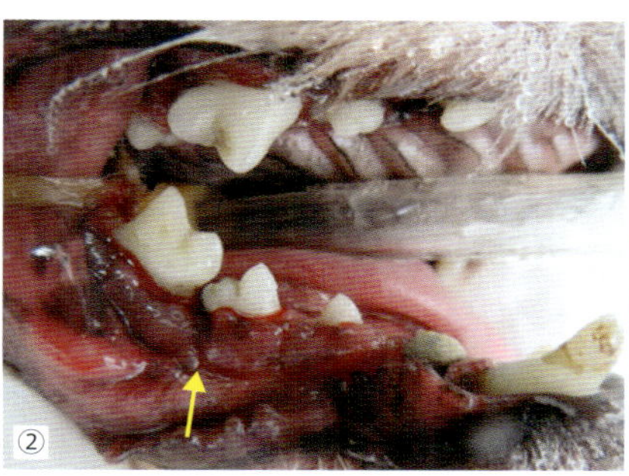

② 歯垢・歯石を大まかに除去した後。歯肉は全体的に腫脹がみられ，右下顎第 4 前臼歯と第 1 後臼歯の間の歯肉は後退しており（←），これらの歯根は露出している。

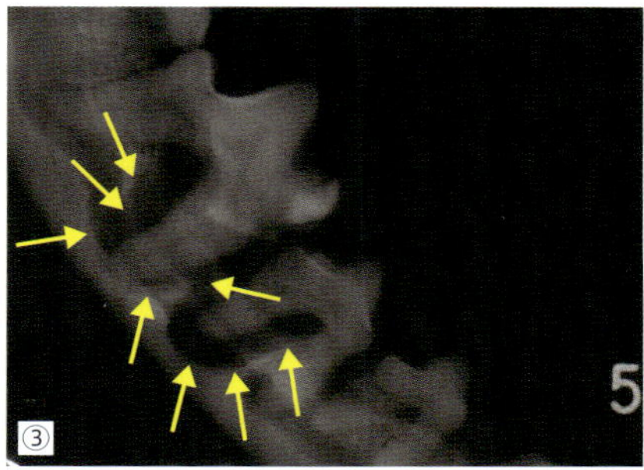

③ X 線検査において，特に第 4 前臼歯遠心根と第 1 後臼歯近心根の歯根周囲に重度の X 線透過性亢進を認めた（←）。

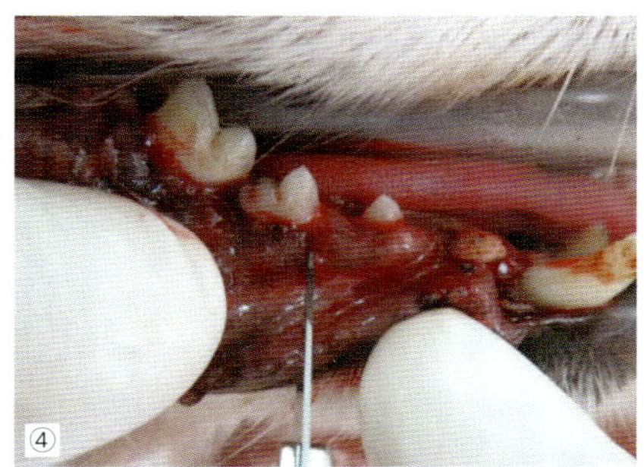

④ 第 4 前臼歯歯肉付着部をメスで切開して，第 4 前臼歯部の近心歯肉と歯槽粘膜に縦切開を入れる。

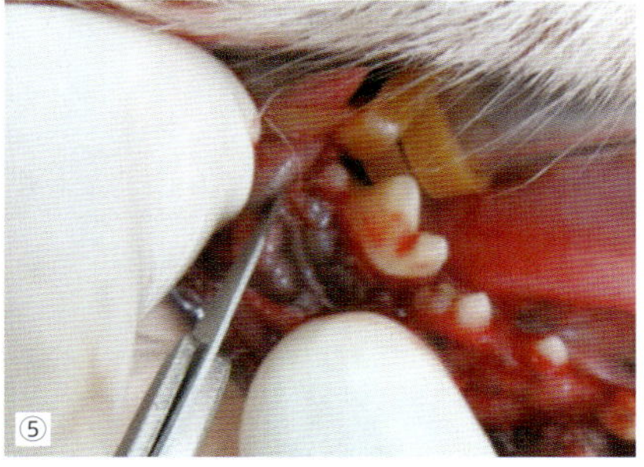

⑤ 次いで，第 1 後臼歯歯肉付着部をメスで切開して，第 1 後臼歯部の遠心歯肉と歯槽粘膜に縦切開を入れる（四角形のフラップ作成）。

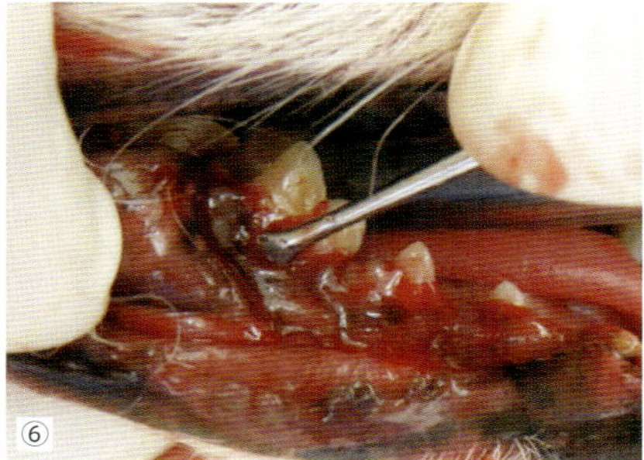

⑥ 骨膜剥離子を用い，歯肉と歯槽粘膜を歯槽骨から剥離する。

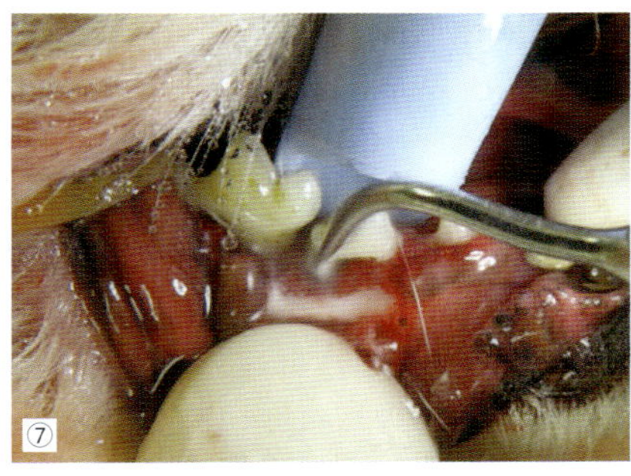

⑦ 超音波メスでさらに歯垢・歯石を除去している。

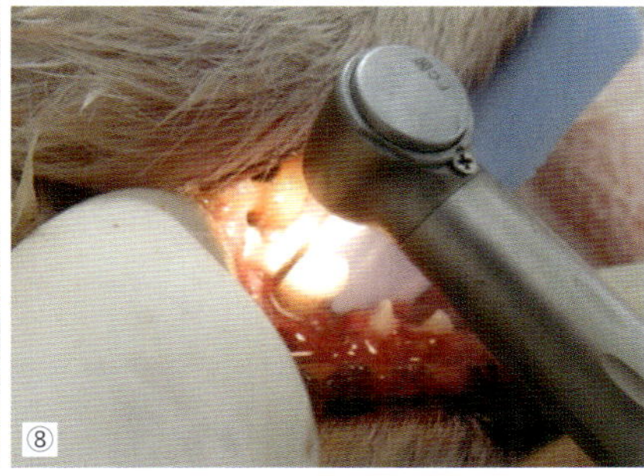

⑧ 常法通り，テーパーシリンダーバーで多根歯を単根に分割する。

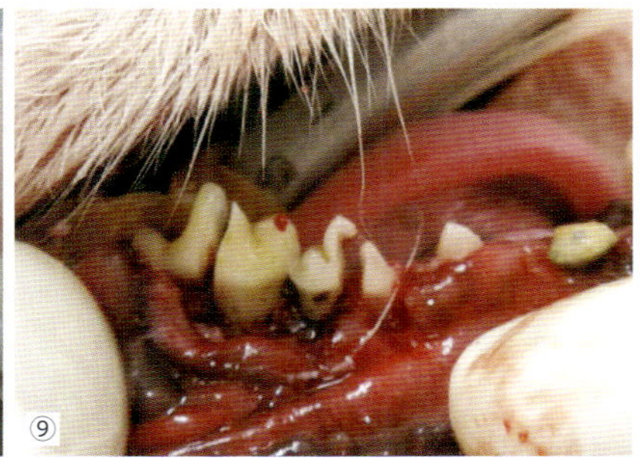

⑨ 第 4 前臼歯と第 1 後臼歯がそれぞれ単根に分割されている。

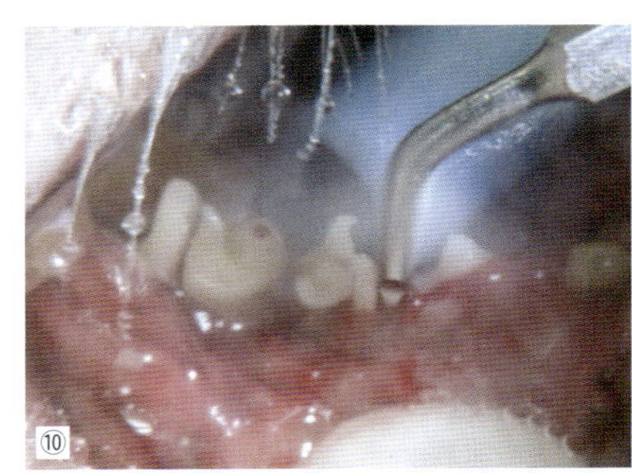

⑩ 歯根膜剥離チップを用い，第 4 前臼歯の歯根膜を十分に剥離する。力を加えると下顎骨が骨折するおそれがあるため要注意。

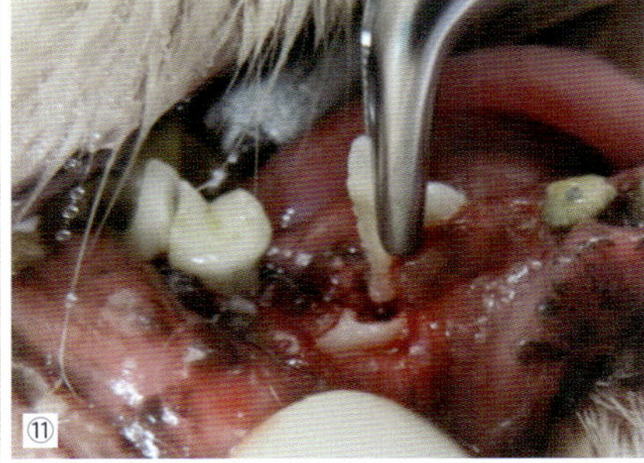

⑪ 歯根膜を十分に剥離できたら，第 4 前臼歯の歯軸と抜歯鉗子の軸を一致させてできる限り歯根の深い位置を把持し，左右に軽度に軸回転させながら歯根と反対方向に抜去する。

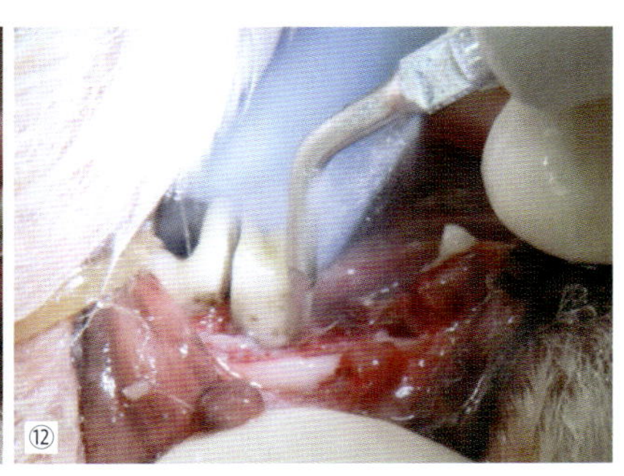

⑫ 第 1 後臼歯の歯根膜も同様に，十分に歯根膜剥離チップで剥離する。

（次ページへつづく）

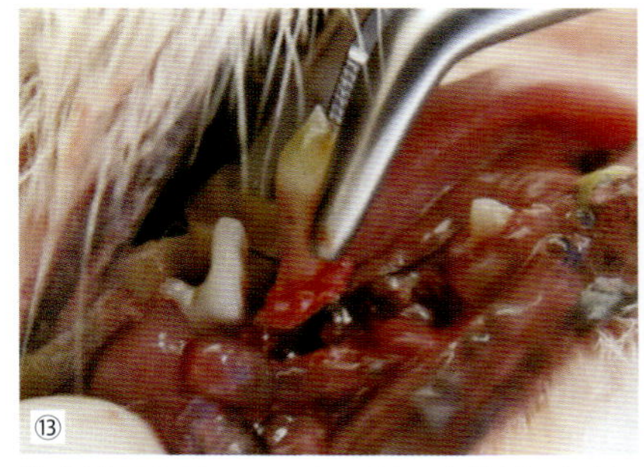

⑬ 抜歯鉗子を用いてできる限り歯根側を把持して，歯根と反対方向に軸回転させながら第1後臼歯を抜去する。

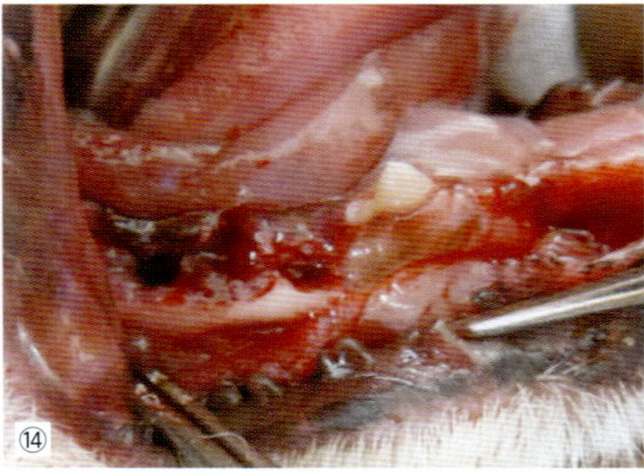

⑭ 抜歯窩には多くの不良肉芽組織が付着している（この症例は右下顎犬歯も抜歯している）。

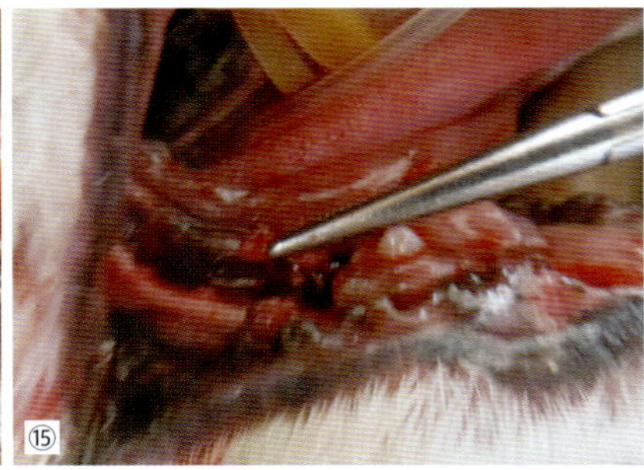

⑮ 抜歯窩の不良肉芽組織を鉗子で除去した後，新鮮な血液が供給されていることを確認する。

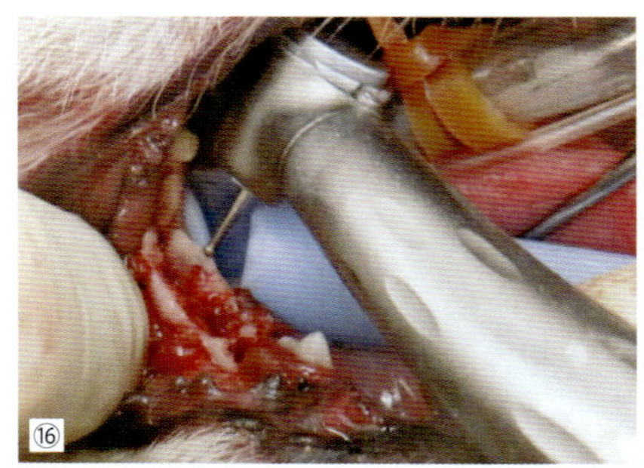

⑯ 不整な歯槽骨縁をラウンドバーで平滑にする。

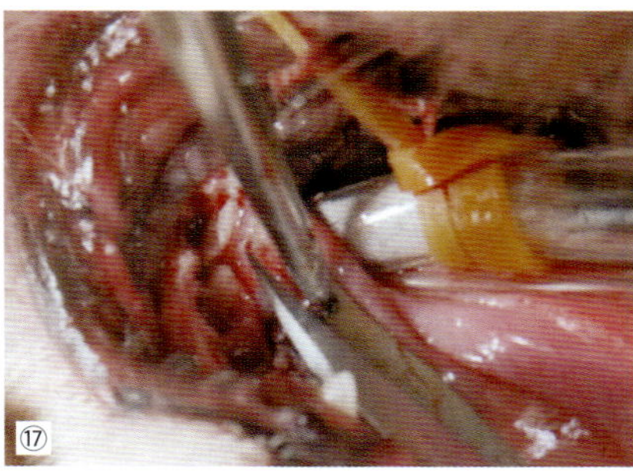

⑰ 炎症のある口腔粘膜の辺縁や歯肉縁を鋏でデブライドメントする。

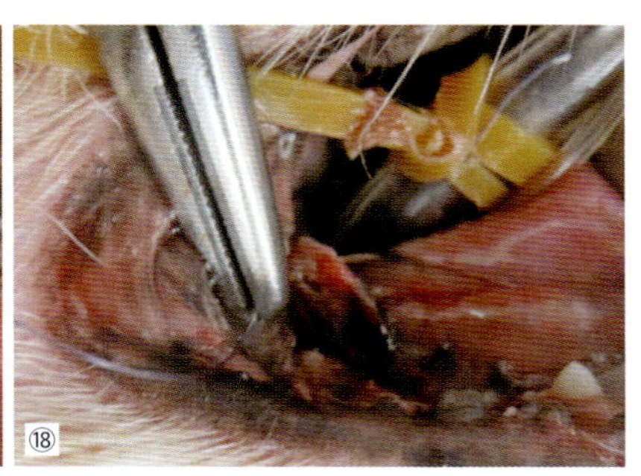

⑱ 歯肉，口腔粘膜をモノフィラメントの吸収性縫合糸で単純結紮縫合して抜歯窩を閉鎖する。

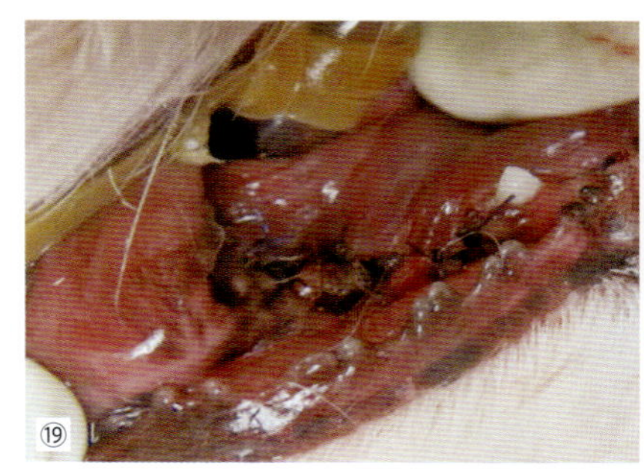

⑲ すべての処置が終了。

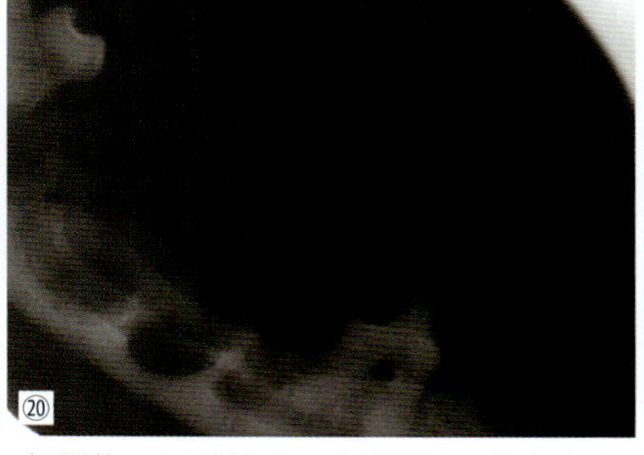

⑳ 処置後のX線検査。右下顎第4前臼歯および第1後臼歯は抜去されている。

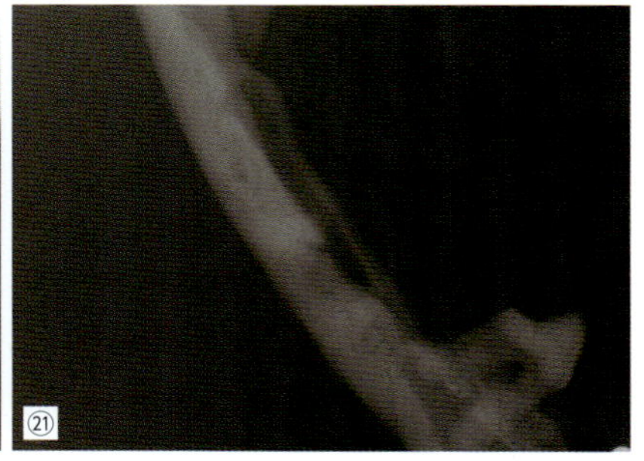

㉑ 2カ月後のX線検査。すべての抜歯窩が新生骨になっている。

6-2-5 猫の上顎犬歯の抜歯法

犬も猫も口腔と鼻腔を隔てている上顎骨の厚さはわずか1～2 mmと非常に薄い。そのため上顎犬歯の抜歯の際，エレベータの不適切な使用により医原性に口腔鼻腔瘻を生じる可能性がある。根尖に向けて挿入したエレベータをむやみに口蓋側に傾斜させると危険である（**図50**）。

⇨**口腔鼻腔瘻**
CHAPTER-1
「4-1 口腔鼻腔瘻」を参照

また，歯肉は角化重層扁平上皮のため比較的強靭であるが，歯槽粘膜や舌下粘膜は脆弱である。そのため，猫の上顎犬歯の抜歯において歯肉粘膜フラップを作成し，フラップの内側をメスで減張切開する際は，特に粘膜は非常に薄いために裂開・穿孔させないように十分注意する。なお，口腔鼻腔瘻を歯肉粘膜フラップで閉鎖する際も同様で，フラップにテンションがかかっていると裂開しやすいため十分に減張切開しておく必要がある。

⇨**上顎犬歯の挺出に抜歯を適応した猫**
CHAPTER-2
「2-18 挺出」もあわせて参照

さらに，上顎犬歯を抜歯するために犬歯の頬側歯槽骨を過度に切削してしまうと，周囲の上唇や上顎の皮膚が口蓋側（内側）に巻き込むようになってしまう。それにより同側の下顎犬歯が上唇や上顎の外側（皮膚）に当たり，潰瘍や皮膚の損傷を認めることもあるので注意する。**図 51** に，左上顎犬歯の挺出，歯槽骨炎，歯周病の併発を認めた猫に対するオープンフラップ・テクニックによる抜歯の方法を示す。

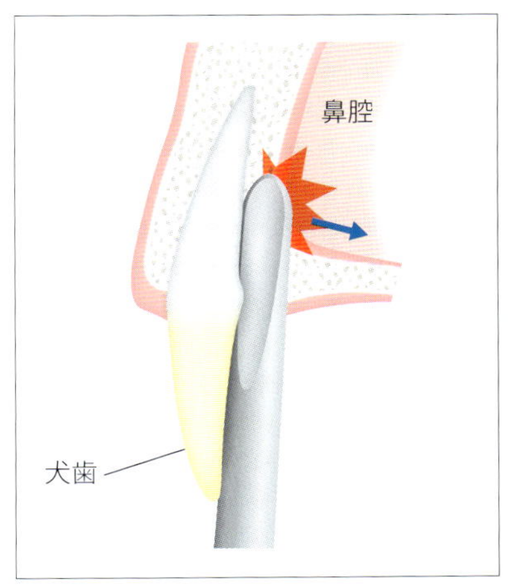

図 50 上顎犬歯の抜歯では医原性口腔鼻腔瘻に注意する

口蓋側に挿入したエレベータの作業刃を口蓋側に傾けないように注意する（図は犬の犬歯をイメージ）。

図 51 上顎犬歯の抜歯

日本猫，10 歳齢，避妊雌

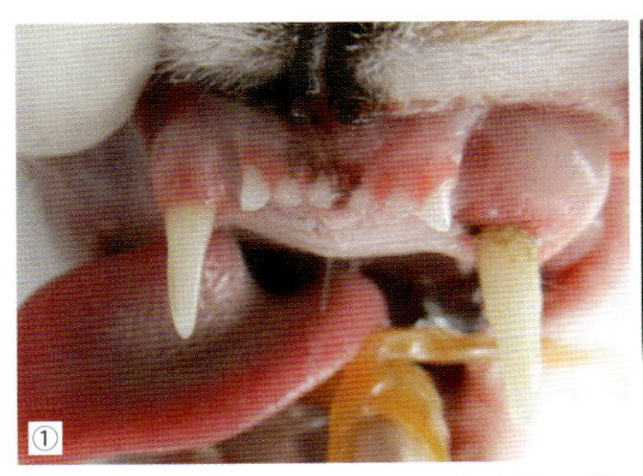

処置前。左上顎犬歯の挺出，歯肉縁の発赤，歯垢・歯石の付着，歯肉の膨隆を認める。

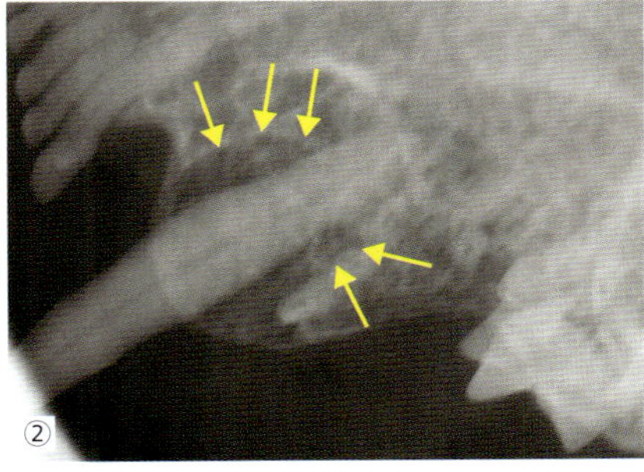

X 線検査。犬歯周囲に重度の骨縁下ポケット（←）を伴った歯槽骨の膨隆を認める。

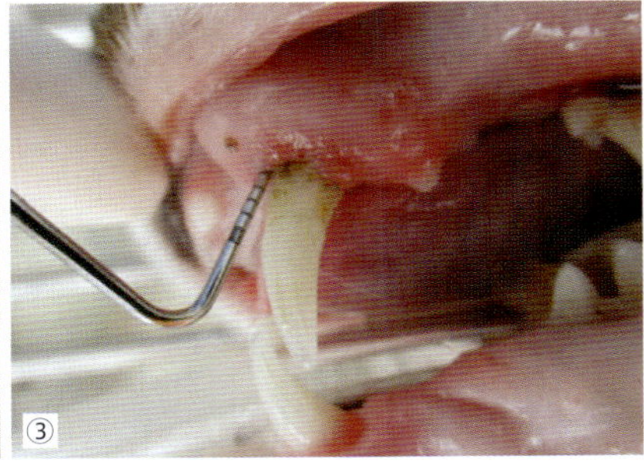

歯周プローブを犬歯吻側に挿入すると，深い歯周ポケットを認めた。

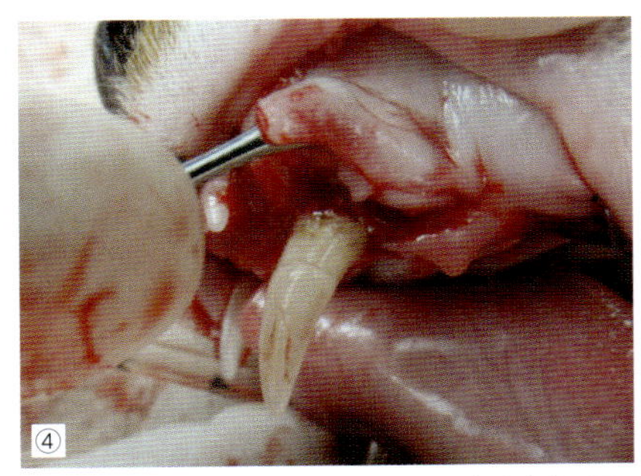

歯肉付着部をメスで切開し，犬歯吻側と尾側の歯肉と歯槽粘膜にメスで縦切開を入れてから（四角形のフラップ作成），骨膜剥離子を用いて歯槽骨から歯肉を剥離する。

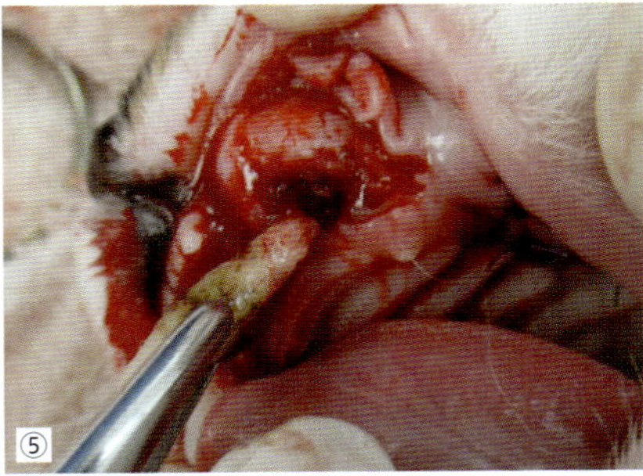

エレベータを用いて歯を脱臼させた後，抜歯鉗子で歯を抜去する。

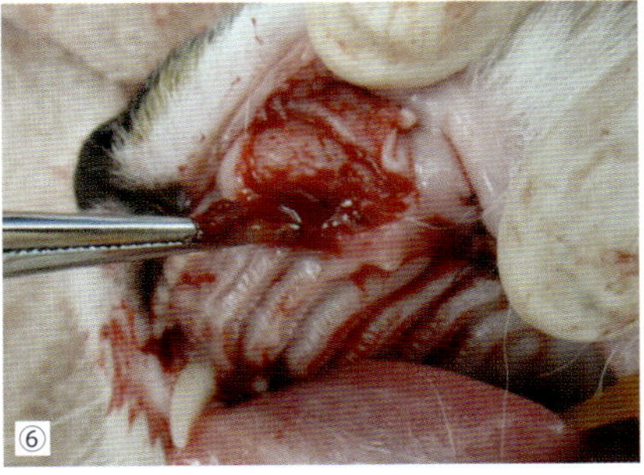

抜歯窩の不良肉芽組織を鉗子で除去し，十分な新鮮血がみられるようにする。

（次ページへつづく）

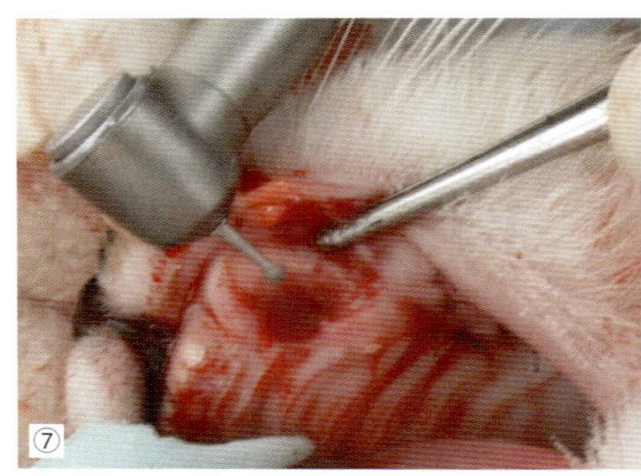

歯槽骨縁をラウンドバーで平滑にする。この際，歯槽骨を切削しすぎると左上唇が口蓋側に入ってしまい，その結果，左下顎犬歯が左上唇や左上顎の外側に当たってしまうため注意する。

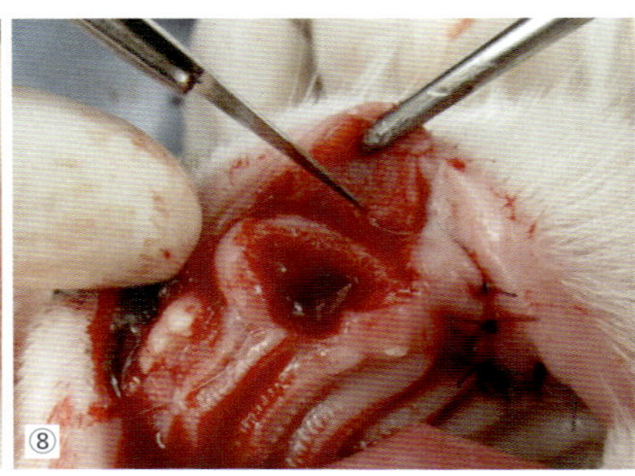

メスを用いて歯肉粘膜フラップの内側を減張切開する。この際，猫の歯肉と歯槽粘膜は非常に薄いため，メスや骨膜剥離子（あるいは粘膜剥離子）で丁寧に骨膜を剥離して減張する。

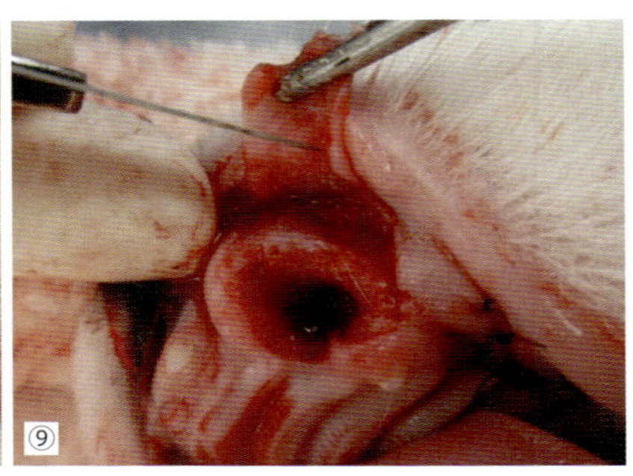

減張切開により伸展された歯肉粘膜フラップ。フラップを減張切開したら，歯に接触していたフラップ側の歯肉縁をデブライドメントする。

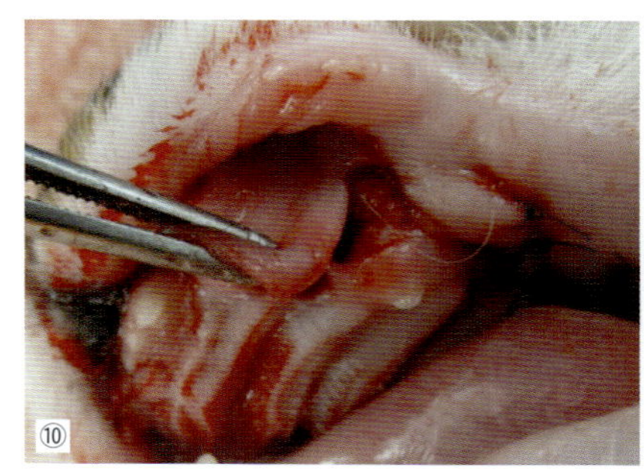

抜歯窩を十分に覆うことができるフラップになったことを確認する。

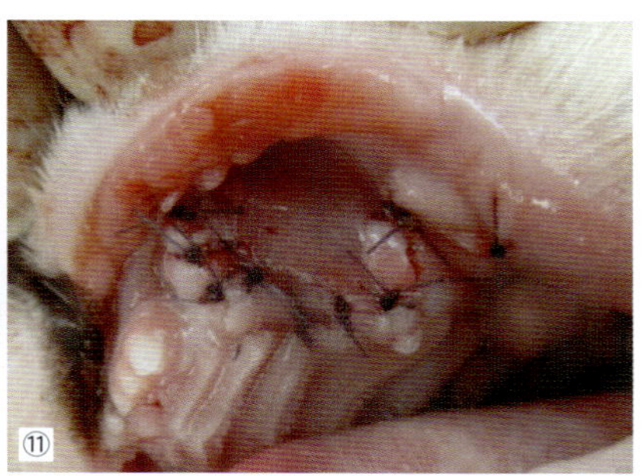

吸収性縫合糸で単純結紮縫合して終了。

6-2-6 猫の吸収病巣（タイプ 2）に対する抜歯法

■破歯細胞
歯が吸収される際に現れる細胞で，主に歯根部の象牙質，セメント質を吸収する。

タイプ 2 の吸収病巣は，**破歯細胞**による歯の構造の吸収と同時に骨芽細胞による修復が生じて歯根が骨組織に置換される病態である。通常，歯根膜は消失するが，後期まで根管と象牙質は残存することが多く，軽度な歯肉炎を伴う。このタイプ 2 の吸収病巣に対する抜歯では，歯冠が残存している症例には歯冠切除が勧められる（**図 52**）。

一方，タイプ 1 の吸収病巣は歯根が残存しているタイプの吸収病巣であるため，歯根部を含めた通常の抜歯を行う。その予後は良好である。

図 52 猫の吸収病巣（タイプ 2）を認めた場合の抜歯

日本猫，4 歳齢，雌

左下顎第 3 前臼歯に吸収病巣（タイプ 2）を認め，歯冠切除した。

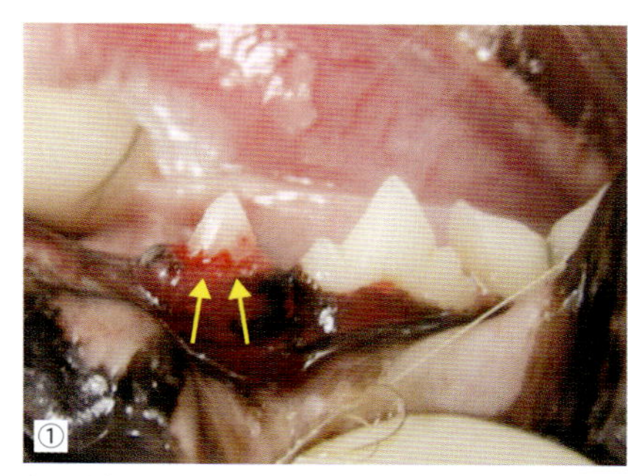

処置前。第 3 前臼歯の歯頚部歯肉の発赤と歯頚部の歯の吸収（←）がみられる。

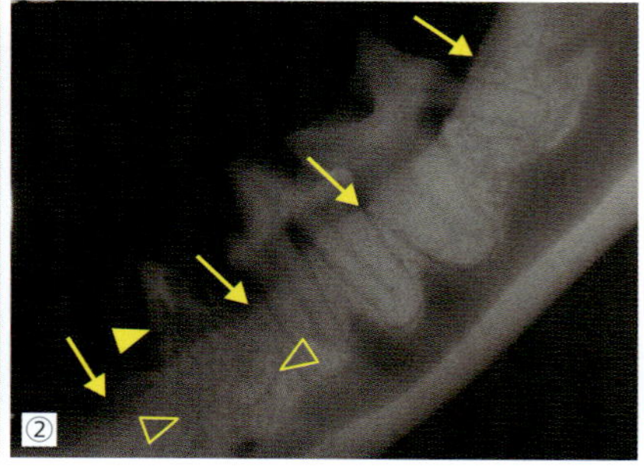

X 線検査。全体的に歯槽骨の軽度の水平骨吸収を認める（←）。第 3 前臼歯の歯根が吸収されて骨組織に置換され（◁），歯冠も吸収されてきている（◀）ことが確認できる。

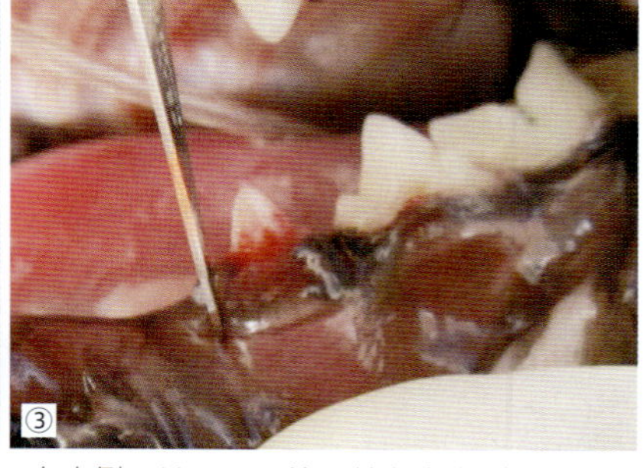

本症例ではメスで第 3 前臼歯吻側の歯肉と歯槽粘膜を縦切開している。同じく尾側の歯肉も同様に切開する（四角形のフラップ作成）。なお歯冠切除の場合は，四角形のフラップを作成しなくてもエンベロープフラップを作成することも多い。

（次ページへつづく）

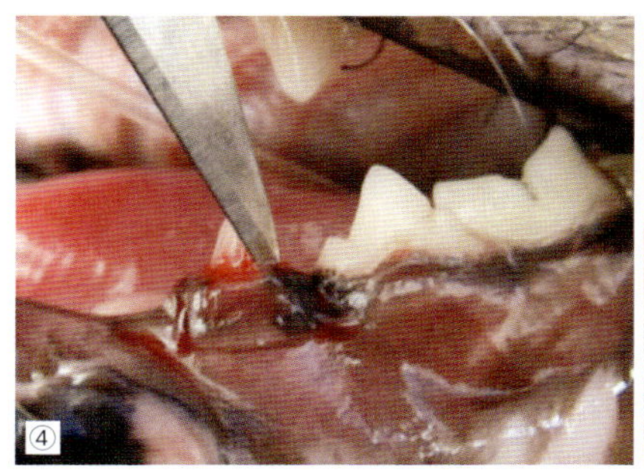
④
メスで歯肉付着部を切開する。

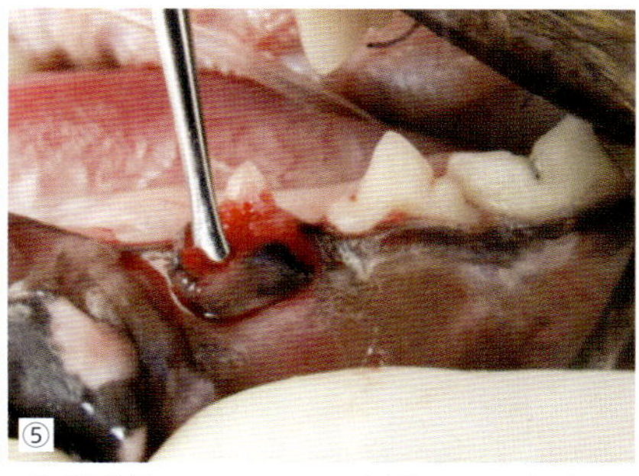
⑤
骨膜剥離子を用いて，歯槽骨から歯肉を剥離する。

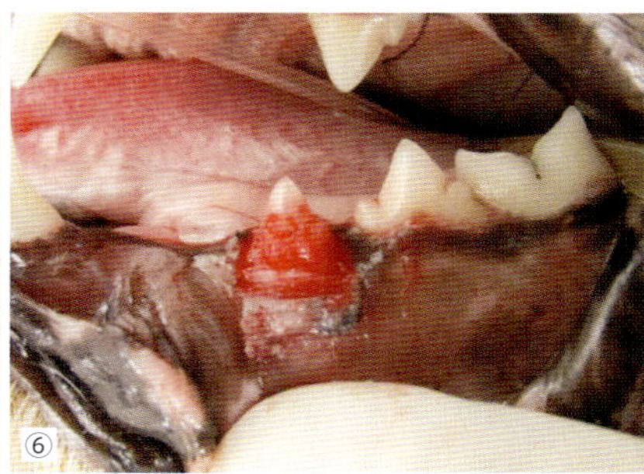
⑥
歯頚部下部まで歯肉を剥離した状態。

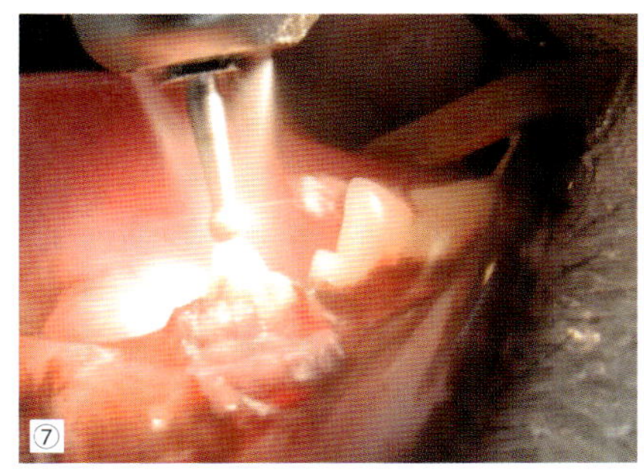
⑦
ラウンドバーを用いて歯冠を切削・粉砕している。

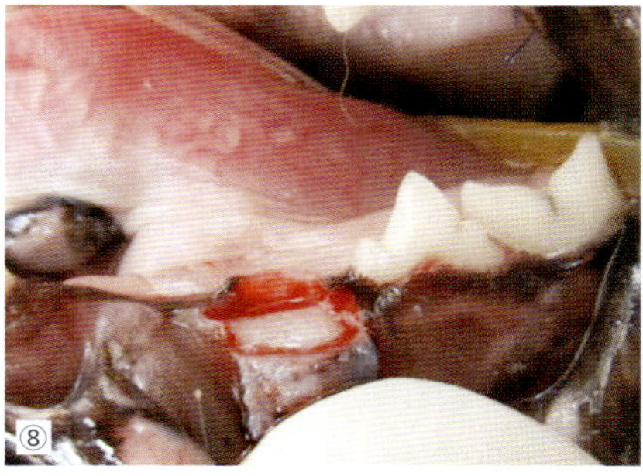
⑧
歯槽骨縁が平滑に切削された状態。

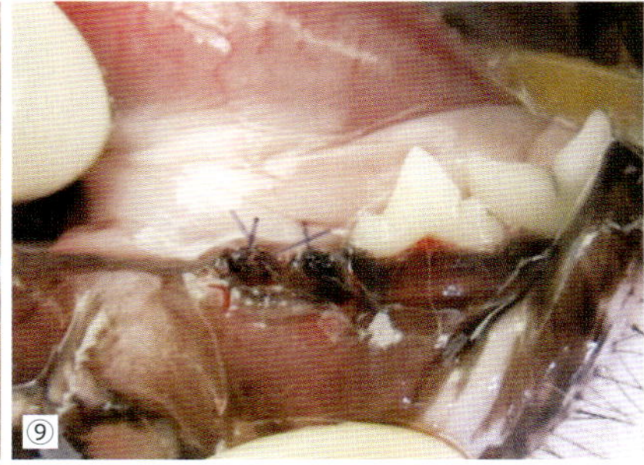
⑨
歯肉粘膜を戻して吸収性縫合糸で縫合する。

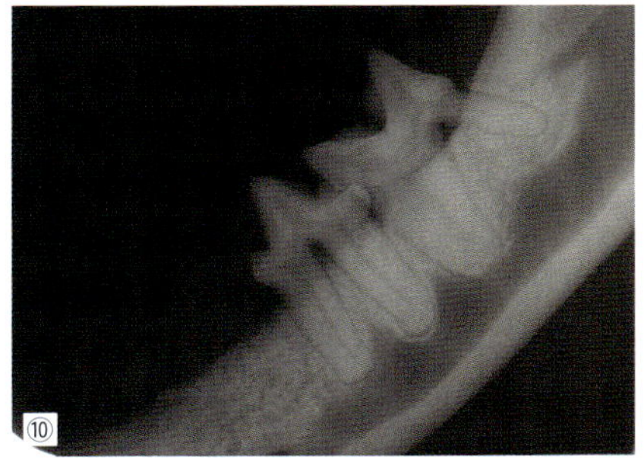
⑩
処置後のＸ線検査。抜歯した部位の歯槽骨縁が平滑になっていることが確認できる。

7 ● 抜歯における合併症とトラブル

ここまで各抜歯法を紹介してきたが，エレベータと抜歯鉗子で抜歯できる単純抜歯もあれば，歯肉粘膜フラップを作成し頬側歯槽骨を切削して抜歯する外科的抜歯もある。しかしながら抜歯は，指で触れると重度に動揺する場合を除いて，そう容易に行える処置ではない。当然ながら抜歯する歯の周囲の解剖を熟知しておく必要があり，特に歯の大きさと歯根の数，歯の周囲に近接する眼窩下動脈・静脈・神経，下歯槽動脈・静脈・神経，前・中・後オトガイ孔，下顎孔，上顎孔，大口蓋孔，小口蓋孔，眼球，眼窩，鼻腔，上顎陥凹などの位置を把握しなければならない。またこれらは，猫あるいは犬における頭蓋骨の形態すなわち長頭種，中頭種，短頭種によって，その位置に若干の違いがあることも押さえておく必要がある。これらを把握しておかないと抜歯における様々なトラブルを引き起こすことになり，抜歯時あるいは抜歯後に合併症を生じさせてしまう。

➡**歯の周囲の解剖**
CHAPTER-4
「1 口腔とその周囲の解剖」を参照

7-1 難抜歯

特に抜歯時のトラブルは，いわゆる「難抜歯」といわれる状態で生じる傾向があり，歯や歯根，歯槽骨の状態に左右されやすい。難抜歯が予想されるケースは**表 2** のとおりで，これらの異常がみられた場合に備えて，それぞれの状態に応じた抜歯法を習得しておく必要がある。

表 2 難抜歯が予想される状態

①歯の位置の異常	・埋伏，転位，傾斜，回転など
②歯の形態の異常	・歯根の湾曲，肥大など ・吸収された歯根や歯冠
③歯の状態の異常	・歯肉縁下の歯根破折 ・歯根と歯槽骨の癒着(骨性癒着) ・高齢などに伴う狭い歯根膜腔 ・深部の残根 ・吸収病巣のある歯 ・歯の破折などにより歯質の水分が少ない歯 ・長期に残存した乳歯
④歯槽骨の状態の異常	・重度の垂直骨吸収を示した歯槽骨にある下顎歯 ・骨性癒着

7-2 残根させてしまった場合とその対処

⇨**抜歯処置中の残根**
CHAPTER-2
「2-12 残存歯根」もあわせて参照

吸収病巣のある歯の場合，歯根と歯槽骨の骨性癒着が激しい場合，歯根膜腔が狭く歯周病がほとんどない場合，エレベータの作業刃が先鋭でなく切れ味が悪い場合，不適切な大きさのエレベータを使用した場合，あるいは術者が技術的に未熟な場合などに残根が生じやすい。残根はできるだけ除去するよう努力すべきであるが，そのために刃の細い根尖ピックや残根用エレベータを用いたり，残根自体を粉砕除去したりする方法は勧められない。なぜなら残根の先には重要な血管や鼻腔などがあるために，残根を越えて切削していくと部位により下歯槽動静脈や眼窩下動静脈などを損傷し出血させてしまう。また，残根除去時に適切に処置しないと残根自体が下顎管や鼻腔の中に入り込むこともある。

残根をより安全に除去するには，高速ハンドピースに装着したラウンドバーで歯根周囲の歯槽骨を切削してから抜歯する方法や，歯根膜剥離チップあるいは超音波スケーラーを歯根に沿って適用し，歯根膜あるいは歯槽骨を歯根と切離して抜歯する方法を勧めたい。しかし，どうしても残根が除去できない場合に，根尖からの血液供給があれば残根に慢性炎症を生じない可能性もある。ただしこの場合，感染を伴う症状が現れる可能性を飼い主にインフォームして，定期的に X 線検査を行って経過観察していくべきである。いずれの状況でも，残根がすべて除去できたか否かを確認するために抜歯部位の X 線検査が勧められる。

図 53，54 に，残根を生じた症例における抜歯法[12] を紹介する。

図 53 抜歯の最中に残根を生じた症例

ボーダー・コリー，13 歳齢，避妊雌

抜歯している最中に，右上顎第 4 前臼歯の近心頬側根の根尖を残根させてしまった。

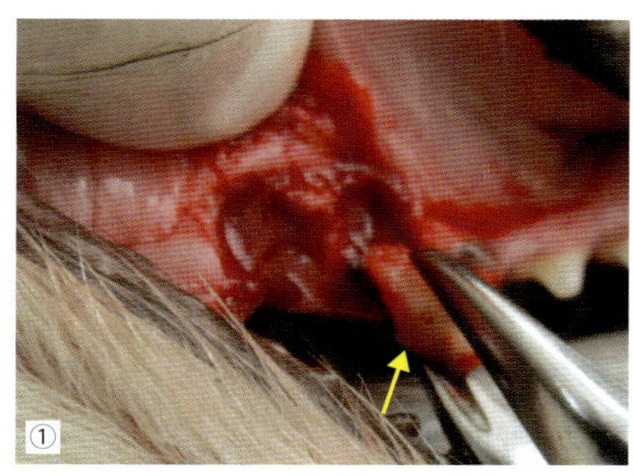

近心頬側根（←）の根尖の残根。遠心根はすでに抜歯している。

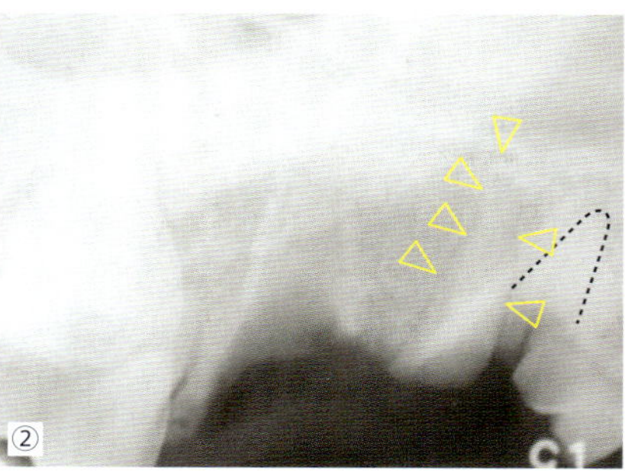

X 線検査。近心頬側根の根尖部の残根（点線）と，まだ抜歯してない近心口蓋根（◁）が確認できる。

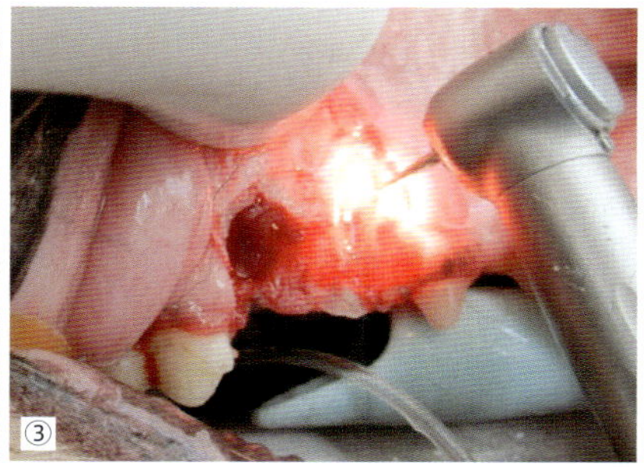

小さなラウンドバーやテーパーシリンダーバーなどを用いて，残存した根尖部の頬側歯槽骨をさらに切削して，根尖周囲を目視できるようにする。この際，近心口蓋側を過度に切削すると付近に存在している眼窩下管に損傷を与えてしまうため注意する。

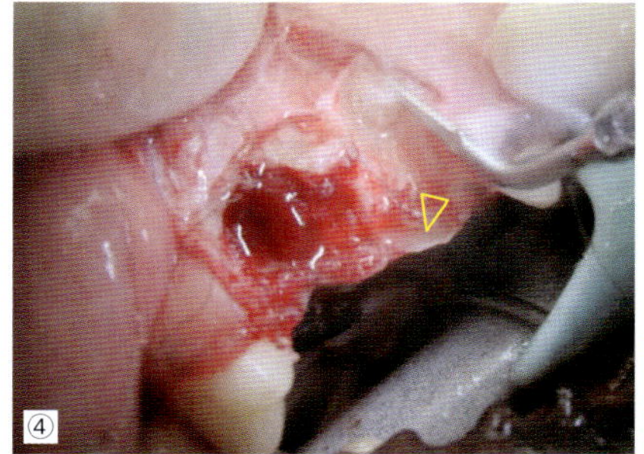

この症例では，歯根膜剥離チップを用いて歯根膜をさらに剥離している。近心口蓋根（◁）はまだ抜歯していない。

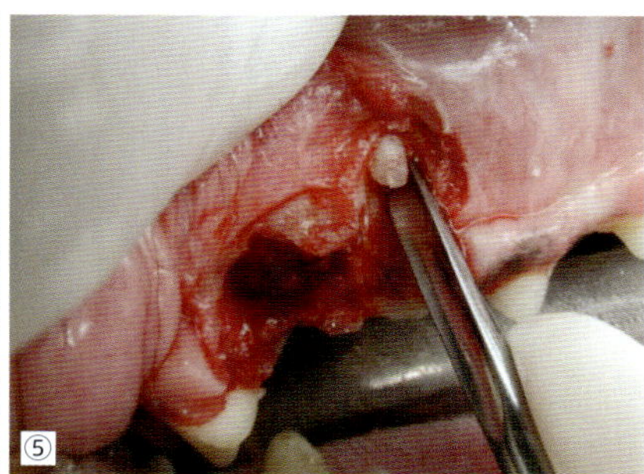

エレベータで残根を脱臼させる。

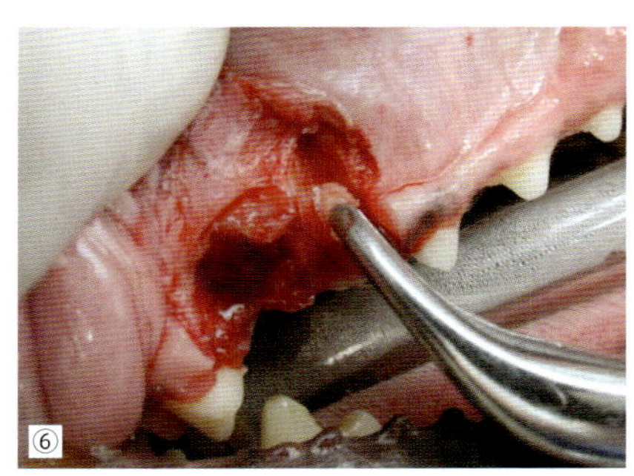

抜歯鉗子で残根を抜去する。その後，残りの近心口蓋根も抜歯した。

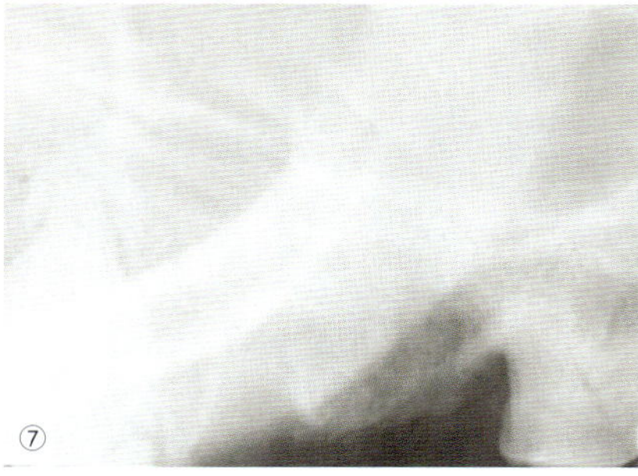

処置後の X 線検査。残根がないことを確認する。

図 54 残根により外歯瘻と内歯瘻に進行した症例

ミニチュア・ダックスフンド，11 歳齢，雄

眼窩下の腫脹と排膿を主訴に来院。半年前に左上顎第 4 前臼歯の破折歯を他の病院で抜歯している。その後，間欠的に左眼窩下が腫脹し，ときどき排膿があるとのことであった。第 4 前臼歯には残根があり，これによる感染が原因で歯瘻が生じていると考えられた。

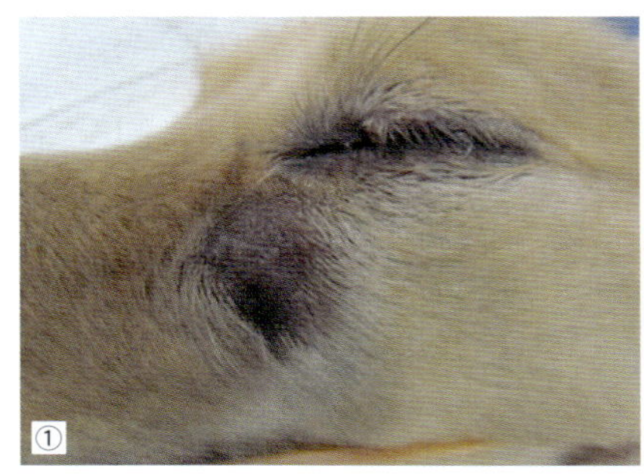

左眼窩下の腫脹。

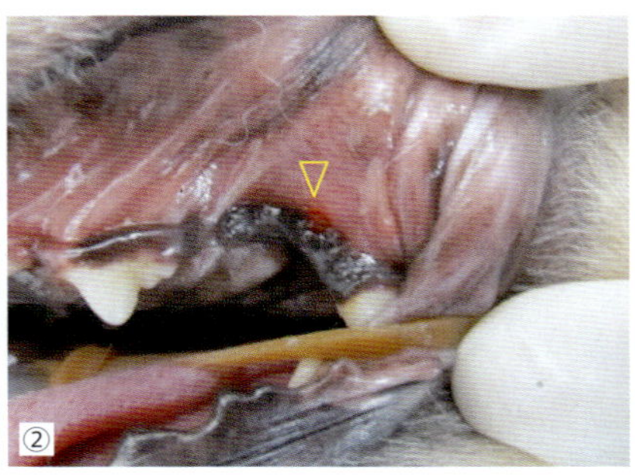

第 4 前臼歯の欠如と，その直上の粘膜歯肉境の発赤・肉芽組織(◁)を認める。

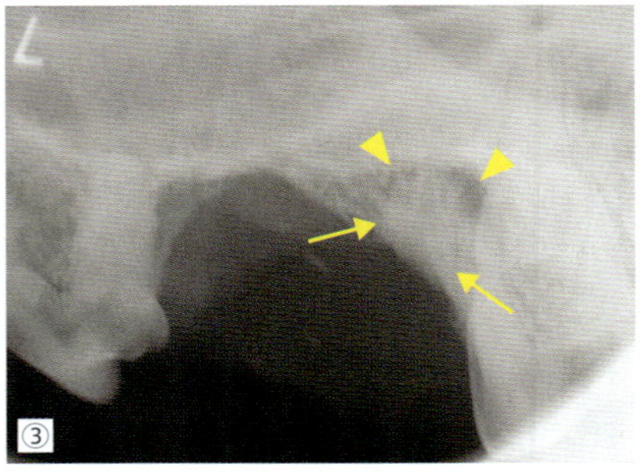

X 線検査。第 4 前臼歯遠心根の残根(←)を認め，その根尖周囲は X 線透過性が亢進している(◀)。

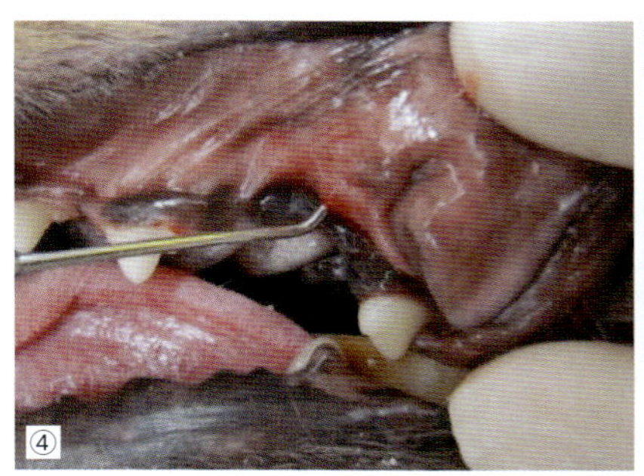

歯周プローブで診査すると，この肉芽組織は内歯瘻によって生じたと考えられた。

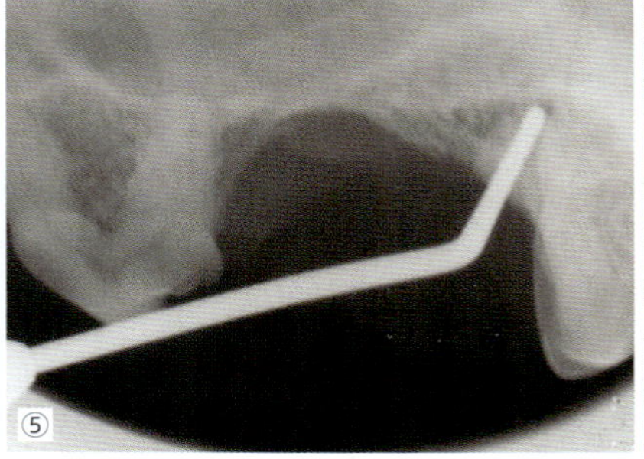

歯周プローブを挿入して撮影した X 線検査。プローブの先は残根が存在する部位に到達した。

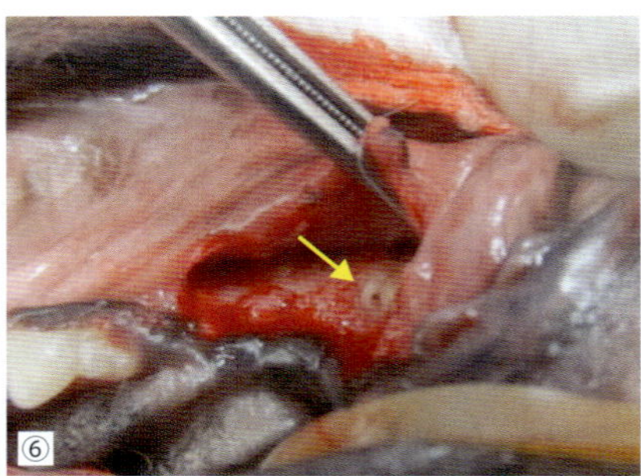

歯肉粘膜を剥離すると，第 4 前臼歯遠心根の残根を認めた(←)。

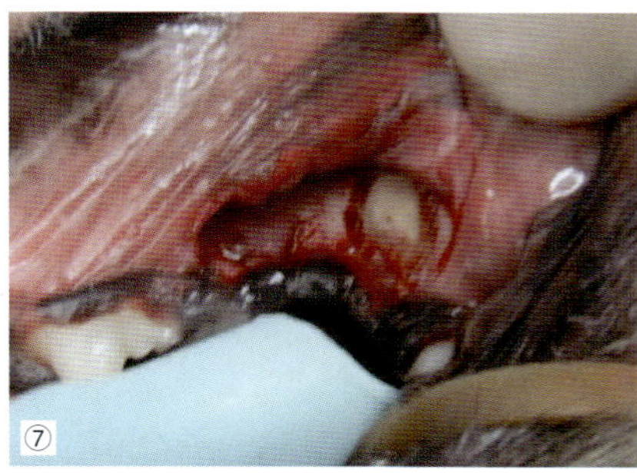

抜歯しやすいようにテーパーシリンダーバーを用いて残根周囲の歯槽骨を切削した。

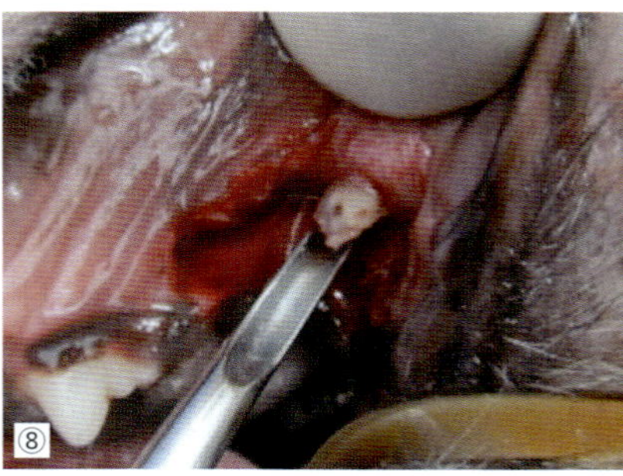

エレベータで残根を挙上して抜歯している。

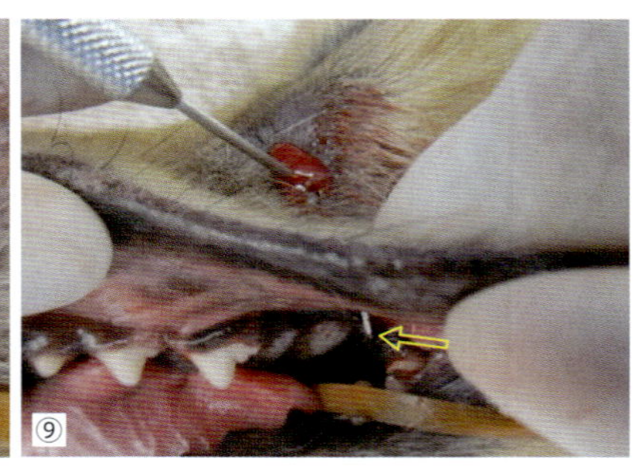

眼窩下の外歯瘻を認めた部位からプローブを挿入すると，その先端(⇦)が抜歯した第 4 前臼歯遠心根の抜歯窩に到達した。歯瘻の原因はこの遠心根であることが明らかである。

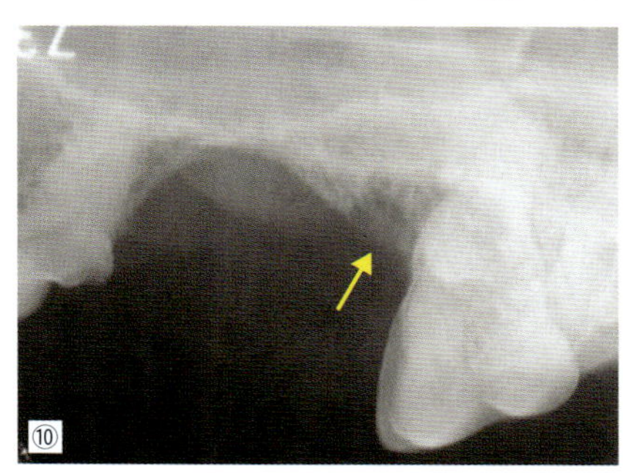

処置後の X 線検査。残根は完全に抜歯され(←)，歯瘻はその後完治した。

7-2-1 歯肉口内炎の猫における残根による治癒困難[13]

猫の歯肉口内炎の治療として，全臼歯もしくは全顎抜歯が勧められている。多くの個体では，全臼歯あるいは全顎抜歯を行うことにより完治もしくは口腔内の炎症は顕著に減少する。ただし炎症が治まる速度は，個体によって処置後数日〜数カ月かかるものまで様々である。なお本治療では，①原則として多根歯は分割抜歯すること，②歯根を残さずに抜歯すること，③歯周病を併発している歯が多いため炎症のある抜歯窩の不良肉芽組織は除去・洗浄すること，④鋭利で炎症のある歯槽骨縁は切削・除去して平滑にすること，⑤吸収性縫合糸で歯肉を縫合すること，⑥炎症のある歯根膜を除去すること，これらを心がける。このうち最も大切なことは残根させないことである。少しでも残根があると完治しない(**図 55**)。歯の吸収病巣との併発などで抜歯困難な場合は，頬側歯槽骨を十分に切削した後，歯根膜剥離チップを歯根膜腔に挿入して上下に丁寧に動かして剥離を行うと抜歯しやすくなる。

図 55 他院において歯肉口内炎の治療で全顎抜歯した後に残根がみられた猫

雑種猫，8 歳齢，去勢雄

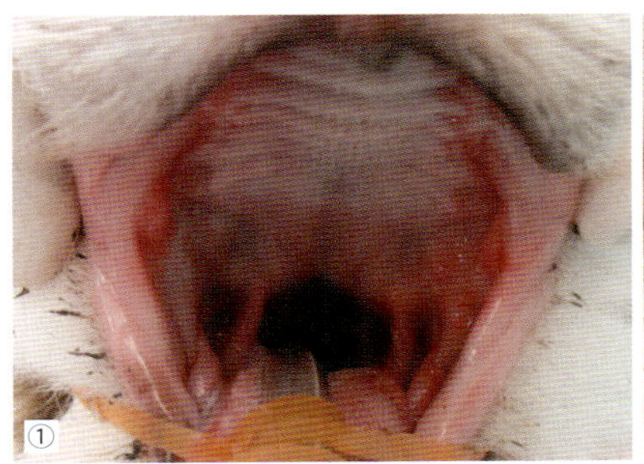

尾側粘膜を中心に歯肉口内炎を認め，臼歯部歯肉，頬側粘膜の発赤，潰瘍，肉芽組織の増殖も認められる(←)。右は拡大写真。

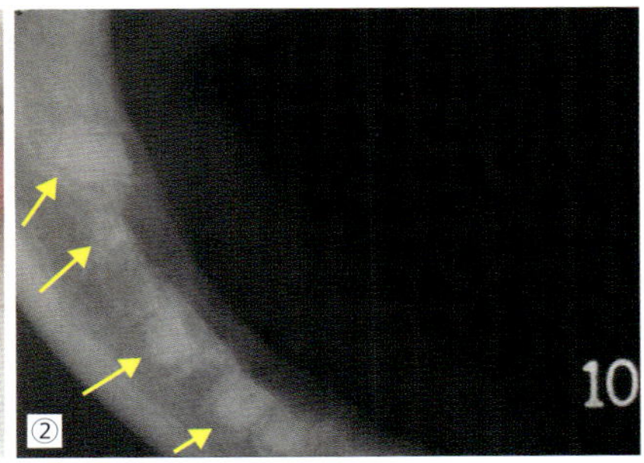

X 線検査。右下顎臼歯部のほとんどで残根を認める(←)。

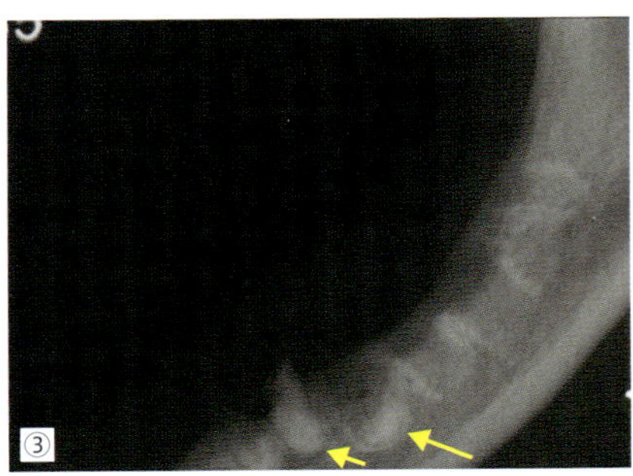

X 線検査。左下顎第 3 前臼歯近心根と遠心根，左下顎第 4 前臼歯近心根の根尖の残根を認める(←)。その他，上顎臼歯部と切歯部にも残根を認めた。

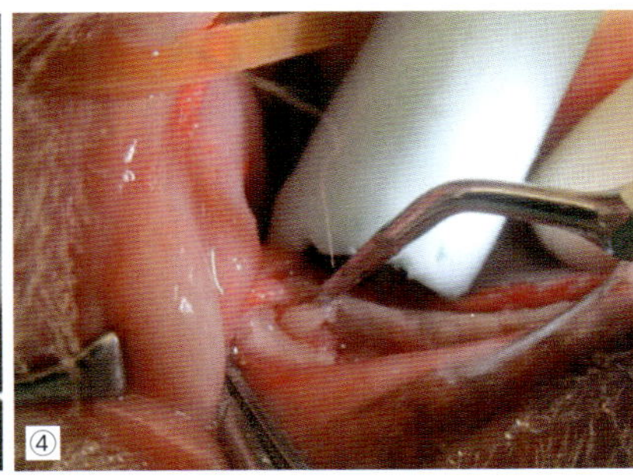

歯肉を歯槽骨から剥離し，頬側歯槽骨を切削して歯根を確認したら，歯根膜剥離チップを用いて歯根膜を剥離する。

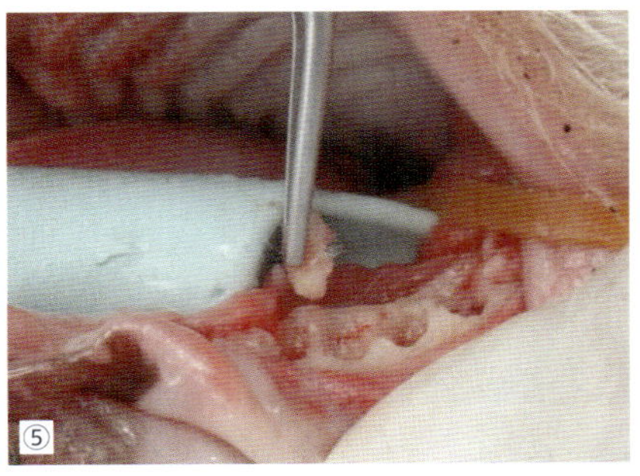

十分に歯根を脱臼させたら，細い抜歯鉗子でできる限り根尖の近くを把持して抜歯する。すべての歯が抜歯できたら，歯槽骨縁をラウンドバーで平滑にし，歯肉辺縁をデブライドメントして吸収性縫合糸で縫合する。

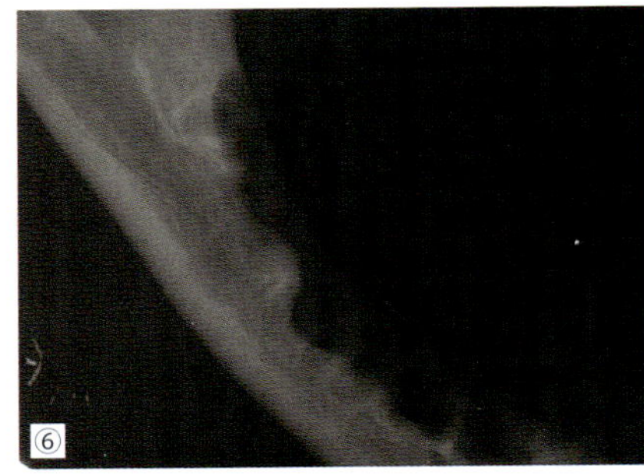

処置後の X 線検査(右下顎臼歯部)。右下顎部すべての残根が抜去できている。

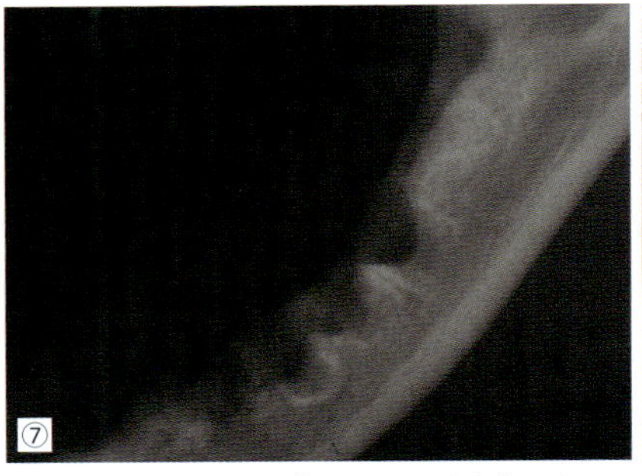

処置後の X 線検査(左下顎臼歯部)。左下顎部すべての残根が抜去できている。

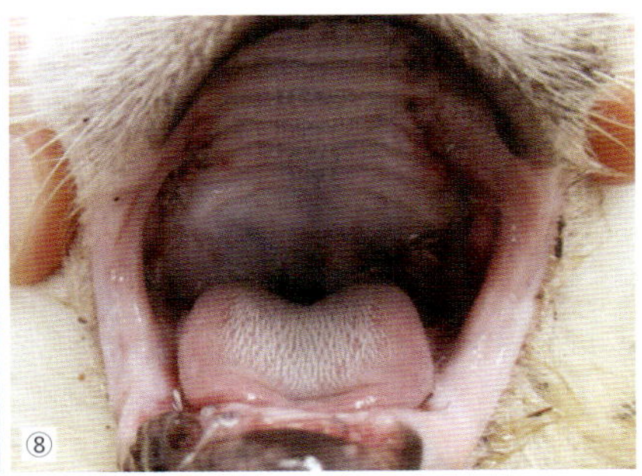

処置 2 週間後。抜歯部位の歯肉口腔粘膜と尾側粘膜の炎症は減少している。

通常，抜歯による本症の治療効果は28.4～57.1％の猫で臨床的に完全寛解が得られ，14.7～39.0％で治療の必要ない軽度の再燃がみられる程度になり，6.3～19.1％で効果がみられないと報告されている[14-16]。最近は，全顎抜歯により約90％の治癒率が得られるといわれている。したがって，可能であれば最初から全顎抜歯が勧められる。

7-3 抜歯する歯の下顎管，鼻腔あるいは眼窩下管などへの迷入

抜歯する歯の歯根膜にエレベータを当ててむやみに力を加えると，歯を下顎管や鼻腔あるいは眼窩下管などに押し込んでしまうことがある。特に残根除去時は，残根そのものが下顎管や鼻腔の中に入り込んでしまうことがあるため適切な処置が必要である。このような失敗を防ぐには，高速ハンドピースに付けたラウンドバーで歯根周囲の頬側歯槽骨を切削してから歯根を除去するか，歯根膜剥離チップを歯根に沿って丁寧に上下方向に力を入れずに動かして歯根膜や歯槽骨を歯根と切離して抜歯するとよい。

鼻腔や下顎管に歯根が入り込んでしまった場合は，口腔内X線検査で歯の存在部位を確認し，その周囲の歯槽骨をラウンドバーで丁寧に切削して目視下でピンセットや先端の細い抜歯鉗子で歯根を除去する。その後は歯肉粘膜フラップを作成して縫合する。

実際に抜歯の最中に下顎管，鼻腔あるいは眼窩下管に歯根が迷入してしまった症例を**図56～58**に紹介する。

図56 下顎管に歯根が迷入した症例

ミニチュア・ダックスフンド，9歳齢，雌

歯周病のため左下顎第4前臼歯を抜歯中に，遠心根の先端を下顎管に押し込んでしまった。

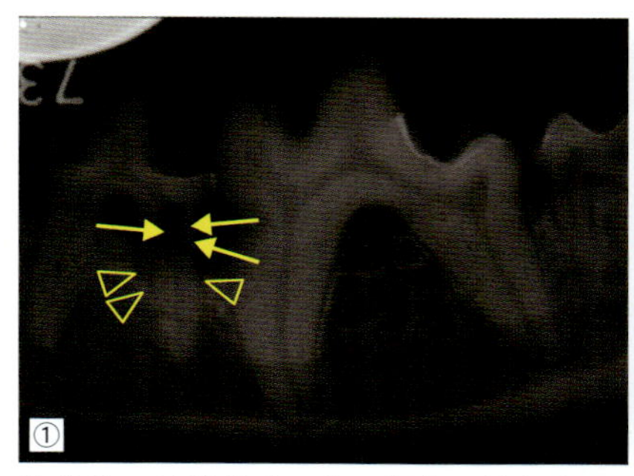

① 抜歯前のX線検査。左下顎第4前臼歯の遠心根の内部吸収(←)と遠心根周囲の歯槽骨の垂直骨吸収(◁)を認める。

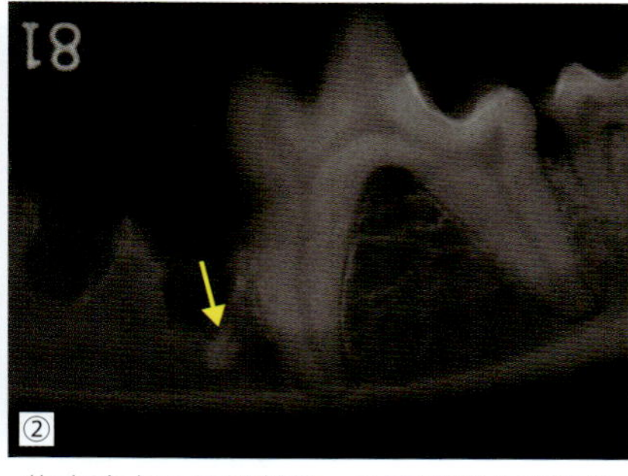

② 抜歯途中のX線検査。左下顎第4前臼歯遠心根の先端が下顎管に入り込んでいる(←)。

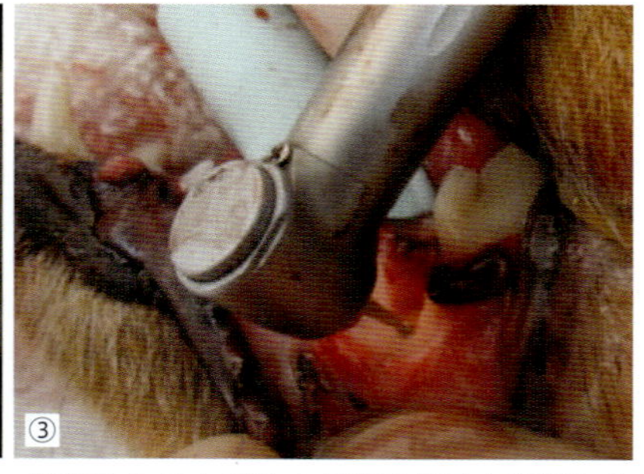

③ 残根を生じた部位の頬側歯槽骨を腹側に向けてさらに切削する。その際，頬側歯槽骨だけを切削して，ラウンドバーを頬舌方向に深く(下顎管近くまで)作用しないように十分注意する。

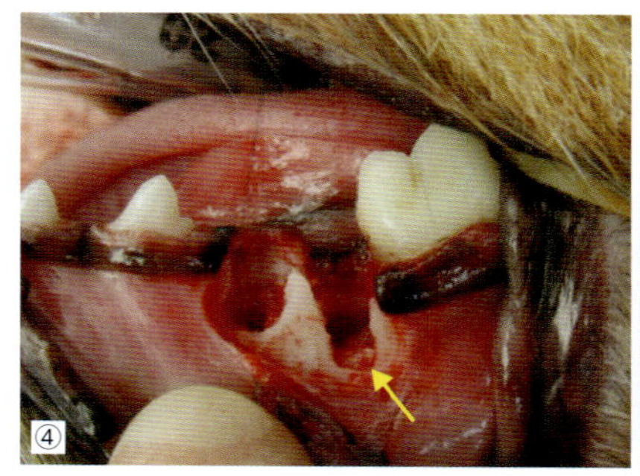

④ 下顎管に入り込んだ残根が確認できる(←)。

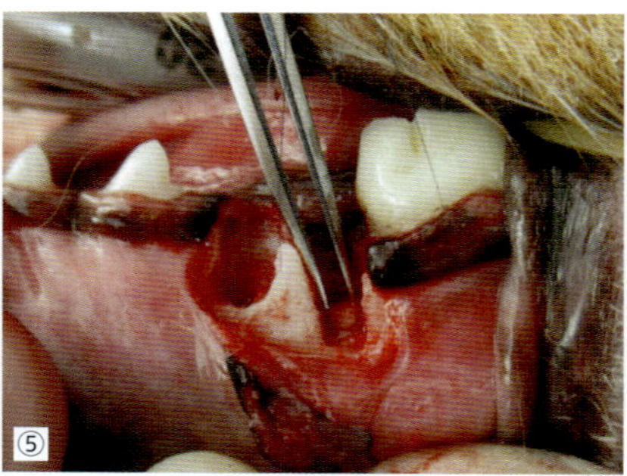

⑤ ピンセットで残根を把持して除去する。

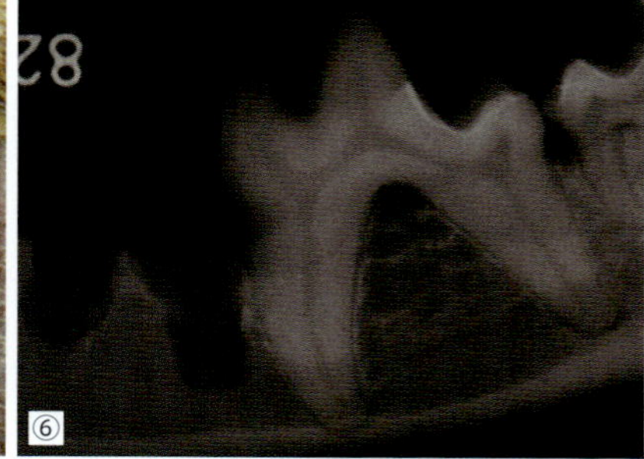

⑥ 残根除去後のX線検査。残根が除去されている。

図 57 鼻腔に歯根が迷入した症例

ミニチュア・ダックスフンド，10 歳齢，雄

重度歯周病のため左上顎第 3 および第 4 前臼歯を抜歯中に，第 4 前臼歯近心口蓋根を鼻腔に迷入させてしまった。

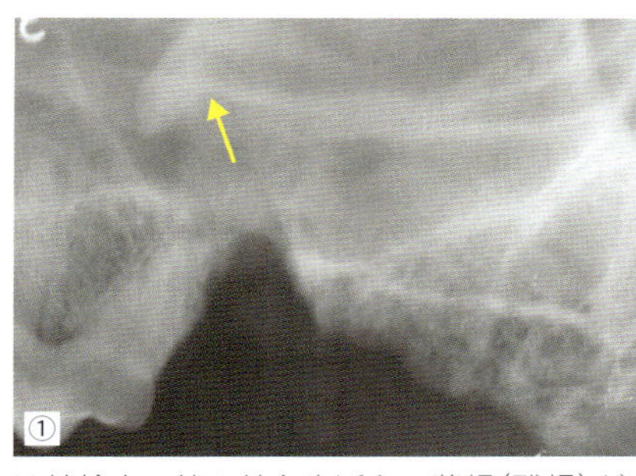

①X 線検査。第 4 前臼歯近心口蓋根（残根）が第 3 前臼歯遠心根直上の鼻腔内に存在している（←）。

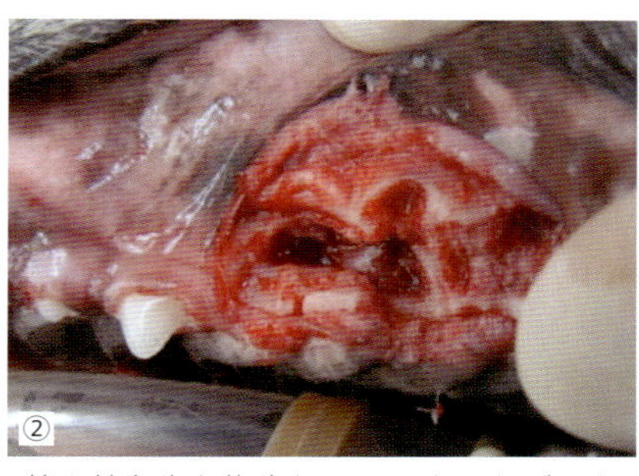

②第 3 前臼歯も抜歯して，ラウンドバーを用いて歯槽骨を切削して鼻腔を露出する。

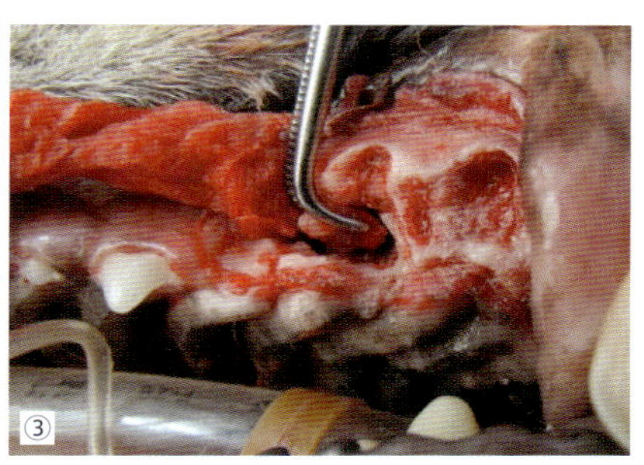

③鉗子で残根を把持して除去する。

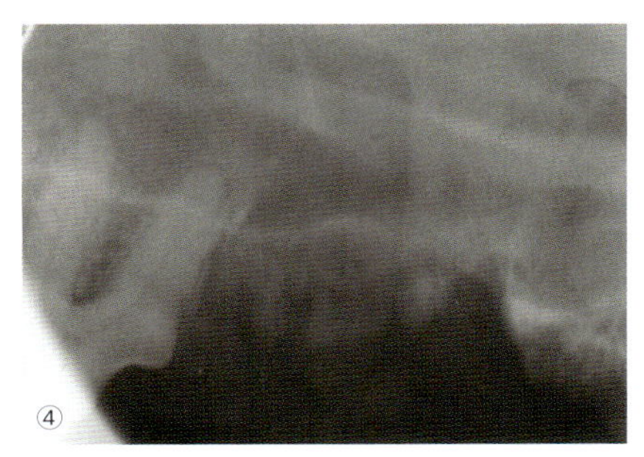

④残根除去後の X 線検査。残根が除去されている。

図 58 眼窩下管に歯根が迷入した症例

ミニチュア・ダックスフンド，13 歳齢，雄

右上顎第 4 前臼歯の抜歯中に，近心頬側根を眼窩下管に迷入させてしまった。

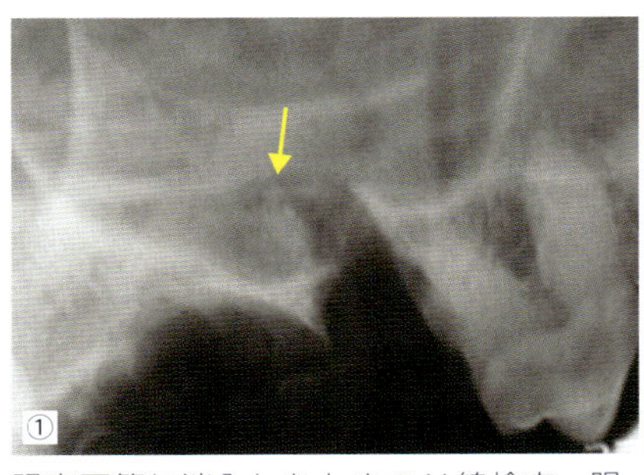

①眼窩下管に迷入したときの X 線検査。眼窩下管に残根が確認できる（←）。本症例はもともと近心頬側根に根尖周囲病巣が認められており，眼窩下管と根尖周囲が貫通していたと考えられる。

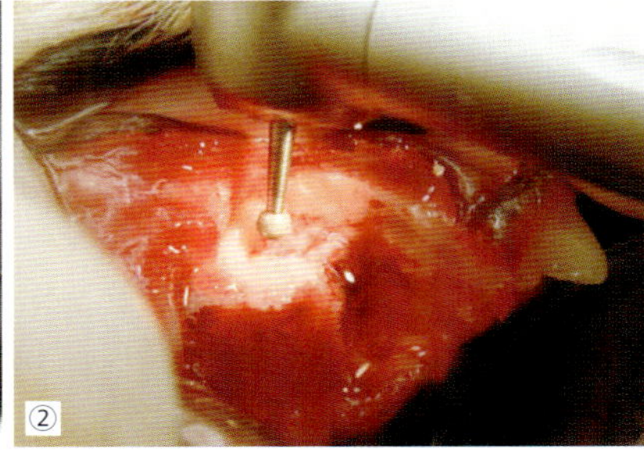

②ラウンドバーを用いて眼窩下管の頬側の上顎骨を残根がある部位まで切削し，眼窩下管を目視下で視認できるようにする。

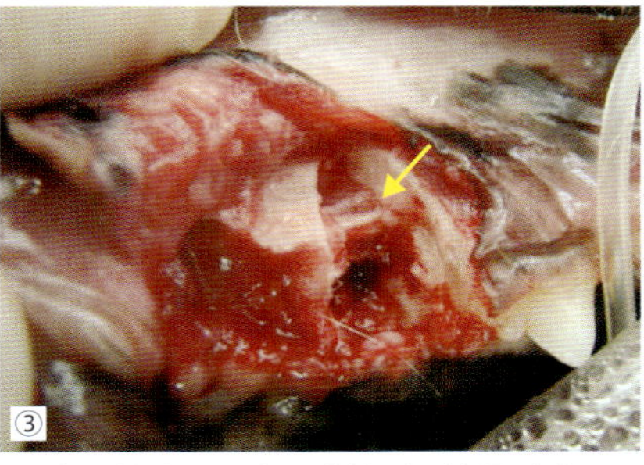

③眼窩下管内の眼窩下動静脈・神経が確認できる（←）。

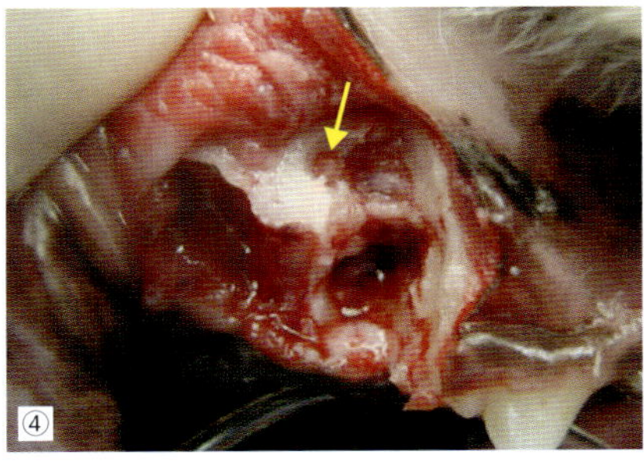

④ラウンドバーを用い眼窩下管の頬側の上顎骨をさらに切削して眼窩下管の尾側を露出させ，残根を確認する（←）。

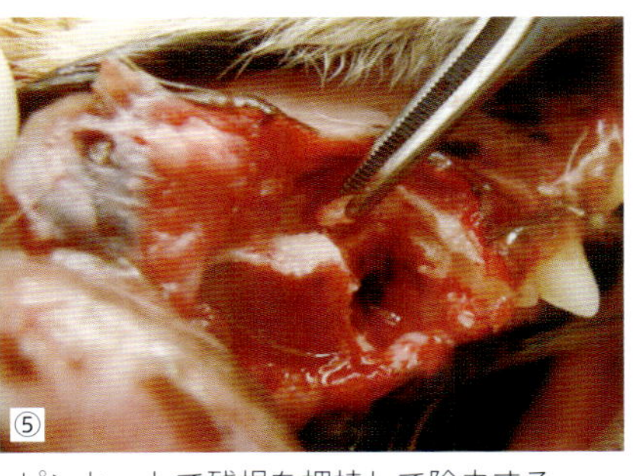

⑤ピンセットで残根を把持して除去する。

7-4 眼球の損傷，医原性口腔鼻腔瘻

➡上顎犬歯の抜歯
CHAPTER-6
「6-1-1 単根歯（乳犬歯）の抜歯法」
「6-2-5 猫の上顎犬歯の抜歯法」もあわせて参照

➡エレベータの持ち方
CHAPTER-6
「2-1-3 エレベータの正しい持ち方」を参照

眼球は，猫あるいは短頭種や小型の犬では上顎第4前臼歯の直上に，中頭種および長頭種の犬では上顎第1後臼歯の直上に存在する。したがって，不適切なエレベータの使用により，上顎第4前臼歯そして第1および第2後臼歯の抜歯時に眼球を損傷させることがある。さらに，短頭種の犬および猫では上顎犬歯根尖は内眼角に位置するため，上顎犬歯の抜歯の際にも眼球を損傷させてしまうことがある。これらの抜歯の際はエレベータが滑脱しないように，万が一に備えて作業刃に置く人差し指の位置を眼窩に到達しない部位に調節するとよい。

また，エレベータの使用時にその先端を鼻腔側に傾斜させると，医原性の口腔鼻腔瘻を形成してしまうことにも注意が必要である（CHAPTER-6の図50参照）。

7-5 医原性顎骨骨折

歯周病のために，上顎犬歯口蓋側の切歯骨と上顎骨に存在する口蓋裂孔周囲の骨吸収（**図59**①，②）や下顎骨臼歯部歯槽骨の吸収，特に下顎犬歯（**図60**）や下顎第1後臼歯の歯根周囲の垂直骨吸収が著しい場合，抜歯時に医原性顎骨骨折を生じる危険性がある。中でも小型犬は顎の大きさの割に歯が大きく，下顎第1後臼歯の根尖が下顎皮質骨まで入り込んでいることが多く，また下顎骨が非常に薄くなっている。さらに，加齢が伴うと骨量の減少も相まって顎骨骨折が生じやすい。

このような症例では，原則としてエレベータによる歯の脱臼を行わず，歯根膜剥離チップを歯根膜の中で上下に動かして歯根と歯槽骨を十分に切離してから，抜歯する歯をそのまま挙上させるか，抜歯鉗子を用いて左右に軽度に軸回転させながら歯根と反対方向に丁寧に抜去する（CHAPTER-6の図41，42，49参照）。抜歯窩が大きい場合は，骨補填材（合成バイオセラミックスなど）を充填することもある。

下顎骨の骨折を引き起こしてしまった場合，骨折線上に歯周病罹患歯があれば抜歯して抜歯窩の不良肉芽組織を除去し，必要に応じて骨補填材を充填してから吸収性縫合糸で歯肉や口腔粘膜を縫合して閉じる。その後，骨折端をできる限り定位置になるように固定しながら，下顎骨背側に沿って即時重合レジンを載せ副子として作用させる。可能であれば，骨折断端より近位と遠位それぞれ2箇所，計4箇所でアクリルレジンと下顎周囲を一緒にワイヤーや縫合糸で締結する。その際，正常な咬合ができるよう上下顎の咬合状態を確認する。咬合に支障を来す状態であれば，アクリルレジンを適宜切削する。締結は下顎骨下縁で行い，折り返してワイヤーを皮下に埋没させる。1カ月ごとにX線検査で経過を確認し，骨癒合が得られた段階（通常，手術後2〜3カ月）でワイヤーとアクリルレジンを除去する。

一方，上顎骨の骨折を引き起こしてしまった場合に，変位が激しく，咬合の維持が困難と考えられた場合は，ミニプレートや創外固定などによる整復，テープによる固定方法が報告されている。しかし，咬合の維持が可能であれば整復しなくても治癒することも少なくない（**図59**）。状態によってはマズル固定で維持することもある。

図 59 医原性に上顎骨骨折を生じた症例

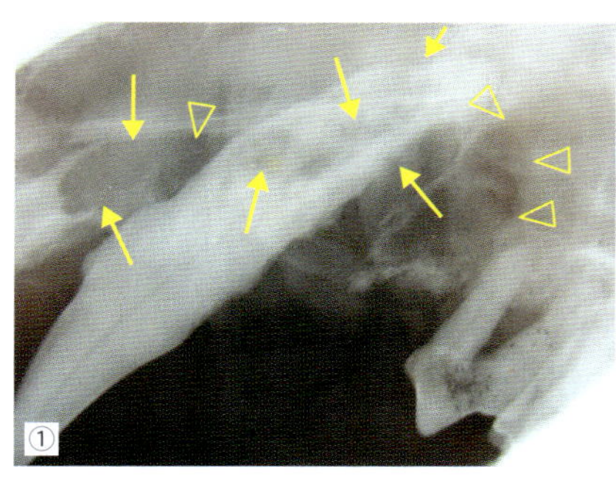

X 線検査(ラテラル像)。左上顎犬歯と第 3 切歯の歯根の吸収(←)，周囲歯槽骨の吸収(◁)を認める。

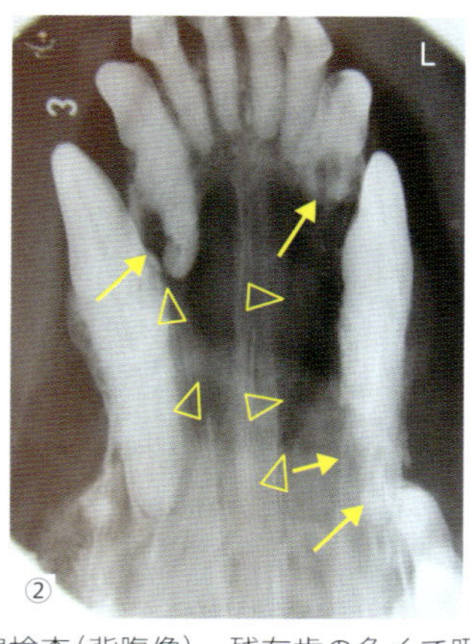

X 線検査(背腹像)。残存歯の多くで吸収を認める。本画像は口腔内から上顎をみた方向で表示している。左上顎犬歯と左右上顎第 3 切歯の歯根の吸収(←)，周囲歯槽骨の吸収(◁)を認める。

ミニチュア・ダックスフンド，15 歳齢，去勢雄
本症例は抜歯窩の歯肉粘膜の縫合を行ったのみで 2 カ月後に治癒した。

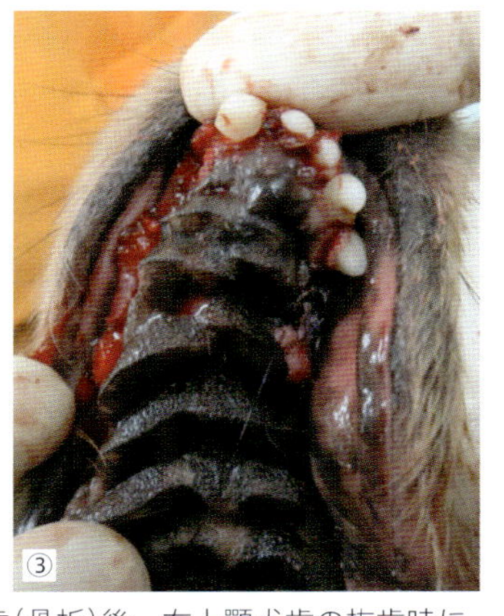

抜歯(骨折)後。右上顎犬歯の抜歯時に，上顎吻部が左側に屈曲した。

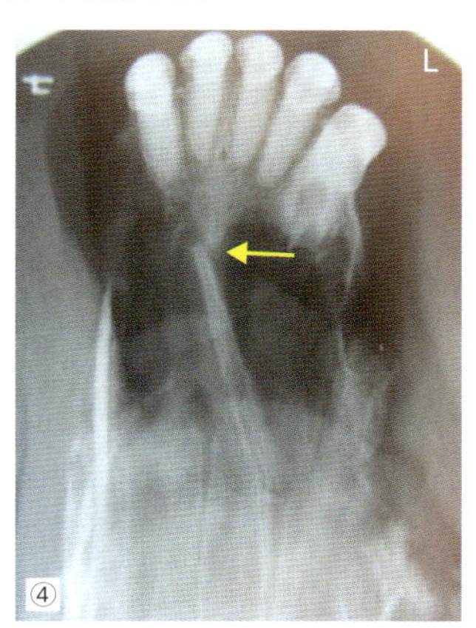

抜歯(骨折)後の X 線検査(背腹像)。切歯尾側の鼻中隔で骨折を認める(←)。本画像は口腔内から上顎をみた方向で表示している。

図 60 医原性に下顎骨骨折を生じた症例

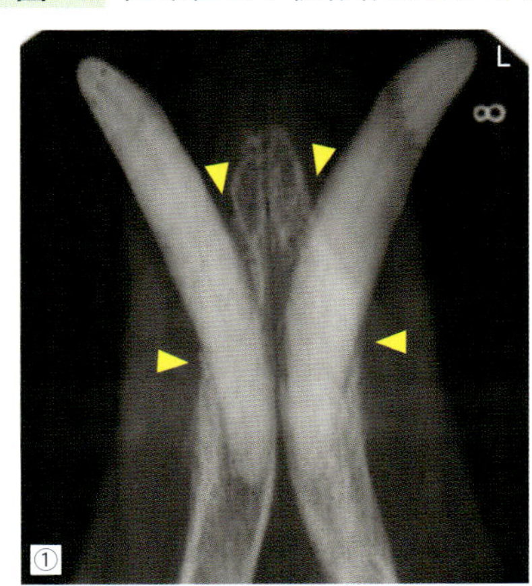

X 線検査(背腹像)。歯周病による歯槽骨の重度吸収を認める(◀)。

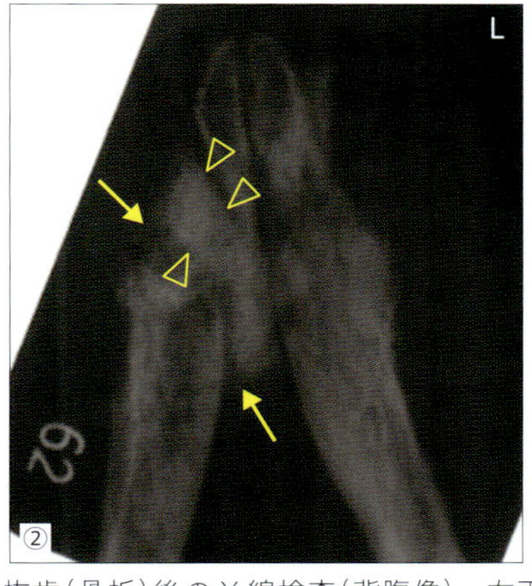

抜歯(骨折)後の X 線検査(背腹像)。右下顎犬歯を抜歯している最中に，その部位の顎骨を医原性に骨折させてしまった(←)。この写真ではまだ右下顎犬歯根尖部が残存している(◁)。

ミニチュア・ダックスフンド，10 歳齢，雄
本症例は，骨折端付近の歯肉縫合と骨補填材による充填を行った後，軟らかい食事とエリザベスカラーの装着を指示して 2 カ月後に治癒した。

7-6　出血

➡必要な環境
CHAPTER-3
「5-1 血液異常の有無」を参照

口腔粘膜は毛細血管が豊富であるために，抜歯の際のある程度の出血は自然なことである。歯科治療前には十分なPCV値や血小板数であることと，血液凝固系検査(PT，APTTなど)や粘膜出血時間を調べておくことが大切である。

抜歯においては，歯肉粘膜を作成する際の粘膜切開や，頬側歯槽骨を切削する際も粘膜下や歯槽骨の血管からの出血がある。通常はガーゼなどによる圧迫で止血できる。しかし，口腔鼻腔瘻のある個体で鼻腔粘膜を刺激した場合などは，おびただしい量の出血を引き起こすことがある。その場合はガーゼを瘻管から挿入することで止血できる。しかし，それでも止血できない場合は，ボスミン希釈液を注入するか，それでも出血がみられれば吸収性止血ゼラチンを挿入して止血する。

また，眼窩下動脈や下歯槽動脈を傷つけた場合には大出血がみられる。この場合，下歯槽動脈であれば下顎孔を指で押さえ，ガーゼを抜歯窩に詰めて鉗子で押さえる。いずれもある程度の出血がみられる場合，頚部をアイス枕などで冷やすことにより頚動脈を収縮させる(**図61**)。それでも出血が止まらない場合は，最終的に頚動脈の結紮を行う[17]。左右の頚動脈を結紮することもあるが，この場合，椎骨動脈が存在しているので生命に影響はない。さらに緊急的な状況では輸血を行うこともある。

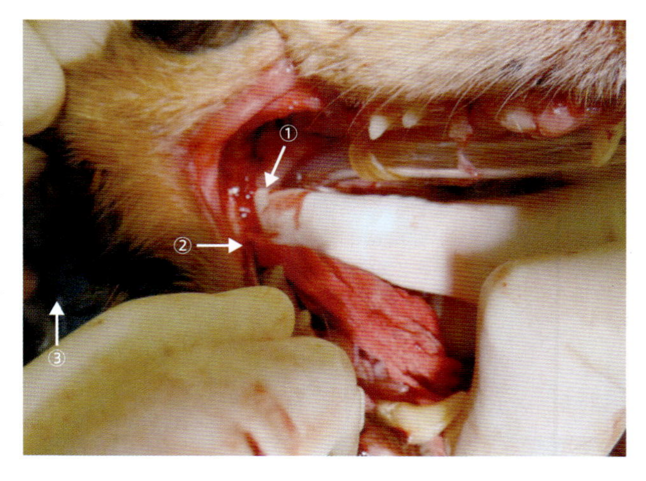

図61　抜歯時に抜歯窩から出血した症例

ミニチュア・ダックスフンド，14歳齢，雌
右下顎第1後臼歯近心根を抜歯した際，下顎管の下歯槽動脈からの出血がみられた。根尖に付着した不良肉芽組織に下歯槽動脈が巻き込んでいたためと思われる。出血直後に下顎孔を右人差し指で押さえ(①)，ガーゼを抜歯窩に詰めて鉗子で押さえ(②)，その上にボスミン希釈液を垂らした。さらに，助手にアイス枕を頚部に当ててもらい(③)頚動脈を収縮させた。しばらくして出血は治まった。

7-7　縫合糸による口腔粘膜の炎症，びらん，潰瘍，肉芽組織の増殖

➡針と糸の選択
CHAPTER-4
「2-4-7 吸収性縫合糸」
CHAPTER-6
「3-3 歯肉の縫合」を参照

縫合糸に歯垢などの炎症物質が付着すると，周囲粘膜の炎症，びらん，潰瘍あるいは肉芽組織の増殖を認めるようになる(**図62**)。例えば比較的太い糸で，かつ組織に長くとどまるようなマルチフィラメントの吸収性縫合糸では，上記の炎症などが起こりやすい。そのため縫合糸の性質や特徴，太さには配慮が必要であり，また結び目のサイズにも気をつける。縫合糸はモノフィラメントかつ早期に吸収される比較的細いものを使用し，結び目は小さく3回結び程度にするとよい。モノクリル® 4-0~5-0の角針がお勧めである。

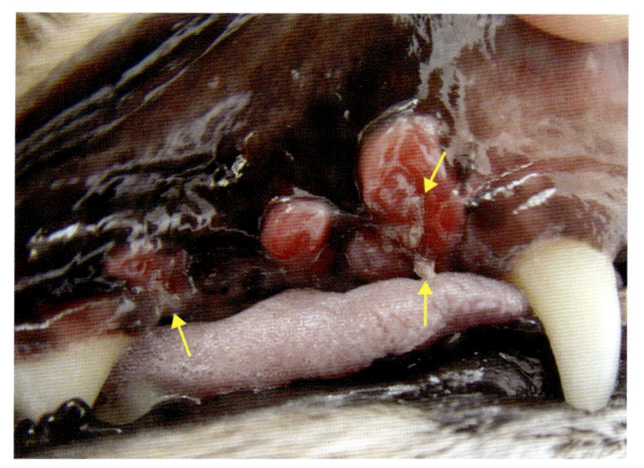

図 62 縫合糸の反応

ミニチュア・ダックスフンド，10 歳齢，雌
歯科治療 2 カ月半後の口腔内。未だに縫合糸（PDS®）が吸収されておらず（←），その周囲に潰瘍と肉芽組織を認める。PDS® はモノフィラメントであるが，吸収されるまで時間がかかるため口腔内で使用するには適切でなかったと考えられる。

7-8 医原性唾液瘤

下顎臼歯の抜歯の際に，下顎臼歯舌側の舌下粘膜に存在する下顎腺や舌下腺の単孔腺の導管（**図 63**）を刺激したり損傷したりすると，唾液が周囲組織に漏れ舌下粘膜が腫脹することがある（**図 64**）。この 2 つの唾液腺は舌前庭部に存在する舌下小丘に開口する。そのため下顎臼歯の抜歯においては，その舌側粘膜を丁寧に取り扱う必要がある。この**唾液瘤（ラヌラ）**を医原性に生じてしまった場合は，プレドニゾロン 0.5 mg/kg を投与すると軽減～治癒することが多い。

⇨**唾液腺**
CHAPTER-4
「1-7 唾液腺組織」を参照

■**唾液瘤（ラヌラ）**
ranula。嚢胞状の変化で，ガマ腫ともよばれる。

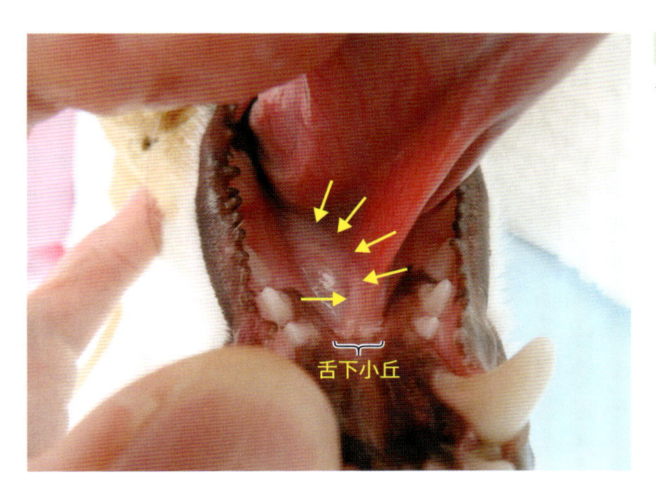

図 63 正常な犬の舌前庭

舌下小丘から唾液腺の導管（←）が開口する。

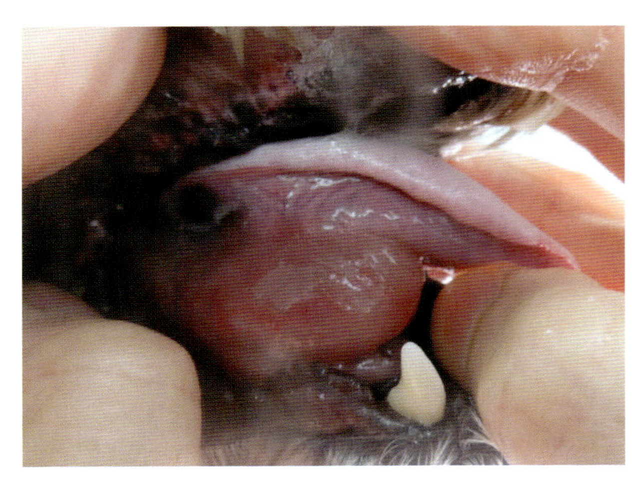

図 64 医原性唾液瘤の症例

ミニチュア・シュナウザー，8 歳齢，雌
右下顎臼歯を抜歯した際に，右舌下粘膜に浮腫を生じた。

7-9 抜歯窩の治癒遅延，治癒困難

抜歯にあたって，抜歯する歯とその周囲組織，個体の全身状態を十分に把握しておくことは重要である。何らかの原因で全身性および局所性免疫力が低下している場合や，抜歯窩に血液供給がないまたは汚染物質が存在している場合，重度の炎症を放置したことで骨髄炎や骨壊死が局所に生じている場合，炎症を伴う残根が存在している場合，あるいは何らかの腫瘍が存在している場合には，抜歯窩の治癒が遅れたり治癒しなかったりすることがあり，ドライソケットになることもある。

⇨ドライソケット
CHAPTER-6
「3-1-3 ドライソケット」を参照

⇨骨芽細胞，新生骨
CHAPTER-6
「3-1-2 抜歯創の一般的な治癒過程」を参照

特に抜歯窩に不良肉芽組織が存在している場合には，鉗子で適切に除去して新鮮な血液を促すように処置する必要がある。また，歯肉を縫合する前には抜歯窩を生理食塩水や中性水などで徹底的に洗浄し，炎症のある歯肉粘膜フラップの辺縁は丁寧にデブライドメントしてから吸収性縫合糸で縫合する。やがて新鮮な血液や残存歯根膜の中の間葉系細胞が骨芽細胞になり，新生骨になってくる。

7-10 エレベータによる歯周組織，後継歯や隣接歯の損傷

⇨エレベータの研ぎ方
CHAPTER-6
「2-1-2 エレベータの研ぎ方」を参照

抜歯において口腔解剖を熟知しておくことは基本である。そしてエレベータの正しい使用法を身につけておくこと，ならびに処置前に砥石でエレベータをよく切れる状態にしておくことも，トラブルを防ぐために大切である。

●歯肉や粘膜の外傷，びらん，潰瘍，裂開

エレベータは歯根膜腔（歯根と歯槽骨の間）に挿入して使用する器具である。歯肉は角化重層扁平上皮のため比較的強靭ではあるものの，誤って歯肉と歯槽骨の間隙に挿入するなどして不適切に使用すると，歯肉に裂傷や断裂を生じる。これらを防ぐには口腔解剖を熟知しておくこと，処置前に砥石でエレベータをよく切れる状態にしておくことが大切である。

⇨猫の上顎犬歯の抜歯
CHAPTER-6
「6-2-5 猫の上顎犬歯の抜歯法」を参照

また歯槽粘膜や舌下粘膜は脆弱であり，これらに対して不用意に力を加える操作によっても，びらんや潰瘍，浮腫あるいは外傷を引き起こし，疼痛を生じさせることがある。例えば前述したように，猫の上顎犬歯の抜歯時に歯肉粘膜フラップを作成してフラップの歯槽骨側にある歯槽骨膜をメスで減張切開する際，猫の粘膜はきわめて薄いため裂開しないように注意が必要である。さらに口腔鼻腔瘻を歯肉粘膜フラップで閉鎖する際，フラップにテンションがかかっていると裂開してしまうため十分な減張切開が必要である。

●乳歯抜歯時の後継歯の損傷

乳歯遺残が認められた場合の抜歯では，できる限り後継歯から離れた位置でエレベータを操作するように心がける。エレベータを乳歯歯根に沿わせて適切に使用し，後継歯に損傷を与えないようにする。

●隣接歯の損傷

⇨エレベータの梃子作用
CHAPTER-6
「2-1-5 エレベータによる抜歯の原理：梃子作用」を参照

エレベータの梃子（てこ）作用を使う際にその支点を隣接歯に置くことにより損傷を与えることになる。したがって基本的に，エレベータの支点は顎骨の上に置くことを心がける。ただし顎骨に置く場合も，支点に耐えられるだけの歯槽骨が存在していることが必要である。

歯槽骨の損傷

単根歯の抜歯だからといって歯根膜線維の切断を十分に行わなかったり，歯根膜腔に適切にエレベータを挿入しなかったり，多根歯を単根に分割せず強引に抜歯鉗子で抜歯したりすると，周囲の歯槽骨を歯根に付着した状態で除去してしまうことがある。したがって，歯根の大きさに合わせたエレベータを使用すること，基本作用（楔（くさび）作用，軸回転作用，梃子作用）を丁寧に組み合わせて行うこと，分割抜歯を怠らないことが重要である。ただし，歯根と歯槽骨が骨性癒着していたり，動物が高齢で歯根膜腔が狭くなっていたりする状況では，頬側歯槽骨を十分に切削しておく，または歯根膜剥離チップを使用するなど，エレベータのみに頼らず臨機応変に対応する。

➡多根歯の分割抜歯
CHAPTER-6
「6-1-2 多根歯の抜歯法」
「6-2-2 上顎第 4 前臼歯の抜歯法」
「6-2-3 上顎第 1 後臼歯の抜歯法」を参照

7-11 菌血症

ほとんどの症例で抜歯時に一時的に菌血症が生じるといわれている。したがって当院では，重度歯周病などの動物には抜歯前 1 週間程度，抗生剤を処方しており，軽度な歯周病であっても処置前に抗生剤の注射投与を必ず行っている。抜歯後も炎症の程度により 1～2 週間，抗生剤を投与している。

参考文献

1. 坂下英明編著. 1 普通抜歯, 2 抜歯の器具. *In*: 抜歯テクニックコンプリートガイド, pp8-42, クインテッセンス出版, 2015.
2. 野間弘康, 金子譲. 3-1 抜歯に必要な局所解剖, 3-2 創傷治癒, 4-1 抜歯の基本技術. *In*: カラーアトラス抜歯の臨床, pp41-56, 73-108, 医歯薬出版, 2002.
3. Angel M. Sharpening periodontal instruments. *J Vet Dent* 31, 58-64, 2014.
4. 下野正基. 3 移植・再植・歯の移動. *In*: 新編 治癒の病理, pp295-307, 医歯薬出版, 2015.
5. Smith MM. The periosteal releasing incision. *J Vet Dent* 25, 65-68, 2008.
6. Domnik ED. Suture material and needle options in oral and periodontal surgery. *J Vet Dent* 31, 204-211, 2014.
7. Gerrel C. 13Tooth extraction. *In*: Veterinary Dentistory for the General Practitioner, 2nd ed, pp171-189, Saunders Elsevier, 2013.
8. Verstraete F, Lommer M. Extraction of multirooted teeth in dogs. *In*: Oral and maxillofacial surgery in dogs and cats, pp131-139, Saunders Elsevier, 2012.
9. Lobprise HB. 7Gingival Flaps. *In*: Small Animal Dentistry, 2nd ed, pp79-94, Blackwell, 2012.
10. Lobprise HB. 8Extraction Technique. *In*: Small Animal Dentistry, 2nd ed, pp95-114, Blackwell, 2012.
11. Vall P. Maxillary Molar Tooth Extraction in the Dog. *J Vet Dent* 29, 276-284, 2012.
12. Woodward TM. Extraction of fractured tooth roots. *J Vet Dent* 23, 126-129, 2006.
13. Smith MM. Extraction of teeth in the mandibular quadrant of the cat. *J Vet Dent* 25, 70-74, 2008.
14. Bellei E, Dalla F, Masetti L, et al. Surgical therapy in chronic feline gingivostomatitis（FCGS）. *Vet Rec Commun* 32, 231-234, 2008.
15. 山岡佳代, 八村寿恵, 久山朋子ほか. 猫歯肉口内炎に対し全臼歯抜歯を行った 34 例の長期評価. 日獣会誌 63, 48-51, 2010.
16. Jennings MW, Lewis JR, Soltero-Rivera MM, et al. Effect of tooth extraction on stomatitis in cats: 95 cases（2000-2013）. *J Am Vet Med Assoc* 15;246, 654-660, 2015.
17. Goodman AE, Goodman AR. Common Carotid Artery Ligation to Minimize Blood Loss During Oral and Maxillofacial Surgery. *J Vet Dent* 33, 195-200, 2016.

索 引

●あ～お

●か

●き～け

●こ

●さ・し

●す～そ

●た～と

●な～の

●は・ひ

●ふ～ほ

●ま〜も

●ゆ・よ・ら〜ろ

●A-Z

編著者プロフィール

藤田桂一（ふじた けいいち）

1956年埼玉県生まれ。フジタ動物病院院長，博士（獣医学）。
日本獣医畜産大学（現：日本獣医生命科学大学）大学院獣医学研究科修士課程修了後，勤務医を経て1988年埼玉県上尾市にフジタ動物病院を開業。診療の傍ら日本大学大学院獣医学研究科にて博士号（獣医学）を取得。2019年現在，日本小動物歯科研究会会長を務める。ほかにも多数の学会・研究会に所属し，その一部で評議員や理事も務める。専門の獣医歯科に関しては学術論文の執筆や学会報告は数多く，大学の非常勤講師のほか獣医師や動物看護師向けの講演なども行う。主な著書に「基礎から学ぶ小動物の歯科診療（Vol. 1, 2）」（編著，インターズー），「猫の診療指針Part2」（章監修・分担執筆，緑書房）がある。

ジェネラリストのための犬と猫の歯科診療

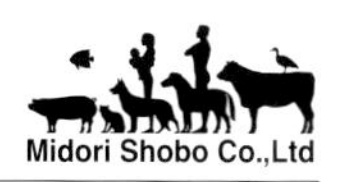

2019年10月1日　第1刷発行

編著者……藤田桂一
発行者……森田　猛
発行所……株式会社 緑書房
〒103-0004
東京都中央区東日本橋3丁目4番14号
TEL 03-6833-0560
http://www.pet-honpo.com
編　集……花崎麻衣子，石井秀昌
カバーデザイン……メルシング
印刷所……アイワード

ISBN978-4-89531-389-6 Printed in Japan